JN438846

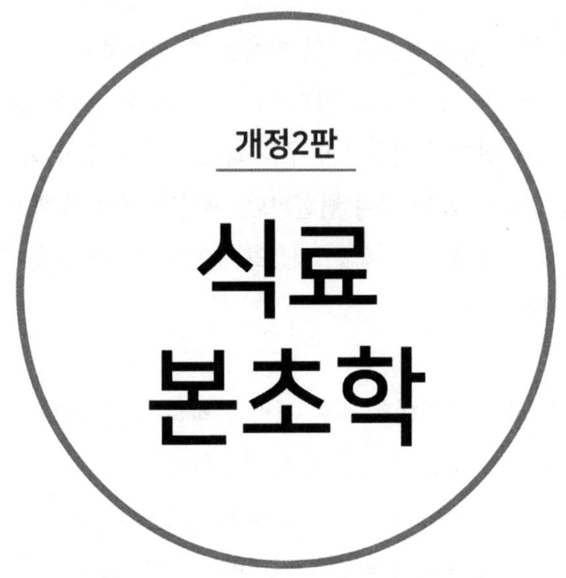

김규열, 박성혜, 양미옥, 최윤희 공편저

추천사

우리가 식품을 약용하기 위하여 본초학적인 지식을 속 시원하게 한 곳에 모아놓은 서적은 없다고 해도 과언이 아니다. 물론 부분적으로는 국내외 서적들이 있지만 막상 우리가 평소에 먹는 음식을 약용의 원리에 맞추는 연구를 하다 보면 본초명, 우리말, 학명 사이에서 많은 시간을 소비할 수밖에 없는 것이 현실이다. 게다가 식품 중에는 아직 본초학적으로 정립이 안 되어 사전류에서 찾을 수 없는 것 또한 매우 많다는 것을 학문적으로 접근해 본 사람들은 잘 알고 있을 것이다.

한의사가 한약 처방을 하는 원리대로 식품 처방을 하려면 식품에 대한 성질, 맛, 귀경, 효능을 반드시 알아야 한다. 그것을 밝히는 것이 본초학이고 식품을 다루므로 식료본초인데 이 부분이 해결되지 않는다면 그저 고래로 전해 내려오는 식치(食治) 처방들만 골라서 원방 그대로 사용하는 것 외에 학문적 발전을 기대키 어렵다. 그런 이유로 추천인도 20여 년간 이 분야에 매달려 왔기 때문에 본 서적이 매우 유익한 정보를 많이 실었다는 것을 알 수 있었다.

문제 중의 하나는 본초명에 합당한 우리말을 붙이는 것인데 예컨대 황대두(黃大豆)를 그냥 콩이라 할 수도 없고 누런콩이라 해도 마땅치 않다. 보통 약용으로는 흑대두를 많이 사용하고 특히 발효시켜 만드는 담두시(淡豆豉) 또한 흑대두로 한다. 그러나 그 밖에 우리 생활과 밀접한 두부, 기름, 된장 등은 모두 황대두를 사용하는 것이 일반적이므로 황대두를 메주콩이라 명명한 것은 매우 전달력이 있으면서 합당하다고 본다. 우리가 사용하는 아욱은 아욱의 잎이므로 동규(冬葵)라 하지 않고 동규엽(冬葵葉)으로 전달하는 것도 어찌 보면 별것 아닌 것 같지만 저자의 세심함이 엿보인다. 죽순도 그 본초명을 그저 죽순으로 찾아 들어가면 찾을 수 없고 어떤 종류의 대나무에서 비롯된 것인가를 생각해서 모죽(毛竹)의 싹은 모순(毛筍), 담죽(淡竹)의 싹은 담죽순(淡竹筍)임을 알게 되면 쉽게 풀리는데 본 서적에서는 이를 간파하여 기록하고 있다. 한국에서 사삼(沙蔘)이라 하면 잔대와 더덕을 혼용하여 사용하고 있으므로 자칫 더덕을 그저 사삼이라 하는 오류를 범하기 쉬운데 이를 산해라(山海螺)라는 정확한 본초명으로 안내하고 있다. 대단히 놀라운 것은 보통 유자(柚子)의 유(柚)를 의심할 것 없이 유자로 보는 이들이 많은데 이를 중국유자라 하고 등자(橙子)를 유자라 한 것은 연구를 많이 하지 않은 사람은 알 수가 없는 것이다. 물론 중국유자라는 말은 다른 말로 표현할 수도 있다. 조리과학용어사전에서 왕귤이라 하는 것과 학명이 동일하므로 그리 말하는 것도 나쁘지 않을 것이고 중국유자라 하는 것도 괜찮다고 본다. 느타리버섯의 학명인 측이(側耳)는 중약대사전 초판에서도 찾을 수 없는 것이고 개정판을 보아야만 나오는 것인데 이를 기록해 놓은 것도 매우 고무적인 일이다. 민어는 동의보감에 회어(鮰魚)라 하였으나 성미가 기록되어 있지 않고 중약대사전에 기록된 회어는 민어가 아니고 외어(鮠魚), 즉 장강 유역과 우리나라 백마강 유역에 주로 서식하는 물고기로 맛이 좋아서 궁중으로만 들어갔다는 여메기를 말하고 있다. 습유기에 면어(鮸魚)라 하였으나 중약대사전 초판에도 기록이 없고 개정판에서만 비로소 찾을 수 있는 것인데 본 책에서는 정확하게 기록하고 있다. 우리가 즐겨 먹는 연어도 본초명으로는 연어(鰱魚)가 아니다. 중약대사전 초판에서 찾을 수 있는 본초명 연어는 잉어과 민물고기이고 개정판에 비로소 찾을 수 있는 대마합어(大馬哈魚)가 바닷물고기 연어인데 이 또한 기록되어 있음을 보고 기쁨을 금할 수 없었다. 본초명 감(蚶)은 피조개, 꼬막, 새꼬막을 합하여 이르는 말이므로 가장 많이 알려진 꼬막을 대표적으로 앞세운 것이나, 매괴화(玫瑰花)를 해당화꽃으로 나타낸 것으로도 다른 책과는 많이 다르다는 것을 느끼도록 하였다.

이상이 이 책과 일반적인 다른 것들과의 차이 중의 하나일 것이다. 게다가 동서학문을 아우르는 충분한 해설이나 응용 예, 그리고 우리말과 본초명 두 가지로 모두 찾을 수 있도록 안배한 찾아보기 등은 식료학(食療學)을 공부하는 이들에게 매우 많은 도움을 주리라고 의심치 않는다.

이 책이 나오기까지 기울인 저자들의 노고와 연구 성과에 큰 박수를 보내며, 모쪼록 본초학이나 식료학을 배우고 연구하는 모든 이들이 이 책을 통하여 많은 도움을 얻으라는 뜻에서 추천하는 바이다.

2012년 3월

한국약선연구원 원장, 한의학박사 안 문 생

서 문

본 개정 증보판은 2012년 4월에 발행한 ≪식료본초학≫ 중 곡물류와 채소류, 과실류, 식육류를 중심으로 일부 내용을 수정하였다. 곡물류의 경우 미곡류, 맥류, 잡곡류 순으로 목차를 정리하였고, 채소류의 경우 십자화과, 산형화, 국화과, 백합과 등 식물분류별로 목차를 정리한 후 머위, 취나물, 민들레, 엉겅퀴, 우엉 등의 내용을 새로 추가하였다. 과실류의 경우 감귤류에 대한 내용을 새로 정리하고, 구기자, 오미자, 복분자, 산수유 등 약용 과실류를 추가 정리하였다. 식육류의 경우는 식용으로 많이 사용되는 재료 중심으로 내용을 정리하고, 더 이상 식용하지 않는 항목과 식용불가한 재료들에 대한 내용을 삭제, 축소하였다. 전체적으로 학명의 오류를 수정하거나 동일하게 취급될 수 있는 동속 근연식물의 학명을 추가하였으며, 그간 발견되었던 오류를 수정하는 등의 첨삭을 진행하였다.

그럼에도 불구하고 아직 수록되지 못한 다양한 식재료들이 끊임없이 약선재료로 사용되고 있어 그에 대한 본초학적 내용의 추가 정리가 필요한 상황이고, 각 재료들이 가지고 있는 생리활성 물질에 대한 내용에 대해서는 여전히 부족한 점이 많다. 또한 아직 발견하지 못한 오류를 생각하면 부끄럽기 이를 데 없다.

아무쪼록 이 책이 식료본초학 또는 약선본초학을 연구하는 데에 다소간 도움이 될 수 있기를 간절히 바라마지 않으며 독자제현의 격려와 질정을 부탁드림과 동시에 그동안 이 책이 출간되기까지 음으로 양으로 수고해주신 모든 분들께 깊은 감사를 드린다.

2022년 8월

편 저 자 일동

초판서문

식료(食療) 또는 식치(食治)란 간단히 말해서 각종의 식재료나 음식을 사용하여 건강을 증진시키고, 노화를 억제하여 수명을 연장하고, 또는 질병을 예방하고 치료하거나, 병후의 회복을 촉진하는 것을 목적으로 하는 음식치료 또는 음식요법(飮食療法)을 뜻한다. 본초(本草)란 자연에서 만들어진 일체의 천연 약물을 가리킨다. 따라서 식료본초는 음식으로 사용되는 일체의 약물과 약물로 사용되는 일체의 식재료를 동시에 가리키는 말이다.

식료본초는 또한 약선(藥膳)과도 밀접한 상관관계를 가지고 있다. 왜냐하면 식료를 목적으로 만들어지거나 응용되는 음식이 바로 약선(藥膳)이며, 약선 재료가 곧 식료본초이기 때문이다. 약선(藥膳)이란 광의(廣義)로는 건강증진이나 질병의 예방과 치료를 위해서 먹는 일체의 음식을 포괄하는 개념이며, 협의(俠義)로는 그중에서 한의학적 이론에 근거하여 음용 또는 식용되는 음식을 가리킨다. 이는 한의학에서 음식물과 약물의 기원이 같다고 보는 식약동원(食藥同源) 또는 약식동원(藥食同源) 사상에 그 뿌리를 두고 있다.

식약동원의 관점에서 보면 우리가 먹는 음식이 곧 우리의 건강을 지키는 가장 좋은 약물이 된다. 이 이론은 현대 과학으로도 속속 입증이 되고 있는데 이것은 우리가 먹는 음식이 곧 우리의 몸을 구성하는 물질이 되고, 우리의 생명 활동에 필요한 에너지의 원천이 바로 여기에서 오기 때문이다. 더욱이 대부분의 음식은 오랜 세월을 거쳐 오면서 어떤 약물보다도 그 안정성이 입증된 것이라고 볼 수 있고 손쉽게 가까이에서 구할 수 있는 것들이기 때문에 그 소중함이 더하다.

따라서 음식에 대한 식료학적인 기본 지식을 어느 정도 알고 있어도 우리는 질병을 예방하고 치료하는 데에 큰 힘을 얻을 수 있으며, 상당한 비용의 의료비를 많이 줄일 수 있다. 그러나 현재까지 각종의 식재료에 대해서 식품 영양학적인 입장에서 쓰인 책들은 많이 출간되었으나 식료학적인 견지에서 다양한 식재료에 대해 쓰인 책들은 거의 없었다. 또한 현대의학에서는 근본적으로 고치기 어려운 난치병들이 대부분 식습관에서 기인한 질병(食源病)이라는 것이 속속 밝혀지고 있고, 웰빙(welling-being) 바람과 함께 자연건강법의 붐을 타면서 약선식료학에 대한 전문 서적의 필요성이 과거의 그 어느 때보다도 더 강하게 요구되고 있다고 할 수 있다.

이에 저자들은 일반 식재료 이백여 가지에 대하여 그동안의 경험과 연구를 기본 바탕으로 전통 본초학적인 관점과 현대 식품학적인 관점을 종합적으로 정리한 식료본초학 전문서를 저술하기로 뜻을 모았다. 이론적 기본 토대는 전통 한의학 또는 약선학적인 관점에 두면서, 현대 식품학적인 관점을 상당 부분 수용하여 전문적인 식료(食療)의 길로 인도하는 데 일조하고자 노력하였다.

그러나 출판을 앞두고 보니 저자들의 역량이 부족하고, 시간적 제약이 많아 책을 내놓기에 부족한 점이 너무나 많다. 그렇다고 출판을 계속 미루고만 있을 수도 없는 실정이라 부끄러운 마음을 뒤로 하고 우선 출판을 하고 추후 부족한 부분은 틈틈이 보완해가기로 하였다.

본서의 총론 부분에서는 식료본초학의 정의와 식료본초학의 핵심 이론인 본초의 성능(性能)에 대해서 논술하였고 이어서 식료본초의 분류 방법에 대해 간략히 설명하였으며, 각론 부분에서는 각 종류별 식약(食藥) 재료에 대해서 이명(異名), 기원(基源), 성미(性味), 귀경(歸經), 효능(效能), 주치(主治), 용량 용법, 주의사항, 보충 해설, 응용예시, 참고문헌 등의 순으로 자세히 설명하였다. 특히 응용예시에서는 역대 본초서의 수많은 약선 처방 중에서 비교적 현실적 가치가 있고 이론적으로 의미가 있는 것들을 선택하여 실용성을 높이려고 노력하였다. 또한 필요에 따라 감별 항목을 두어 약선 재료의 사용에 있어서 혼동을 피하도록 하였다.

아무쪼록 본서가 식료본초학을 연구하는 데에 다소나마 도움이 될 수 있기를 간절히 바라마지 않으며, 독자 제현의 격려와 질정을 부탁드림과 동시에 그동안 이 책이 출간되기까지 음으로 양으로 수고하신 모든 분들께 깊은 감사를 드린다. 특히 여러 가지 어려운 여건 속에서도 기꺼이 본서의 출판을 맡아주신 의성당의 김대경 사장님께 큰 감사를 드린다.

2010년 6월 하순에

편 저 자 일동

※ 본 저서는 원광디지털대학교의 2010년도 교비 지원에 의하여 수행되었으며, 이에 감사드립니다.

CONTENTS

총 론

각 론

식료본초학

총론

제1장 식료본초학의 정의

제2장 식료본초의 성능(性能)

제3장 식료본초의 분류

제4장 식료본초의 포제, 제제

제1장

식료본초학의 정의

식료(食療) 또는 식치(食治)란 간단히 말해서 각종의 식재료나 음식을 사용하여 건강을 증진시키거나, 노화를 억제하여 수명을 연장하거나, 또는 질병을 예방, 치료하거나, 병후의 회복을 촉진하기 위한 목적의 음식치료 또는 음식요법(飮食療法)을 뜻하며, 한방식이요법[1] 또는 한방음식요법[2]이라고도 칭한다[3]. "본초(本草)"라는 말은 "약초(藥草) 또는 약재(藥材)"의 "약물(藥物)"이라는 개념 및 "이와 관련된 저작물"의 의미와 "이를 전문 연구하는 학문 분과"의 의미를 아울러 포괄하고 있다. 이를 "본초(本草)"라는 말로 표기한 것은 천연 약물 대부분이 식물성 약재에 그 기원을 두고 있기 때문이다[4].

그러므로 식료본초는 음식으로 사용되는 일체의 약물과 약물로 사용되는 일체의 식재료를 동시에 가리키는 말이다. 식료본초는 또한 약선(藥膳)과도 밀접한 상관관계를 가지고 있다. 왜냐하면 식료를 목적으로 만들어지거나 응용되는 음식이 바로 약선(藥膳)이며, 약선 재료가 곧 식료본초이기 때문이다. 약선(藥膳)이란 광의(廣義)로는 건강증진 내지 질병의 예방을 위해서 먹는 일체의 음식을 포괄하는 개념이며, 협의(俠義)로는 그중에서 한의학이론에 근거하여 음용 또는 식용되는 음식을 가리킨다[5]. 이는 한의학에서 음식물과 약물의 기원이 같다고 보는 식약동원(食藥同源) 또는 약식동원(藥食同源) 사상에 그 뿌리를 두고 있다.

식료본초학이란 이러한 식료(食療) 또는 식치(食治)로 사용되는 각각의 본초에 대하여 그 기원(基源)과 채집(採集), 성미(性味), 귀경(歸經), 효능(效能), 주치(主治), 포제(炮製), 배합응용(配合應用), 금기(禁忌) 등에 관한 내용을 주로 연구하며, 이밖에 품종에 대

1) ≪한방식이요법학≫, 김호철, 경희대학교출판국, 2003. 16쪽.
2) ≪한방음식요법≫, 전재우 저, 여강출판사, 1997.
3) ≪약선식료학개론≫, 김규열, 최윤희, 의성당, 2009. 35-36쪽.
4) ≪약선본초학(상)≫, 김규열, 성보사, 2009. 1-5쪽.
5) ≪약선식료학개론≫, 김규열, 최윤희, 의성당, 2009. 29-31쪽.

한 고증, 성상에 대한 감별과 화학성분, 약리작용 및 제제(製劑), 기타의 유관 지식을 연구하는 한의학의 한 분야이다. 식료본초는 곧 약선 재료를 말하기도 하는데 식료본초학은 곧 약선재료학이라고도 말할 수 있다.

식료본초에서 다루는 식약(食藥) 재료는 결국 일반 식품 재료의 범주를 크게 벗어나지는 않는다. 다만 각각의 식품 재료에 대한 접근, 해석 방법과 응용 방법에 있어서 기미론(氣味論)을 비롯한 한의학의 기초이론을 기반으로 하고 있다는 점이 일반 식품재료학과는 다르다. 그러므로 식료본초학에서 현대과학의 연구 성과에 따른 영양성분이나 약리 성분에 의한 작용을 똑같이 원용(援用)한다 하더라도 여전히 한의학적 이론인 기미론(氣味論)의 바탕 위에서 식약 재료를 활용하는 것이므로 약선식료학의 근본정신에 전혀 어긋나지 않는다. 오히려 과학적인 뒷받침을 더하여 전통 이론과 경험의 신뢰성을 더 높일 수 있으며, 이것이 전통 식료본초학을 현대적으로 계승하여 더욱 발전시켜 나아갈 길이다.

따라서 본서에서는 목차에서도 볼 수 있는 바와 같이 식료본초 중 일상 생활하는 가운데 비교적 쉽게 접할 수 있는 이백여 가지의 식약 재료를 선정하여 주로 양식으로 상용되는 곡류(穀類), 서류(薯類), 두류(豆類)와 채소로 상용되는 경엽류(莖葉類), 근경류(根莖類), 과채류(果菜類), 박과류(瓜茄類), 버섯류와 과일로 늘 먹는 인과류(仁果類), 핵과류(核果類), 장과류(漿果類), 견과류(堅果類)와 식육류(食肉類)인 수육류(獸肉類), 가금류(家禽類) 및 유제품(乳製品)과 난류(卵類), 담수(淡水)와 해수(海水)에서 생산되는 수산류(水産類)와 조미 재료로 상용되는 조미류(調味類)로 크게 분류하여 기술하였으며, 각각의 식약 재료에 대해 국내외의 연구들을 종합적으로 반영하여 이명(異名), 기원(基源), 성미(性味), 귀경(歸經), 효능(效能), 주치(主治), 용량 용법, 주의사항, 보충 설명, 응용예시, 참고문헌의 순서로 요약하여 기술하였다.

제2장

식료본초의 성능(性能)

약성(藥性)이란 약물(藥物)의 치료 효과와 관련한 성질과 효능에 대한 종합적인 개념이다. 이는 약물의 치료효능의 물질적 기초와 치료과정에서 체현(體現)되는 작용을 포괄한다. 약물의 성능(性能)은 우리 조상들이 "혹은 그 맛을 취하고, 혹은 그 성질을 취하며, 혹은 그 색을 취하고, 혹은 그 형태를 취하며, 혹은 그 질(質)을 취하고, 혹은 그 성정을 취하며, 혹은 그 생겨난 때를 취하고 혹은 그 성장한 이치를 취하여"[6] 알아낸 것들이다.

약물은 질병을 예방 치료하는 주요 수단의 하나이다. 한의학에서는 질병의 발생 및 발전변화 과정은 모두 인체의 음양사정(陰陽邪正)의 상호 소장(消長) 즉, 장부 기능의 실조(失調)가 반영되어 나타나는 편성편쇠(偏盛偏衰)[7]의 상태라고 보며, 따라서 약물의 치료 작용 또한 장부 기능의 상호 협조 관계를 회복시켜 편성편쇠(偏盛偏衰)의 병리현상을 제거하는 것이라고 본다. 따라서 질병의 예방치료는 약물이 가지고 있는 각각의 편성(偏性)한 약성을 이용하여 장부 기능의 편성편쇠(偏盛偏衰)의 상태를 조화와 협조의 상태로 돌려놓는 데에 있다고 할 수 있다. 그러므로 약성, 즉 본초의 성능을 숙지하는 것이 임상에서 약을 사용하는 중요한 관건이 된다. 본초의 성능은 주로 사기오미(四氣五味)와 승강부침(升降浮沈), 귀경(歸經), 독성의 유무 등의 내용을 가리키는데 이후 각각을 나누어 설명하도록 한다.

식재 또한 "식약동원(食藥同源)"에 근거하여 약재와 똑같이 각각의 성질과 특징을 가지며 그에 따라 각각의 고유한 효능을 가지고 있다. 때문에 약성(藥性)이론은 식재(食材)가 가지고 있는 영양학적 가치 및 효능과 함께 약선식료학(藥膳食療學)에서도 매우 중요한 의의를 가지고 있다.

6) ≪藥性變遷論≫ : "或取其味, 或取其性, 或取其色, 或取其形, 或取其質, 或取其性情, 或取其所生之時, 或取其所成之理."

7) 편성편쇠(偏盛偏衰)의 상태는 우리 몸의 음과 양 중에서 어느 한쪽이 지나치게 왕성해지거나 쇠약해진 상태를 말한다.

1. 사기(四氣)

사기(四氣)는 한(寒), 열(熱), 온(溫), 량(凉)의 네 가지 약성(藥性)을 가리키는 것으로 사성(四性)이라고도 한다. 이는 약재(藥材)와 식재(食材)가 가지고 있는 내재적인 성질이며 기능의 총체적 개괄이다. 사기(四氣)는 음양(陰陽) 이론에 근거하여 네 가지로 표현한 것으로 사계절에 상응하여 온열(溫熱)은 양(陽)의 성질을 나타내고, 한량(寒凉)은 음(陰)의 성질을 나타낸다. 또한 열성(熱性)과 한성(寒性)은 온성(溫性)과 양성(凉性)에 비해 그 작용이 강하고, 온성(溫性)과 양성(凉性)은 열성(熱性)과 한성(寒性)에 비해 그 작용이 완만하고 서서히 나타난다. 이들은 다시 대한(大寒), 대열(大熱), 미한(微寒), 미온(微溫) 등으로 세분화되어 그 강약(强弱)을 나타내기도 한다.

대개 한량(寒凉)한 성질의 약재나 식재는 청열사화(淸熱瀉火), 양혈(凉血), 지혈(止血), 해독(解毒), 강화(降火), 자음(滋陰) 등의 작용을 나타내므로 열증(熱證), 양증(陽證)에 적용된다. 이들은 산소 소모량을 감소시키고 수분 섭취량을 줄이며 중추신경을 억제하는 경향이 있다. 그러나 손중(損中), 상양(傷陽) 등의 부작용을 가지고 있으므로 한증(寒證), 음증(陰證)에는 신중히 사용하거나 사용을 금해야 한다.

온열(溫熱)한 성질의 약재나 식재는 거풍산한(祛風散寒), 선산제습(宣散除濕), 온통기혈(溫通氣血), 조양익화(助陽益火), 회양(回陽) 등의 작용을 나타내 한증(寒證), 음증(陰證)에 적용된다. 이들은 산소 소모량을 증가시키고 당대사를 촉진하며 수분 섭취량을 증가시키는 경향과 중추신경계에 대한 흥분 등의 경향을 나타낸다. 그러나 이로 인해 기혈(氣血)과 진액(津液)이 손상되기 쉽고, 심한 경우 동화생열(動火生熱)하는 부작용이 있으므로 열증(熱證), 양증(陽證)에는 신중히 사용하거나 금해야 한다.

이러한 사성(四性) 외에 약성(藥性)이 화평(和平)하고 한열온량(寒熱溫凉)에 뚜렷하게 편중(偏重)되지 않은 것을 평성(平性)이라 한다. 그러나 평(平)하다고 해도 실질적으로는 한성(寒性)이나 열성(熱性)으로 조금 치우치는 경향을 가지고 있으므로 이를 사성(四性)의 범주에 함께 넣는다. 쌀이나 콩과 같이 일상에서 계절에 관계없이 먹는 식재는 평성(平性)을 가진 것이 많으며 상복(常服), 장복(長服)하는 보약류(補藥類)에도 그러한 것이 많다.

질병의 치료에 있어 일반적으로는 "한증(寒證)은 뜨겁게 하고 열증(熱症)은 차게 한다(寒者熱之, 熱者寒之)", "열(熱)로 한(寒)을 다스리고 한(寒)으로 열(熱)을 다스린다(以熱治寒, 以寒治熱)"라는 한의학적 법칙을 따르고 있으므로 약재나 식재의 사성(四性)을 이용할 때는 인체의 표리(表裏), 허실(虛實), 한열(寒熱) 등의 상황을 정확히 파악하여 운용해야 한다.

표 2-1 식재(食材)의 약성(藥性) 분류

	온열성(溫熱性)	한량성(寒凉性)	평성(平性)
곡류 (穀類)	찹쌀(糯米), 수수(高粱)	밀(小麥), 보리(大麥), 메밀(蕎麥), 좁쌀(粟米), 율무(薏苡仁)	멥쌀(粳米), 옥수수(玉蜀黍), 고구마(蕃薯), 마(山藥)
두류 (豆類)	작두콩(刀豆)	팥(赤小豆), 녹두(綠豆), 두부(豆腐)	황대두(黃大豆), 흑대두(黑大豆), 까치콩(白扁豆), 완두(豌豆), 누에콩(蠶豆), 동부(豇豆)
채소류 (菜蔬類)	고추(辣草), 부추(韭菜), 갓(芥菜), 고수(胡荽), 순무(蕪菁), 양파(洋葱), 파(葱白)	동과(冬瓜), 수세미(絲瓜), 오이(黃瓜), 애호박(越瓜), 여주(苦瓜), 토마토(蕃茄), 가지(茄子), 무(蘿葍), 연근(藕), 셀러리(旱芹), 미나리(水芹), 상추(萵苣), 배추(白菜), 근대(莙薘菜), 죽순(毛笋), 냉이(薺菜), 구기엽(枸杞葉), 고사리(蕨)	호박(南瓜), 당근(胡蘿葍), 양배추(甘藍), 아욱(冬葵葉), 유채(蕓薹), 시금치(菠菜), 쑥갓(茼蒿)
버섯류 (菌類)			양송이(蘑菇), 표고버섯(香菇), 노루궁뎅이버섯(猴頭菇), 목이(木耳), 백목이(銀耳)
과일류 (果實類)	대추(大棗), 밤(栗子), 검은깨(黑芝麻), 석류(石榴), 산사(山楂), 앵두(櫻桃), 용안육(桂圓), 여지(荔枝), 호두(胡桃仁), 잣(海松子)	배(梨), 생감(柿子), 유자(柚), 천도복숭아, 비파(枇杷), 무화과(無花果), 사과(苹果), 바나나(香蕉), 딸기(草莓), 레몬(檸檬), 오디(桑椹), 참외(甛瓜), 수박(西瓜), 키위	매실(青梅), 귤(橘), 홍시(紅柿), 포도(葡萄), 올리브(橄欖), 백도(白桃), 황도(黃桃), 파인애플(菠蘿), 망고(芒果), 살구(杏子), 땅콩(落花生), 은행(白果), 연자육(蓮子), 검실(芡實)
육류 (肉類)	닭고기(鷄肉), 오골계(烏骨鷄), 참새고기(雀), 소고기(牛肉), 개고기(狗肉), 양고기(羊肉), 양유(羊乳), 사슴고기(鹿肉)	돼지고기(豬肉), 토끼고기(兎肉), 우유(牛乳), 오리알(鴨卵)	오리고기(白鴨肉), 거위고기(鵝肉), 달걀(鷄蛋), 메추리(鶴鶉), 메추리알(鶴鶉蛋)
수산류 (水産類)	새우(對蝦), 드렁허리(鱔魚), 조기(石首魚), 갈치(帶魚), 미꾸라지(泥鰍), 붕어(鯽魚)	굴(牡蠣肉), 가물치(鱧魚), 해파리(海蜇), 다시마(昆布), 김(紫菜)	해삼(海蔘), 오징어(烏賊魚), 잉어(鯉魚), 게(蟹), 문합(文蛤肉), 미역(海帶), 자라고기(鱉肉)
조미류 (調味類)	마늘(大蒜), 생강(生薑), 후추(胡椒), 화초(花椒), 회향(茴香), 계피(桂皮), 흑설탕(赤沙糖), 식초(酢), 술(酒)	참기름(麻油), 간장(醬油)	꿀(蜂蜜), 흰설탕(白砂糖), 유채기름(蕓薹子油)

2. 오미(五味)

우리가 먹을 수 있는 것은 모두 맛을 가지고 있으며 각각의 맛은 다르다. 같은 과일이라도 그 생장 조건과 수확 시기 등에 따라 미세하지만 맛이 모두 다르다. 그러나 미각의 한계성 때문에 미세한 차이는 잘 인식하지 못하는 경우가 많다. 따라서 한의학에서는 이와 같이 다양한 맛을 대체로 산(酸), 고(苦), 감(甘), 신(辛), 함(鹹)이라는 다섯 가지 맛으로 귀납하였다. 여기에 담미(淡味)나 삽미(澁味)를 더하기도 하는데 담미(淡味)는 감미류(甘味類)에 속하는 경우가 많고 삽미(澁味)는 산미(酸味)와 동류로 취급된다.

일반적으로 맛이라 하면 미각기관인 혀에서 느껴지는 것을 그 근거로 하지만 약성(藥性)에서의 오미(五味)는 미각으로 느껴지는 맛 이외에 임상에서 반영되어지는 효능에 근거해서 종합적으로 정해진 경우가 많다. 따라서 문헌상으로 보면 약물(藥物)이나 식물(食物)이 가지고 있는 미(味)가 대체로는 우리가 미각으로 느끼는 맛과 비슷하지만 일부는 미각으로는 느낄 수 없거나 실제 미각과는 다소 다른 맛을 갖는 경우도 있다. 때문에 각각의 미(味)는 서로 다른 고유의 작용을 가지고 있으며, 미(味)가 동일한 경우에는 그 작용 또한 대체로 비슷하게 나타난다.

청대의 왕앙(汪昂)은 오미의 작용에 대해 ≪본초비요(本草備要), 약성총의(藥性總義)≫에서 “무릇 신맛이 나는 약은 능히 수삽(收澁)하며, 쓴맛이 나는 약은 쏟아내고 습(濕)을 말리고 견고하게 할 수 있으며, 단맛이 나는 것은 보익하고 조화롭게 하며 느긋하게 할 수 있다. 매운맛이 나는 것은 발산하고 촉촉하게 하고 옆으로 움직이게(橫行) 할 수 있으며, 짠맛이 나는 것은 내려가게 하고 부드럽게 해주고 단단한 것을 부드럽게 만든다. 담담한 맛이 나는 것은 구멍을 이롭게 하고 스며 나오고 새어나가게 한다. 이 모두가 오미의 쓰임이다.”[8]라고 정의하였다. 오미(五味)의 작용에 대해 아래에서 자세히 살펴보겠다.

1) 신미(辛味)

매운맛인 신미(辛味)는 발산(發散), 행기(行氣), 활혈(活血), 신윤(辛潤) 등의 작용을 가지고 있다. 매운맛을 느낄 때는 입을 벌리고 숨을 내쉬면서 급히 발산시키려 하고 얼굴이 붉어지고 땀이 난다. 따라서 신미(辛味)는 체표에 침습한 사기(邪氣)를 발산시켜 내보

8) ≪本草備要, 藥性總義≫ : “凡藥酸者能澁能收; 苦者能瀉能燥能堅; 甘者能補能和能緩; 辛者能散能潤能橫行; 鹹者能下能軟堅; 淡者能利竅能滲泄, 此五味之用也.”

내는 작용으로 외감표증(外感表證)에 쓰이거나 정체된 기(氣)와 혈(血), 또는 진액(津液)의 운행을 촉진시켜 전신에 퍼지게 함으로써 촉촉하게 해주는 데 사용된다. 감기와 같은 외감표증(外感表證) 치료에 많이 쓰이는 생강(生薑)과 무(蘿葍), 계지(桂枝), 박하(薄荷) 등이 여기에 속하며 진피(陳皮)나 향부자(香附子) 등의 행기약(行氣藥)과 천궁(川芎), 홍화(紅花)와 같은 활혈화어(活血化瘀) 약재들도 신미(辛味)를 가지고 있어 기체혈어(氣滯血瘀) 병증(病證)에 흔히 사용된다.

약리학적으로 이들은 고추의 캡사이신(capsaicin)이나 후추의 차비신(chavicine), 생강의 진저롤(gingerol), 마늘의 알리신(allicin) 등과 같이 휘발성 혹은 비휘발성 정유 성분을 함유하고 있는 경우가 많다. 위(胃)와 장(腸)의 유동을 활발하게 하므로 각종 향신료에는 신미(辛味)를 가진 것이 많고, 발한(發汗), 해열(解熱) 작용 및 관상동맥의 확장이나 관상동맥 혈류 증가 효과 등 알려진 신미(辛味)의 약리학적 작용은 발산(發散), 행기(行氣), 활혈(活血) 작용을 잘 설명해 주고 있다. 단, 신미(辛味)는 그 신산조열(辛散燥熱)한 특성으로 인해 기음(氣陰)의 손상(損傷)을 일으키기 쉬우므로 기허(氣虛), 음진휴허(陰津虧虛), 표허다한(表虛多汗) 등에는 신중히 사용하거나 금지한다.

2) 감미(甘味)

단맛인 감미(甘味)는 보익(補益), 화중(和中), 완급지통(緩急止痛), 윤조(潤燥) 등의 작용을 가지고 있다. 감미(甘味)를 느낄 때는 구강의 모든 근육이 이완되고 입맛을 다시며 허기와 피로(疲勞)를 신속히 회복한다. 이 때문에 대부분의 보허약(補虛藥)은 감미(甘味)를 가지고 있다. 인삼(人蔘), 황기(黃芪) 등은 감온(甘溫)한 약성으로 보기(補氣)하고, 사삼(沙蔘), 맥문동(麥門冬), 석곡(石斛) 등은 감한(甘寒)한 약성으로 양음생진(養陰生津)하며, 이들은 대개 허증(虛證)을 치료하는 데 주로 사용된다.

감미(甘味)는 화중(和中), 조화제약(調和諸藥), 독성완화, 완급지통(緩急止痛) 등의 작용이 있어서 감초(甘草)와 같은 약재는 완복사지(脘腹四肢)의 구급작통(拘急作痛), 약물중독 등을 치료하는 데 사용된다. 따라서 감초(甘草), 대조(大棗), 봉밀(蜂蜜) 등은 처방에서 조화제약(調和諸藥), 독성(毒性)을 완화하는 작용으로 자주 사용된다. 이외에도 감미는 자윤윤조(滋潤潤燥)하는 작용이 있어 윤폐화담(潤肺化痰)과 윤장통변(潤腸通便)에도 쓰인다.

단맛은 대개 유기물질에 있는 하이드록시기(-OH)에 의하며 이러한 단맛을 나타내는 성분에는 당류 외에 당알코올, 일부 아미노산, 방향족 화합물, 알데히드 등이 있다. 단맛을 나타내는 이러한 당류 등이 인체의 중요한 에너지원으로 사용되고 있는 것은 감미(甘味)의 보익(補益) 작용을 설명할 수 있으며, 식품 조리에 있어서의 단맛의 연육 작용이나 전분의 노화 방지와 같은 작용도 어떤 미에서 보면 감미(甘味)의 완급(緩急) 작용의 다른 표현이라고 볼 수 있다.

단, 감미(甘味)는 조습(助濕)하기 쉬우므로 비허습체(脾虛濕滯)의 경우에는 신중히 사용하거나 금지한다.

3) 산미(酸味)

신맛인 산미(酸味)는 염한(斂汗), 염기(斂氣), 지사(止瀉), 섭정(攝精), 축뇨(縮尿), 지대(止帶), 지혈(止血) 등의 작용을 가지고 있다. 신맛을 느낄 때는 구강의 근육들이 수축하고 몸을 오그리게 된다. 때문에 산미(酸味)는 이러한 수축(收縮), 수렴(收斂) 작용을 통해 기혈(氣血), 진액(津液) 등 체내의 물질들이 유실되는 것을 저지하는 데 쓰인다.

수렴지한(收斂止汗)의 효능을 가진 오배자(五倍子)나 오미자(五味子), 염한지혈(斂汗止血) 효능의 선학초(仙鶴草), 백급(白芨), 섭장지사(攝腸止瀉) 효능의 적석지(赤石脂), 석류피(石榴皮), 섭정지대(攝精止帶) 효능을 가지고 있는 금앵자(金櫻子), 상표초(桑螵蛸) 등의 약재들이 산미(酸味)를 가지고 있으며, 이들은 정허무사(正虛無邪) 즉, 정기(正氣)가 허(虛)하지만 사기(邪氣)의 침습이 아직 일어나지 않은 상태의 활탈불금(滑脫不禁)으로 인한 여러 증상을 치료하는 데 사용된다. 이외에 산미(酸味)는 생진(生津), 개위(開胃), 소식(消食) 작용이 있어 위음(胃陰)이 부족하여 입이 마르고 갈증이 나며 식욕이 없고 설질이 붉고 설태가 적은 등의 증상에 사용할 수 있으며, 진액(津液)의 손상으로 인해 근맥(筋脈)에 영양공급이 안 되면서 일어나는 근맥구련(筋脈拘攣), 굴신불리(屈伸不利) 등의 증상이 나타나는 데에 사용할 수 있다.

신맛은 주로 약재나 식재에 존재하는 수소이온(H+)에 의해 감지되는 맛으로 유기산 성분을 많이 함유하고 있을 때 강하게 느낀다고 알려져 있다. 이들은 주로 땀샘과 소화관 및 비뇨생식기 평활근의 활동을 조절하고, 식품 조리에서 식초를 이용한 단백질 응고 처리와 같이 산미(酸味)를 가진 약재나 식재들은 조직의 단백질을 침전, 응고시켜 점막이나 상처면을 보호하는 역할을 함으로써 지사(止瀉)와 지혈(止血) 작용을 일으킨다고 알려져 있다. 단, 산미(酸味)는 그 수렴 작용으로 인해 염사(斂邪)하기 쉬우므로 실사(實邪)가 있는 경우에는 신중히 사용하거나 금지한다.

4) 고미(苦味)

쓴맛인 고미(苦味)는 청열(淸熱), 설강(泄降), 조습(燥濕), 견음(堅陰), 건위(健胃) 작용을 가지고 있다. 쓴맛은 미각 중에서도 역치가 가장 낮은 맛으로 적은 양으로도 그 맛을 감지할 수 있으며, 쓴맛을 먹으면 받아들이기보다는 뱉거나 꿀꺽 삼켜버리는 등 내보내려고 하는 경향이 있다. 때문에 고미(苦味)는 설강(泄降)하는 데 능하다.

고미(苦味)가 설강(泄降)한다는 데에는 통설(通泄), 강설(降泄), 청설(淸泄)의 세 가지 의미가 있다. 통설(通泄)은 대황(大黃)처럼 통하사화(通下瀉火)[9] 작용이 있어 열결(熱結) 변비에 사용하는 것, 강설(降泄)은 행인(杏仁)처럼 강기평천(降氣平喘) 작용이 있어 기역천해(氣逆喘咳)에 사용하는 것이며, 청설(淸泄)은 치자(梔子)처럼 청화제번(淸火除煩) 작용이 있어 열성심번(熱性心煩)에 사용하는 것 등을 말한다.

고미(苦味)는 또 조습(燥濕) 작용을 가지고 있어 습증(濕證)에도 많이 응용된다. 습증(濕證)은 한습(寒濕)과 습열(濕熱)의 구분이 있는데 고미(苦味)를 가진 약재나 식재의 성질에 따라 고한조습(苦寒燥濕)과 고온조습(苦溫燥濕)의 두 종류로 나누어진다.

고미(苦味)의 견음(堅陰) 작용은 황백(黃柏), 지모(知母) 등과 같이 사화(瀉火)함으로써 상대적으로 음진(陰津)을 보존할 수 있는 것을 의미하는 것이므로 신음휴허(腎陰虧虛)로 인한 상화항성(相火亢盛)에 사용하기는 하나 일반적으로 음진부족(陰津不足)에는 신중히 사용하거나 금지한다.

쓴맛을 나타내는 것은 주로 알칼로이드(alkaloids)나 배당체(glycoside. saponin) 성분으로 많은 약재들의 유효성분이기도 하다. 식재 중에서는 여주(苦瓜)나 씀바귀 등 여름철에 먹는 채소류에 쓴맛을 나타내는 것들이 많다.

5) 함미(鹹味)

짠맛인 함미(鹹味)는 연견(軟堅), 윤조(潤燥), 보신(補腎), 양혈(養血), 자음(滋陰) 등의 작용을 갖는다. 짠맛은 무, 배추 같은 김장거리에 소금을 뿌려두면 숨이 죽어 흐물흐물해지는 것처럼 단단한 것을 무르게 풀어주는 연견(軟堅) 작용을 가지고 있다. 함미(鹹味)

9) 통하사화(通下瀉火) : 대변을 아래로 통하게 하면서 불 기운을 빼내어 열을 내림.

의 연견(軟堅) 작용은 망초(芒硝)처럼 사하(瀉下)하여 대변조결(大便燥結)을 치료하는 것과, 모려(牡蠣)처럼 견음(堅陰)하여 나력(瘰癧)과 담핵(痰核)을 없애는 것과 같은 것을 의미한다.

함미(鹹味)가 있는 약재나 식재는 해산물 외에도 자하거(紫河車), 녹용(鹿茸), 합개(蛤蚧) 등의 자양강장하는 효능을 가진 동물성 약재나 식재인 경우가 많은데, 이들의 경우 근경류(根莖類), 경엽화류(莖葉花類), 과실종자류(果實種子類) 등의 약재나 식재에 비해 염분 함량이 높고 대부분 고단백, 고콜레스테롤 식품으로 영양적으로 가치가 높은 것들이다. 이들 동물성 약재나 식재를 "혈육유정지품(血肉有情之品)"이라 하여 간신(肝腎)의 정혈부족(肝腎精血不足)에 사용한 경우가 많다. 이는 혈육이 있는 같은 동물이기 때문에 서로 공통되는 점이 많아서 이장보장(以臟補臟)의 한의학적 이론과 같이 동기감응(同氣感應), 동류상응(同類相應)의 이치가 작용하기 때문인데, 동물들은 체액에는 기본적인 염분을 함유해야만 건강을 유지할 수 있으므로 대체로 짠맛을 내는 것이다.

짠맛을 나타내는 것은 주로 무기 혹은 유기염류에 의한 것으로 특히 염소이온(Cl^-)과 관련이 있으며 염소이온과 결합된 Na, K, Ca, Mg 등 양이온에 따라 조금씩 그 짠맛이 달라진다.

6) 담미(淡味), 삽미(澁味), 향미

담미(淡味)는 담담하여 미각으로 특별한 맛이 없는 맛인데 대체로 삼설이규(滲泄利竅)하고 이수삼습(利水滲濕)하는 작용이 있어서 주로 수종(水腫), 소변불리(小便不利) 등을 다스린다. 담(淡)은 감미(甘味)와 가까워 통상적으로 감담(甘淡)으로 함께 칭하여 따로 구별하지 않고 오미(五味)에 포함시킨다.

삽미(澁味)는 떫은맛으로 수렴고삽(收斂固澁) 작용을 가지고 있다. 산미(酸味)와 효능이 기본적으로 같아 대개 산삽(酸澁)이라고 함께 일컬어지기도 하나 삽미(澁味)를 가지면서도 산(酸)하지 않는 용골(龍骨), 모려(牡蠣) 등도 있어 구분되기도 한다. 삽미(澁味)는 대개 탄닌류(tannin)가 구강 표피 단백질을 응고시켜 일어나는 것으로 알려져 있다.

향미(香味)는 주로 정유 성분에 의한 방향성 자극을 함께 느끼는 미각을 가리킨다. 일반적으로 본초학에서는 오미와 함께 향미를 따로 언급하고 있지는 않지만 약선학의 관점에서 볼 때는 향미가 음식의 풍미를 향상시켜 식욕을 촉진하는 작용과 밀접한 관계가 있으므로 여기에 간략히 언급하였다.

표 2-2 오미(五味)의 작용과 적용증표

	작용	적용증	성분	식품명
신맛 (酸味)	염한(斂汗), 염기(斂氣), 지사(止瀉), 섭정(攝精), 축뇨(縮尿), 지대(止帶), 지혈(止血)	정허무사(正虛無邪)의 활탈불금(滑脫不禁) - 허한(虛汗), 해수(咳嗽), 구설(久泄), 유정(遺精), 유뇨(遺尿)	유기산 성분(H+)	살구(杏子), 석류(石榴), 매실(青梅), 오미자(五味子), 귤(橘) 등 果類, 개고기(狗肉), 식초(醋)
쓴맛 (苦味)	청열(淸熱), 설강(泄降), 조습(燥濕), 견음(堅陰), 건위(健胃)	열증(熱證) - 열결변비(熱結便秘), 기역천해(氣逆喘咳), 열성심번(熱性心煩), 습증(濕證)	알칼로이드(alkaloids) 배당체(glycoside. saponin)	여주(苦瓜), 씀바귀 외 청열(淸熱) 약재를 비롯한 많은 약재들
단맛 (甘味)	보익(補益), 화중(和中), 완급지통(緩急止痛), 윤조(潤燥)	허증(虛證), 통증(痛症)	당류 외에 당알코올, 일부 아미노산, 방향족 화합물, 알데히드 등	대부분의 곡류(穀類)와 두류(豆類), 과류(果類) 외 많은 식재
매운맛 (辛味)	발산(發散), 행기(行氣), 활혈(活血), 신윤(辛潤)	외감표증(外感表證), 기체혈어(氣滯血瘀)	휘발성 혹은 비휘발성 정유성분	파(蔥白), 생강(生薑), 고추(辣椒), 후추(胡椒), 계피(桂皮), 무(蘿菖), 갓(芥菜), 부추(韭菜), 고수(胡荽), 박하 등
짠맛 (鹹味)	연견(軟堅), 윤조(潤燥), 보신(補腎), 자음(滋陰)	대변조결(大便燥結), 나력(瘰癧), 담핵(痰核), 신정휴허(腎精虧虛)	무기 혹은 유기염류(Cl-)	다시마(昆布), 김(紫菜), 굴(牡蠣肉), 모시조개(文蛤肉), 오징어(烏賊魚) 등 해산물, 돼지고기(豬肉), 개고기(狗肉) 등 육류, 좁쌀(粟米), 소금

3. 승강부침(升降浮沈)

승강부침(升降浮沈)은 약물 작용의 서로 다른 경향성을 개괄한 것이다. 기(氣)의 운동형식인 승강부침(升降浮沈)은 정상적인 상황에서는 인체의 음양기혈(陰陽氣血)과 장부(臟腑) 기능의 정상적인 운동방식을 말하지만 병리상태에서는 구토(嘔吐)와 두통(頭痛), 두훈(頭暈) 등 병사(病邪)가 상역(上逆)하는 상태나 설사(泄瀉), 탈항(脫肛)과 같이 정기(正氣)나 사기(邪氣)가 침강(沈降)하여 하함(下陷)하는 등의 질병의 반응형식을 말한다.

때문에 약재나 식재 또한 인체 내에서는 각각 작용하는 경향을 나타내게 된다. 이들이 인체에 들어간 후에 발생하는 승제거함(升提擧陷), 하강평역(下降平逆), 상향발산(上向發散), 하행설리(下行泄利) 등의 작용은 병세가 하함(下陷)과 상역(上逆) 등으로 편중된 상태를 조절할 수 있다.

일반적으로 위로, 밖으로 향하는 작용은 승부(升浮)라고 하며, 아래로, 안으로 향하는 작용은 침강(沈降)이라고 한다. 승부약(升浮藥)은 주로 위나 밖으로 향해 승양(升陽), 거함(擧陷), 발표(發表), 개규(開竅), 거풍(祛風), 산한(散寒) 등의 작용이 있고 침강(沈降藥)은 주로 아래나 안으로 향해 잠음(潛陰), 강역(降逆), 수렴(收斂), 지해(止咳), 평천(平喘), 청열(淸熱), 이수(利水), 통변(通便) 등의 작용이 있다. 이 작용들은 기미(氣味)의 후박(厚薄), 재질의 경중(輕重), 포제(炮製), 배합(配合), 조방(組方) 등의 많은 원인에 의해 영향을 받는다. 승부(升浮)하는 약재나 식재의 경우 대개 신(辛), 감미(甘味), 열성(熱性)을 가진 것들이 많고, 침강(沈降)하는 약재나 식재는 대개 산(酸), 고(苦), 함(鹹), 삽미(澁味)와 한량(寒凉)한 성질을 가진 것들이 많다.

재질에 있어서도 신이(辛夷), 박하(薄荷) 등과 같은 화엽류(花葉類)나 승마(升麻)와 같이 재질이 가벼운 약재나 식재는 승부(升浮)하는 경향이 있고, 소자(蘇子), 지실(枳實), 자석(磁石) 등과 같이 과실(果實), 종자류(種子類), 광물류(鑛物類)와 같이 무거운 것들은 대개 침강(沈降)하는 경향이 있다. 또한 포제(炮製)에 있어서도 주초(酒炒)한 것은 승(升)하는 경향이 있고, 강즙초(薑汁炒)한 것은 산(散)하며, 초초(醋炒)한 것은 수렴(收斂)하고, 염수초(鹽水炒)한 것은 하행(下行)하는 경향이 있다.

승강부침(升降浮沈)에 대해 명대(明代) 의가인 이시진(李時珍)은 ≪본초강목(本草綱目), 서례권일(序例卷一)≫에서 "시거나 짠 약은 올라가는 것이 없고, 달거나 매운 약은 내려가는 것이 없으며, (약성이) 찬 것은 뜨는 것이 없으며 뜨거운 것은 가라앉는 것이 없는데 그 성질이 그러하기 때문이다."라고 하였고, 또 "올라가는 것이라도 짠맛으로 이끌면 가라앉아서 하초(下焦)로 직달할 수 있고, 가라앉는 것이라도 술(酒)로 이끌면 떠올라서 머리 꼭대기까지 올라가게 된다. 이는 천지의 비밀한 뜻을 엿보아 조화의 권세에 통달한 자가 아니라면 이에 이를 수 없으니 하나의 물건에도 뿌리는 오르고 가지는 내리며, 생것은 오르고 익힌 것은 내리니 이것이 사물에 있어서의 승강인데 사람에 있어서도 또한 마찬가지이다."[10]라고 했고, 왕앙(汪昻)은 ≪본초비요(本草備要), 약성총의(藥性總義)≫ 중에

10) 李時珍 ≪本草綱目·序例卷一·升降浮沈≫ : "酸鹹無升, 甘辛無降; 寒無浮, 熱無沈, 其性然也. … 升者引

서 약물의 기미(氣味)와 승가부침(升降浮沈) 사이의 관계를 다음과 같이 훌륭하게 개괄하였다. "기가 두텁고(氣厚) 맛이 옅은(味薄) 것은 뜨고 오르며, 맛이 두텁고(味厚) 기가 옅은(氣薄) 것은 가라앉고 내려간다. 또한 기미가 모두 두터운 것은 능히 뜨기도 하고 능히 가라앉기도 하며, 기미가 모두 옅은 것은 올릴 수도 있고 내릴 수도 있다."[11]라고 하였다.

4. 귀경(歸經)

1) 귀경(歸經)의 개념

귀경(歸經)의 "귀(歸)"는 약물이 작용하는 부위의 귀속(歸屬)을 가리키고, "경(經)"은 인체의 장부경락을 가리킨다. 귀경은 어느 한 약물이 특정의 장부경락의 병변에 대하여 뚜렷한 선택적 치료 효과를 나타내는 약물의 적용 범위라고 할 수 있다. 따라서 귀경은 약물의 작용과 인체의 장부경락을 연계(聯繫)시켜 약물의 효능이 적용되는 범위를 설명함으로써 임상의 변증논치(辨證論治)에서 약물을 선택하는 근거를 제공해준다. 따라서 귀경은 약성의 중요 내용이 된다.

질병의 발생은 한열허실(寒熱虛實)의 차이 이외에도 장부경락(臟腑經絡) 등 질병이 발생한 부위의 특이성을 고려해 변증 분석해야 하기 때문에 각각의 약재나 식재의 장부경락(臟腑經絡)에 대한 선택적 특이성은 질병의 예방과 치료에 매우 의미가 크다고 할 수 있다.

같은 한량(寒凉)한 약재나 식재라 하더라도 그것이 폐, 간, 심의 열을 내리는 정도를 살펴 사용해야 하고, 동일한 보약(補藥)이라 해도 그것이 폐, 비, 신을 어떻게 보하는가에 대한 특성을 알고 사용해야 하기 때문이다. 이렇게 귀경(歸經)은 약재나 식재가 인체 각 부위에 대한 선택적인 작용을 변증에 따라 귀납하고 일관성 있게 결정하는 것이다.

2) 귀경(歸經)의 의의와 임상응용

첫째로 약물의 작용범위를 분명히 규정함으로써 기미(氣味)의 정성(定性), 승강부침(升降浮沈)의 정향(定向), 귀경(歸經)의 정위(定位)로 삼위일체적인 약성론의 기초가 되고

之以鹹寒, 則沈而直達下焦; 沈者引之以酒, 則浮而上至顚頂, 此非窺天地之奧而達造化之權者不能至此. 一物之中有根升梢降, 生升熟降, 是升降在物, 亦在人也."

11) 汪昻 ≪本草備要, 藥性總義≫ : "氣厚味薄者浮而升, 味厚氣薄者沈而降, 氣味俱厚者能浮能沈, 氣味俱薄者可升可降."

약물의 작용원리를 완정(完整)하게 설명할 수 있다. 그 이유는 같은 류(類)에 속하는 효능이 서로 비슷한 약물이라도 귀경이 다르면 치료 효과가 달라지고[12] 귀경이 같더라도 그 기미가 다르면 그 작용도 온(溫)·청(淸)·보(補)·사(瀉)로 달라지기 때문이다[13].

둘째로 귀경은 임상에서 합리적으로 약물을 사용하는 지침이 된다. 예를 들면 같은 두통약이라도 귀경(歸經)이 달라지면 사용하는 약재도 달라진다. 예를 들어 태양경(太陽經) 두통(頭痛)에는 강활(羌活)을, 양명경(陽明經) 두통에는 백지(白芷)를, 소양경(少陽經) 두통에는 천궁(川芎)을 사용한다.

셋째로 귀경은 약물의 포제가공에 지침이 된다. 포제(炮製)의 목적은 약물의 효능을 증강시키고 여러 가지 부작용을 감소 혹은 제거하여 치료 효과를 높이는 것인데 그 이론적 근거의 하나가 귀경학설이다. 예컨대 소금의 짠맛은 신경(腎經)으로 들어가 작용하므로 염초(鹽炒)한 황백(黃柏)이나 지모(知母)는 신경(腎經)에 들어가 사화(瀉火)하는 작용을 증강시킨다. 또 식초의 신맛은 간경(肝經)에 작용하므로 시호(柴胡)를 초제(醋製)하면 승산(升散)하는 성질을 완화하고 소간지통(疏肝止痛)하는 작용을 증강시킨다.

정리하면 귀경(歸經) 학설은 그 풍부한 내용을 바탕으로 약물의 성능(性能)이론을 충실하게 할뿐만 아니라, 임상에서 약을 응용하고 사용하는 것을 지도하는 데에 있어서도 중요한 의의가 있으나 역대 의가들의 약물 사용 경험과 귀경에서 차이가 생겨 본초서적에 동일한 약물의 귀경이 종종 다르게 기재된 점이 있어 앞으로 한의약 이론체계와 임상에 근거하여 부단히 정리, 발전시켜나가야 할 것이다.

5. 약물의 유독(有毒), 무독(無毒)

일반적으로 독성의 유무는 약물에 관한 것이다. 그러나 식재료의 경우에도 과량으로 사용하거나 장복을 하면 부작용이 나타날 수 있다. 더욱이 약선에서는 약재를 일반 식재료와 함께 활용하는 경우가 많고, 또 음식으로 사용하는 것인 만큼 약물의 독성에 대해서도 또한 잘 알아야 한다.

12) 예 같이 고한(苦寒)한 청열조습약(淸熱燥濕藥)이지만 황련은 "淸心火", 황금은 "淸肺火", 용담초(龍膽草)는 "淸肝火"한다.

13) 예 동일하게 肝經으로 들어가는 약이지만, 향부자는 味辛하여 疏肝理氣(소간이기)하고, 용담초는 味苦하여 瀉肝淸火(사간청화)하고, 산수유는 味酸하여 收斂補肝(수렴보간)하며, 아교는 味甘하여 補養肝血하고, 별갑은 味鹹하여 散結消癥(산결소징)한다.

1) 유독, 무독의 원류

유독, 무독은 한의학의 약성이론의 중요한 부분이다. 본초의 독성 유무에 대한 인식은 먼 상고시대에까지 올라간다. ≪회남자(淮南子), 수무훈(修務訓)≫에 "신농(神農)은 하루에 백 가지 약초(百草)의 맛과 샘물의 달고 쓴 맛을 보았으며, …… 하루에 70번이나 중독되었다."[14]는 기록을 통해서도 이를 알 수 있다. 주대(周代)에는 이미 약물의 독성을 이용하여 질병을 치료하였으므로 ≪주례(周禮), 천관총재(天官冢宰)≫에 "의사(醫師)는 의료의 정령(政令)을 관장하고, 독약(毒藥)을 모아 의사(醫事)에 제공한다."[15]라고 하였다. 전국시대의 진(秦), 한(漢) 사이에 책이 출간된 것으로 보이는 ≪황제내경(黃帝內經)≫에도 약물의 유독, 무독과 관련된 논술이 있는 것으로 보아 당시에 이미 의가들이 약물에 유독한 것과 무독한 것의 두 가지 종류가 있다는 것을 충분히 인식하고 있었음을 알 수 있다. 한대(漢代)의 약물의 독성 유무에 대한 이론은 사기(四氣), 오미(五味)와 함께 임상 용약(用藥)을 지도하는 기본원칙이었다. 예컨대 ≪신농본초경(神農本草經)≫ 서례(書例)에 "약물은 산(酸), 함(鹹), 감(甘), 고(苦), 신(辛)의 오미가 있고, 한열온량(寒熱溫凉)의 사기(四氣)가 있으며, 독성 유무가 있다."[16]라고 하였고, 아울러 독약의 배합과 포제 및 사용방법에 대하여 논술하였고, 또한 365종의 약물을 독성 유무에 근거하여 상중하의 삼품(三品)으로 분류하였다. 상품은 "무독"하여 대다수가 보익하고 정기를 북돋워 주는 것이라 다복구복(多服久服)해도 되는데 황정(黃精), 지황(地黃)과 같은 약물이다. 중품은 "유독하거나 무독"한 것으로 보허부약(補虛扶弱) 혹은 거사항병(祛邪抗病)하는 것들이니 적당히 잘 헤아려서 사용해야 하는데 백합(百合), 당귀(當歸), 황련(黃蓮), 황금(黃芩)과 같은 약물이다. 하품은 독성이 있어서 거사공적(祛邪攻積)하는 약물이라 구복다복(久服多服)할 수 없는데 감수(甘遂), 대극(大戟)과 같은 약물이다.

당대(唐代)의 왕빙은 ≪소문(素問)·오상정대론(五常政大論)≫의 주석에서 "독성을 감당할 수 있는 환자는 기미(氣味)가 후(厚)한 약을 쓰고, 독성을 감당할 수 없는 환자는 기미가 박(薄)한 약을 쓴다. ……독성이 큰 약물을 쓸 경우에는 60% 정도 치유되면 투약을 멈추고, 보통 독성이 있는 약물을 쓸 경우 70% 정도 치유되면 투약을 멈추고, 독성이 작은 약물을 쓸 경우 80% 정도 치유되면 투약을 멈추며, 독성이 없는 약물을 쓸 경우 90% 치유

14) ≪淮南子·修務訓≫ : "神農嘗百草之滋味, 水泉之甘苦, ……一日而遇七十毒."
15) ≪周禮·天官冢宰≫ : "醫師掌醫之政令, 聚毒藥以供醫事"
16) ≪神農本草經·序例≫ : "藥有酸鹹甘苦辛五味, 又有寒熱溫凉四氣, 及有毒無毒."

되면 투약을 중지한 후, 곡식, 고기, 과일, 채소 등의 음식양생으로 병을 완치시켜야 한다. 독성이 있는 약물을 과도하게 사용하면 오히려 정기를 손상시킬 우려가 있기 때문이다."[17] 라고 말하여 독성이 있는 약물과 독성이 없는 약물을 응용하는 구체적인 원칙을 종합하였는데 오늘날까지도 임상에서 약을 사용하는 데 있어서 중요한 원칙이 되고 있다. 이후로 역대 의가들은 독성 유무의 이론과 내용을 부단히 보충하였다. 그중에서도 가장 많이, 가장 깊게 논술한 사람은 명대(明代)의 저명한 의가인 장경악(張景岳)이다. 그는 지금도 한의학 이론에 있어서 매우 큰 영향을 주고 있다.

2) 유독, 무독의 함의(含意)

유독한 약물은 대부분 성질이 강렬하고 인체에 대해 독성이나 부작용을 가지고 있어서 상용 치료 용량의 폭이 비교적 적거나 매우 적으며 안전성이 낮으므로 잘못 사용하여 약량이 조금이라도 일상적인 치료 용량을 초과하면 인체에 대해 해독을 가져와서 가벼운 경우에는 인체를 손상하고 무거운 경우에는 인명을 빼앗는다. 예컨대 ≪유경(類經)≫에서는 "독약은 약물의 작용이 강렬하고 날카로운 것을 말한다."[18]라고 하였고, ≪제병원후론(諸病源候論)≫에서는 "약물이 유독하다거나 대독하다고 한 것은 변란(變亂)을 일으킬 수 있어서 사람을 상하게 할 수도 있고 죽일 수도 있다."[19]라고 말했는데, 예컨대 비석(砒石), 원화(芫花), 천금자(千金子), 오두(烏頭) 등과 같은 약물이다.

이와 반대로 무독한 약물은 성질이 비교적 화평하고 일상적인 치료 용량도 비교적 크며 안전성이 높아서 일반적으로 인체에 대해 독성이나 부작용이 없다. 그중 차전자(車前子)나 복령(茯苓) 등은 상용량을 다소 초과하더라도 인체에 해독을 주거나 부작용이 발생하는 일이 거의 없으며, 산약(山藥)이나 맥아(麥芽) 등은 대량 또는 과량을 식용하더라도 인체에 해독을 끼치지 않는다.

다음으로 고대의 의약문헌에 약물의 유독에 대한 인식이 상술한 "독(毒)은 곧 약물의 독성과 부작용"이라는 협의의 인식 외에도 일종의 광의의 인식이 있었다. 즉, 약물이 능히 질병을 치료할 수 있는 것은 그것이 모종의 편성(偏性)[20]을 갖고 있기 때문인데, 이러한

17) ≪素問·五常政大論≫ 注 : "能毒者以厚藥, 不勝毒者以薄藥. ……大毒治病十去其六, 常毒治病十去其七, 小毒治病十去其八, 無毒治病十去其九, 穀肉果菜, 食養盡之, 無使過之, 傷其正也. 不盡, 行復如法."
18) ≪類經·卷四·脈象類≫ 云 : "毒藥, 謂藥之峻利者."
19) ≪諸病源候論·卷二十六·解諸藥毒候≫ 云 : "凡藥物云有毒及大毒者, 皆能變亂, 於人爲害, 亦能殺人."
20) 편성(偏性) : 치우친 성질을 말한다.

편성이 곧 그것의 "독성"이라고 보는 것이다. 무릇 모든 약물은 편성을 가지고 있으니, "독"이 곧 약이고 약이 곧 "독"이다. 즉, "독약"은 약물의 총칭이라고 할 수 있다. 예컨대 ≪유문사친(儒門事親)≫에 "무릇 약에는 독이 있다. 단지 대독(大毒), 소독(小毒)만이 독이 아니고 감초(甘草), 고삼(苦蔘)도 독이라고 아니할 수 없다. 오래 복용하면 반드시 편승(偏勝)함이 있기 때문이다."[21]라고 하였고, ≪유경(類經)≫에는 "약으로 병을 치료하는 것은 약물에 독성이 있기 때문에 가능한 것이다. 이른바 독이라는 것은 기미(氣味)가 치우친 것을 말하며 기미가 균형을 이룬 것은 곡식이다. 따라서 곡식은 인체의 정기를 기른다. 기미가 치우친 것은 약물에 속하는 것이며, 따라서 인체의 사기(邪氣)를 제거할 수 있는 것이다. 그 까닭은 바로 질병이라는 것은 음양이 편승(偏勝)한 것이므로 편승한 것을 바로 잡고자 한다면 기미가 한쪽으로 치우친 약물을 사용하여야 가능한 것이지 균형을 이룬 것으로는 불가능하기 때문이다. ……따라서, 무릇 사기를 물리치고 정기를 안정시킬 수 있는 것은 모두 독약이라 칭한다."[22]고 하였다.

일반적으로 말해서 일상적인 용량을 응용하는 조건에서 유독하거나 특히 독성이 큰 약물로, 예를 들면 마전자(馬錢子), 파두(巴豆), 비석(砒石) 등은 인체에 작용이 매우 강렬하다. 반면에 맥아(麥芽)나 용안육(龍眼肉) 등의 약물은 무독하거나 독성이 매우 적어 인체에 대한 작용이 완만하다.

3) 유독, 무독을 결정하는 근거

약물의 유독, 무독은 임상에서의 약물의 사용과 실험연구를 통해서 실증될 수 있다. 어떤 약물의 유독 혹은 무독의 여부는 주로 다음의 몇 가지 사항을 근거로 하여 결정된다.

(1) 유독성분의 함유 여부

일반적으로 실험을 통한 분석에서 인체에 해독이 있는 성분을 함유하고 있으면 유독한 것이고 그런 성분이 없으면 무독한 것이다. 복령(茯苓), 저령(豬苓), 차전자(車前子) 등은 독성 성분이 없으므로 무독하고, 마전자(馬錢子), 파두(巴豆) 등은 인체에 유독한 성분을

21) ≪儒門事親·卷二·推原補法利害非輕說≫ : "凡藥有毒也, 非止大毒小毒謂之毒, 甘草苦蔘不可不謂之毒, 久服必有偏勝."

22) ≪類經·卷十四疾病類·五臟病氣法時≫ : "藥以治病, 因毒爲能, 所謂毒者, 以氣味之有偏也. 蓋氣味之正者, 穀食之屬是也, 所以養人之正氣. 氣味之偏者, 藥餌之屬是也, 所以去人之邪氣. 其爲故也, 正以人之爲病, 病在陰陽偏勝耳. 欲救其偏, 則唯氣味之偏者能之, 正者不及也. ……是凡可辟邪安正者, 均可稱爲毒藥."

함유하고 있어 유독한 것이다.

(2) 약물 전체에 대한 유독, 무독의 여부

대부분은 약재는 천연물이라 각각의 성분이 다른 성분의 제약을 받을 수 있는데 유독성분도 또한 마찬가지다. 그러므로 일부분 유독성분을 가지고 있다고 하더라도 전체적으로는 아무런 독성이 나타나지 않을 수도 있다. 그중에는 유독성분을 함유하고 있지만 그것과 길항작용이 있는 다른 성분의 작용에 의해 독성이 나타나지 않는 경우도 있기 때문이다.

(3) 약제량(藥劑量)의 적정 여부

약재의 독성은 사용하는 약제량의 적정성 여부에도 영향을 받을 수 있다. 일반적으로 사용량이 적당하여 인체의 최대 한계량을 초과하지 않으면 뚜렷한 중독 작용이 나타나지 않는다. 그러나 사람이 견딜 수 있는 최대 한계량을 초과하면 인체에 독성 작용이 나타나서 각종의 출혈, 중독을 일으키게 된다.

4) 유독, 무독에 영향을 주는 요소

약재에 함유된 유독성분과 총체적인 독성은 여러 가지 요소의 제약을 받는다. 따라서 한약의 독성 여부에 영향을 주는 인자는 매우 다양한데 주요한 몇 가지만 예를 들면 다음과 같다.

(1) 포제(炮製)

적지 않은 약재들이 적절한 포제 과정을 거치면 유독한 약물이라도 독성이 줄어들고 혹은 제거되어 무독한 약물로 변화할 수 있다. 독성을 제거하는 전통적인 방법에는 가열법(加熱法), 수표법(水漂法), 제상법(制霜法) 및 보조재료(輔料)를 첨가하여 가공 처리하는 방법 등이 있다. 예컨대 반하(半夏)는 유독 성분을 가지고 있어 포제하지 않은 약물을 사용하는 경우 인후를 자극하여 실음(失音)을 야기할 수도 있으나 115~121℃에서 가열하거나 백반수(白礬水)에 침포(浸泡)하면 이러한 유독 성분을 제거하여 자극을 줄이거나 없앨 수 있다.

(2) 배합(配伍)

독성을 가진 약물이라도 적당한 다른 약물과의 배합을 통해서 독성을 줄일 수 있다. 예를 들면, 감초(甘草)는 부자(附子)의 독을 완화시킬 수 있으며, 벌꿀(蜂蜜)과 오두(烏頭)를 함께 사용하면 오두(烏頭)의 독을 줄이거나 약화시킬 수 있다.

(3) 제형(劑型)이나 가공 방법

한약의 제형이나 가공하는 방법에 따라서 독성이 약화되거나 제거될 수도 있는데 옳지 않은 방법인 경우에는 오히려 그렇지 않을 수도 있다. 예컨대 생오두류(生烏頭類)의 약물은 4시간 이상 끓이면 유독한 아코니틴(aconitine) 성분이 물에 분해되어 독성이 크게 줄어들거나 제거되지만 단시간만 끓일 경우에는 독성이 여전히 남아있게 된다. 따라서 이렇게 가공하여 독성분을 제거하지 않고 만든 환제나 산제를 복용할 경우에는 유독성분의 양이 줄어들 뿐 독성이 제거되는 것은 아니라서 매우 주의해야 한다.

(4) 복용법

복약법의 합리성 여하에 따라서도 독성의 정도가 많이 달라진다. 유독한 약이라도 투여량을 엄격하게 지켜서 소량씩 복용하면 중독 작용이 없게 되지만 무독한 약이라도 대량으로 장기간 복용하게 되면 독성이나 부작용이 나타날 수 있다.

(5) 체질

한약의 중독 여부는 체질에 따라서도 크게 달라진다. 체질에 안 맞는 약물은 소량으로도 큰 독성이나 부작용이 나타날 수 있고, 체질에 잘 맞는 경우에는 인체가 견디는 한계량이 커져서 독성이나 부작용이 그만큼 잘 나타나지 않을 뿐만 아니라 약물에 대한 반응도 크게 달라진다. 그래서 ≪유경(類經)≫에 "사람 중에도 능히 독성을 견뎌내는 사람이 있고, 또는 능히 독성을 이겨내지 못하는 사람이 있다."[23]라고 하였다. 일반적으로 체격이 크고 튼튼한 사람은 독성을 견디는 능력이 비교적 강하고, 몸집이 왜소하거나 약한 사람은 독성을 견디는 능력이 비교적 떨어진다. 그러므로 ≪영추(靈樞)· 논통(論痛)≫에서도 "위(胃)가 두텁고 색(色)이 검거나 뼈가 굵고 살이 찐 사람은 모두 약의 독성을 이겨내며, ……, 몸이 마르

23) ≪類經·券四藏象類·耐痛耐毒强弱不同≫ : "人有能耐毒者, 有能不勝毒者."

고 위(胃)가 얇은 사람은 모두 약의 독성을 이겨내지 못한다."[24]고 했으며, ≪유경(類經)≫에서는 한 걸음 더 나아가 "오장(五臟)에 각기 치우친 바가 있고 칠정(七情)에 각각 승(勝)한 바가 있으며, 양장(陽臟)인 사람은 양(凉)에 치우치고 음장(陰臟)인 사람은 열(熱)에 치우치는데 독을 견디는 사람에게는 약을 완만하게 쓰면 효과가 없고 독을 견디지 못하는 사람에게는 준열(峻烈)한 약을 쓰면 해가 되니 이것은 장기(臟氣)가 각기 다르기 때문이다."[25]라고 하였다.

그다음은 몸의 건강 상태와 병증에 따라서도 약물의 인체 한계량이 달라질 수 있다. 예컨대 인삼(人蔘)의 경우 기허욕탈(氣虛欲脫)을 치료하려고 할 경우에는 한 번에 15~30g씩 전탕(煎湯)해서 자주 먹어도 인체가 해가 없다. 그러나 기본적으로 건강한 사람이 건강증진을 목적으로 이와 같이 사용한다면 오히려 몸에 해가 될 수 있다. 또 한약에 대해 매우 민감한 체질인 경우 소량의 한약을 투약해도 과민반응(過敏反應)이 나타나서 피부발진(皮疹), 복통설사(腹瀉), 두근거림(心悸) 등의 증상이 나타날 수 있기 때문이다. 이러한 경우는 무독한 한약이라도 그 사람에게는 유독한 약이 되는 것이다.

이 밖에도 약재의 품종, 산지, 보관 및 농약이나 공업오염 등도 한약의 독성 여부에 대해서 일정한 영향이 있다.

24) ≪靈樞·論痛≫ : "胃厚色黑·大骨及肥者, 皆勝毒, ……瘦而薄胃者, 皆不勝毒."

25) ≪類經·卷五脈色類≫ : "五臟各有所偏, 七情各有所勝, 陽藏者偏于凉, 陰藏者偏于熱, 耐毒者緩而無功, 不耐毒者峻之爲害, 此臟氣之有不同也."

제3장

식료본초의 분류

1. 원료 속성에 따른 분류

약선(藥膳)은 그것이 가지고 있는 본질이 '음식'이기 때문에 한의학을 기본이론으로 한다 하여도 사용하는 재료에 있어서 식품의 범주를 벗어나기 어렵다. 따라서 약선(藥膳)에 사용되는 식료본초는 재료로 사용되는 식품 각각의 생물학적 속성 및 식용 부위에 따라 크게 양식류(糧食類), 채소류(菜蔬類), 버섯류, 과실류(果實類), 식육류(食肉類), 유제품과 난류(卵類), 수산류(水産類), 조미류(調味類) 등으로 분류할 수 있다. 또한 양식류(糧食類)는 다시 곡류(穀類), 서류(薯類), 두류(豆類) 등으로, 채소류는 다시 엽경류(葉莖類), 근경류(根莖類), 과채류(果菜類), 과가류(瓜茄類) 등으로, 과실류(果實類)는 다시 인과류(仁果類), 핵과류(核果類), 장과류(漿果類) 등으로, 식육류(食肉類)는 다시 수육류(獸肉類)와 금육류(禽肉類)로 세분할 수 있다. 본서에서도 이러한 분류를 바탕으로 각 식약의 재료별로 이명(異名), 기원(基源), 성미(性味), 귀경(歸經), 효능(效能), 주치(主治), 용량용법, 주의사항, 보충해설, 응용예시, 참고문헌 등의 순서로 기술하였다.

1) 양식류(糧食類)

(1) 곡류(穀類)

곡류(穀類, cereals)는 대개 화본과(禾本科, gramineae)에 속하는 식물(植物)의 종인(種仁)으로 식용 또는 사료로 사용하기 위해서 재배되는 식품소재이다. 곡류는 다시 미곡류(米穀類), 맥류(麥類), 잡곡류(雜穀類)로 분류한다. 미곡에는 멥쌀(粳米), 찹쌀(糯米) 등이 있고, 맥류(麥類)에는 밀(小麥), 보리(大麥) 등이, 잡곡류에는 좁쌀(粟米), 수수(高粱), 옥수수(玉蜀黍), 율무(薏苡仁), 메밀(蕎麥) 등이 있다. 메밀은 여뀌과(Polygonaceae)에 속하지만 그 성상과 용도가 곡류와 비슷하기 때문에 잡곡에 포함시키고 있다. 이들 곡류(穀類)는 좁쌀(粟米), 보리(大麥), 메밀(蕎麥) 등과 같이 성질이 서늘한(凉) 것이나 찹쌀(糯米)과 같이 따뜻한 것이 일부 있기는 하나 대개 그 성미(性味)가 감평(甘平)하여 한열(寒熱)에 치우치는 폐단이 거의 없고 건비익위(健脾益胃)하여 보중익기(補中益氣)하는 효능을 가지고 있다. 따라서 비위(脾胃)의 병변이 있는 경우 대개 곡류 식품으로 조양(調養)하게 한다. 곡류는 형태에 따라 알갱이 채로 죽(粥)이나 밥(飯)을 만들어 이용하는 방법, 가루를 만들어 빵이나 면류, 과자류를 만들어 먹는 방법, 곡류 중의 전분을 추출하여 각종 용도로 사용하는 방법 등이 있으며 곡류 알갱이를 그대로 튀기거나 전분질을 당화(糖化), 발효시켜 감미제나 술, 식초(醋), 장(醬), 엿(飴糖) 등으로 가공하여 사용된다.

(2) 서류(薯類)

서류(薯類)는 전분질이 들어있는 지하의 괴경(塊莖), 구경(球莖), 괴근(塊根)을 식용할 목적으로 재배하는 식물로서 고구마(蕃薯), 감자(馬鈴薯), 마(山藥), 토란(芋頭), 곤약(蒟蒻), 돼지감자(菊芋) 등이 있다. 서류는 곡류나 두류와 같이 식물학상의 유연관계가 통일되게 있지는 않으나 다량의 전분과 기타 다당류를 저장하고 있어 열량원이 되기 때문에 주식 대용이나 구황작물(救荒作物)로 중요한 역할을 한다. 대개 단백질, 지방, 비타민 함량은 적지만 칼륨과 칼슘 함량이 높은 알칼리성 식품이며, 수분 함량이 70~80%가 되어 냉해에 약하고 발아되기 쉬워서 곡류, 두류 등에 비해서 저장성이 나쁘고 수송이 불편하다. 그러나 생산성이 좋아 전분 및 알코올 제조의 원료 등 용도가 다양하다. 구약(蒟蒻)을 제외하고는 대개 그 성미(性味)가 감평(甘平)하여 역시 대한(大寒), 대열(大熱)의 폐단이 없다.

(3) 두류(豆類)

콩과(荳科, Leguminosae)에 속하는 식물(植物)의 종인(種仁)으로 대두(黃大豆), 검은콩(黑大豆), 팥(赤小豆), 녹두(綠豆), 누에콩(蠶豆), 까치콩(白扁豆), 작두콩(刀豆), 동부콩(豇豆) 등이 있다. 두류는 크게 대두(黃大豆)나 땅콩(落花生)과 같이 지방, 단백질이 많고 탄수화물이 적은 것과 팥(赤小豆)이나 녹두(綠豆)와 같이 지방질이 적고 탄수화물이 많은 것으로 나눌 수 있다.

콩류의 성미(性味)는 대개 감평(甘平)하거나 혹은 미량(微凉)한 성질을 띠며, 대부분 이뇨(利尿), 해독(解毒)의 작용을 가지고 있는데 종류에 따라서 자보간신(滋補肝腎), 건비화위(健脾和胃), 보익기혈(補益氣血), 거풍이습(祛風利濕), 청열해독(淸熱解毒) 등의 효능 특성을 가지고 있어서 경우에 따라 유용하게 사용할 수 있다.

2) 채소류(菜蔬類)

식품 부재료로 쓰이는 대부분의 초본 식물 및 일부 목본 식물을 통칭하여 푸성귀, 또는 남새, 채소(菜蔬), 소채(蔬菜), 또는 야채(野菜)라고[26] 부른다. 따라서 반찬으로 만들 수 있는 식물성 식재료를 통칭하여 푸성귀 또는 채소(菜蔬)라고 할 수 있으나 일반적으로는 주로 재배한 채소를 가리키며, 재배하지 않는 야생 채소를 특별히 산채(山菜)라고 구분하여 부른다. 채소의 기원으로 보면 처음에는 모두 야생의 것이었으므로 다 야채(野菜)라고 할 수 있는데, 일반 식재료로 먹기 좋은 것을 채취, 공급하기 쉽게 밭에서 재배하게 됨에 따라 재배하지 않는 야생 채소를 다시 산채(山菜)라고 구분해서 부른 것이라 할 수 있다. 냉이(薺菜), 비름(莧菜), 쇠비름(馬齒莧) 도라지(桔梗), 구기엽(枸杞葉), 참죽나무순(椿葉), 고사리(蕨) 쑥(艾葉) 등이 산채에 속한다고 할 수 있으나 이것들도 지금은 대부분 재배하고 있기 때문에 굳이 산채로 분류할 의미가 별로 없으므로 본서에서는 산채를 따로 구분하지 않았다. 채소는 대부분 육상식물이지만 수생식물인 것도 있는데 미나리와 같은 담수(淡水) 채소가 있고, 함초(鹹草) 같은 염생(鹽生) 채소도 있다.

채소류는 주로 사용하는 부위에 따라서 줄기나 잎을 이용하는 엽경류(葉莖類), 뿌리나 구경(球莖)을 이용하는 근경류(根莖類), 초본식물의 열매를 이용하는 과채류(果菜類)와 과가류(瓜茄類), 꽃을 이용하는 화채류(花菜類) 등으로 다시 분류할 수 있다.

채소류는 대부분 수분 함유량이 많아 성질이 한량(寒凉)하여 청열제번(淸熱除煩), 해독(解毒) 작용하는 것이 많고, 섬유질이 많아서 대소변을 통리(通利)하는 작용을 하는 것이 많다. 그중 재배하는 것은 대체로 감량(甘凉) 또는 감평(甘平)하여 상식(常食)해도 무방한 경우가 많으나 야생 산채의 경우에는 고한(苦寒)하고 약리작용이 강해서 많이 먹으면 부작용이 나는 수가 많으므로 체질과 병증에 따라 성능(性能)을 잘 살펴서 먹지 않으면 안 된다. 본초(本草)라는 말에서도 알 수 있듯이 대부분의 약재가 식물성에 기원하므로 채소는 또한 다양한 성미(性味), 귀경(歸經)과 약리작용을 가지고 있어서 그 특성에 따라 약선

26) 소채(蔬菜)
① ≪이아(爾雅)≫ : "무릇 먹을 수 있는 풀과 나물을 통칭하여 소채라고 한다(凡草菜可食者, 通名爲蔬)."
② ≪사해(辭海)≫ : "'菜'는 채소류 식물의 총칭이다.(菜, 蔬類植物的總稱)."
③ 이시진(李時珍) : "무릇 초목 가운데 먹을 수 있는 것을 일러 채소라고 하며, 부추, 염교(薤), 아욱, 파, 곽(藿)을 오채라고 한다(凡草木之可茹者謂之菜, 韭, 薤, 葵, 葱, 藿, 五菜也)."

재료로써 다양하게 배합 응용될 수 있는 장점이 있다.

3) 과실류(果實類)

과일 또는 과실(果實=實果)은 식물의 자방(子房) 또는 그 부속 부분이 비대한 것으로 과육이 발달한 형태에 따라 인과류(仁果類), 핵과류(核果類), 장과류(漿果類), 견과류(堅果類) 등으로 분류하며, 재배지역에 따라 온대 과일과 열대 과일, 건조 여부에 따라 생과일류(鮮果類)와 건과류(乾果類) 등으로 나뉜다. 본서에서는 과실류에서는 목본식물의 과일만을 다루고 초본식물의 과일은 채소류에서 다룬다.

생과일은 수분이 85~90%로 가장 많고 단백질과 지방은 극히 적으며, 당분과 섬유질은 10~12%로 고형분의 대부분을 차지한다. 무기질은 칼륨을 많이 함유하고, 비타민류는 비타민 C와 카로틴을 특히 많이 함유한다.

생과일은 일부 성질이 온(溫)한 것도 있으나 대개 성미(性味)가 감산량(甘酸涼)하고 수분함량이 많아 양음보허(養陰補虛), 청열생진(淸熱生津), 제번지갈(除煩止渴), 통리이변(通利二便), 개위(開胃), 성주(醒酒) 등의 효능을 가지고 있어서 병후(病後)의 체허(體虛)나 식욕부진(食慾不振), 진액(津液) 손상으로 인한 번갈(煩渴), 변비 등에 모두 일정한 효능을 나타낸다. 건과류(乾果類)는 대개 성미(性味)가 감평(甘平)하거나 온(溫)한 것들이 많으나 조화생열(助火生熱)하는 폐단이 거의 없다. 때문에 대부분의 건과(乾果)는 오장(五臟)을 보익하는 효능을 가지고 있고, 유지가 풍부한 것은 윤장통변(潤腸通便), 지해평천(止咳平喘) 등의 효능을 갖는다.

4) 버섯류

분류학상 버섯은 균류계에서는 진균류에 위치하며 대부분 담자균류(Basidiomycetes)에 속한다. 버섯은 미세하고 실 같은 균사의 집합체인 균사체(mycelia)가 모여서 자실체(fruiting body, 버섯)라는 것을 형성하는데 이 자실체 모양이 갓모양이나 귀모양 등 다양한 버섯의 형태를 나타낸다. 버섯류는 고등식물과 달라 엽록소가 없기 때문에 광합성을 하지 못하는 종속영양 미생물로서 다른 식물과 공생하는 활물(活物) 기생과 식물체나 토양에 있는 유기물에서 필요한 영양분을 섭취하는 사물(死物) 기생으로 구분할 수 있다. 식용 혹은 약용버섯은 고대로부터 특별하게 취급되어 왔는데 최근에는 건강에 대한 관심이 높아지면서 기능성식품으로 알려진 식용버섯에 대한 연구가 활발하게 진행되고 있다.

신선한 버섯은 수분이 80~90%를 차지하고 건물(乾物)일 경우 단백질 함량이 17~35%로서 곡류에 부족한 라이신, 메티오닌, 트립토판 등의 필수아미노산이 다량 함유되어 있고, 소화율도 74% 정도로 양호한 편이다.

버섯(食用菌類)의 경우 약성(藥性)이 감평(甘平)하거나 감량(甘凉)한 것이 많고 대개 자양폐위(滋養肺胃), 자음보허(滋陰補虛)하는 효능을 갖는다.

5) 식육류

식육(食肉, meat)이란 식품으로 사용하기에 적합한 동물의 조직을 말하며 이들 조직을 이용하여 만들어진 모든 제품이 식육에 포함된다. 식육류는 크게 수육류(獸肉類, meats)와 금육류(禽肉類, 鳥肉類(조육류), poultry meats)로 분류할 수 있으며, 좁은 의미에서는 식육 생산을 목적으로 사육된 축육류(畜肉類)와 가금류(家禽類)의 가식부(可食部)를 말하는데 살코기 이외에 염통, 콩팥, 허파, 간, 위 등의 내장육(內臟肉)도 포함된다.

일반적으로 식육류는 질이 높은 단백질과 지방, 그리고 무기질과 비타민의 양호한 급원체이다. 특히 식육류의 단백질은 인간의 건강 유지와 발육 및 성장, 그리고 효소, 호르몬, 항체의 생성 등에 필요한 필수아미노산을 많이 함유하고 있다. 육류 식품의 화학성분과 인체조직의 화학조성은 매우 근접한데 특히 필수아미노산의 조성은 인체의 조성과 거의 흡사하여 체내 흡수율과 이용률이 모두 높고 맛도 좋으므로 인류 생존에 빠뜨릴 수 없는 식품이다.

한의학에서는 동물도 사람처럼 혈육(血肉)과 감정을 가지고 있으므로 식육류를 보통 혈육유정지품(血肉有情之品)이라고 하여 곡식, 과일, 채소 등 식물성 식품의 보익(補益)작용보다 강하고 영양 가치가 높다고 여겼다. 따라서 식육류는 종류에 따라서 한열온량(寒熱溫凉)의 차이는 있으나 이장보장(以臟補臟)의 원칙에 따라 대개 자보강장(滋補强壯), 익기보허(益氣補虛)하는 효능을 가지고 있다. 이 때문에 이들 고기의 영양학적 가치는 매우 높으며 음양기혈(陰陽氣血)을 모두 보(補)하므로 선천적, 후천적으로 부족하거나 또는 모든 허손(虛損)한 자에게 사용한다.

그러나 수육류(獸肉類)를 과식하게 되면 지방질이 많고 열량이 높아서 고지혈증, 당뇨병 등이 발생하기 쉬우므로 비허(脾虛), 비습(脾濕)한 사람은 복용에 신중을 기해야 한다. 육류는 대개 요리 등의 주재료로 많이 이용되며 햄, 소시지, 육포 등의 가공식품으로 이용되기도 한다.

6) 유제품과 난류(卵類)

유제품(乳製品)과 난류(卵類)는 수육류에서 생산된 유류(乳類) 식품과 금육류의 난류(卵類) 식품을 말한다. 유제품과 난류는 영양이 풍부하고 필수아미노산이 풍부한 질 좋은 완전 단백질을 함유하고 있어서 소화 흡수가 잘 되고 특히 영유아의 성장에 중요한 작용을 한다.

상용하는 유류(乳類)로는 우유(牛乳)와 양유(羊乳)가 있는데 우유는 성미가 달고 평하여 평보(平補)하는 감윤(甘潤)한 식품이 되고, 양유는 성미가 달고 따뜻하여 온보(溫補)의 작용을 하는 식품이다. 양유는 우유와 작용이 유사하지만 허한체질(虛寒體質)의 사람에게 더욱 좋다.

난류(卵類)에는 달걀, 오리알, 거위알, 메추리알, 비둘기알 등이 있다. 이 중 계란은 성미가 달고 평하며 자음윤조(滋陰潤燥), 양혈안태(養血安胎)의 효능이 있다. 오리알은 성미가 달고 차가우며 청폐지해(淸肺止咳), 자음평간(滋陰平肝)의 효능이 있다. 거위알은 달고 따뜻하여 보중익기(補中益氣)의 효능이 있다. 비둘기알은 달고 짜며 평(平)하여 익기보신(益氣補腎)의 효능이 있다. 난류 식품은 단백질 외에도 칼슘, 인, 철과 비타민 등을 함유하고 있는데, 특히 지방은 노른자에 들어있고 액상(液狀)을 띠고 있어서 소화 흡수가 잘되며 일상생활에 없어서는 안 될 필수식품이다.

7) 수산류(水産類)

식용 수산물은 그 종류 따라 어패류, 갑각류, 연체동물류, 파충류, 포유류와 조류(藻類) 등으로 나눌 수 있고, 수생 환경에 따라 담수어류와 해수어류로 나눌 수 있다. 동물성 수산물에서 어류로는 잉어, 가물치 같은 담수어류와 조기, 갈치 같은 해수어류로 나눌 수 있고, 패류(貝類)에는 다슬기, 우렁이 같은 담수패류와 전복, 꼬막 같은 해수패류가 있으며, 갑각류는 새우, 게 등이 속하고, 연체동물류로는 오징어, 문어 등이 있으며, 파충류는 자라, 거북이 등이 있고, 포유류는 고래가 있다. 식물성 수산물인 조류(藻類)는 다시마, 김, 미역 등이 있다.

수산류는 인류의 영양물질의 주요한 공급원으로[27] 그중 대부분의 동물성 수산 식품은 근육 섬유질이 가늘고 부드러우며 맛이 좋고 소화하기가 쉬우며, 풍부한 비타민과 무기질, 인체 필수아미노산과 불포화지방산 등을 함유하고 있어서 많이 먹어도 콜레스테롤이 축적될 염려가 별로 없으므로 사람들이 매우 애호하는 식물(食物)이다.

대체로 수산품은 성질이 평(平)하거나 량(凉)한 경우가 많고, 미(味)는 감담(甘淡)하거나 감함(甘鹹)한데 해산물은 대부분 함미(鹹味)가 있다.

수산류는 그 종류가 매우 다양하기 때문에 치료 작용 또한 다양하다. 담수산류는 대개 성미(性味)가 감평(甘平)하고 비위경(脾胃經)으로 들어가 익기보혈(益氣補血), 이수거습(利水祛濕)하는 효능을 갖는 경우가 많은데 그 성질이 보(補)하되 불체(不滯)하므로 병후(病後)의 허약(虛弱)이나 산후부족(産後不足)으로 인한 설사(泄瀉), 유즙부족, 탈항(脫肛), 자궁하수 등과 수종(水腫), 복수(腹水), 풍습비통(風濕痺痛) 등에 이용된다. 대체로 담수어 중 비늘 있는 고기(有鱗魚)와 두렁허리는 성질이 평하거나 약간 따뜻하여 체질이 차가운 사람들이 복용하면 좋지만 창절(瘡癤), 마진(痲疹)과 열병 후의 환자가 많이 먹으면 좋지 않다. 비늘이 없는 고기는 성질이 평하고 약간 차가워서 몸에 열이 있는 자가 복용하면 좋다.

해산물은 대개 성미(性味)가 감함량(甘鹹凉)하며 간신경(肝腎經)으로 들어가 자음청열이습(滋陰淸熱利濕)하므로 음허로열(陰虛勞熱), 도한(盜汗), 소갈(消渴), 현운(眩暈), 황달(黃疸), 임증(淋證), 수종(水腫) 등에 응용된다.

8) 조미류

조미류(調味類)는 조리과정에서 음식의 모양, 빛깔, 윤기, 질감(씹힘성, 경도, 점성 등) 등과 맛, 향미 등을 개선할 수 있는 부재료 식품을 통칭하는 말이다. 조미류는 이상의 조미기능 외에도 종류에 따라서 소화 촉진, 방부(防腐), 온중(溫中), 이기해울(理氣解鬱) 등의 다양한 효능 작용을 갖는다.

상용하는 조미류에는 후추(胡椒), 산초(山椒), 정향(丁香), 회향(茴香), 팔각회향(八角茴香), 계피(桂皮) 등의 향신료, 참깨, 땅콩, 참기름, 유채기름 등의 유지류(油脂類), 설탕(白糖), 흑설탕(黑糖), 빙당(氷糖), 엿(飴糖), 벌꿀(蜂蜜) 등의 당류(糖類), 간장, 된장, 고

27) 곡류를 주식으로 하는 우리나라에서 어패류는 동물성 단백질의 70% 이상을 충당하고 있다. 어패류의 가식부에 해당하는 근육의 일반 화학조성은 수분 70~85%, 단백질 15~22%, 지방질 0.5~25%, 당질 1% 이하, 회분 1~2%로 육상동물과 비슷하다.

추장 등의 장류(醬類), 기타 소금, 식초, 술 등과 재스민(茉莉花), 해당화(玫瑰花), 계수나무꽃(桂花), 찻잎(茶葉) 등의 차류 등으로 분류할 수 있다.

조미류는 일반적으로 일부 영양소를 보충하는 작용도 있지만 주로 풍미를 향상시켜 식욕을 촉진하고 음식물의 섭취를 돕기 위하여 사용되는 식재료이다. 그러나 식료학적으로 볼 때는 조미 기능 외에도 종류와 사용량에 따라서 다양한 약리 효능을 갖는다. 예컨대 설탕류는 보익비위(補益脾胃), 완급지통(緩急止痛)하고, 생강은 온중건위(溫中健胃), 산한지통(散寒止痛)하며, 회향은 화위이기(和胃理氣), 온신산한(溫腎散寒)하고, 겨자가루는 온위산한(溫胃散寒), 활담이규(豁痰利竅)하는 등의 작용을 한다.

총괄해서 말하면 조미류에 속하는 각종의 식약 재료는 조미 기능 외에 각기 서로 다른 효능과 치료 작용을 가지고 있으므로 사용에는 조미 기능뿐만 아니라 식용하는 사람의 병증과 체질에 따라서 적절한 용량을 사용하여야 하며, 특히 일부 질병 환자에게는 더욱 신중히 사용하여야 한다.

2. 효능에 따른 분류

약선(藥膳)은 한의학적 기본이론을 바탕으로 하고 있다. 때문에 각각의 식약재료는 그 본초학 이론에서의 효능 작용에 따라 크게 보익류(補益類), 수삽류(收澁類), 해표류(解表類), 청열류(淸熱類), 사하류(瀉下類), 거풍습류(祛風濕類), 방향화습류(芳香化濕類), 이수삼습류(利水滲濕類), 소식류(消食類), 온리류(溫裏類), 이기류(理氣類), 이혈류(理血類), 화담지해평천류(化痰止咳平喘類), 안신류(安神類), 평간잠양류(平肝潛陽類), 구충류(驅蟲類) 등으로 분류할 수 있다.

1) 보익류(補益類)

보익류란 인체의 기혈음양(氣血陰陽)을 보익(補益)하여 허증(虛證)을 치료하는 데 쓰이는 약재나 식재를 통칭해서 이른다. 타고난 선천품부(先天稟賦)가 박약(薄弱)하고 후천(後天)이 실조(失調)되어 기혈음양(氣血陰陽)이 부족해지면 나타나는 병증(病證)을 '허증(虛證)'이라고 한다. 허증(虛證)은 기허(氣虛), 혈허(血虛), 음허(陰虛), 양허(陽虛) 등으로 구분하며, 각기 다른 병리 변화와 임상증상을 나타내므로 그 작용범위에 따라 다시 보기류(補氣類), 보혈류(補血類), 보음류(補陰類), 보양류(補陽類) 등으로 나뉜다.

(1) 보기류(補氣類 : 益氣類)

기허증(氣虛證)에 적용한다. 기허(氣虛)는 기체(機體)의 활동력이 쇠퇴한 것을 말하고, 보기(補氣)는 기체(機體)의 활동 능력을 증강시키는 것을 말한다. 보기(補氣)하는 약물은 대부분 감온(甘溫)하고 비폐이경(脾肺二經)에 주로 들어가 비폐(脾肺)의 기(氣)를 잘 보익하므로, 폐기허(肺氣虛), 비기허(脾氣虛)의 제증(諸證)을 치료하는 데 쓴다. 비(脾)는 후천(後天)의 근본이며 생화(生化)의 근원이고 폐(肺)는 일신(一身)의 기(氣)를 주관한다. 때문에 비기(脾氣)가 부족하면 생화(生化)의 근원이 없게 되어 정신(精神)이 피곤하고, 사지(四肢)가 무력하며 식욕이 부진하고 배에 가스가 차며 변이 묽고, 혹은 허해서 몸이 수척해지거나, 또는 중기하함(中氣下陷)[28]으로 위하수, 탈항, 자궁하수 등 내장하수(內臟下垂)가 나타난다. 폐기(肺氣)가 허하면 기운이 부족해지고 말하기가 싫어진다. 움직이면 숨이 가빠지고 헛땀이 잘 나온다. 비폐(脾肺)의 기(氣)가 충족하면 일신의 기가 모두 왕성해지므로 기허병증(氣虛病證)은 비폐(脾肺)의 기를 보하는데 치중하게 된다. 단, 보기약(補氣藥)은 미감(味甘)하고 자니(滋膩)해서 다복(多服), 구복(久服)하면 기기(氣機)가 막히기 쉬워서 흉민복창(胸悶腹脹), 식욕부진 등을 일으킬 수 있다. 그래서 마땅히 진피(陳皮), 사인(砂仁) 등 보(補)하되 체(滯)하지 않는 효능이 있는 이기류(理氣類)를 배합해야 한다.

상용하는 보기류(補氣類)에는 인삼(人蔘), 황기(黃芪), 산약(山藥), 연자육(蓮子肉), 대추(大棗), 밤(栗子), 복령(茯苓), 감자(馬鈴薯), 멥쌀(粳米), 찹쌀(糯米), 소맥(小麥), 까치콩(白扁豆), 동부콩(豇豆), 꿀(蜂蜜), 계내금(鷄內金), 동물의 위(胃), 육류(肉類) 등이 있다.

(2) 보혈류(補血類 : 養血類)

혈허증(血虛證)에 적용한다. 심(心)은 혈맥을 주관하고 간(肝)은 장혈(藏血)하고 비(脾)는 통혈(統血)하므로 혈허증(血虛證)은 심(心), 간(肝), 비(脾)와 밀접한 관련이 있다. 또한 간(肝)과 신(腎)은 그 근원이 같으므로 간신동원(肝腎同源) 신정(腎精)이 충만하면 영혈(營血)의 생성도 충만하다. 때문에 보혈(補血)은 심(心), 간(肝), 비(脾), 신(腎)의

28) 중기하함(中氣下陷) : 비기(脾氣)가 허해서 장부(臟腑)들이 아래로 처지는 병증.

조리섭양(調理攝養)에 치중하게 된다. 혈허(血虛)는 면색위황(面色萎黃), 구순조갑창백(口脣爪甲蒼白), 두훈목현(頭暈目眩), 심계실면(心悸失眠) 및 월경불순 등의 증상이 나타난다. 단, 보혈약(補血藥)은 자윤성(滋潤性)과 점성(粘性)이 있어서 비위에 소화장애를 일으키기 쉬우므로 습탁중조(濕濁中阻)로 인한 완복창만(脘腹脹滿), 식소변당(食少便溏) 한 경우는 쓰지 않는 것이 좋으며, 꼭 써야 할 경우에는 진피(陳皮), 사인(砂仁) 등의 건비(健脾)시키면서 소화를 돕는 약과 함께 쓰는 것이 좋다. 상용하는 보혈류(補血類)에는 당귀(當歸), 지황(地黃), 하수오(何首烏), 용안육(龍眼肉), 구기자(枸杞子), 대추(大棗), 당근(胡蘿菖), 시금치(菠菜), 포도(葡萄), 오징어(墨魚), 각종 육류 및 동물의 간(肝) 등이 있다.

(3) 보음류(補陰類)

음허증(陰虛證)에 사용한다. 보음(補陰)은 자음(滋陰), 양음(養陰), 육음(育陰), 익음(益陰)이라고도 하는데, 양음(養陰), 증액(增液), 윤조(潤燥) 등의 작용이 있고 여기에 속하는 것은 대부분 미감미한(味甘微寒)하고 주로 폐(肺), 위(胃), 간(肝), 신(腎)으로 들어간다.

음허(陰虛)는 우리 몸의 음액(陰液)[29]이 부족한 것을 가리키며 열병후기(熱病後期)나 오랜 병으로 음액(陰液)이 모손(耗損)된 자에게서 많이 보인다. 신(腎)은 일신의 음(陰)을 주관하고, 신음(腎陰)과 간혈(肝血)이 서로 자생하고 전화(轉化)하기 때문에 음액의 내원(來源)은 간장(肝臟)과 상관된다. 간(肝)은 장혈(藏血)하고 신(腎)은 장정(藏精)하므로 간신(肝腎)의 음(陰)이 부족하면 정혈(精血)이 함께 부족해져서 근골이 영양을 받지 못해서 형체가 바짝 마른다. 허리가 시큰거리고 대퇴부가 힘이 없어지고 근골이 무력한 증상이 나타난다. 음정(陰精)이 부족해서, 뇌수(腦髓)가 공허해지면 머리가 어지럽고 귀에서 소리가 나며, 눈이 건조해져서 깔깔하며 눈에 헛꽃이 피고 기억력이 감퇴한다. 음허(陰虛)는 정(精), 진액(津液)의 부족으로 건조(乾燥), 허열(虛熱), 허화(虛火) 등이 생기므로 형체소수(形體消瘦), 구조인건(口燥咽乾), 심번실면(心煩失眠), 골증도한(骨蒸盜汗), 관골조홍(觀骨潮紅), 오심번열(五心煩熱) 등의 증상이 나타난다.

상용하는 보음류(補陰類)에는 생지황(生地黃), 사삼(沙蔘), 맥문동(麥門冬), 구기자(枸杞子), 황정(黃精), 달걀, 우유, 전복(鮑魚), 굴(牡蠣肉), 홍합(淡菜), 맛조개(蟶肉), 귀판(龜板), 별갑(鱉甲), 해삼(海蔘), 오리고기(鴨肉), 뱀장어(鰻鱺魚) 등이 있다.

29) 음액(陰液) : 정(精), 혈(血), 진액(津液) 등 체액을 통틀어 이르는 말

(4) 보양류(補陽類)

양허증(陽虛證)에 사용한다. 신양(腎陽)은 일신의 양기(陽氣)의 근본이기 때문에, 오장육부에 대하여 따뜻하게 데워주는 작용을 한다. 신양(腎陽)이 만일 부족해지면 모든 오장의 양기가 다 부족해 장부(臟腑)의 생리기능이 저하된다. 그러므로 신양(腎陽)을 보조하는 것이 심양허(心陽虛), 비양허(脾陽虛) 등을 치료하는 데 대하여 중요한 의의를 갖는다. 신(腎)은 생식(生殖)을 주관하고, 비뇨(泌尿)를 주관하므로 신양(腎陽)이 부족해지면 정실(精室)과 포궁(胞宮)이 온양(溫養)되지 못하여 생식능력이 쇠퇴하게 된다. 또한 양허(陽虛)는 몸을 온후(溫煦)시키지 못하기 때문에 외한지냉(畏寒肢冷), 기허혈체(氣虛血滯)가 나타나며, 주로 요슬산통(腰膝酸痛), 사지불온(四肢不溫), 위연무력(痿軟無力), 양위조설(陽痿早泄), 소변불리(小便不利) 혹은 빈삭(頻數) 등의 증상이 나타난다. 단, 보양류(補陽類)는 대부분 성질이 온조(溫燥)하므로 음허화왕자(陰虛火旺者)에게는 마땅하지 않다. 주로 쓰이는 보양류(補陽類)에는 녹용(鹿茸), 부자(附子), 육계(肉桂), 두충(杜沖), 동충하초(冬蟲夏草), 부추(韭菜), 호도(胡桃), 양고기(羊肉), 개고기(狗肉), 새우(蝦) 등이 있다.

2) 수삽류(收澁類)

수삽류(收澁類)란 수렴고섭(收斂固攝) 작용이 있어 기(氣), 혈(血), 정(精), 진액(津液)의 모산(耗散) 혹은 활탈(滑脫)하는 증(證)에 적용하는 약재나 식재를 통칭한다. 사람 몸의 기혈정진(氣血精津)은 보귀한 영양물질로서 신진대사의 과정에서 부단히 소모되고, 또 부단히 보충되면서 영휴소장(盈虧消長)을 반복함으로써 정상적인 생명 운동을 보장한다. 그러나 매양 오랜 병이 낫지 않아 기혈정진(氣血精津)의 소모가 과도하면, 장부 기능이 쇠약해지고 정기(正氣)를 고섭(固攝)하는 힘이 결핍되어 기혈정진(氣血精津)이 활탈부지(滑脫不止)하게 되고 그로 인해 자한(自汗), 도한(盜汗), 해수(咳嗽), 천식(喘息), 사리탈항(瀉痢脫肛), 유정유뇨(遺精遺尿), 태동활태(胎動滑胎), 실혈붕대(失血崩帶) 등의 병증이 나타나게 된다. 만약 제때에 이를 수섭(收攝)하지 못하면 반드시 원기(元氣)가 크게 손상되거나 다른 병증이 생기거나 생명이 위급하게 된다. 본 부류는 그 효능에 따라 다시 고정축뇨지대류(固精縮尿止帶類), 지한류(止汗類), 지사류(止瀉類)의 3종류로 분류된다.

지한류(止汗類)는 자한(自汗), 도한(盜汗)과 같이 땀이 나는 데 쓰이며 황기(黃芪), 부소맥(浮小麥), 모려(牡蠣), 오미자(五味子), 대추(大棗) 등이 있다.

지사류(止瀉類)는 비신허약(脾腎虛弱)으로 인한 설사, 활탈불금(滑脫不禁) 등에 적용되며 오매(烏梅), 검실(芡實), 산약(山藥), 연자육(蓮子肉) 등이 있다.

고정축뇨지대류(固精縮尿止帶類)는 신허실장(腎虛失藏)에 의한 유정(遺精), 활설(滑泄), 유뇨(遺尿), 요빈(尿頻), 대하과다(帶下過多) 등에 적용되며, 금앵자(金櫻子), 검실(芡實), 토사자(菟絲子), 산수유(山茱萸), 연자육(蓮子肉) 등과 은행(銀杏), 오골계(烏骨鷄) 등이 있다.

여기에 속하는 것은 산삽수렴(酸澁收斂)하여 염사(斂邪)의 폐단이 있으므로 열병한출(熱病汗出), 담다해천(痰多咳喘), 화동정류(火動精流), 식체사리(食滯瀉痢), 혈열붕중(血熱崩中), 어혈누하(瘀血漏下) 및 열림뇨빈(熱淋尿頻) 등과 같이 외감실사(外感實邪)가 풀리지 않았거나, 사리(瀉利), 해수(咳嗽)의 초기이거나, 내부에 습체(濕滯)가 있거나 열(熱)이 뭉쳐 풀리지 않은 경우 등은 모두 수삽약을 사용하는 것이 적합하지 않다.

3) 해표류(解表類)

해표류(解表類)란 발한(發汗), 해기(解肌), 투진(透疹) 등의 작용이 있어 외감표증(外感表證)을 예방하거나 혹은 해제(解除)하는 약재나 식재를 통칭한다. 주로 육음사기(六淫邪氣)가 기표(肌表)를 침습하여 오한발열(惡寒發熱), 두통(頭痛), 신통(身痛), 맥부(脈浮) 등의 증상이 나타나거나 홍역(痲疹) 초기, 창양(瘡瘍) 초기, 부종(浮腫)과 함께 표증(表證)이 나타난 경우에 적용한다. 해표류(解表類)는 대부분 미신질경(味辛質輕)한 약재로서 주로 폐경(肺經)과 방광경(膀胱經)으로 들어간다. 매운맛으로 발산(發散)시키고 가벼워서(輕揚) 승부(升浮)하게 되는데, 폐(肺)는 피모(皮毛)와 합하고 족태양방광경(足太陽膀胱經)은 우리 몸의 표(表)를 주관하므로 해표류(解表類)는 기표(肌表)로 가서 주리(腠理)를 개설(開泄)하고 모규(毛竅)를 선투(宣透)시켜 발한해표(發汗解表)하는 효능으로 사기가 땀을 따라 나와 병사를 풀리게 함으로써 표증(表證)을 해소시킨다. 해표류(解表類)를 응용할 경우에는 풍한(風寒)과 풍열(風熱)을 변별하여 사용해야 한다. 풍한(風寒)에 침습당한 경우 오한발열, 무한(無汗), 두통(頭痛), 신통(身痛), 설태박백(舌苔薄白), 맥부긴(脈浮緊) 등의 증상이 나타나므로 신온해표류(辛溫解表類)가 좋고, 풍열(風熱)에 침습당한 경우에는 발열, 미오풍한(微惡風寒), 인건구갈(咽乾口渴), 설태박황(舌苔薄黃), 맥부삭(脈浮數) 등의 증상이 나타나므로 신량해표류(辛凉解表類)를 사용하는 것이 좋다. 과도한 발한으로 진액이 모상(耗傷)되고 양기가 손상되는 일이 없도록 약간 촉촉한 듯할 정도만 땀을 내야 한다. 해표류(解表類)는 대부분 신산경양(辛散輕揚)하여 휘발성분이 많으므로 오래 끓이면 효과가 좋지 않으므로 잠깐만 끓이는 것이 좋고, 따뜻하게 먹는 것이 좋다.

신온해표류(辛溫解表類)에는 생강(生薑), 계지(桂枝), 파(蔥), 형개(荊芥), 방풍(防風), 자소엽(紫蘇葉), 창이자(蒼耳子) 등이 있고 신량해표류(辛凉解表類)에는 국화(菊花), 박하(薄荷), 뽕잎(桑葉), 칡(葛根), 담두시(淡豆豉), 금은화(金銀花) 등이 있다.

4) 청열류(淸熱類)

청열사화(淸熱瀉火), 양혈해독(凉血解毒) 등의 작용이 있어 이열증(裏熱證)을 치료하는데 적용하는 식약재의 총칭이다. 청열(淸熱), 사화(瀉火), 해독(解毒), 조습(燥濕), 양혈(凉血), 청허열(淸虛熱) 등의 작용을 통하여 열사(熱邪)를 청설(淸泄)한다. 이열증(裏熱證)의 본질은 "양열내성(陽熱內盛)"과 "음허내열(陰虛內熱)"이다. 외감육음(外感六淫)이 변해 이열증(裏熱證)이 될 수도 있고, 오지(五志)의 과극(過極)과 실사(實邪)의 울체(鬱滯)가 화(火)로 변하여서도 이열증(裏熱證)이 될 수 있다. 이열증(裏熱證)은 대게 발열희냉(發熱喜冷), 구갈음냉(口渴飮冷), 면홍목적(面紅目赤), 번조다언(煩燥多言), 소변단적(小便短赤), 대변건결(大便乾結), 설홍태황(舌紅苔黃), 맥삭(脈數) 등의 증상이 나타난다.

병정(病程)에서 표현되는 것에 따라 기분(氣分)과 혈분(血分)으로 나뉘고, 병위(病位)에 따라 장(臟), 부(腑)의 차이를 두고, 병사(病邪)의 종류에 따라 온열(溫熱), 서열(暑熱), 열독(熱毒), 장부열(臟腑熱), 음허내열(陰虛內熱) 등으로 구분한다. 그러나 큰 범주에서 보면 실열증(實熱證)과 허열증(虛熱證)으로 대별될 수 있다. 청열류(淸熱類)는 모두 성질이 한량(寒凉)하고 미고(味苦)한 경우가 많아서 상중(傷中)하여 비위(脾胃)의 운화(運化)에 영향을 주기 쉬우므로, 무릇 비위허한(脾胃虛寒), 식소변당자(食少便溏者)에게는 마땅히 사용을 피하거나 화중(和中)시키는 식약재(食藥材)를 배합하여야 한다. 고조(苦燥)한 약은 또한 진액(津液)을 손상하기 쉬우므로 음허자(陰虛者)에게는 불리(不利)하니 꼭 써야만 할 경우에는 반드시 보음류(補陰類)를 배합하여야 한다. 사용에 있어서도 마땅히 병정(病情)에 적중하면 그쳐야지 과용(過用)해서 정기(正氣)를 손상하게 해서는 안 된다.

청열류(淸熱類)에는 인동꽃(金銀花), 민들레뿌리(蒲公英), 댓잎(竹葉), 치자(梔子), 생지황(生地黃), 곽향(藿香), 벌등골나물(佩蘭) 및 수박(西瓜), 오이(黃瓜), 여주(苦瓜), 수세미오이(絲瓜), 미나리(水芹), 참죽나무잎(椿葉), 나물(莧菜), 좁쌀(粟米), 녹두(綠豆), 숙주나물(綠豆芽), 찻잎(茶葉), 연잎(荷葉), 어성초(魚腥草) 등이 있다.

5) 사하류(瀉下類)

사하류(瀉下類)는 대장(大腸)을 윤활(潤滑)하게 하여 배변을 촉진하는 작용이 있어 대변(大便)을 통리(通利)하고 적체(積滯)를 배출하는 데 적용하는 식약재를 통칭해서 말한다. 여기에 속하는 것은 위장의 숙식적체(宿食積滯)나 조변(燥便)을 배출시키거나, 실열(實熱)이 옹체(壅滯)된 것을 사하(瀉下)시키거나, 체내(體內)의 잉여 수분(水分)을 이변(二便)으로 배출하여 정음(停飮)을 제거하고 수종(水腫)을 줄이거나 없애는 데에 사용한다. 이러한 각각의 기능에 따라 공하(攻下), 윤하(潤下), 준하축수(峻下逐水)로 분류하는데 약선(藥膳)에 쓰이는 것은 대부분 윤하류(潤下類)이다. 윤하류(潤下類) 대부분은 식물의 종자나 종인으로 유지(油脂)를 많이 함유하고 있는데, 이러한 유지(油脂)는 장도(腸道)에서 쉽게 흡수되지 않으므로 내복하면 장중(腸中)에 도달한 뒤에 장도(腸道)의 윤활(潤滑) 작용을 높이면서 대변(大便)을 연화(軟化)하여 배출하기 쉽게 만들어 윤장통변(潤腸通便) 작용을 갖게 된다. 따라서 윤하류(潤下類)는 주로 연로(年老), 체약(體弱), 구병(久病), 산후(産後)에 진고(津枯), 음허(陰虛), 혈허(血虛) 등으로 장조(腸燥)하여 변비(便秘)가 있게 된 사람에게 적용한다.

이러한 윤하류(潤下類)에는 참깨(芝麻), 측백나무씨(柏子仁), 삼씨(火麻仁), 산앵두씨(郁李仁), 복숭아씨(桃仁), 살구씨(杏仁), 육종용(肉蓯蓉), 바나나(香蕉), 봉밀(蜂蜜) 및 동물의 대장(大腸) 등이 있다. 사하류(瀉下類)를 응용할 때에는 보통 행기(行氣)하는 것을 배합하여 함께 사용하는데 이는 기기(氣機)를 소통(疏通)시켜 기체(氣滯)를 제거하면 대변 배출에 유리해지기 때문이다.

6) 거풍습류(祛風濕類)

거풍제습(祛風除濕)하여 비통(痹痛)을 해제(解除)시키는 것을 주요작용으로 하여 풍습비증(風濕痺證)에 적용되는 식약재의 통칭이다. 풍(風), 한(寒), 습사(濕邪)가 인체에 침습(侵襲)되어 기육(肌肉), 경락(經絡), 근골(筋骨) 등에 머무르면 기혈(氣血)의 경락순행을 조애(阻碍)하여 근골(筋骨)의 중착(重着), 동통(疼痛), 마목(痲木), 근맥구련(筋脈拘攣), 관절(關節)의 굴신불리(屈伸不利) 등이 나타나게 된다. 이것이 오래되면 간신(肝腎)까지 미쳐 요슬산통(腰膝酸痛), 하지위약(下肢萎弱) 등이 나타나게 되는데 이것이 비증(痺證)이다. 비증(痺證)은 주로 풍습성관절염, 류마티스 관절염, 좌골신경통, 통풍, 퇴행성

골관절염 및 중풍 후유증 등을 포괄하고 있다. 여기에 속하는 것은 대부분 미(味)가 신고(辛苦)하며 비간신경(脾肝腎經)으로 들어간다.

이러한 거풍습류(祛風濕類)에는 오가피(五加皮), 엄나무껍질(海桐皮), 모과(木瓜), 독활(獨活), 뽕나무가지(桑枝), 수세미실(絲瓜絡), 우슬(牛膝), 상기생(桑寄生), 개고기(狗肉), 양고기(羊肉) 등이 있다. 이러한 약물의 일부는 신온향조(辛溫香燥)하여 음혈(陰血)을 손상하기 쉬우므로 음휴혈허(陰虧血虛者)는 마땅히 신중히 사용해야 하고 내풍증(內風證)은 사용하지 않는다.

7) 방향화습류(芳香化濕類)

기미(氣味)가 방향(芳香)하며 성질이 온조(溫燥)하여 화습성비(化濕醒脾) 등의 작용이 있는 것을 방향화습류(芳香化濕類)라고 한다. 주로 비위습곤(脾胃濕困)으로 운화(運化)가 실직(失職)되어 오는 완복비만(脘腹痞滿), 식소체권(食少體倦), 구감다연(口甘多涎), 구오애기(嘔惡噫氣), 범산(泛酸), 갈부욕음(渴不欲飮), 대변당박(大便溏薄), 설태백니(舌苔白膩) 등에 사용하며, 또한 담습옹체(痰濕壅滯)와 습온(濕溫), 서습(暑濕) 등에도 사용한다. 주로 창출(蒼朮), 후박(厚朴), 곽향(藿香), 사인(砂仁), 백두구(白荳蔻), 초두구(草豆蔻), 초과(草果), 패란(佩蘭) 등이 있다. 여기에 속하는 것은 신온향조(辛溫香燥)하여 상음모기(傷陰耗氣)하기 쉬우므로 음허진소(陰虛津少)하여 설강(舌絳)하거나 기허(氣虛)한 사람에게는 신중히 사용하여야 한다. 또, 대부분 방향성 정유 성분을 많이 함유하고 있기 때문에 장시간 끓이지 않도록 함으로써 유효성분의 모손(耗損)으로 인해 약효가 떨어지는 일이 없도록 해야 한다.

8) 이수삼습류(利水滲濕類)

이수삼습류(利水滲濕類)란 체내에 수습(水濕)이 정체되어 오는 소변불리(小便不利), 수종(水腫), 임증(淋證), 담음(痰飮), 습온(濕溫), 황달(黃疸), 습창(濕瘡) 등에 대하여 수도(水道)를 통리(通利)시켜 수습(水濕)이 소변으로 원활하게 배출되게 하는 약재와 식재를 통칭한다. 이수삼습류(利水滲濕類)는 이수퇴종(利水退腫), 이뇨통림(利尿通淋), 이습퇴황(利濕退黃) 등으로 분류한다. 복령(茯苓), 택사(澤瀉), 율무(薏苡仁), 동과피(冬瓜皮), 팥(赤小豆), 옥수수수염(玉米鬚), 질경이씨(車前子), 목통(木通), 통초(通草), 동규자

(冬葵子), 동규엽(冬葵葉), 잉어(鯉魚), 붕어(鯽魚), 가물치(鱧魚), 냉이(薺菜), 상추(萵苣), 콩(大豆), 인진쑥(茵蔯) 등이 있다.

9) 소식류(消食類)

소식류(消食類)란 소식화체(消食化滯)의 효능을 가져 상식(傷食), 식적(食積) 등에 사용되는 식약재를 통칭한다. 주로 숙식불소(宿食不消)로 인한 완복창민(脘腹脹悶), 애부탐산(噯腐吞酸), 오심구토(惡心嘔吐), 불사음식(不思飮食), 대변실상(大便失常) 및 비위허약으로 인한 소화불량 등에 적용한다. 산사(山楂), 엿기름(麥芽), 신곡(神曲), 무씨(蘿菖), 닭모래주머니(鷄內金) 등이 있다.

10) 온리류(溫裏類)

온리산한(溫裏散寒)하는 작용이 있어 이한증(裏寒證)에 적용하는 약재와 식재를 통칭해서 말한다. 즉 한사(寒邪)가 내침(內侵)하여 비위(脾胃)의 양기(陽氣)가 피곤해서 오는 완복냉통(脘腹冷痛), 구토사리(嘔吐瀉痢), 사지불온(四肢不溫), 또는 양기허약(陽氣虛弱), 구병상양(久病傷陽), 음한내성(陰寒內盛)으로 인한 위한지냉(胃寒肢冷), 면색광백(面色晄白), 산통(酸痛), 통경(痛經), 소변청장(小便淸長) 또는 하리청곡(下利淸穀), 지체부종(肢體浮腫), 설담태백(舌淡苔白) 등에 주로 사용한다.

육계(肉桂), 부자(附子), 정향(丁香), 회향(茴香), 후추(胡椒), 화초(花椒), 건강(乾薑), 부추(韭菜), 고추(辣椒), 개고기(狗肉), 양고기(羊肉), 닭고기(鷄肉) 등이 여기에 속한다. 여기에 속하는 것은 대체로 신열조열(辛熱燥烈)하여 잘못 이용하면 진액(津液)을 모상(耗傷)하기 쉬우므로, 열증(熱證), 음허증(陰虛證)에 속하거나 출혈경향이 있는 사람과 임산부에게는 마땅히 신중하게 사용하거나 사용하지 않는다.

11) 이기류(理氣類)

이기류(理氣類)란 기기(氣機)를 소통(疏通)시켜 기체(氣滯)를 없애거나 강기(降氣)하는 것을 주요 작용으로 하는 식약재를 통칭해서 말한다. 주로 기기울체(氣機鬱滯)로 인한 각종의 병증(病證)에 적용된다. 즉, 비위기체(脾胃氣滯)로 인한 완복창만동통(脘腹脹滿疼痛), 애기범산(噫氣泛酸), 오심구토(惡心嘔吐), 변비(便秘) 등과 간기울체(肝氣鬱滯)로 인한 협륵창통(脇肋脹痛), 완비식소(脘痞食少), 또는 번조이노(煩躁易怒), 소복창만(小腹脹滿), 산기동통(疝氣疼痛) 및 월경부조(月經不調), 통경(痛經), 유방창통(乳房脹痛) 등에도 사용한다. 이밖에 폐기옹체(肺氣壅滯) 또는 흉양조폐(胸陽阻閉)로 인한 흉민기색(胸悶氣塞), 해수(咳嗽) 및 흉비심통(胸痺心痛) 등에도 사용한다.

이러한 이기류(理氣類)에는 진피(陳皮), 청피(靑皮), 지각(枳殼), 목향(木香), 사인(砂仁), 오약(烏藥), 울금(鬱金), 향부자(香附子), 해백(薤白), 매괴화(玫瑰花), 월계화(月季花), 재스민(茉莉花), 순무(蕪菁), 양배추(甘藍), 작두콩(刀豆) 등이 있다. 이기류(理氣類)는 고온향조(苦溫香燥)하여 모기상음(耗氣傷陰)하기 쉬우므로 기허(氣虛), 음휴자(陰虧者)는 신중하게 사용해야 하며, 임신부는 마땅히 파기약(破氣藥)을 사용해서는 안 된다. 또, 대개 기미(氣味)가 방향(芳香)하여 휘발성 정유 성분을 함유하는 경우가 많으므로 오래 끓이지 않는 것이 좋다.

12) 이혈류(理血類)

활혈화어(活血化瘀), 화혈지혈(和血止血) 작용이 있어 어혈, 출혈의 병증에 적용하는 식약재를 통칭해서 이른다.

혈(血)은 인체의 중요한 영양물질로 정상상태에서는 맥관(脈管)을 통해 신을 끊임없이 순행하며 오장육부(五臟六腑)를 관개(灌漑)하고 사지백해(四肢百骸)를 유양(濡養)한다. 그러나 병리(病理) 상황에서는 혈행 장애로 어혈(瘀血)이 내정(內停)하고 이경망행(離經妄行)하는 각종 혈증(血症)이 나타나게 되는데 이때 사용하는 것이 이혈류(理血類)이다. 이혈류(理血類)는 그 작용에 따라 활혈화어류(活血化瘀類)와 지혈류(止血類)로 분류한다.

활혈화어류(活血化瘀類)는 활혈화어(活血化瘀), 소종지통(消腫止痛), 통경이비(通經利痺)의 효능이 있어 혈행(血行)이 통창(通暢)하지 못하여 어혈(瘀血)이 저체(阻滯)되어 오는 경폐(經閉), 통경(痛經), 산후복통(産後腹痛), 심복자통(心腹刺痛), 징가비괴(癥瘕痞塊), 질타손상(跌打損傷) 등에 적용한다. 익모초(益母草), 홍화(紅花), 매괴화(玫瑰花), 당귀(當歸), 단삼(丹蔘), 도인(桃仁), 울금(鬱金), 군달채(莙薘菜), 유채(蕓薹) 등이 있다.

지혈류(止血類)는 혈액(血液)의 응고(凝固)를 촉진하여 출혈(出血)을 막는 효능이 있다. 주로 각혈(咯血), 뉵혈(衄血), 토혈(吐血), 변혈(便血), 요혈(尿血), 월경과다(月經過多), 붕루(崩漏), 자반(紫癜) 및 외상출혈(外傷出血) 등 각종의 출혈증(出血證)에 사용한다. 연근(藕), 쑥(艾葉), 백모근(白茅根), 땅콩속껍질(花生衣), 목이버섯(木耳) 등이 이에 속한다.

13) 화담지해평천류(化痰止咳平喘類)

거담(祛痰)하거나 또는 소담(消痰)하여 해수(咳嗽)나 천식(喘息)을 경감시키거나 멈추게 하는 등의 효능을 가진 식약재를 통칭한다. 주로 외감(外感) 또는 내상(內傷)에 의해 일어나는 담다해수(痰多咳嗽) 또는 담음기천(痰飮氣喘), 객담불상(喀痰不爽) 등의 병증(病症)에 사용된다. 그중 일부 식약재는 전간경궐(癲癎驚厥), 영류나력(癭瘤瘰癧), 음저유주(陰疽流注) 등의 병증(病症)을 치료할 수 있다. 담(痰), 해(咳), 천(喘)의 상호 관계를 보면, 천해(喘咳)하면 매양 담(痰)을 끼고 있는 경우가 많고, 담(痰)이 많으면 또한 매양 해천(咳喘)하는 경우가 많으므로, 치료상 화담류(化痰類)은 통상 지해평천류(止咳平喘類)와 상호 배합하여 사용한다. 담탁해수(痰濁咳嗽)는 대개 폐(肺)의 병변이다. 담탁(痰濁) 등의 병사(病邪)가 폐(肺)에 들게 되면 폐기(肺氣)가 조체(阻滯)되면서 해수(咳嗽)가 나타나고, 폐기(肺氣)가 옹체(壅滯)되어 내려가지 않으면 효천(哮喘)이 발생하게 된다. 그러나 이러한 병변은 비단 폐(肺)에 국한된 것이 아니라 수액대사를 담당하고 있는 신(腎), 비장(脾臟)과도 밀접한 관계를 가지고 있다. 때문에 화담지해평천류(化痰止咳平喘類)는 화담(化痰)하는 외에도 건비(健脾), 청폐(淸肺), 강기(降氣), 보폐신(補肺腎) 등의 효능을 함께 가지고 있는 것들이 많다.

반하(半夏), 진피(陳皮), 유자(柚子), 산약(山藥), 패모(貝母), 행인(杏仁), 은행(白果), 저폐(猪肺), 합개(蛤蚧) 등과 도라지(桔梗), 모싯대(薺苨), 김(紫菜), 다시마(昆布), 토란, 곤약(蒟蒻), 죽순(竹筍), 수세미오이(絲瓜), 개채(芥菜), 배(梨) 등이 여기에 속한다.

14) 안신류(安神類)

중진안신(重鎭安神) 또는 양심안신(養心安神)하는 효능을 가지고 있는 식재나 약재를 통칭한다. 주로 심기허(心氣虛), 심혈허(心血虛) 또는 심화항성(心火亢盛) 및 기타 원인으로 인한 심신불안(心神不安), 심계정충(心悸怔忡), 실면다몽(失眠多夢), 번조이노(煩躁易怒) 및 경풍(驚風), 전간(癲癎), 광망(狂妄) 등에 상용하는데 약선에서는 주로 양심안신(養心安神) 위주로 사용하고 있다.

대추(大棗), 산조인(酸棗仁), 백자인(柏子仁), 백합(百合), 합환피(合歡皮), 저심(豬心), 밀(小麥) 등이 여기에 속한다.

15) 평간잠양류(平肝潛陽類)

평간잠양(平肝潛陽) 혹은 평간식풍(平肝熄風) 작용을 가지고 있어 간양상항(肝陽上亢) 혹은 간풍내동(肝風內動)의 병증에 적용되는 식약재를 통칭한다. 걱정과 분노 등의 칠정(七情)의 과극(過極), 또는 기름진 음식을 많이 먹거나 과음하거나 방실노권(房室勞倦)이 심하면 아래로는 간신(肝腎)의 음(陰)이 부족하게 되고 위로는 간양간화(肝陽肝火)가 치솟아 두통두운(頭痛頭暈), 목창이명(目脹耳鳴), 면홍목적(面紅目赤), 급조이노(急躁易怒), 실면다몽(失眠多夢), 요슬산연(腰膝酸軟), 심계건망(心悸健忘), 지체진전(肢體震顫), 추휵경련(抽搐痙攣) 등의 증상이 나타나게 된다. 이런 경우에 적용하는 것이 평간잠양류(平肝潛陽類)이다. 천마(天麻), 국화(菊花), 괴화(槐花), 근채(芹菜), 녹차(綠茶) 등이 여기에 속한다.

16) 구충류(驅蟲類)

소화관의 기생충을 구제(驅除)하거나 살멸(殺滅)하는 것을 주요 작용으로 하는 식약재를 통칭한다. 남과자(南瓜子), 빈랑(檳榔), 비자(榧子), 마늘(大蒜) 등이 있다. 상당한 독성을 가지고 있으므로 응용할 때에 사용량을 잘 파악하여 정기(正氣)를 손상하는 일이 없어야 한다.

3. 체질에 따른 분류

이는 체질적 특성에 따라 체질별로 이해(利害)를 분별하여 식약재를 분류한 것으로, 사상체질, 팔상체질, 오행체질 등 체질을 분류한 기준에 따라서 달라지는데 같은 체질 분류를 따른다 하더라도 각 체질을 판단하는 객관적 표지가 있는 것이 아니기 때문에 학자에 따라 견해에 다소간 차이가 있다.

본서에서는 제가의 학설과 저자의 경험에 근거하여 주요 식약재에 대해 사상체질별로 간략히 다음 도표와 같이 분류하였다.

표 3-1 사상체질별로 이로운 음식과 해로운 음식

체질	이로운 음식	해로운 음식
태양인	· 오가피, 모밀, 냉면, 포도, 머루, 다래, 모과, 감, 앵두, 솔잎, 송화가루, 조개류, 해삼 등 주로 담백한 음식과 지방질이 적은 해물류나 채소류	· 대체로 육류 등 기름진 음식, 또는 맵고 뜨거운 성질의 음식, 태음인 소음인 음식
소양인	· 보리, 팥, 녹두, 결명자, 알로에, 돼지고기, 계란, 오리고기, 조개류, 굴, 해삼, 멍게, 가재, 복어, 잉어, 자라, 가물치, 가자미, 오이, 토마토, 가지, 배추, 상치, 미나리, 우엉, 수박, 참외, 딸기, 파인애플, 빙과류 등 주로 서늘한 성질의 채소류나 해물류, 구기자, 산수유, 복분자 등	· 대체로 맵고 성질이 뜨거운 음식과 보양식품이나 기름진 음식, 소음인 음식
태음인	· 밀, 콩, 율무, 수수, 땅콩, 들깨, 현미, 쇠고기, 우유, 버터, 치즈, 뱀장어, 우렁이, 대구, 미역, 다시마, 김, 파래, 밤, 잣, 호두, 은행, 배, 매실, 살구, 뽕나무, 호박, 무, 도라지, 더덕, 고사리, 연근, 토란, 마, 고구마, 버섯, 칡, 녹용, 녹각 등 주로 고단백 식품	· 대체로 지방질이 많은 식품, 닭고기, 개고기, 돼지고기, 삼계탕, 꿀, 인삼차, 생강차 등
소음인	· 찹쌀, 차조, 귤, 사과, 닭고기, 개고기, 염소고기, 양고기, 노루고기, 꿩고기, 인삼, 대추, 벌꿀, 황기, 백출, 조기, 멸치, 미꾸라지, 차조기, 시금치, 양배추, 파, 마늘, 고추, 생강, 겨자, 후추, 산초 등 주로 따뜻한 성질의 음식	· 대체로 기름진 음식이나 생것, 또는 성질이 차갑거나 냉장한 음식, 소양인 음식

제4장

식료본초의 포제, 제제

포제(炮製)와 제제(製劑)는 약재 및 식재를 직접 임상에 응용하기 전에 거치는 가공과정과 그 결과물을 말한다. 이는 채집한 약재를 바로 임상에 활용하기가 곤란할 뿐만 아니라 충분한 약효를 발휘하기 위해서도 꼭 필요한 것이다.

1. 포제의 개념 및 작용

1) 포제의 개념

포제(炮製)는 약재 또는 약선 원재료를 요리 또는 가공하기 전에 특수한 처리 과정을 거치는 것으로 다른 말로는 수치(修治)라고도 한다. 포제(炮製)는 각 약물이 가진 각기 다른 약성과 사용 용도에 따라 진행하는 약물에 대한 여러 가지의 가공 방법을 총칭하는 말이라고 할 수 있다. 다시 말해서, 약재를 응용하거나 또는 제형(劑型)을 만들기 전에 행해지는 여러 가지 가공과정을 말한다.

약재는 대부분 생약이기 때문에 첫째 독성(毒性) 또는 열성(烈性)이 있어서 직접 복용할 수 없는 경우, 둘째 변질되기 쉬워서 오래 보존하기 어려운 경우, 셋째 약용(藥用)이 아닌 부분이나 나쁜 기미(氣味)를 제거해야만 약으로 사용할 수 있는 경우, 넷째 특정한 방법으로 처리해야 사용할 수 있는 경우 등이 있다. 따라서 한약을 응용하기 전이나 제제(製劑)로 하기 전에 반드시 각기 다른 약성과 치료 목적에 따라 포제라고 하는 적절한 가공이나 전문적인 기술 처리를 거쳐야만 약효를 충분히 발휘할 수 있고, 약재의 사용에 안전을 보증하고 치료 효과를 높일 수 있다.

2) 포제의 목적과 기본 작용

약선(藥膳)을 만들기 위해서는 식용(食用)에 적합하고 질병의 예방과 치료의 목적에 부합하며 조리, 제조상의 필요에 따라 원료인 약재와 식재에 대해 가공, 처리해야 한다.

약재의 포제의 목적은 대체로 약물의 성능(性能)을 증진시키고, 치료 효과를 강화하며 독성과 부작용을 감소시켜서 사용과 저장에 편리하게 하는 것이라 할 수 있다. 이를 좀 더 구체적으로 살펴보면 다음과 같다.

- 이물질을 제거하여 식약 재료의 위생 상태를 청결히 한다. 대개 원재료의 경우 흙이나 먼지, 근막(筋膜)이나 털, 비늘같이 식용할 수 없는 부위를 깨끗이 제거해 청결을 유지하기 위함이다.
- 교미교취(矯味矯臭), 즉 나쁜 맛이나 냄새 등을 교정하여 약선의 관능적인 부분을 강화한다. 양고기의 누린내나 자하거(紫河車)의 비릿한 피 냄새, 구신(狗腎)의 비린내, 죽순(竹筍)의 쌉싸름하고 떫은 맛 등은 포제를 거치면서 제거되어 약선의 맛을 보장하게 한다.
- 효능 부위를 가려 쓰거나 원료의 효능을 증강시켜 약선의 예방치료 효과를 제고시킨다. 많은 약선 재료들이 부위에 따라 조금씩 그 효능이 다르다. 연(蓮)의 경우 연자육(蓮子肉)은 보비지사(補脾止瀉), 연심(蓮蕊)은 청심(淸心), 연근(蓮根)은 지혈(止血)에 능하다. 때문에 원재료의 전체 중 필요에 따른 부위를 선택하여 약선(藥膳)의 효능을 극대화시키는 것도 포제(炮製)의 목적이 된다.
- 원료의 조리와 조제에 간편하게 한다.
- 원료의 저장과 복용에 편리하게 한다.
- 약물의 효능을 증대시켜 약선(藥膳)의 예방, 치료 효과를 제고(提高)시킨다. 복령(茯苓)을 유제(乳製)하면 자보(滋補)기능이 증강되고, 향부자(香附子)를 초제(酢製)하면 쉽게 입간(入肝)하여 산사(散邪)하게 되는 것 등이 이에 속한다.
- 원료의 독성이나 부작용을 경감시켜 약선의 안전성을 확보한다. 반하(半夏)와 같이 유독(有毒)한 약재를 생으로 사용하면 구토와 인후종통(咽喉腫痛) 등의 독성반응을 일으키지만 포제(炮製)를 거칠 경우 이러한 독성반응을 제거할 수 있다.
- 병증의 요구에 맞게 원료의 성질과 효능을 변화시켜 선택적으로 효능을 발휘할 수 있게 한다. 생지황(生地黃)은 한(寒)하여 청열양혈(淸熱凉血), 양음생진(養陰生津) 작용을 하지만 포제를 거친 숙지황의 경우 성미(性味)가 온(溫)하게 되어 보혈자음(補血滋陰)

에 능하게 된다. 땅콩(落花生) 또한 생것일 경우 평(平)하지만 볶은 후에는 온성(溫性)으로 변하게 된다.

- 약물 작용의 목표가 되는 장부경맥으로 인경(引經), 귀경(歸經)하게 한다.
- 원료의 성분을 보존하여 공업 제품화에 유리하게 한다.
- 원료의 형질을 개선시켜 상품 가치를 증강시킨다.

3) 포제가 약성에 미치는 영향

식약 재료를 적당히 포제하면 약물의 성미(性味), 귀경(歸經), 승강부침(升降浮沈), 보사(補瀉) 등에 영향을 미치고 독성을 제거 또는 줄인다. 이를 구체적으로 살펴보면 다음과 같다.

- 포제를 하면 원료의 사기오미(四氣五味)에 영향을 미친다. 예컨대 백작약(白芍藥)을 주초(酒炒)하면 찬 성질이 줄어들게 되며, 생지황(生地黃)을 구증구포(九蒸九曝)하면 숙지황(熟地黃)이 되어 감미(甘味)가 증가하고 성질이 따뜻해진다. 천남성(天南星)을 우담즙(牛膽汁)에 포제하면 신온(辛溫)한 성미가 고량(苦凉)한 성미로 변화한다. 건강을 포제하면 열성이 더 강화되며, 감초(甘草)를 밀자(蜜炙)하면 약성이 평성에서 온성으로 변화한다.
- 약물의 승강부침(升降浮沈)에 영향을 미친다. 예컨대 주제(酒製)하면 약력이 위로 올라가게 되며, 동변제(童便製)하게 되면 약력이 하강(下降)한다.
- 약물의 귀경(歸經)에 영향을 미친다. 예컨대 염초(鹽炒)하면 약력을 신장으로 이끌어가고 초초(醋炒)하면 간장(肝臟)으로 이끌어간다.
- 약물의 보사(補瀉) 작용에 영향을 미친다. 예컨대 감초(甘草)나 황기(黃芪)를 밀자(蜜炙)하면 비위를 보익하는 작용이 증가하고, 대황(大黃)을 증제(蒸製)하면 사하(瀉下) 작용이 완화되며, 적하수오(赤何首烏)를 증제(蒸製)하면 간신자보(肝腎滋補)하는 작용이 강화되고 통변 작용은 없어진다.
- 약물의 독성을 제거 또는 줄이고 맹렬한 성질을 완화한다. 예컨대 부자(附子)나 반하(半夏)를 포제하면 독성이 줄며 작용이 완화된다. 대황(大黃)을 주증(酒蒸)하면 찬 성질과 사하(瀉下) 작용이 완화된다. 원지(遠志)를 밀자(蜜炙)하면 자극성이 완화된다.
- 포제를 하면 약재의 알칼로이드 성분, 글리코사이드 성분, 정유 성분, 탄닌 성분, 유기산

류 성분, 무기 성분 등이 함유된 약재에 각각 일정한 영향을 미친다.

2. 포제(炮製) 방법

1) 정선(淨選) : 수제(修製)

정선 또는 수제는 가장 간단한 포제 방법으로, 여러 가지 식약재를 본격적으로 포제하기 전에 실시하는 준비 단계라고 할 수 있다. 주로 이물질을 제거하여 원료의 순정을 확보하고 크기를 구분하여 가공포제를 쉽게 하는 과정인데 일부 원료는 수제 후에 바로 처방이나 제제에 응용할 수가 있다.

(1) 진흙, 이물질 등의 불순물을 제거하는 방법

- 골라내기(挑選) : 식용 부분을 정선하는 것으로 비식용 부분이나 이물질을 제거하고 식용 부분이나 규격별로 구분한다.
- 풍선(風選) : 풍차를 돌리거나 키질을 해서 흙, 모래 등의 이물질과 벌레 먹은 것, 곰팡이 핀 것 등을 가려낸다. 예 곡물류
- 체질(篩選) : 원료의 크기에 따라 적절한 규격의 체를 사용하여 이물질을 제거하고 원료의 규격에 따라 구분한다.
- 맷돌질(碾淨) : 원료 표면의 비식용 부분을 맷돌로 갈아서 제거한다. 예 자질려(刺蒺藜)나 창이자(蒼耳子)의 가시 제거
- 찧기(搗末) : 절구에 넣고 빻아서 약재를 잘게 부순다. 유효성분이 쉽게 용출될 수 있도록 하는 것이나 너무 오랫동안 방치하면 오히려 유효성분이 휘발되거나 변질될 수가 있으므로 주의해야 한다. 예 산치(山梔), 사인(砂仁), 초두구(草豆蔻) 등
- 갈기(硏) : 약재를 유발 속에 넣고 가늘게 분말한다. 예 모려(牡蠣), 용골(龍骨) 등
- 솔질(刷淨) : 브러시나 솔을 이용하여 원료의 표면에 붙어있는 흙 등의 이물질을 제거한다.
- 긁어내기(刮淨) : 칼로 원료 표면의 불필요한 부분이나 껍질 등을 벗겨낸다. 예 두충(杜冲), 육계(肉桂), 후박(厚朴) 등의 조피(粗皮, 코르크층)와 어류의 비늘이나 호골(虎骨)의 근막부육(筋膜腐肉) 등을 제거한다.
- 도려내기(剪切) : 가위나 칼로 노두(蘆頭)와 같은 비약용 부위를 제거한다. 예 현삼(玄蔘)

- 줄질하기(銼淨) : 각질이라 분쇄하기 어려운 약재를 줄로 갈아서 분말로 만든다. 예 영양각(羚羊角), 서각(犀角) 등
- 자르기(切製) : 약도나 절편 기계를 이용하여 원료를 적당한 길이나 두께로 썰거나 자른다. 이렇게 썰거나 자른 약재를 통상 음편(飮片)이라고 부른다. → 절제음편(切製飮片)

참고 상술한 포제 방법 외에, 搓(비빌 차, 끊을 차), 撕(찢을 서), 折(꺾을 절), 撞(칠 당), 剁(자를 타), 劈(쪼갤 벽), 鋸(톱 거), 鎊(깎을 방) 등의 방법도 이러한 예에 속한다.

- 태우기(火燎) : 센 불 위에서 원료 표면의 잔털이나 털을 신속하게 태워 제거한다. 단, 원료가 가진 품질이 손상되면 안 된다. 예 녹용(鹿茸), 구척(狗脊) 표면에 있는 잔털을 불로 태운다.
- 데치기(沸焯) → 천제(燀製)

(2) 식용(약용)하지 않는 부위를 제거하는 방법

- 노두(蘆頭), 노묘(蘆苗) 제거 : 뇌두나 싹 부분을 제거함.
- 잔근(殘根) 제거 : 잔류된 뿌리를 제거함.
- 목심(木心) 제거 : 목심 부위를 제거함.
- 지경(枝梗) 제거 : 가지나 줄기를 제거함.
- 조피(粗皮) 제거 : 껍질의 코르크층을 제거함. 예 두충(杜沖), 육계(肉桂)
- 꼭지(柄蒂 병체) 제거 : 과일류의 꼭지 부분을 제거함.
- 껍질(皮殼 피각) 제거 : 껍질 또는 발톱을 제거함. 과일류나 동물류 원료의 견고한 껍질이나, 발톱 등을 제거한다. 예 밤(栗), 은행(白果), 호도(胡桃), 복숭아씨(桃仁) 등의 단단한 겉껍질이나 돼지발톱, 조개껍질 등을 제거한다.
- 속(核瓤 핵양) 제거 : 박이나 호박 등의 씨가 박혀있는 부분인 속을 제거함.
- 털(毛刺 모자), 잎사귀(葉), 중심부(中心部) 제거 : 털이나 잎사귀, 심부를 제거함.
- 두미족시(頭尾足翅) 제거 : 전갈 등과 같은 충류 약재의 머리와 꼬리, 발, 날개 등을 제거함.
- 피골(皮骨), 잔육(殘肉), 모사(毛絲) 제거 : 껍질, 뼈, 남은 살, 털 등을 제거함.
- 각색피막(角塞皮膜) 제거 : 영양각(羚羊角) 등의 뿔 내부와 웅담(熊膽)이나 사향(麝香) 등의 껍질을 제거함.

• 이물질이나 곰팡이 제거 : 여러 가지 이물질이나 곰팡이 등을 제거함.

2) 식약재(食藥材)의 절제음편

절제음편(切製飮片)이란 정선(淨選)과 연화(軟化)를 거친 재료 혹은 세정(洗淨)한 신선한 재료 등을 성질에 따라 요리의 형태에 따라 사용하기에 편리하도록 편(片, 나박썰기), 괴(塊, 큼직한 덩어리로 통썰기), 정(丁, 깍뚝썰기, 팔모썰기), 절(節, 길이썰기), 사(絲, 채썰기) 등의 형태로 만들거나 또는 원료를 얇게 잘라 음편(飮片)으로 만드는 방법을 말한다.

약재를 절제(切製)하여 음편을 만들면 약효성분의 전출(煎出)이 용이하고, 포제하기에 간편하며, 조제하기에 편리한 장점이 있다.

일반적으로 절제음편을 만드는 방법은 첫째, 약재에 적당히 물을 뿌려 약재를 절단하기 좋게 부드럽게 만든다(軟化). 둘째, 부드럽게 적신 약재를 적당한 크기로 절단한 다음 건조시킨다.

절제음편을 건조하는 방법에는 크게 자연건조와 인공건조가 있다. 자연건조는 비오거나 하면 건조하기가 매우 곤란해지는데 인공건조는 날씨의 영향을 거의 안 받고 단시간 내에 많은 양을 건조시킬 수 있는 장점이 있다.

약재를 절단하기 편리하도록 부드럽게 만드는 방법은 찬물에 담가서 불리는 방법, 물로 씻어서 적시거나 물을 뿌려서 적시거나 물에 잠깐 담가서 적시는 등의 방법 및 약재를 뜨거운 물에 잠깐 담갔다 내거나 증기로 쪄서 연화시키는 방법이 있다.

약재는 종류에 따라 절편의 형식과 후박장단(厚薄長短)이 다른데 일반적으로 가로로 절단하는 횡절(橫切), 비스듬하게 절단하는 사절(斜切), 세로로 절단하는 직절(直切) 및 네모지게 절단하는 방괴(方塊) 등의 유형이 있다.

약재의 절편은 약재의 건조와 제제로 사용할 때의 분쇄에 편리할 뿐 아니라 처방 응용할 때의 정확한 무게 달기나 달일 때에 유효성분의 용출에 유리하다.

3) 수제(水製)

수제(水製)는 깨끗한 물로써 약재를 처리하는 방법이다. 청수로 약재 중의 불필요한 이물질과 흙이나 모래, 잡질(雜質), 불량한 냄새 등의 식용 또는 약용(藥用)하지 않는 부분을 제거하는 것을 말한다. 수제하면 식물류 원료는 유연해져서 절편하기가 쉽고, 광물류 원료는 질(質)이 순정(純靜), 세니(細膩)해져서 응용하기가 쉬우며, 일부 유독 약물에 대해서는 그 독성을 감저(減低)시켜서 내복하기에 편하다. 단, 일부 원료의 유효성분은 물에 잘 용출되기 때문에 수제(水製) 또는 채취할 때에 원료의 성질과 적당한 방법에 근거해 응용하도록 하여 약물의 유효성분이 손실됨으로써 치료 효과가 저하되는 일이 없도록 해야 한다.

수제방법(水製法)은 여러 가지인데 흔히 상용하는 방법에 세도(洗淘), 수표(水漂), 침포(浸泡), 임윤(淋潤), 수비(水飛) 등이 있다. 이를 상술하면 다음과 같다.

(1) 물에 씻어내기 : 세도(洗淘), 세정(洗淨)

물로 원료 표면상의 흙이나 기타의 이물질을 세척하는 방법이다. 깨끗한 물로 흙이나 불순물을 제거하되 물에 너무 오래 담가서 유효성분이 유실되지 않도록 주의해야 한다.

(2) 물에 우려서 빨아내기 : 수표(水漂), 표정(漂淨)

원료의 염분, 독성과 나쁜 맛 등을 줄이기 위해 물에 비교적 장시간 담가놓고 자주 물을 갈아주거나 흘러가는 물에 불필요한 성분을 씻어내는 방법으로 시간과 물갈이 횟수 등은 약재의 성질과 계절, 기후의 차이에 따라 다르게 결정한다. 이 방법을 사용하는 약재에는 곤포(昆布), 해조(海藻), 염종용(鹽蓯蓉), 자하거(紫何車) 등이 있다. 보통 겨울에는 하루 한 번 물을 바꿔 주고 여름에는 2~3회 바꿔 주는데 담그는 시간은 3~10일 정도로 한다.

(3) 물에 담가서 불리기 : 침포(浸泡)

원료를 물에 단시간 동안 담가놓는 것을 "침(浸, 담그기)"이라 하고 장시간 동안 담가놓아 약재에 물이 완전히 흡수되게 하는 것을 "포(泡, 불리기)"라고 한다. 전자의 방법은 삼릉(三稜)이나 천화분(天花粉)과 같은 약재를 부드럽게 하여 절단하기 편하게 하기 위함이다. 후자는 첫째 약재의 단단한 조직을 부드럽게 만들어 절제(切製) 및 가공에 편하게 하기 위한 것이고, 둘째는 반하(半夏)나 남성(南星)과 같은 약재를 장시간의 침포(浸泡)와 깨끗한 물을 갈아주는 방법의 반복을 통해 이물질을 제거하고 약물의 독성을 감소시켜 치료의 수요에 적합하게 만드는 것이고, 셋째는 구판(龜板), 별갑(鱉甲) 등의 동물류 약재에 대해 장시간의 침포를 통해 피부, 껍질, 뼈 등에 부착된 불순물을 제거하여 임상에서 약재의 사용과 가공에 편의를 위해서이다. 여기에서는 물 이외에 포제 목적에 따라 젖, 쌀뜨물, 약즙 등을 사용할 수도 있다.

(4) 물에 적시기 : 임윤(淋潤)

소량의 맑은 물(淸水)을 약재에 반복적으로 뿌리고 젖은 천 등으로 덮어서 약재를 부드럽게 만드는 방법이다. 약재의 내부와 외부의 습도가 일정해지면 약재를 절제(切製) 가공하기 위한 방법으로 침포(浸泡)를 하면에 약효를 잃기 쉬운 박하(薄荷), 패란(佩蘭), 향유(香薷) 등의 방향성(芳香性) 약재에 사용한다.

(5) 물에서 곱게 갈아 정제하기 : 수비(水飛)

물에 녹지 않는 약재를 물에서 갈아 고운 가루가 물에 뜨는 성질을 이용해 현탁(懸濁)한 부분을 분리, 침전시켜 미세한 분말을 취하는 방법이다. 이 방법은 주로 물에 쉽게 용해되지 않는 광석이나 패각류(貝殼類) 약물인 주사(朱砂), 활석(滑石), 노감석(爐甘石) 등에 대해서 실시하며 약재를 갈 때에 비산(飛散)하는 것을 방지하여 약재 손실을 줄이고, 물에 녹는 이물질을 제거하여 약물의 순도를 높임과 동시에 약물의 자극성이나 독성을 감소시키고 복용에 흡수를 높이기 위하여 쓰는 방법이다.

(6) 약즙 등에 적시기 : 침윤(浸潤)

물, 젖, 쌀뜨물, 약즙, 탄산나트륨액 등을 사용하여 원료를 가공 처리하는 방법이다. 약재의 포제 처리가 올바른 방법이 아니면 유효성분이 물에 녹아 손실을 보기 쉽고 원료의 특성에 따라 처리하는 방법을 달리해야 한다. 씻기(洗), 불리기(泡), 적시기(潤) 등이 있다. 이것은 포법(泡法)을 쓰면 좋지 않은 약재들을 부드럽게 하는 방법으로 연와(燕窩), 패모(貝母), 동충하초(冬蟲夏草), 은이(銀耳), 마고(蘑菇) 등을 맑은 물을 이용해 침윤(浸潤)하는 것을 수윤(水潤)이라 하고, 복령(茯苓), 인삼(人蔘) 등을 우유나 양유(羊乳)에 침윤(浸潤)하는 것을 내즙윤(奶汁潤)이라고 한다. 또 창출(蒼朮)이나 천마(天麻) 등이 가지고 있는 조성(燥性)을 제거하기 위해 쌀뜨물에 담가 두는 것을 미감수윤(米泔水潤)이라고 하고, 산사즙(山楂汁)을 이용하여 육포처럼 어떤 약성(藥性)을 갖게 하기 위해 약즙(藥汁)을 이용해 침윤(浸潤)하는 것을 약즙윤(藥汁潤)이라 한다.

4) 화제(火製)

약물을 직접 또는 간접적으로 불을 사용하여 가공 처리하는 방법으로 가장 광범하게 사용하며, 원료 그대로 또는 다른 보조재료(輔料)를 첨가하여 포제(炮製)하는 것으로 초(炒),

자(炙), 단(煅), 외(煨), 탕(燙) 등의 방법을 모두 포괄한다.

(1) 초제(炒製)

원료(약재)를 초제 용기에 넣고 저어가면서 적당히 볶는 포제 방법으로 청초법(淸炒法), 보료초법(輔料炒法) 및 탕제법(燙製法)이 있다.

① 청초법(淸炒法)

탕기에 어떠한 보료(輔料)도 넣지 않고 약재만 넣고서 일정하게 볶는 포제법으로, 이 과정을 거치면 도쇄(搗碎)하기에 편리하고 약효성분의 전출이 용이하며, 음편의 품질 보존과 저장에 편하다.

- 초황(炒黃) : 원료를 탕기(프라이팬)에 넣고 계속 저어가면서 약한 불로 원료의 표면이 노릇노릇할 때까지 볶는 것으로 원료가 잘 부서져서 분쇄나 유효성분의 용출이 쉽게 하고 맛을 좋게 한다. 예 초맥아(炒麥芽), 초조인(炒棗仁)
- 초초(炒焦) : 원료의 성질은 간직하면서 표면이 거무스름하고(焦黃色, 焦褐色) 약재의 내부는 황색이 될 때까지 볶는 것. 예 초산사(炒山楂)
- 초향(炒香) : 참깨, 콩, 땅콩 등을 볶을 때처럼 원료가 폭렬음(爆裂音)을 내면서 고소한 향내가 날 때까지 볶는 것.
- 초탄(炒炭) : 원료를 탕기에 넣고 잘 저어가면서 약한 불이나 중불로 가열하여 표면은 초흑색(焦黑色)이 되고 내면은 초갈색(焦褐色)이 될 때까지 볶는 것으로 약재가 가지고 있는 수렴지혈 작용을 증강시키거나 또는 새롭게 생기게 한다. 그러나 너무 타게 되면 약효가 상실되므로 주의해야 한다(炒炭存性).
- 포(炮) : 약물을 고열의 화력으로 빠르게 누렇게 볶아 부풀게(焦黃膨脹) 하는 것인데 실제상 초(炒)와 기본적으로 같으며, 오직 불의 세기가 달라서 이 방법에는 화력(火力)이 맹렬하고 조작이 빠르다. 예 포강탄(炮薑炭)

② 보료초법(輔料炒法)

탕기에 보료(輔料)를 넣고 가열하다가 필요한 약재를 함께 넣고 볶은 다음에 보료를 제거하는 방법이다.

- 부초법(麩炒法) : 먼저 초제용기에 밀기울을 넣고 볶다가(밀기울은 원료의 10~15% 정도 사용함) 연기가 조금씩 날 때쯤 해서 약재를 넣고 표면이 노르스름하거나 황갈색이 될 때까지 볶은 다음 밀기울을 제거한다. 부초(麩炒)하면 건비익위(健脾益胃)시키고 약재의 유지(油脂)를 감소시키며, 약성을 완화하고 교미교취(矯味矯臭)한다.
  예 부초백강잠(麩炒白殭蠶), 부초백출(麩炒白朮), 부초지각(麩炒枳殼), 부초춘피(麩炒椿皮) 등
- 미초법(米炒法) : 멥쌀이나 찹쌀을 탕기에 얇게 깐 다음(쌀은 원료의 20% 정도 사용) 가열하여 연기가 나기 시작할 무렵에 약재를 넣고 뒤집어가면서 노르스름할 때까지 함께 볶은 다음 거무스름하게 탄 쌀을 제거한다. 미초(米炒)하면 건비화위(健脾和胃) 기능이 증강되며, 약물의 조성(燥性)을 감소시키고 보중익기(補中益氣)의 효능을 증가시키며, 약물의 독성을 감소시킨다. 예 미초당삼(米炒黨蔘), 미초반모(米炒斑蝥) 등
- 토초법(土炒法) : 먼저 잘게 부순 조심토(竈心土=灶心土)를 탕기에 넣고(조심토는 원료의 25~30% 정도 사용함) 가열하여 조심토가 매끄럽게 저어질 때에 약재를 넣고 약재의 표면이 흙색을 띨 때까지 볶는 것으로, 볶은 뒤에 조심토는 체로 쳐서 제거한다. 조심토(竈心土)는 미신성온(味辛性溫)해서, 온중지구(溫中止嘔), 지혈(止血) 작용이 있는데 약재료와 함께 볶으면 보비화위(補脾和胃), 지구지사(止嘔止瀉) 등의 효능을 증강시킬 수 있다.
- 염초법(鹽炒法) : 탕기에 소금을 넣고(소금은 원료의 20~30% 정도 사용함) 가열하다가 약재를 추가하여 표면이 잘 부서질 때까지 볶은 다음 소금을 제거한다.
- 이 밖에 액체 보료인 술(酒), 식초(酢초), 소금물(鹽水) 등을 사용해서 포제하는 것을 보통 습관적으로 주초(酒炒), 초초(醋炒), 염수초(鹽水炒) 등과 같이 말하지만 이는 보료자제법(輔料炙製法)에 해당되는 것이기 때문에 자제법(炙製法)에서 다룬다.

③ 탕제법(燙製法)

이는 炒法과 기본적으로 같은데, 모래(河沙) 해합분(海蛤粉) 또는 활석분(滑石粉) 등을 탕기에 넣고 강한 불(약 200~300℃)로 먼저 가열한 뒤 약재를 넣고 뒤집어가면서 볶는다. 이때 탕(燙)은 약재 표면의 색깔이 변할 때까지 하되 내부는 타지 않을 정도로 한다. 이 방법은 약재가 열을 고루 받아 잘 부서지게 해서 유효성분의 전출(煎出)을 쉽게 하려는 목적으로 쓰인다. 약재의 목적과 약물의 성질에 근거해 사탕(砂燙), 합분탕(蛤粉燙) 등이 있다.

- 사탕(砂燙) : 굵기가 고르고 깨끗한 모래를 선택해 초제용기에 넣고 비교적 강한 불에 일정한 온도(100℃ 이상)에 이르게 가열한 다음에 약재를 넣고 쇠 주걱으로 모래를 펴서 잠시 동안 뚜껑을 덮었다가 즉시 신속하게 뒤집으면서 볶는다. 약재가 고르게 열을 받게 하기 위하여 표면이 점점 부풀고 내부 조직이 성겨지면서 황색으로 변화될 때까지 탕초(燙炒)한 후 꺼내어 모래를 체로 쳐서 제거한다. 예 천산갑(穿山甲), 계내금(鷄內金) 등
- 합분탕(蛤粉燙) : 합분(蛤粉)을 이용해서 약재료와 같이 볶는 방법이다. 조작 방법은 사탕(砂燙)과 동일하다. 합분(蛤粉)은 비교적 가늘고 부드럽기 때문에 열을 받는 것이나 혹은 열을 전달하는 것이 모두 모래에 비해 완만해서 합분(蛤粉)으로 약재를 탕초(燙炒)할 경우에는 시간이 많이 걸린다. 대개 동물성 교질류(膠質類) 약물에 많이 사용하며 일반적으로 약물의 색이 황색이 되거나 혹은 거품이 일어나는 정도로 하는 것이다. 예 아교주(阿膠珠) 등
- 활석분탕(滑石粉燙)도 상용하는데 방법은 합분탕법(蛤粉燙法)과 같다.
- 화제류(火製類)에는 이상의 방법 외에도 배(焙), 홍(烘), 소(燒), 료(燎), 락(烙) 등의 방법이 있다. 각각의 사용 목적은 약물의 잡질, 수분을 제거해서 제제(製劑)와 복용을 편리하게 하는 데 있다. 예 배맹충(焙虻蟲), 홍자하거(烘紫河車), 소호도(燒胡桃), 료락녹용(燎烙鹿茸) 등

(2) 자제(炙製)

벌꿀, 술, 소금물, 약즙, 식초 같은 액체 보료를 약재에 스미게(滲透, 滲入) 하거나 혼합하여 포제용 용기에 넣고 약재를 뒤집어가면서 가열하여 굽거나 볶는 포제법을 말한다.

① 주자(酒炙)

술(酒)을 보료(輔料)로 하여 약재와 함께 버무려서 굽는(拌炒) 방법이다. 일반적으로 황주(黃酒)를 많이 쓰나 백주(白酒)를 쓰는 경우도 있다. 술의 성미(性味)는 신감대열(辛甘大熱)하고 약력을 위로 이끌어 상행하게 하고 아울러 활혈통락(活血通絡)하는 작용이 있으므로 약재를 주자(酒炙)하면 술의 신열(辛熱)한 성질을 빌어 그 한성(寒性)을 완화시킴과 동시에 활혈통락(活血通絡)하는 효능을 강화시켜주고 비린내와 악취 등을 제거하는 교미교취(矯味矯臭)의 작용을 한다. 동시에 술은 좋은 유기용매제로서, 일반 알카로이드,

정유 등의 물질을 모두 쉽게 용해시키기 때문에 주자(酒炙)하면 유효성분이 쉽게 용출되어 치료 효과를 높일 수 있다. 상용하는 주자(酒炙) 약물은 황금(黃芩), 대황(大黃), 백작(白芍) 등이다.

• 주자(酒炙)방법 : 약재를 황주(黃酒)로 버무려서 술이 완전히 흡수되었을 때 포제용 용기에 넣고 약한 불로 가열하면서 부단히 교반(攪拌)하여 노릇노릇할 때까지 볶는다. 색이 진해지면 꺼내어 서늘하게 식힌 후 건조한다. 이때 약재가 내부까지 너무 타지 않도록 주의한다. 주량(酒量)은 약재에 따라 다르지만 일반적으로 약재의 10~20% 정도로 한다.

② 초자(醋炙)

식초(醋)를 보료(輔料)로 사용해서 약재와 함께 반초(拌炒)하는 방법이다. 일반적으로 미초(米醋)를 많이 쓴다. 식초의 성미가 산고미온(酸苦微溫)하고 간경(肝經)에 들어가 이기활혈(理氣活血), 수렴지통(收斂止痛)하므로 약물을 초자(醋炙)하면 입혈수렴(入血收斂)하고 유간지통(柔肝止痛)하는 작용을 강화시켜준다. 아울러 교취(矯臭), 교미(矯味)하여 일부 약물의 비린내(腥味)를 제거시켜준다. 예 초자(醋炙) 오령지(五靈脂) 등

식초(醋)는 초산(醋酸)을 함유한 유기용매로 약물에 함유된 유리 알카로이드와 결합하여 가용성 염(鹽)이 되어 유효성분을 쉽게 전출(煎出)시켜서 신속한 치료효과를 발휘하게 한다. 초자(醋炙)는 평간이기(平肝理氣)하는 약물에 다용(多用)한다. 예 청피(青皮), 향부(香附), 시호(柴胡), 현호색(玄胡索) 등

• 초자(醋炙) 방법 : 방법은 주자(酒炙)와 동일하다. 이러한 방법은 식물류 약물에 다용한다. 다른 방법은 먼저 약재를 포제용 용기에 넣고 약한 불로 가열하면서 부단히 교반(攪拌)한다. 약재가 균일하게 모두 열을 받은 후에 식초를 약재에 일정량 뿌려주고 약재에 전부 흡수되면 다시 약재의 향이 나고 약색이 노릇노릇하거나 약간 갈색이 될 때까지 볶아준다. 약재가 약간 촉촉할 때 꺼내 그늘에서 식혀 건조한다. 이러한 방법은 동물성, 갑각류(甲殼類) 약재에 상용한다. 식초의 양은 약 무게의 20%를 초과하지 않는다.

③ 염자(鹽炙)

염수(鹽水)를 보료(輔料)로 사용하여 약재와 함께 반초(拌炒)하는 방법이다. 소금의 성

미가 함한(鹹寒)하고 청열양혈(淸熱凉血)하며, 하행입신(下行入腎)하여 연견(軟堅)하는 작용이 있고 교미(矯味), 방부(防腐)하는 효능이 있으므로 보신(補腎), 고정(固精)하거나 산기(疝氣)를 치료하거나 신화(腎火)를 사(瀉)하는(滋陰降火) 약물에 다용한다. 예 보골지(補骨脂), 소회향(小茴香), 지모(知母), 황백(黃柏), 택사(澤瀉) 등.

- 염자(鹽炙) 방법 : 먼저 5배의 끓는 물에 소금(약 무게의 약 3% 정도)을 용해시킨 후 움직이지 않게 방치한 후 상층의 맑은 액을 취하여 식염수 용액을 만든다. 이 식염수액으로 약재와 함께 반초(拌炒) 하는데 그 염자(鹽炙) 방법은 초자(醋炙)와 상동(相同)하다. 일부 점액질이 비교적 많이 함유된 약물, 예를 들어 차전자(車前子)는 먼저 누렇게 볶아주거나 톡톡 튀어 오를 때 소금물을 뿌려가며 볶는다. 점성이 많아 들러붙어 덩어리가 되지 않도록 주의하고 또 너무 타지 않도록 해야 한다.

④ 강자(薑炙)

생강즙을 보료로 사용하여 약재와 함께 넣고 반초(拌炒)하는 방법이다. 생강(生薑)은 성미가 신온(辛溫)하고 온위(溫胃), 화위지구(和胃止嘔), 활담개규(豁痰開竅)하는 효능이 있으므로 약재를 강즙자(薑汁炙)하면 약물의 건위(健胃), 진구(鎭嘔), 거담(祛痰)하는 효능을 강화시켜 줌과 동시에 약물의 한량(寒凉)한 성질과 일부 약물의 독성(毒性) 및 구토를 일으키는 등의 부작용을 제거시켜준다. 주로 반하(半夏), 남성(南星) 등의 약재를 포제할 때 많이 사용한다.

- 강자(薑炙) 방법 : 먼저 신선한 생강을 찧어 즙을 내고 그 즙과 약물을 섞어 생강즙이 약재에 전부 흡수될 때까지 적셔준다. 적셔진 약재를 약한 불로 볶은 후 그늘에서 말린다. 예 강황련(薑黃連), 강후박(薑厚朴), 강죽여(薑竹茹) 등
  생강의 용량은 신선한 생강의 경우 약재 무게의 10~25% 정도를 즙으로 만들어 사용하거나 건강 3~5%로 만든 전탕(煎湯)을 사용한다.

⑤ 밀자(蜜炙)

벌꿀을 보료(輔料)로 약재에 삼입(滲入)시켜서 炙하는 방법으로 윤폐지해(潤肺止咳), 보비익기(補脾益氣)의 작용을 강화하고 교미교취(矯味矯臭)한다.

봉밀(蜂蜜)은 성미가 감평(甘平)하여 완화시키면서 보익하고 윤폐지수(潤肺止嗽), 해독(解毒), 교미(矯味)하는 작용이 있어서 약물 포제에 함께 사용하면 약물의 치우친 성질을 완화(緩和)할 수 있고, 아울러 약물과 협동작용을 일으켜 치료 효과를 증강시킬 수 있으며, 또 일부 약물 성분의 함량을 변화시켜서 치료 작용을 더욱 잘 발휘하게 한다. 그러므로 밀자(蜜炙)는 대부분 윤폐지해(潤肺止咳), 보익자양(補益滋養)하는 약물과 일부 성질이 비교적 치우친 약물에 상용한다. 예 밀자자원(蜜炙紫菀), 밀자황기(蜜炙黃芪) 등

참고

연밀(煉蜜)

생꿀을 포제용 용기에 넣고 약한 불로 서서히 끓여 위로 뜨는 이물질을 제거한 것으로 밀자나 약용에 쓴다.

밀자(蜜炙) 방법

① 밀반(蜜拌) 후 초법(炒法), ② 초후가밀법(炒後加蜜法), ③ 선하밀후가약법(先下蜜後加藥法)의 세 가지가 있다.

일반적으로 사용되는 꿀의 양은 약물 무게의 20% 정도가 된다. 약재의 질에 따라 다소간 증감시키는데 질(質)이 가볍고 푸석푸석한 화류(花類), 초류(草類) 약물은 꿀의 양이 일반 용량보다 좀 더 많게 하고 질이 비교적 단단한 근(根), 경(莖), 종자류(種子類) 약물은 꿀의 양을 좀 적게 한다. 자(炙)할 때에 불이 너무 세서 타지 않도록 해야 하며, 너무 약하게 해서 끈적거리지 않도록 유의한다. 약재의 크기를 균일하게 하면 볶을 때 편리하다.

⑥ 유자(油炙)

기름을 보료로 사용하여 약재를 튀기거나 반초(拌炒)하는 방법이다. 일반적으로 참기름(麻油)이나 양기름(羊脂油)을 많이 사용한다. 유자(油炙)하면 단단한(堅硬) 약물은 분쇄가 쉬워지고 일부 독성 약물은 유독성분이 제거된다. 예 유자호골(油炙虎骨), 유작마전자(油炸馬錢子) 등

음양곽(淫羊藿)은 양기름(羊脂油)으로 유자(油炙)하면 온신장양(溫腎壯陽)하는 효능이 강화된다.

• 유자(油炙) 방법 : 먼저 기름을 용기에 넣고 끓기 시작하면 약재를 투입하고 계속 저어가

면서 미황색이 될 때까지 튀긴다. 기름이 넘쳐 화재가 나지 않도록 각별히 유의해야 한다. 일반적으로 기름의 양은 포제용 용기의 반 정도가 적당하다.

(3) 외제(煨製)

약재를 습지(濕紙)나 밀가루 반죽으로 싸서 약한 불에 쬐어 말리거나 불이 붙은 잿불에 파묻어 포제하는 방법으로 외제(煨製)의 목적은 약물 중의 치료에 불필요한 유지(油脂)나 자극성 휘발 성분을 제거하고 독성을 완화시키기 위한 것이다. 예 외육두구(煨肉豆蔻), 외감수(煨甘遂) 등

① 면과외(麵裹煨)

밀가루를 물로 반죽한 덩어리에 약재를 싸서 포제용 용기에 넣어 뜨거운 모래로 탕외(燙煨)하거나 직접 불이 붙은 잿불(火炭) 속에 넣어 밀가루 반죽의 색이 진한 흑색이 될 때까지 구워 꺼내어 냉각시킨 후에 밀가루 반죽을 제거하고 약재만 사용한다.

② 지장외(紙漿煨)

초지(草紙)로 약재를 3겹 이상 싸서 물속에 넣어 수분을 흡수시킨 후 뜨거운 모래나 잿불에 묻는다. 물먹은 종이가 초흑색(焦黑色)이 될 때까지 탕외(燙煨)한 다음 꺼내서 식힌 후 그을린 초지를 제거하고 사용한다.

③ 격지외(隔紙煨)

절단한 약재를 습기와 기름기를 흡수할 수 있는 초지(草紙)나 종이 위에 평평하게 깔고 한 층은 종이로 한 층은 약재로 층층이 쌓아 올린 뒤에 화롯불 옆에 이것을 놓아서 열기를 쬐어 말린다. 이 과정을 거친 후에는 약물 속에 있는 휘발 성분과 유지(油脂) 등이 종이에 스미게 되는데 약물의 자극성과 부작용을 감소시키는 방법이다.

④ 홍외(烘煨)

약물의 절편을 철사로 만든 망 위에 올리고 화로 위에 올리거나, 혹은 건조실에 넣어두고 홍외(烘煨)함으로써 약물 중의 휘발 성분을 제거한다.

5) 수화공제(水火共製)

수화공제(水火共製)는 물과 불을 함께 사용하는 종합적인 포제 방법이다. 대표적인 것으로 증(蒸), 자(煮), 천(燀), 쉬(淬)의 4가지 방법이 있다.

(1) 증제법(蒸製法)

일명 '찌기'이다. 약재를 시루나 찜통에 넣고 물을 가열하여 물의 열기와 증기를 이용하여 약재를 가공 처리하는 방법으로 증제(蒸製)할 때에 보료(輔料)를 더할 수도 있는데, 그 목적은 약성을 변화시켜 치료 효과를 높이고 절편(切片)으로 가공하고 장기간 보존을 편리하게 하려는 목적이다.

(2) 자제법(煮製法)

일명 '끓이기'이다. 약재를 청수(淸水) 또는 약액(藥液)을 담은 포제 용기에 넣고 가열하여 자비(煮沸)하는 방법이다. 자(煮)의 목적은 주로 약물의 독성, 자극성 또는 기타 부작용을 제거하고 치료 효과를 증강시키거나 가공 저장을 편리하게 하려는 목적이다.

(3) 천제법(燀製法) 또는 작제법(焯製法)

일명 '데치기'이다. 약물을 끓는 물에 단시간(5~10분 정도) 동안 처리하여 임상에서 사용할 때 불필요한 부분을 제거하려는 목적에서 주로 사용하는 포제 방법으로 종피(種皮)를 제거하기 위해 원료를 살짝 삶아서 껍질이 잘 벗겨지도록 한다든지 닭이나 오리 등의 핏물을 제거한다든지 곰발바닥이나 우편(牛鞭) 등의 비린내를 제거하기 위해 총엽(葱葉), 생강(生薑), 요주(料酒, 맛술) 등을 함께 넣고 살짝 끓여내는 것 등이 있다. 예 천행인(燀杏仁), 천도인(燀桃仁)

(4) 쉬제법(淬製法)

일명 '담금질하기'이다. 이는 주로 광물성 약재를 불에 벌겋게 달구어 재빨리 냉수나 미초(米醋)에 담가 식혔다가 다시 불에 달구고 냉수나 미초(米醋)에 담금질하기를 여러 번 반복하여 약성을 완화시키고 약재를 분쇄하기 좋게 만드는 포제 방법이다. 이 방법은 화단(火煅)만으로 가공하기 어려운 약재, 예컨대 자석(磁石), 대자석(代赭石), 자연동(自然銅)

등의 약재 조직을 성글게 만들어 유효성분이 쉽게 용출될 수 있도록 하기 위함이다. 예 초쉬법(醋淬法, 식초 물에 담금질하는 것), 주쉬법(酒淬法, 술에 담금질하는 것).

6) 기타 포제법

이외에도 비교적 복잡한 과정을 거치는 특수한 포제 방법들이 있다.

(1) 법제(法製)

약즙제(藥汁製) 또는 복제법(複製法)이라고도 하는데, 규정된 조작 순서에 따라 반복적으로 포제하는 일종의 특수한 가공 방법을 말한다. 일반적으로 독성을 함유한 약물에 많이 사용하고 법제 방법은 개개의 약물에 따라 다른데 일반적인 포제 방법과 비교해 볼 때 시간도 오래 걸리고 보료도 많이 들어가며 각 단계별 과정이 복잡하고 요구하는 게 엄격하다는 특징이 있다. 이 포제법의 목적은 주로 어떤 약물의 특성을 변화시켜 그 독성, 자극성이나 부작용을 감소시키려는 것이다. 예 제수오(製首烏), 제초오(製草烏) 등

- 하수오를 법제하는 방법 : 먼저 포제용 용기에 흑두 10kg을 넣고 적량의 물을 부어 4시간 정도 달여서 약 15kg의 즙을 만든 다음, 즙을 짜낸 건더기에 다시 물을 붓고 3시간 동안 달여서 10kg의 즙을 만든다. 정제 절편한 하수오 100kg, 흑두즙 10kg에 버무려서 철제가 아닌 용기에 넣고 밀폐한 뒤 약재가 갈색이 될 때까지 찐다.
- 초오(草烏)의 법제법(法製法) : 먼저 생초오(生草烏)를 찬물에 침포(浸泡)해서 여러 날을 담가 씻어서 독성 물질을 우려낸 다음에 감초(甘草), 흑두(黑豆)를 끓인 물(甘草量 5%, 黑豆量 10%)에 초오(草烏)를 넣고 다시 끓인다. 초오(草烏)의 독성이 감초(甘草), 흑두(黑豆)와 끓이는 열에 의해 파괴되었을 때 초오(草烏)를 건져내 썰어서 건조한 후 약재로 쓴다.

(2) 발효법(醱酵法)

이는 일정한 온도 조건에서 발효균을 이용하여 약물을 발효시키는 방법으로 그 목적은 발효처리를 통해 원래의 성질을 변화시켜 새로운 치료 효과를 가지는 별도의 약품을 만들어 질병 치료의 수요에 부합시키려는 것이다. 예 신곡(神麴), 담두시(淡豆豉) 등

(3) 돈제법(燉製法)

약재를 중탕하여 장시간 고는 방법이다. 생지황을 숙지황으로 만들 때 활용 가능한 방법이고, 머루나 오디 등을 술과 함께 중탕해 고를 내어 잼처럼 만들어 복용할 수 있다. 주돈제(酒燉製), 초돈제(醋燉製) 등이 있다.

(4) 기타

약재를 포제용 용기에 넣고 불로 구워 즙액이 생기게 하여 이를 채취하는 방법인 건류법(乾餾法)으로 죽력(竹瀝)과 같은 약재를 만든다. 일부의 광물성 약재 특히 가용성 무기질을 함유하는 약재를 용해시켜서 여과하여 불순물을 제거한 뒤에 다시 결정으로 만들어 약물의 순도를 높이고 약성을 완화시켜 독성을 줄여주는 방법인 제정법(提淨法)으로 망초(芒硝)와 같은 약재를 가공하며, 오공(蜈蚣) 같은 곤충류 또는 기타의 약재를 전기건조기 등으로 충분히 건조시켜 분쇄하거나 저장하기에 편리하도록 원료를 약한 불로 간접 또는 직접 가열하여 충분히 건조시키는 방법인 홍배법(烘焙法), 기름에 튀겨내는 방법인 유작법(油炸法), 약물을 반죽하여 떡처럼 만드는 방법인 제병법(製餠法), 약재와 보료를 잘 버무려 만드는 방법인 반제법(拌製法)[30], 곡아(穀芽), 맥아(麥芽), 대두황권(大豆黃卷) 등에서와 같이 곡류, 맥류, 두류를 침습(浸濕)시키거나 물을 뿌려서 싹이 나게 하는 방법인 발아법(發芽法)과 제상법(製霜法) 등이 있다.

3. 제제(製劑)

제제(製劑)는 치료의 수요 또는 어떤 약물의 각기 다른 성질에 근거해서 만든 제형(劑型)을 말한다. 한약은 반드시 일정한 제형으로 만들어야만 치료 효과를 높일 수 있으며 복용, 저장, 운반, 휴대 등이 편리해진다. 전통적인 한약의 제형에는 탕(湯), 환(丸), 산(散), 고(膏), 단(丹), 주(酒) 등이 일반적이었으나, 근래에는 과학기술의 발달에 따라 새로운 유형의 제제(製劑)가 속속 등장하고 있다. 예컨대 충제(沖劑, 엑기스제), 농축환(濃縮丸, 분

30) ① 고체보료 반제법 : 수비(水飛)한 주사(朱砂) 가루에 복령이나 등심, 맥문동 등을 버무려 묻혀서 건조해 쓰는 방법이다.
② 액체보료 반제법 : 대부분 동물피(자라피, 돼지피 등)와 약재를 버무려 건조해서 쓰는 방법이다.
예 별혈반시호(鱉血拌柴胡), 저심혈반단삼(猪心血拌丹蔘) 등

말+농축액), 편제(片劑, 농축액을 편편하게 만든 것), 캡슐제, 주사제 등이 있다.

이러한 한약의 제제 유형은 약선에서도 그대로 적용된다. 특히 노인들이나 허약자들의 보신(補身)이나 만성고질병 환자의 치료를 위해서 장기간 약선을 복용해야 할 경우 유용하며, 제품을 만들어 상품화하는 데 있어서도 꼭 응용할 필요가 있는 방법이다.

1) 탕제(湯劑)

탕제(湯劑)는 전제(煎劑)라고도 부르는데 일종의 액체 제제(製劑)로서 원료에 물을 가하여 달인 뒤에 찌꺼기를 제거하고 약액만 취한 것이다. 이것은 가장 일반적으로 상용하는 제형(劑型)이다. 흡수하기 좋고 치료 효과가 비교적 빠르며 만들기가 간단한 장점이 있으나 맛이 쓰고 양이 많아서 휴대와 복용에 불편한 단점이 있다.

탕제(湯劑)를 달일 때 그릇은 질그릇이나 유리그릇 또는 세라믹이나 스텐 등으로 된 그릇을 사용하고 철(鐵)이나 구리(銅)로 된 그릇은 사용하지 않는다. 왜냐하면 탄닌, 유기산 등의 성분을 함유한 약재가 철이나 구리 등의 금속과 반응하게 되는 경우 품질과 치료 효과에 영향을 주기 때문이다.

탕제(湯劑)는 달이기 전에 미리 한약재를 30분 정도 물에 담가 불려서 유효성분의 전출(煎出)이 용이하게 하는 것이 좋다. 통상 약재는 두 차례로 나누어 달여서 취한 액을 합하고 이것을 다시 두 번으로 나누어 먹는다. 1차로 달일 때는 20~40분 정도 달이고 2차로 달일 때는 1차로 달인 물을 따라 내서 따로 보관하고 다시 물을 붓고 30분 정도 달인 다음 액을 취하고 약물 건더기는 버린다. 약물의 양은 약재의 양과 달이는 시간과 화력의 세기 등을 고려하여 정하는데 약을 달여 액을 취했을 때 일 회분의 용량이 120mL 정도 나올 정도로 붓는다.

해표약(解表藥)은 달이는 시간을 끓기 시작하면 10~20분 정도로 짧게 해야 하므로 달일 물을 좀 적게 부어야 하고 보약의 경우에는 달이는 시간을 10~20분 정도 더 오래 달여야 하므로 물을 더 넣어 준다.

- 선전(先煎) : 생석고(生石膏), 생모려(生牡蠣)와 같은 광물류(鑛物類), 패각류(貝殼類) 약재의 조직이 단단해서 마땅히 다른 약재보다 먼저 넣고 끓여야 한다. 20~30分 경과한 뒤 다시 기타 약물과 함께 끓이는데 충분히 끓여야 유효성분이 용출된다. 일부 생남성(生南星), 생초오(生草烏)와 같은 독성 약물은 먼저 달이거나 오래 끓여야 그 독성이 감

소된다.

- 후하(後下) : 방향성 약재인 박하(薄荷)나 사인(砂仁) 등은 휘발성분에 약효를 많이 함유하고 있어서 마땅히 나중에 투입해야 한다. 즉, 약물이 끓기 시작한 뒤 적당한 시간이 경과한 후 나중에 넣어야 하는 원료를 넣고 함께 10~30분 정도 더 끓여준다. 너무 오래 끓이면 유효성분이 모두 휘발되어 그만큼 약효도 줄어들기 때문에 주의해야 한다. 또한 대황(大黃)이나 번사엽(番瀉葉) 등도 너무 오래 끓이면 사하(瀉下) 작용이 오히려 감소하므로 주의해야 한다.
- 포전(包煎) : 달인 후에 약액이 혼탁하여 소화관에서 흡수의 장애가 생기거나 인후에 자극을 주지 않도록 하기 위해 다른 약재와는 별도로 베보자기 등에 싸서 약탕기에 넣고 달이는 방법이다. 차전자(車前子)처럼 점성이 강한 약물은 직접 물에 넣고 달이면 포제용기 바닥에 눌러붙어서 타기 쉽기 때문에 포전(包煎)해야 하고, 선복화(旋覆花), 신이(辛夷)처럼 일부 솜털이 있는 약물은 직접 물에 넣고 끓이면 약즙(藥汁)에 솜털이 떨어져서 쉽게 제거되지 않아서 약을 먹을 때 인후를 자극할 수 있으므로 마땅히 따로 싸서 달여야 한다.
- 별전(別煎) : 인삼(人蔘)이나 서각편(犀角片) 등과 같이 귀중한 약물은 그 유효성분을 남김없이 추출되면서 동시에 다른 약물들과 같이 달일 때 다른 약에 흡수되는 것을 방지하기 위해 별도로 달인다. 달인 약즙은 따로 두고 남은 건더기를 다른 약물들과 함께 넣고 달여 먼저 따로 달인 약즙과 나중에 달인 약즙을 합해서 함께 먹는다. 그래야 약효가 충분히 발휘되고 낭비되는 것이 없다.
- 충복(冲服) : 호박(琥珀), 주사(朱砂), 삼칠(三七) 등과 같이 귀중하거나 혹은 복용량이 비교적 적어서 탕에 넣을 수 없는 약물은 곱게 갈아서 탕제(湯劑)나 따뜻한 물에 넣어 가루약처럼(冲服) 복용한다.

이외에 아교, 이당과 같은 교질류(膠質類), 무기질류(無機鹽類) 약물은 물로 달이면 쉽게 풀처럼 걸쭉해지고 거르기가 어려워지며 다른 약물에도 영향을 미치게 된다. 따라서 직접 약액에 풀어서 복용하거나 물에 녹여서 내복한다.

2) 환제(丸劑)

환제(丸劑)는 약재료를 분말로 만들어 꿀이나 풀 같은 점착제를 넣고 반죽하여 각종의 과립상(顆粒狀) 제형으로 만든 것을 말하는데 주로 밀환(蜜丸)과 호환(糊丸), 수환(水丸)의 세 가지가 상용된다. 환제의 특징은 복용과 휴대가 간편한 대신 흡수 효과가 느려서 약효가 오래 지속되며, 복용량이 적어서 통상 만성질병에 응용된다. 또한 약재 원료가 적게 들어가 오래 복용할 수 있다.

- 밀환(蜜丸) : 밀환은 꿀로 약재를 반죽해서 환으로 만든 것으로, 환을 만들 때 꿀의 용량은 당류나 유지가 풍성한 약물의 경우는 적게 넣고 질이 푸석하고 섬유질이 많은 약물은 꿀 용량을 조금 많이 넣어야 한다.
- 호환(糊丸) : 밀가루 풀로 약재를 반죽한 것으로 가장 흔한 방식이다.
- 수환(水丸) : "수범환(水泛丸)"이라고도 한다. 원료 자체가 점성이 많아서 그 자체로써 환을 만들거나 원료를 곱게 갈아서 냉수나 황주(黃酒), 초(醋), 원료의 생즙 또는 전탕액을 넣어 인공적으로 혹은 기계로 작은 구형 과립(顆粒)을 만드는 방법이다.
- 농축환(濃縮丸) : 처방 중의 용량이 비교적 크거나 섬유질이 많아서 가늘게 갈기 어려운 원료는 별도로 달이거나 해서 즙액(汁液)을 만든 다음 농축해서 걸쭉하게 만든 뒤에 그 나머지의 원료로 만든 가는 분말에 흡수시켜 고루 섞은 다음 환(丸)을 만든다. 또는 먼저 원료를 가늘게 갈아서 나머지 거친 원료를 달여서 만든 즙액을 붓고 농축해서 걸쭉하게 만든 다음 혼합해서 환을 만든다. 농축환제(濃縮丸劑)는 성분 함량이 비교적 높아서 복용량이 적은 장점이 있다. 단, 저장 보관에 습기가 침범하여 곰팡이가 피지 않도록 주의해야 한다.

3) 산제(散劑)

산제(散劑)는 원료를 갈아서 미세한 분말로 만든 것으로 저장과 휴대에 편하고 내복 또는 외용(外用)에도 편리한 특징이 있다. 내복하면 환제에 비해 소화 흡수하기가 쉽다. 일부 가열이 금지되어 있거나 물에 용해되지 않는 원료들은 모두 산제(散劑)를 만들어 내복한다.

행인(杏仁)이나 산조인(酸棗仁)처럼 유지(油脂)를 많이 함유하거나, 숙지황(熟地黃)이나 구기자(枸杞子)처럼 질이 부드럽고 점성이 많거나, 우황(牛黃)이나 사향(麝香)처럼 처방에서 소량 사용하는 약물은 별도로 처리한다.

4) 고제(膏劑)

고제(膏劑)는 상온에서 고체, 반고체 또는 반유동체(半流動體)의 제품을 말하는데 일반적으로 사용하는 용도와 제조 방법이 각기 달라서 이것을 다시 내복고(內服膏)와 외용고(外用膏)의 두 부류로 나뉜다.

(1) 내복고(內服膏)

고자(膏滋)라고도 부른다. 처방 규정에 따라 약물에 물을 붓고 달이되 별도의 규정이 없는 한 일반적으로 2~3차례 달이는데 끓기 시작할 때부터 2~3시간 동안 달인 액이 담박해질 정도까지 달인다. 매 차례 달일 때마다 여과한 것을 합쳐서 약한 불로 농축(濃縮)하고 액체 성분을 증발시켜 반유동의 걸쭉한(稠膏狀) 청고(淸膏)를 만든다. 이것을 종이에 떨어뜨렸을 때 액체 자국을 남기지 않고 흘러갈 정도로 농축하는데 지나치게 걸쭉하면 타서 변질되기 쉽고 너무 묽으면 장기간 보존이 어렵다. 원료 약물에 일정한 비율로 벌꿀이나 흑설탕을 넣고 고르게 저으면서 다시 아주 약한 불로 가열하여 고(膏)를 만든다. 통상 첨가하는 꿀과 흑설탕의 용량은 대략 원료와 같은 양으로 한다. 이렇게 해서 만든 고(膏)를 살균 소독한 옹기 항아리나 입구가 넓은 유리병에 밀봉해 놓고서 필요할 때마다 필요한 양만큼 덜어내어 쓴다. 내복하는 고제(膏劑)의 특징은 장기간 복용할 수 있으며 비교적 저장하기가 쉬워서 만성병에 적용하는 경우가 많다.

(2) 외부고(外敷膏)

일종의 연고제로 체표 부위에 부착시키는 고(膏)에는 고약(膏藥)과 약고(藥膏)의 두 가지로 나뉜다.

① 고약(膏藥)

약재를 잘게 썰거나 분쇄해서 참기름 같은 식물성 기름 속에 3~5일 정도 담갔다가 가열하여 약재료가 탈 때쯤 약재 건더기를 제거하고 계속 저으면서 센 불로 가열해서 연무(煙霧)가 백색에서 청색으로 변하고 기름방울을 물에 떨어뜨려도 응집되어 분산되지 않으면(約 250~300℃), 화력을 줄이고 다시 황단(黃丹)이나 연분(鉛粉)을 첨가하여 쉬지 않고 휘젓는다. 황단(黃丹)이 전부 융합(融合)하여 고가 될 때까지 지속한다. 불을 끄고 물을 뿌리면서 저은 뒤에 다시 이것을 찬 물 속에 부어 침포(浸泡)시켜 자극성 물질을 녹여 제거하고 나서 화독(火毒)을 제거한 뒤에 보관하여 필요할 때 사용한다.

② 약고(藥膏)

이는 식물유(植物油), 봉납(蜂蠟) 또는 바셀린 등을 기질(基質)로 하여 만든 후 피부에 바르는(外敷) 고제(膏劑)이다. 그 제법은 일반적으로 먼저 식물유를 가열하고 다시 밀랍을 첨가하여 녹인 다음 뜨거울 때 처방 규정에 따라 미리 잘 갈아 놓은 약분(藥粉)을 넣고 고르게 저어 냉각시켜 만든다. 곱게 간 약가루와 적당한 기질을 직접 혼합하여 만든 것을 보통 "연고(軟膏)"라고 부른다.

5) 주제(酒劑)

주제(酒製)는 술을 용매(溶媒)로 하여 원료의 유효성분을 뽑아 농축해서 만든 제제(製劑)인데 통상 "약주(藥酒)"라고 칭한다. 제법(製法)은 냉침(冷浸)과 열침(熱浸)의 두 가지가 있다. 약주(藥酒)는 혈맥(血脈)을 선통(宣通)해서 풍습비통(風濕痺痛) 등에 많이 사용하는 방법이다. 약주(藥酒)는 장기간 보존할 수 있다. 아울러 복용하기 쉬워서 만성고질병으로 완만하게 오래 치료해야 할 질환에 많이 활용하는 제형이다. 단, 음주를 습관적으로 못하는 환자나 주류(酒類)를 꺼리는 질병에는 적합하지 않다.

(1) 냉침법(冷浸法)

약물을 잘게 자르거나 좀 거칠게 갈아서 고량주(白酒)이나 황주(黃酒)를 넣고 밀봉하여 침포한다. 매일 한 차례씩 흔들어 섞어주면서 한 달 쯤 지난 뒤 상층의 맑은 액을 걸러 먹는다.

(2) 열침법(熱浸法)

약물을 잘게 자르거나 좀 거칠게 갈아서 정해진 양의 술에 담가 격수(隔水)로 또는 증기로 가열하여 끓인 다음 함께 꺼내 병이나 항아리 속에 넣고 밀봉한다. 담근 지 15~20일이 지난 뒤에 상층의 맑은 액을 걸러 먹는다.

6) 충제(冲劑, EX 散劑)

원료의 유효성분을 추출하여 농축액을 만들고 거기에 포도당(葡萄糖), 유당(乳糖) 등의 부형제(賦型劑)를 넣어서 만든 고운 과립 제품을 말한다. 충제는 약의 질이 순정(純淨)하고 물에 타서 내복하므로 복용이 간편한 우점이 있다.

7) 당장제(糖漿劑)

이것은 원료를 달여 건더기를 제거한 다음 즙액을 농축시키고, 별도로 청수(淸水)에 자당(蔗糖)을 녹이면서 끓여 뜨거울 때 사포탈지면(紗布脫脂棉)으로 여과시켜 당(糖)이 60~66%인 단당장(單糖漿)을 만든 다음, 단당장(單糖漿)과 약료농축액(藥料濃縮液)을 1:1로 배합하여 만든다. 당장제(糖漿劑)는 먹기에 편하여 어린이나 만성 질환자에게 많이 사용한다.

8) 편제(片劑)

편제(片劑)는 원료를 갈아서 세분(細粉)하여 적당한 양의 밀풀이나 쌀풀을 넣고 잘 반죽해서 덩어리를 만든 다음 이것을 납작하게 잘라서 음건(陰乾) 또는 홍건(烘乾)하여 만든 것이다. 다른 방법은 일부의 원료를 달여서 건더기를 버리고 즙액을 농축시킨 다음 거기에 미리 만들어 둔 일부 원료의 고운 분말을 혼합하여 만든 덩어리를 편제(片劑)로 만든다.

식료본초학

각론

제1장

양식류(糧食類)

1. 곡물류(穀物類)

곡류(穀類, cereals)는 대개 벼과(禾本科, gramineae)에 속하는 식물(植物)의 종인(種仁)으로 식용 또는 사료로 사용하기 위해서 재배되는 식품소재이다. 미곡류(米穀類), 맥류(麥類), 잡곡류(雜穀類)로 분류한다. 미곡류에는 갱미(粳米), 나미(糯米) 등이 있고, 맥류(麥類)에는 소맥(小麥), 대맥(大麥) 등이, 잡곡류에는 속미(粟米), 고량(高粱), 옥촉서(玉蜀黍), 의이인(薏苡仁), 교맥(蕎麥) 등이 있다. 메밀은 여뀌과(Polygonaceae)에 속하지만 그 성상과 용도가 곡류와 비슷하기 때문에 잡곡에 포함시키고 있다.

곡류는 환경에 대한 적응성이 강하고 다른 식품 재료에 비해 단위면적당 생산량이 많아서 열대지방에서부터 한대지방에 이르기까지 널리 재배되고 있다. 아열대가 원산지인 벼는 고온 다습한 지방에서, 맥류는 온대의 서늘한 지역에서 더 잘 자라며, 잡곡류는 어느 지역에서나 재배된다. 모든 곡류 중 벼는 유일하게 물이 있는 논에서 재배되고 맥류는 겨울철의 추운 기후를 겪는 것이 특색이며, 모두 재배기간이 일 년 이내이다. 주요성분은 전분질이고 맛이 담백하며 주식(主食)으로 많이 이용된다. 유럽이나 중국 등지에서는 밀을, 동남아시아 및 극동지방에서는 쌀을, 라틴아메리카에서는 옥수수를 주로 가공하여 먹는다.

이들 곡류(穀類)는 속미(粟米), 대맥(大麥), 교맥(蕎麥) 등은 성질이 서늘하고, 나미(糯米)와 같이 성질이 따뜻한 것이 일부 있기는 하나 대개 그 성미(性味)가 감평(甘平)하여 한열(寒熱)에 치우치는 폐단이 거의 없으며 건비익위(健脾益胃)하여 보중익기(補中益氣)하는 효능을 가지고 있다. 따라서 비위(脾胃)의 병변이 있는 경우 대개 곡류 식품으로 조양(調養)한다. 곡류는 형태에 따라 알갱이 그대로 죽(粥)이나 밥(飯)을 만들어 이용하는 방법, 가루를 만들어 빵이나 면류, 과자류를 만들어 먹는 방법, 곡류 중의 전분을 추출하여 각종 용도로 사용하는 방법 등이 있으며 곡류 알갱이를 그대로 튀기거나 전분질을 당화(糖

化), 발효시켜 감미제나 술, 식초(醋), 장(醬), 엿(飴糖) 등으로 가공하여 사용된다.

1) 멥쌀(粳米 갱미) [名醫別錄]

[이명] 대미(大米), 백미(白米), 갱속미(粳粟米), 도미(稻米), 갱미(秔米)
[기원] 벼과 식물 벼(메벼) *Oryza sativa* L.의 껍질을 제거한 종자
[성미] 감(甘), 평(平), 무독(無毒)
[귀경] 비(脾)·위(胃)·폐경(肺經)
[효능] 보기건비(補氣健脾), 제번갈(除煩渴), 지사(止瀉)
[주치] 비위기허(脾胃氣虛), 식소납매(食少納呆), 권태핍력(倦怠乏力), 설사 등

[용법용량]

50~200g을 먹는다. 대개 밥이나 죽으로 만들어 이용하며 그 외에 떡이나 술, 엿, 한과 및 장류의 가공에 사용한다.

[주의사항]

- ≪식료본초(食療本草)≫ : "새로 익은 것은 기를 움직이게 하며, 늘 마른밥을 먹으면 속에 열이 생기게 하여 입술과 입이 건조해진다. 창이자(蒼耳子)와 같이 먹으면 안 되니 갑자기 심통을 일으키고, 말고기와 같이 먹으면 안 되니 고질(痼疾)을 발생시키기 때문이다."[31)]

[해 설]

- 밀, 옥수수와 함께 3대 곡물 중의 하나이며 종인(種仁)을 주식으로 사용한다. 왕겨를 벗겨낸 것을 현미(玄米, brown rice), 현미를 도정하여 쌀겨를 제거한 것을 정백미(精白米)라 하는데 정백미의 경우 섬유질이 많은 겨층을 제거해서 소화가 좋고 기호성은 높지만 현미에 비해서는 단백질, 지방 및 일부 비타민류와 같은 영양성분이 대량 손실되고 전분 함량의 비율이 높아진다. 쌀의 주요성분은 전분으로 70~80%를 차지한다. 단백질은 6~8%이며 그중 60~80%가 오리제닌(oryzenin)이고, 쌀에 함유된 아미노산은 라이신(lysine), 트립토판(tryptophan), 메치오닌(methionine) 함량은 적으나 단백가가 78 정도로 곡류단백질 중에서는 우수한 편이다. 지방은 대개 도정으로 제거되는 배아에 많

31) ≪食療本草≫ : "新熟者動氣, 常食乾飯, 令人熱中, 脣口乾; 不可和蒼耳食之, 令人卒心痛; 不可與馬肉同食之, 發痼疾."

이 들어있다. 쌀겨에 있는 지방 성분을 추출하여 기름(米糠油 미강유)을 만들기도 한다.

- ≪식감본초(食鑒本草)≫ : "비장을 보하고 오장을 이롭게 하며, 기력(氣力)을 씩씩하게 하고 설사를 그치게 한다."[32] 멥쌀은 폐장과 비장을 함께 보하고 장위(腸胃)를 이롭게 하며 번갈, 설사를 그치게 한다. 허약체질, 식욕감퇴, 소화불량이나 살이 마를 때 활용하면 좋다.
- ≪동의보감(東醫寶鑑)≫ : "갱(粳)이란 단단하다(硬)는 뜻으로, 찹쌀보다 단단하다는 의미이다. 수태음경(手太陰經)과 수소음경(手少陰經)으로 들어간다. 기(氣)와 정(精)은 모두 쌀이 변해서 화생(化生)되므로 모두 글자에 쌀(米)이 들어간 것이다. ≪入門≫"
- 쌀겨는 섬유질을 많이 함유하고 있어서 분말로 만들어 적당히 복용하면 담결석을 방지하고 콜레스테롤 흡수를 저지하는 작용을 한다. 결장, 대장, 간의 대사를 도우며 담즙의 성질, 약물의 독성, 지방과 혈액의 대사산물 등에 영향을 줌으로써 건강증진에 도움이 된다.

[보충설명]

표 1-1

명 칭	기 원	성 미	귀 경	효 능	주 치
진창미(陳倉米)	묵힌 쌀	甘淡平	脾, 胃, 大腸	조장위(調腸胃), 이소변(利小便), 제번갈(除煩渴)	비위허약(脾胃虛弱), 식소(食少), 토사(吐瀉), 금구리(噤口痢), 번갈(煩渴)
누룽지(鍋焦)	밥을 지을 때 바닥에 눌은 밥	微苦甘香平	·	보기(補氣), 운비(運脾), 소식(消食)	설사(泄瀉)
쌀뜨물(粳米泔)	두 번째 뜨물	甘凉	·	청열양혈(淸熱凉血), 이소변(利小便)	열병번갈(熱病煩渴), 토혈, 코피, 풍열(風熱)로 인한 안구충혈 등
쌀겨(米皮糠)	·	甘平	胃, 大腸	개위(開胃), 하기(下氣), 소적(消積)	열격(噎膈), 반위(反胃), 각기(脚氣)

[응용 예]

① 큰 병을 앓고 난 후 밥맛이 없을 때

- 멥쌀과 물로 되직하게 죽을 쑤어 먹는다. 죽의 맨 윗부분에 껍질같이 엉기는 부분이 특히 좋다.

32) ≪食鑒本草≫ : "補脾, 益五臟, 壯氣力, 止泄痢."

- 당삼(黨蔘) 30g을 달인 약즙에 쌀 100g을 넣고 죽을 끓여서 1~2차례 따뜻하게 데워서 먹는다. ≪中國藥膳學≫

② 비허설사(脾虛泄瀉), 소화불량, 묽은 변, 식욕부진에

- 쌀 100g을 볶아서 물을 붓고 죽을 끓여 먹는다. ≪죽보(粥譜)≫

③ 토사곽란(吐瀉霍亂)으로 번갈(煩渴)이 있고 곧 죽을 것 같을 때

- 죽력 1홉(약 20mL)을 쌀 1합(약 20g)과 같이 황색이 날 때까지 볶은 후에 물을 붓고 갈아서 찌꺼기는 버리고 즙만 걸러서 먹는다. 또는 잘 달여서 먹는다. ≪성제총록(聖濟總錄)≫

④ 보허정기죽(補虛精氣粥)

- 인삼 5g(또는 만삼 15g), 황기 30g을 잘게 썰어서 물을 붓고 60여 분 정도 끓인 후 나온 농축액을 멥쌀(60g)과 죽을 쒀서 빈속에 먹는다.

⑤ 어린아이들이 비위가 허약해서 밥을 잘 안 먹을 때

- 멥쌀(묵은쌀) 30g을 거무스름하게 볶아서 물로 달여 하루에 2번씩 연속해서 1주일 정도 음용한다.

⑥ 가슴이 두근거리고 불안하면서 잠이 안 오고 꿈이 많을 때

- 산조인 30g, 멥쌀 50g. 산조인(酸棗仁)을 잘 달여 낸 약액으로 죽을 쑨다.
산조인은 수면을 촉진하고 마음을 편안하게 한다.

⑦ 잠을 못잘 때

- 백합 15g, 멥쌀 50g, 찹쌀 50g으로 죽을 쑤어 먹는다.
- 응용 예 6번의 산조인 죽에 백합(百合)을 가미하면 효과가 더욱 좋다.

⑧ 조루증에

- 토사자(60g)를 씻어서 찐 다음 1~2시간 끓인 후 나온 점액성이 높은 토사자 약즙에 멥쌀(50~100g)을 넣고 죽을 쑤어 먹으면 조루증, 정력 부족, 설사에 도움을 준다.

⑨ 신허(腎虛)로 인한 새벽 설사에

- 쌀겨 50g을 노릇하게 볶아 가루로 만들어 하루에 2~3차례 매번 밥 먹기 전에 한 숟가락씩 먹는다.

⑩ 평소 땀을 많이 흘리는 자한(自汗)이 있을 때

- 미꾸라지(내장 제거)를 적당히 넣고, 멥쌀로 죽을 쒀서 하루에 한 차례씩 먹인다.

⑪ 평소 땀을 많이 흘리거나 어린아이들이 피부가 벌겋고 버짐이나 창이 생길 때

- 외용 : 멥쌀 생것을 분말해서 피부에 직접 바른다.

⑫ 종기에

- 외용 : 생쌀가루를 거무스름하게 볶아서 꿀에 개어 바르면 효과가 있다.

⑬ 대추죽

- 대추(10~15개), 멥쌀 60g으로 죽을 쑤어서 병후에 몸이 허약할 때, 영양 불량, 비위허약, 빈혈증이 있고 혈소판감소증, 과민성 자전(紫癜) 등의 증상이 있을 때 아침, 점심, 저녁에 복용하면 좋다. 단, 습담(濕痰)이 성하고 비만한 환자는 삼가야 한다.

⑭ 참깨죽

- 검은깨 30g, 멥쌀 60g을 볶아 가루 내어 죽을 쒀서 하루 세 번 복용한다. 오장(五臟)을 보익하고 노화를 억제하며, 신체 허약증이나 머리가 빨리 세거나, 변비가 있거나, 눈이 어질어질한 빈혈증 등에 효과가 있다. 단, 대변이 묽고 설사하는 사람은 조심해야 한다.

⑮ 국화죽

- 멥쌀 30~60g으로 죽을 끓여 완성되면 국화를 3~5g 정도 같이 넣고 한소끔 끓여낸다. 국화는 청열양혈(淸熱凉血)하여 풍열(風熱)을 몰아내고 간화(肝火)를 식혀주며 혈압을 내려주는 효능이 있어서 고혈압환자, 중풍환자, 열성 태음인(얼굴이 검붉고 혈압이 있을 때)에게 좋은 약선 재료가 된다. 풍열로 인한 두통, 간염, 안구충혈, 현훈(眩暈), 이명(耳鳴), 두통 등에 예방, 치료하며, 장복하면 몸을 가볍게 하고 눈과 귀가 밝아지며 정신이 맑아진다. 가을철 국화꽃을 상강(霜降) 전에 채취하여 잘 말려서 통풍이 잘되는 곳에 보관했다 필요할 때 쓴다.

⑯ 연잎 복령죽(荷葉茯苓粥)

- 신선한 연잎 1장(말린 것도 무방), 백복령 50g, 멥쌀 100g. 연잎을 달인 물에 백복령과 멥쌀을 넣고 죽을 끓인다.
  연잎은 더위로 인한 열사(熱邪)를 식혀주고 청양(淸陽)을 위로 올려주는 작용을 하며, 백복령은 건비이습(健脾利濕)시키고, 정신을 안정시켜 심장을 편안하게 해주고 설사를 그치게 하므로 백복령과 하엽(荷葉)을 배합하면 여름에 더위를 먹어서 오는 증상에 좋다. 또, 머리가 아프고 가슴이 답답하고 소변이 붉을 때 활용한다. 고혈압, 관상동맥 질환, 심장질환, 비만증, 신경쇠약 환자에게도 좋다.

⑰ 하수오죽

- 굵은 하수오 20~30g을 분말해서 멥쌀 30~60g, 대추 5개를 끓여 죽을 쑨다.

세포의 재생, 발육을 촉진하며 보신(補腎)하는 효과가 뚜렷하다. 다만 비허(脾虛)로 설사하는 사람은 조심해야 한다.

하수오는 성질이 따뜻하면서 단맛, 쓴맛, 떫은맛을 겸하여 간신을 보익하고 정혈을 더해주는 작용한다. 하수오죽은 혈기를 보익하고, 머리카락, 수염을 검게 해주며 안색을 좋게 해주고 오래 복용하면 근골이 튼튼해지고 정과 골수가 튼튼해지며 노화 억제가 되는 건강 약선이다. 피가 부족하거나, 머리카락이 빨리 희면서 근골이 튼튼하지 못하거나 콜레스테롤 수치가 높은 고지혈증이나 동맥 경화증을 예방, 치료하는 약선으로 활용 가능하다.

⑱ 죽순죽

- 불면, 번열(煩熱) 증이 있을 때 멥쌀 30~50g 정도에 죽순 10~30g 정도를 잘게 썰어 넣고 죽을 쑤어먹으면 좋다. 그러나 죽순은 성질이 차므로 속이 냉한 사람에게는 적합하지 않다.
- 죽순은 섬유질과 여러 가지 풍부한 영양소를 가지고 있는데, 정신 신경을 안정시키고 체내에 있는 담을 제거해주는 작용이 뛰어나다. 죽순죽은 오랜 설사, 탈항, 부종, 각기, 해수천식, 번열(煩熱), 고혈압, 동맥경화 등에 활용하면 좋다.

⑲ 무죽

- 신선한 무 100~250g(잘게 썬다)과 멥쌀 50~100g을 함께 죽을 쑤어 매일 두세 차례 복용하면 기침, 가래가 있거나, 가슴이 답답하고 호흡이 급하며 소갈 당뇨가 있을 때 응용하면 순기화담(順氣化痰), 지해(止咳)시키고 식욕을 증진시키며, 혈압을 내려주고 콜레스테롤 수치를 내려주는 등의 작용을 한다.

⑳ 냉이죽

- 신선한 냉이 250g(마른 것은 90g)을 썰어서 멥쌀 60~90g과 함께 죽을 쑤어 아침, 저녁으로 먹는다.

  냉이죽은 향기가 좋아 비위를 튼튼하게 하고 허손(虛損)된 것을 보익하며, 간을 좋게 해서 눈을 밝게 하고, 출혈증을 그치게 하고 이뇨시켜서 부종을 내리는 등 좋은 약리 작용을 하는 약선이다.

㉑ 연자죽(연실죽, 연밥죽)

- 멥쌀 50g, 연자육 30g. 연밥 속에 들어있는 푸른색의 싹을 제거한 연자(蓮子)를 끓여서 익힌 다음 멥쌀을 넣고 죽을 쑨다. 이때 연자를 가루 내어 사용하면 소화 흡수에 더욱

좋다. 매일 아침저녁 한 차례씩 먹되 일주일을 치료 기간으로 정하고 복용하면 비위를 튼튼하게 하고 폐를 좋게 하므로 폐렴, 장염, 위염의 회복기 약선으로 활용하면 좋다.

[참고문헌]

1. ≪명의별록(名醫別錄)≫ : "主益氣, 止煩, 止瀉."
2. ≪금감본초(金鑑本草)≫ : "補脾, 益五臟, 壯氣力, 止泄痢."
3. ≪식료본초(食療本草)≫ : "新熟者動氣, 常食乾飯, 令人熱中, 脣口乾; 不可和蒼耳食之, 令人卒心痛; 不可興馬肉同食之, 發痼疾."

2) 찹쌀(糯米 나미) [千金方]

[이명] 원미(元米), 강미(江米), 도미(稻米)
[기원] 벼과 식물인 찰벼(糯稻) *Oryza sativae* L.의 껍질을 제거한 종인(種仁)
[성미] 감(甘), 온(溫), 무독(無毒)
[귀경] 비(脾)·위(胃)·폐경(肺經)
[효능] 보중익기(補中益氣), 건비지사(健脾止瀉), 난위(暖胃), 지허한(止虛汗)
[주치] 허한설사(虛寒泄瀉), 체약(體弱), 식소(食少), 기허자한(氣虛自汗) 등

[용법용량]

30~60g을 달여서 복용하거나 환제나 산제로 이용한다. 쌀과 마찬가지로 밥이나 죽 등의 주식으로 이용되나 상식(常食)으로 늘 먹지는 않는다. 대개 떡이나, 엿, 술, 한과의 원료로 사용된다.

[주의사항]

소화력이 약한 사람들과 습열담화(濕熱痰火), 식체, 발열, 해수담황(咳嗽痰黃), 황달, 복창(腹脹) 등의 증세가 있는 사람은 복용을 피하는 것이 좋다. 특히 찹쌀떡은 점성이 더 강해져서 소화하기가 더욱 어려우므로 영유아와 노인들 그리고 병후 소화력이 약한 사람들은 되도록 먹지 않는 것이 좋다.

[해 설]

- 찹쌀과 멥쌀은 식물학상 같은 종류이나 전분의 아밀로오스와 아밀로펙틴의 구성 비율에 따라 멥쌀과 찹쌀로 나뉜다. 찹쌀은 대부분 아밀로펙틴으로만 형성되어 있어 멥쌀에 비

해 찰기가 강하고, 당분과 덱스트린이 멥쌀에 비해 많아 멥쌀보다 단맛이 강하다. 또한 수분함량이 멥쌀보다 낮아 건조한 상태에서 유백색을 띤다.

- ≪본초강목(本草綱目)≫ : "비위(脾胃)를 따뜻하게 하여 허한설리(虛汗泄痢)를 그치게 하고, 소변을 줄이고, 자한(自汗)을 막는다."

  ≪본초경소(本草經疏)≫ : "비위(脾胃)를 보(補)하고 폐기(肺氣)를 보익하는 곡물이다. 비위가 보해지면 속이 저절로 따뜻해지고 대변이 견실해지며, 따뜻한 것은 기(氣)를 보양하는데, 기가 충만해지면 몸이 뜨거워지니 대체로 비폐(脾肺)가 허한(虛寒)한 사람에게 알맞다."
- 찹쌀죽은 비위허한(脾胃虛寒)으로 인한 소화불량, 설사, 기허자한(氣虛自寒), 도한(盜汗), 야간 소변빈삭 등에 활용할 수 있다. 찹쌀대추죽, 찹쌀보리죽 등은 위한(胃寒)으로 인한 위·십이지장궤양을 치료할 수 있고, 찹쌀연자대추죽은 위허(胃虛)로 인한 설사를 다스린다.
- 일반적으로 찹쌀은 찰지기 때문에 소화가 잘 안 되는 음식으로 알고 있으나 소음인의 경우에는 오히려 멥쌀보다 소화가 더 잘된다. 따라서 소음인의 경우에는 만성적인 위염이나 위궤양 등에도 활용할 수 있다.

[보충설명]

- 나도근(糯稻根) : 찰벼의 수염뿌리를 말한다. 성미가 감평(甘平)하고 폐(肺)·신경(腎經)으로 들어가 양음제열(養陰除熱), 지한(止汗)하는 효능이 있어서 음허발열(陰虛發熱), 자한(自汗), 도한(盜汗), 구갈인건(口渴咽乾) 등을 다스린다. 나도근을 달여서 차처럼 마시면 수렴지갈(收斂止渴)한다.

[응용 예]

① 자한증(체표 부위가 허해서 땀이 줄줄 흘러내리는 증상)에

- 찹쌀과 밀기울을 동량으로 누렇게 볶아 곱게 분말해서 매회 10g 정도씩 하루에 세 차례 복용하면 좋다. ≪고금의통(古今醫統)≫

② 비허구사(脾虛久瀉)와 식욕부진에

- 찹쌀 1.8L(1되)를 물에 하룻밤 담가놓았다가 물기를 제거하고 천천히 불에 볶아 말린 것과 산약, 가시연밥, 연자육 각 120g, 후춧가루 4g을 섞어서 분말해서 매일 새벽에 반 잔씩 설탕을 두 수저 넣어 끓여서 먹는다. ≪홍로점설(紅爐点雪)≫

③ 허로부족(虛勞不足)에

• 찹쌀을 돼지위(胃)에 넣고 쪄서 말린 후 갈아서 환제로 만들어 매일 먹는다. ≪본초강목(本草綱目)≫

④ 음허도한(陰虛盜汗)에

• 나도근(糯稻根)과 오조(烏棗, 검은 대추) 각 60g을 달여 마신다. ≪복건약물지(福建藥物志)≫

⑤ 만성장염에

• 대추 15개를 1시간 물에 불려서 찹쌀 60g을 넣고 죽을 쑤어 아침, 저녁으로 먹는다. 소음인에게 적합하다.

⑥ 새벽설사에

• 양고기 250g, 마(산약) 500g을 잘게 썰어 찹쌀 250g과 죽을 쑤어 아침, 저녁으로 먹는다. 소음인 체질이나 한성 태음인에 적합하다.

⑦ 윗배(명치 밑)가 급히 아픈데 따뜻하게 해 주거나 눌러 주면 좋을 때

• 연밥(蓮子肉) 50g, 찹쌀 50g, 흑설탕(황설탕). 연밥을 물속에 불려 30분 끓인 뒤 찹쌀을 넣고 죽을 쑤어먹는다.

⑧ 병후 몸이 허약해진 경우에

• 찹쌀 250g, 만삼 10g(또는 인삼 1뿌리), 대추 20g을 죽을 쑤어먹는다.

⑨ 습관적으로 유산이 될 때

• 검은콩 50g, 토사자 30g(베주머니에 넣어서), 찹쌀 100g을 죽을 쑤어 하루 한두 차례 나누어서 복용하면 좋다.
• 연자육 60g, 토란 45g, 찹쌀 100g을 약한 불로 오래 끓여 죽으로 쑤어먹는다.

⑩ 노인들이 소변을 자주 보는 경우(소변빈삭증)에

• 돼지콩팥 1~2개, 찹쌀 10g, 돼지 콩팥을 잘게 납작납작하게(슬라이스) 썰어서 죽을 쑤거나 돼지간, 검은콩, 찹쌀로 죽을 쑤어 먹어도 좋다.

⑪ 부종에

• 잉어(내장제거) 1마리, 찹쌀 50g, 파뿌리, 메주콩. 잉어에 물을 붓고 푹 끓인 후 잉어는 제거하고 찹쌀과 파뿌리로 죽을 쑤어 아침에 복용한다.

⑫ 큰 병을 앓고 난 후 기운을 보충하고자 할 때

• 찹쌀 250g, 동동주 500mL, 계란 2개를 같은 그릇에 넣어 중탕형식으로 끓여서 하루에 두세 차례 먹는다.

⑬ 하복부 냉통 있을 때

- 찹쌀 200g, 팔각회양가루 50g을 볶아 뜨거울 때 주머니에 넣어 아랫배(환부)에 대면 매우 좋다.

[참고문헌]

1. ≪본초강목(本草綱目)≫ : "暖脾胃, 止虛汗泄痢, 縮小便, 收自汗."
2. ≪본초경소(本草經疏)≫ : "補脾胃, 益肺氣之穀, 脾胃得補, 則中自溫, 大便亦堅實. 溫能養氣, 氣充則身自多熱, 大抵脾肺虛寒者宜之."

3) 좁쌀(粟米 속미) [名醫別錄]

[이명] 소미(小米), 속곡(粟穀), 황속(黃粟), 자미(粢米), 백량속(白粱粟), 과자(稞子)

[기원] 벼과 식물인 조 *Setaria italica* L. Beauv의 종자

[성미] 감(甘), 함(鹹), 량(凉), 무독(無毒)

[귀경] 비(脾)·위(胃)·신경(腎經)

[효능] 건비화위(健脾和胃), 자음익신(滋陰益腎), 제열(除熱), 해독(解毒)

[주치] 비위허열(脾胃虛熱), 반위구토(反胃嘔吐), 복만식소(腹滿食少), 구건(口乾), 소갈(消渴), 사리(瀉痢), 요슬산연(腰膝痠軟), 소변불리, 산후조리 등

[용법용량]

10~30g을 달여서 복용하거나 죽을 끓여서 먹는다. 도정하여 밥의 혼식으로 이용하거나 죽으로 이용되며, 분말을 내어 식용하거나 엿, 떡, 소주 원료로 사용된다.

[주의사항]

좁쌀은 행인(杏仁)과 함께 먹으면 구토, 설사가 난다.

[해 설]

- 조는 열대 원산으로 고온다습한 곳을 좋아하고 내건성(耐乾性)이 강해 온난건조하고 척박한 토양에서도 잘 자란다. 아밀로오스와 아밀로펙틴의 비율에 따라서 차조와 메조로 구분된다. 수용성비타민의 공급원으로서 비타민 B_1, B_2가 많아 다른 곡류보다 우수하며 저장성이 좋다. 일부 인도에서 주로 생산되는 finger millet 종이나 우리나라 등에서 주로 생산되는 foxtail millet 종은 칼슘 함량이 높아 우유가 적게 생산되는 지역의 임산부에게

권장되기도 한다.

- 조밥을 늘 먹으면 신기(腎氣) 혹은 비위(脾胃) 허약으로 인한 요슬산연(腰膝酸軟)이나 소화불량을 치료할 수 있다. 죽으로 끓여 늘 먹게 되면 번열(煩熱), 소갈(消渴), 오림(五淋), 소변불리(小便不利) 등에 좋으며, 흑설탕을 더해 노인의 위약(胃弱), 수유부의 유즙부족에 이용된다. 생강즙을 더해 위허구토(胃虛嘔吐)를 치료하기도 한다.
- ≪명의별록(名醫別錄)≫ : "주로 신기(腎氣)를 기르며 비위(脾胃) 중의 열을 제거하고 기운을 더해준다. 묵은 좁쌀은 주로 위열과 소갈을 다스리고 소변을 이롭게 한다." ≪본초연의보유(本草衍義補遺)≫ : "좁쌀은 묵은 것은 소화하기 어렵다. 신장을 보하는 까닭은 그 맛이 짜기 때문이다."
- 좁쌀은 허열(虛熱)을 내리고 허손증(虛損症)을 보익하며 비위를 튼튼하게 해주는 효능이 있어서 산후 몸이 허약한 데, 어린아이들의 소화불량, 비위허약(脾胃虛弱), 식욕부진, 구토, 설사, 구건, 번갈 등에 좋고, 음액을 자양하고 심기(心氣)를 길러주는 효과가 있다.
- "곡물의 왕"이라는 미칭(美稱)이 있으며, 지방세포를 용해하여 살찌는 것을 억제해주므로 다이어트식품으로 좋다.
- 좁쌀은 오곡 중 가장 딱딱하여 경속(硬粟)이라 칭한다. 그러나 물로 걸쭉하게 불리면 쉽게 소화된다.
- 좁쌀을 넣고 지은 밥의 누룽지를 황금분(黃金粉)이라 칭하는데 성미가 감평(甘平)하며, 보중익기(補中益氣), 건비소식(健脾消食), 지설(止泄)의 효능이 있다.

[보충설명]

- 청량미(青粱米) : 차조의 하나인 생동쌀. 성미는 감미한(甘微寒)하다. 건비양위(健脾養胃), 고정(固精), 이뇨(利尿) 효능이 있어 비허(脾虛)로 인한 식욕부진, 소갈(消渴), 유정(遺精), 임증(淋證) 등을 다스린다. 도홍경(陶弘景)은 "무릇 량미(粱米)라고 하는 것은 모두 속(粟) 종류인데 그 싹(牙)과 이삭(頭)의 색이 달라 구분할 뿐이다"라고 하였다. ≪동의보감(東醫寶鑑)≫에서는 "청량미는 벼 이삭에 털이 있고 낟알 푸르며 쌀알 역시 푸르다. 황량미(黃粱米), 백량미(白粱米)보다 알이 작고, 여름철에 먹으면 매우 청량하다."라고 하였다("青粱, 穀穗有毛, 粒青, 米亦青, 而細於黃白粱. 夏月食之 極淸凉").

[응용 예]

① 좁쌀영양죽

- 깨끗이 씻은 좁쌀 1컵, 물 3컵, 탈지분유 1/2컵을 탕기에 넣고 고루 섞어서 탕제 안에

넣고 불린 뒤 가열하여 끓기 시작하면 약한 불로 10분 정도 저어가면서 끓이다가 30분간 방치한 뒤에 꿀을 약간 타서 먹는다.

② 비위가 허약해서 오는 설사

- 탕기에 좁쌀 50~100g, 산약 15~20g, 대추 5~10개를 함께 넣고 적량의 물을 붓고 죽을 끓여 먹게 되면 건비(健脾)하고 기혈을 보익하는 효과가 있다.
- 묵은 좁쌀 30g, 산약 15g, 의이인 15g, 대추 15g으로 죽을 쑤어 매일 2차례 먹는다.

③ 수술 후 몸이 허약해졌을 때

- 참기름 30g, 좁쌀 200g으로 죽을 쑤거나 좁쌀을 볶아서 찹쌀가루 50g, 탈지분유 50g, 벌꿀 20g, 참기름 약간을 넣고 죽처럼 타서 먹는다.

④ 탕화상과 상처에

- 묵은 좁쌀 50g을 노릇하게 볶아 분말해서 꿀로 개어 바르면 상처가 잘 아문다.

⑤ 위열소갈(胃熱消渴)에

- 조밥을 지어 먹는다. ≪식의심경(食醫心鏡)≫

[참고문헌]

1. ≪명의별록(名醫別錄)≫ : "主養腎氣, 祛胃脾中熱, 益氣. 陳者主胃熱, 消渴, 利小便."
2. ≪본초연의보유(本草衍義補遺)≫ : "粟, 陳者難化. 所爲補腎者, 以其味鹹之故也."
3. ≪전남본초(滇南本草)≫ : "主滋陰, 養腎氣, 健脾胃, 暖中, 反胃服之如神. 治小兒肝蟲, 或霍亂吐瀉, 肚疼痢疾或水瀉不止."

4) 기장쌀(黍米 서미) [別錄]

[이명] 단직미(丹稷米), 자미(粢米), 제미(穄米), 미자미(糜子米), 비(秠), 기(芑), 거(秬)

[기원] 벼과 식물인 기장 *Panicum miliaceum* L.의 종자

[성미] 감(甘), 미온(微溫), 무독(無毒)

[귀경] 폐(肺)·비(脾)·위(胃)·대장경(大腸經)

[효능] 익기보중(益氣補中), 제번지갈(除煩止渴)

[주치] 번갈(煩渴), 사리(瀉利), 토역(吐逆), 해수(咳嗽), 위통(胃痛), 소아의 아구창(鵝口瘡), 탕상(燙傷) 등

[용법용량]

30~90g, 달여서 복용하거나 죽을 끓여서 먹거나 씻은 뜨물을 외용(外用)한다. 분말을 내서 도포하기도 한다.

[주의사항]

오랫동안 장복(長服)하지 않는다. 조청, 꿀과는 함께 먹지 않는다. 아욱(葵菜)과 함께 먹으면 위(胃)를 상하게 한다.

[해 설]

- 기장은 오곡(五穀) 중의 하나로 메기장을 직(稷), 찰기장을 서(黍)라고 한다. 원산지는 인도라고 알려져 있으나 유라시아 대륙 전역과 만주 지역으로 추정되기도 한다. 중세유럽의 주식으로 이용되었으나 지금은 인도에서 주로 생산되고, 아프리카 지역의 중요 식량자원으로 활용되고 있어 아프리카의 소비량이 높다. 조와 마찬가지로 고온에서도 성장이 좋고 물의 요구량이 적어 열대, 아열대 지역에 최적인 곡물이다. 우리나라에서는 주로 찰기장이 생산된다.
- ≪본초강목(本草綱目)≫ : "직(稷, 메기장)과 서(黍, 찰기장)의 싹은 속(粟, 조)와 유사하지만 밑동이 협소하고 털이 있으며, 씨가 맺히면 알갱이가 흩어지고, 낟알이 좁쌀 같지만 표면이 반질반질하다", "직(稷)은 가장 빨리 익고 밥을 하면 성기고 향기로워 오곡 중 최고로 보고, 토(土)에 속한다. 고로 곡식의 신에게 제사 지낼 때 직을 제단에 올린다"
- ≪본초강목(本草綱目)≫ : 범승지(氾勝之)는 "서(黍)는 서(暑)이다. 더울 때가 되면 나고, 더워진 후에야 영근다."라고 하였다.

[보충설명]

- 출미(秫米) : ≪동의보감(東醫寶鑑)≫에는 찰기장이라고 표기하고 있다. 나출(糯秫), 나속(糯粟), 황나(黃糯)라고도 한다. ≪본초강목(本草綱目)≫에서는 량미(粱米), 속미(粟米) 중 끈끈한 것을 말한다고 하고 있고, ≪중약대사전≫에는 출미(秫米)의 기원식물을 좁쌀과 같은 것으로 표기하고 있어 논란의 여지가 있다. 그러나 성미가 감미한(甘微寒)하고 폐(肺)·위(胃), 대장경(大腸經)으로 귀경하는 특징으로 볼 때 기장(黍米)과의 유사점을 찾을 수 있어 기장 항목에 부록으로 추가하였다. 죽을 끓여 먹거나 술을 빚어 먹는다. 거풍제습(祛風除濕), 화위안신(和胃安神), 해독렴창(解毒斂瘡)하는 효능이 있어 학질한열(瘧疾寒熱), 근골연급(筋骨攣急), 설사(泄瀉) 이질(痢疾), 야매불안(夜寐不安),

종독(腫毒), 칠창(漆瘡), 동창(凍瘡) 등을 다스린다. ≪본초강목(本草綱目)≫에서는 출미(秫)가 폐(肺)의 곡식으로 폐병에 합당하다고 했다. 한열(寒熱)을 제거하고 폐와 합(合)을 이루는 대장(大腸)이 잘 소통되도록 한다고 기록하고 있다("秫者, 肺之穀也. 肺病宜食之. 故能去寒熱, 利大腸, 大腸者肺之合, 而肺病多作皮寒熱也.").

- 직미(稷米) : 피쌀. 성질이 냉하고 맛이 달고 무독하다. 열을 치료하고 익기(益氣)하고 부족한 것을 보(補)한다. 직미(稷米)로 밥을 지어 먹을 수 있는데 찰지지 않고 맛이 담백하다. 요즘에 제미(穄米)라고 하는 것이다. ≪동의보감(東醫寶鑑)≫

[참고문헌]

1. ≪신수본초(新修本草)≫ : "黍有數種, 已備注前條, 今此通論丹黑黍米爾, 不似蘆, 雖似粟而非粟也."
2. ≪동의보감(東醫寶鑑)≫ : "性溫味甘無毒. 益氣補中. 不可久食, 令人多熱煩. 似粟而非粟, 穀之類也. 有丹赤黑三種. 肺之穀也, 肺病宜食之."
3. ≪식료본초(食療本草)≫ : "合葵菜食之, 成痼疾. 于黍米中藏于脯通"

5) 수수(高粱 고량) [本草綱目]

[이명] 고량미(高粱米), 본직(本稷), 촉서(蜀黍), 촉출(蜀秫), 노속(蘆粟), 노제(蘆穄)
[기원] 화본과 식물인 수수 *Sorghum Vulgare* Pers.의 종자
[성미] 감(甘), 삽(澁), 온(溫), 무독(無毒)
[귀경] 비(脾)·위(胃)·폐경(肺經)
[효능] 익기온중(益氣溫中), 건비지사(健脾止瀉), 소식(消食)
[주치] 허한복통(虛寒腹痛), 비허설사(脾虛泄瀉), 곽란(霍亂), 소화불량 등

[용법용량]

30~60g을 달여서 복용하거나 갈아서 가루 내어 먹는다. 중국 북방지역 사람들은 주식으로 끓여 먹거나 볶아서 먹기도 하고 엿이나 떡 등을 만드는 데 사용한다. 중국 고량주의 주원료로 사용된다.

[주의사항]

변비, 당뇨병 환자는 복용을 피한다.

[해 설]

- 수수는 열대 아프리카가 원산지이고 배유의 성질에 따라 찰수수와 메수수로 구분한다. 곡식용 수수의 주성분은 당질로 찰수수에는 단백질, 지방질이 많으나 메수수는 단백질과 지방질이 적어 식용에 부적당하다.
- 수수의 당피(糖皮) 속에는 다량의 탄닌이 함유되어 있어 비교적 좋은 수렴지사(收斂止瀉) 작용을 한다.
- 고량미강(高粱米糠) : 수수의 곡피(穀皮)를 가리키는데 물에 담그면 색이 붉어지므로 붉은색 술을 빚는데 색소로 사용할 수 있다.

[보충설명]

- 고량근(高粱根) : 수숫대 뿌리. 성미가 감평(甘平)하며, 천식을 그치게 하고 이뇨, 지혈시키며, 경기(驚氣)를 그치게 하고 해수기침을 다스리며, 기능성 자궁 출혈, 산후 출혈, 정신 실상 등에 활용할 수 있다.

[응용 예]

① 소화불량 있을 때

- 양고기 100g, 수수쌀 100g에 소금을 약간 넣고 죽을 쑤어 먹는다.

② 설사, 위장이 아프고 신물이 올라 올 때

- 붉은 수수쌀 100g, 검은콩 60g, 대추 30g(씨를 뺀 것), 신곡(神麯) 10g. 먼저 신곡, 검은콩, 수수쌀, 대추를 함께 분말하여 떡을 쪄서 말린 뒤에 다시 분말해서 팬에 짙은 갈색이 될 때까지 볶아 꿀로 환을 만들어 먹으면 복통, 설사, 탄산(呑酸) 등의 증상에 효과가 좋다.

③ 곽란토사, 비위허한(脾胃虛寒) 복통으로 인한 설사와 소아들의 소화불량, 설사에

- 붉은 수수(누르스름하게 볶은 것) 30g, 대추(씨를 뺀 것) 열 개를 함께 갈아서 두 살 정도의 아이는 6g씩을 먹이고, 3~5살의 아이는 9g씩 하루에 두 차례 먹인다.

  내몽고 ≪중초약신의료법자료선편(中草藥新醫療法資料選編)≫

④ 아구창(鵝口瘡, 구강 칸디다증), 습창(濕瘡), 종기가 있을 때

- 붉은 수수쌀 100g을 노릇하게 볶아서 가루와 달걀흰자와 참기름을 개어서 바르면 좋다.

⑤ 소아유뇨(小兒遺尿), 다뇨(多尿)에

- 고량미(高粱米) 100g, 상표초(桑螵蛸) 20g. 먼저 상표초를 재탕, 삼탕까지 세 차례 달

여낸 물에 수수쌀을 넣고 죽을 끓여서 먹는다. ≪중국약선학(中國藥膳學)≫

[참고문헌]

1. ≪본초강목(本草綱目)≫ : "溫中, 澁腸胃, 止霍亂. 粘者與黍米功同."
2. ≪의림찬요(醫林纂要)≫ : "和陰陽, 補脾胃, 交心腎."
3. ≪전국중초약휘편(全國中草藥彙編≫ : "燥濕祛痰, 寧心安神. 治濕痰咳嗽, 胃痞不舒, 失眠多夢, 食積."

6) 옥수수(玉蜀黍 옥촉서) [滇南本草圖說]

[이명] 옥미(玉米), 포미(苞米), 진주미(珍珠米), 옥고량(玉高粱), 포곡(包穀), 옥서(玉黍)
[기원] 화본과 식물인 옥수수 *Zea mays* L.의 종자
[성미] 감(甘), 평(平), 무독(無毒)
[귀경] 대장(大腸)·위(胃)·신경(腎經)
[효능] 조중개위(調中開胃), 이뇨소종(利尿消腫), 강지강압(降脂降壓), 항암방암(抗癌防癌)
[주치] 식욕부진, 소변불리, 수종(水腫), 만성신염, 고지혈증, 고혈압, 결장암, 간암, 피부암, 담낭염, 간염 등

[용법용량]

30~60g을 달여서 복용하거나 삶아서 먹는다. 일부 지역에서는 주식으로 사용하지만, 대개는 끓이거나 쪄서 먹고, 팝콘 등으로 이용되기도 하며, 분말을 내어 제빵이나 스프, 술 등을 만드는 데 이용된다.

[주의사항]

비위(脾胃) 허약자, 소화불량자는 꼭꼭 씹어 먹어야 한다.

[해 설]

- 옥수수는 멕시코, 온두라스가 원산지이다. 재배가 용이하고 생산량이 많기 때문에 사료로도 많이 이용되고 있다. 우리나라에는 고려 말엽에 전해져 곡류 식물로는 그 재배역사가 가장 짧다. 맛이 좋고 소화가 잘 되며 열량가가 높아서 열량원이나 각종 제품의 가공원료로 많이 쓰인다. 영양성분은 전분 68.7%, 단백질 9.4%, 지방질 4.5% 등으로 구성되나 단백질은 단백가가 곡류 중 가장 낮다. 옥수수를 주식으로 하는 열대 주민에게 펠라그

라(pellagra)와 같은 피부질환이 나타나기도 한다. 옥수수를 튀밥처럼 튀겨 소화불량에 사용하기도 하고, 옥수수가루로 수프를 끓여 황달(黃疸), 부종(浮腫), 소변불리(小便不利) 등의 증상을 개선시키기도 한다.

- 옥수수는 항산화 기능이 매우 강한 항암성분을 가지고 있어서 백혈병, 간암, 피부암에 현저한 항암 작용을 나타내고 화학 물질에 의한 발암 물질의 형성을 억제하며 세포의 정상적인 생리기능을 보호해서 세포의 기형 변화를 방지하는 작용을 한다.
- 옥수수에 함유되어 있는 다량의 섬유질은 흡수, 팽창하며 대장의 연동운동을 촉진시켜서 대변이 소화관 내에 머무는 시간을 단축시켜서 유독 성분과 미생물에 의한 발암 물질의 생성을 억제해서 결장암을 예방함과 동시에 장관 내에 압력 증가로 인해 생기는 장게실증(腸憩室症)이나 충수염을 예방하며, 섬유질이 담즙산과 결합해서 체외로 배출시키기 때문에 죽상동맥경화증의 발생을 예방한다.
- 옥수수에 함유된 마그네슘은 장벽 운동을 증강시키고 담즙 분비물을 증가시켜서 장내 노폐물의 배출을 촉진시키고 혈관을 이완시켜서 혈관의 소통을 촉진시키기 때문에 고혈압 발생을 감소시킨다.
- 치매 증상의 예방, 치료에 옥수수와 밀기울을 주식으로 하면 좋다. 옥수수와 밀기울에 아연 성분이 많이 함유하고 있고 미량원소인 셀레늄을 함유하고 있기 때문이다.
- 옥수수기름은 불포화지방산을 함유하고 있어서 콜레스테롤의 흡수를 억제시키며 혈액의 지질농도를 저하시키는 효능이 있으므로 고혈압, 관상동맥경화증 방지에 도움을 준다.

[보충설명]

- 옥수수수염(옥미수(玉米鬚), 옥촉서예(玉蜀黍蘂)) : 성미(性味)가 감(甘), 담(淡), 평(平)하며, 이뇨(利尿), 평간이담(平肝利膽), 지혈(止血), 혈압강하(降血壓) 등의 작용이 있어서 신염수종(腎炎水腫), 황달 간염, 고혈압, 담낭염, 담결석, 당뇨병, 토혈(吐血), 뉵혈(衄血), 고혈압 등을 다스린다. 비타민K, 시토스테롤(sitosterol), 포도당, 유기산 등을 함유하고 있으며, 소변을 잘 나오게 하고, 혈압을 낮추며, 담즙분비를 촉진시키는 등의 작용이 있으므로 옥수수수염차도 현대 만성 고질병의 예방치료와 다이어트 식품으로 활용하면 좋다.

[응용 예]

① 고혈압, 고지혈증에는

- 옥수수를 볶아서 차로 끓여 마시면 좋다. ≪중의험방휘편(中醫驗方彙編)≫

② 소변이 잘 나오지 않거나 부을 때

- 옥수수가루 90, 산약 60g에 물을 넣고 죽을 끓여 먹는다. ≪식료죽보(食療粥譜)≫

③ 요로결석이나 만성 신염수종(腎炎水腫)에는

- 옥수수수염(玉米鬚)을 차 대신 끓여 마시면 좋다.

[참고문헌]

1. ≪본초추진(本草推陳)≫ : "爲健胃劑. 煎服亦有利尿之功."
2. ≪광서민족약간편(廣西民族藥簡編)≫ : "搗碎沖開水服, 治木薯中毒或食物中毒昏迷."
3. ≪약성절용(藥性切用)≫ : "久食則助濕損胃. 鮮者, 助濕生蟲, 憂不宜多食."

7) 보리(大麥 대맥) [名醫別錄]

[이명] 나맥(倮麥), 반맥(飯麥), 적박맥(赤膊麥), 모맥(牟麥), 모맥(麰麥)
[기원] 화본과 식물인 보리 *Hordeum vulgare* L.의 영과(穎果)
[성미] 감(甘), 량(凉), 무독(無毒)
[귀경] 비(脾)·신경(腎經)
[효능] 건비화위소식(健脾和胃消食), 지갈제번(止渴除煩), 하기관장(下氣寬腸), 관중소적(寬中消積), 이수(利水)
[주치] 복창(腹脹), 식체설사(食滯泄瀉), 소변불리(小便不利) 등

[용법용량]

30~60g을 달여서 복용하거나 갈아서 산제로 하여 먹는다. 주로 쌀과 섞어서 잡곡밥을 지어 먹는데 단백질이 적고 글루텐이 없으며, 배유전분이 분리되지 않아 빵이나 면류의 원료로는 부적당하며, 주로 맥주와 맥아당을 만드는 데 쓰이고, 소주·위스키·된장·고추장 제조에도 이용된다.

[주의사항]

대맥은 성질이 서늘하므로 몸이 차거나 대변이 묽은 사람은 소식(少食)하거나 먹지 않는 것이 좋다. 맥아(麥芽)는 분만을 촉진하고 낙태를 조장하는 작용이 있으므로 임신 중에는 삼간다.

[해 설]

• 보리는 밀과 함께 맥류(麥類)로 분류되고, 껍질이 종실에 밀착하여 분리되지 않는 겉보리(皮麥)와 성숙 후 껍질이 쉽게 분리되는 쌀보리(裸麥)로 구별된다. 보리는 비타민 B_1이 많이 함유되어 있어 당질대사에 도움을 준다. 보리는 쌀에 비해 섬유 성분이 5배나 많이 함유되어 있어 소화율은 낮으나 장의 연동운동을 돕는 작용을 한다. β-글루칸(β-glucan)이라 부르는 일종의 식이섬유를 함유하여 수용액에서 높은 점성이 있어 양조산업에서는 문제점으로 작용하지만 사람의 장에서는 혈당, 콜레스테롤 저하, 대장암 예방 등 유익한 기능을 한다.
• 보리는 익기보중(益氣補中)하되 소화를 잘 시켜 장위(腸胃)를 튼튼하게 하는 효능이 좋다.
• 보리차는 소서해열(消暑解熱)하고 소화를 도와 식욕을 증진하며, 피로를 없애준다. 보리를 양고기(羊肉), 초과(草果)와 함께 탕(湯)을 끓여 먹으면 온중건비소창(溫中健脾消脹)할 수 있다. 보리로 죽을 끓여 먹거나 맥아와 적소두(赤小豆)를 함께 넣어 죽을 끓여 먹으면 소화불량과 흉민심번(胸悶心煩), 사지부종(四肢浮腫)을 치료할 수 있고, 맥아는 회유(回乳) 효능이 있어서 수유부가 젖을 뗄 때 엿기름의 윗물을 차처럼 마시면 효과를 볼 수 있다.

[보충설명]

• 맥아(麥芽) : 보리를 물에 담가 두어 싹이 0.5cm 정도 길이가 되면 꺼내 쇄건(曬乾)하여 맥아(麥芽)를 만든다. 이 맥아를 건조시켜 분말 낸 것이 엿기름인데 여기에는 당화효소인 디아스타제(diastase)를 함유하여 찹쌀, 차조, 멥쌀, 감자 전분 등을 분해하므로 이것을 이용해 엿이나 식혜 등을 만들어 먹는다.
성미가 감(甘), 평(平)[량(凉)]하며, 비(脾)·위경(胃經)으로 들어가 화위소식(和胃消食), 관중소적(寬中消積), 회유(廻乳)시키는 효능이 있다. 식적(食積)으로 소화가 잘 안 되거나, 가슴이 답답하고 배에 가스가 차거나 오심구토, 설사 또는 유즙울적(乳汁鬱積), 유방창통(乳房脹痛) 등이 있을 때 응용한다. 또, 화농성 창상이나 완고성 궤양의 유합을 촉진시키는 작용이 있어서 골수염, 위장염, 탕화상(湯火傷) 등에도 활용할 수 있다.

[응용 예]

① 소화가 안 돼 눕고만 싶을 때

• 보리가루를 구수하게 볶아 끓는 물에 한 수저 넣고 타 마신다. ≪주후방(肘后方)≫

② 갑자기 소변이 잘 안 나오고 아플 때

- 보리 3兩, 물 두 대접을 넣고 1잔 좀 넘게 달인 후 생강즙 반홉과 꿀 반홉을 잘 섞어 식전에 세 번에 나누어 마신다. ≪태평성혜방(太平聖惠方)≫

③ 소화가 잘 안 될 때

- 대맥아(엿기름) 15g, 신곡 25g을 끓여서 조금씩 상복하면 좋다.

④ 가스가 잘 차고 소화가 잘 안 될 때

- 맥아 60g, 진피(귤껍질) 9g을 분말해서 술에 타서 먹는다.

⑤ 젖을 안 나오게 하기 위해서

- 맥아 60~120g을 노릇하게 볶은 후 물 붓고 끓여 차처럼 끓여서 하루에 3차례 1주일 정도 먹는다.

[참고문헌]

1. ≪명의별록(名醫別錄)≫ : "主消渴, 除熱, 益氣, 調中."
2. ≪신수본초(新修本草)≫ : "大麥麵平胃, 止渴, 消食, 療瘡."
3. ≪본초경소(本草經疏)≫ : "大麥, 功用與小麥相似, 而其性更平凉滑膩, 故人以之佐粳米同食, 或歉歲全食之, 而益氣補中, 實五臟, 厚腸胃之功, 不亞于粳米矣."

8) 밀(小麥 소맥) [名醫別錄]

[이명] 회소맥(淮小麥), 맥자(麥子), 래(麳)
[기원] 화본과 식물인 소맥(小麥) *Triticum aestivum* L.의 종자나 그 분말
[성미] 감(甘), 량(凉), 무독(無毒)
[귀경] 심(心)·비(脾經)
[효능] 양심안신(養心安神), 제번지갈(除煩止渴), 지허한(止虛汗)
[주치] 장조(臟燥), 번열(煩熱), 소갈(消渴), 실면(失眠), 도한(盜汗) 등

[용법용량]

50~100g의 소맥을 달여서 복용하거나 죽을 끓여서 먹는다. 또는 소맥가루를 누렇게 변할 때까지 볶아서 따뜻한 물에 타서 먹는다. 주로 배유 부분을 밀가루로 가공하여 각종 면류와 제과, 제빵에 사용된다.

[주의사항]

- 소맥을 많이 먹으면 기(氣)가 막히게 되므로 기체자(氣滯者)나 습열(濕熱)이 있는 사람은 주의해야 한다.
- ≪본초강목(本草綱目)≫ : 무와는 상외(相畏)한다.
- ≪음식수지(飮食須知)≫ : 좁쌀과 비파와는 함께 먹지 않는다.

[해 설]

- 밀은 생육 특성에 따라 겨울밀과 봄밀로 나누는데 우리나라에서 나는 밀은 주로 겨울밀이고 수분함량이 미국밀보다 높다. 주성분은 전분이 60~70%를 차지하고 단백질은 7~18%이며, 밀단백질의 대부분은 글루텐으로 되어있다. 글루텐이 많은 강력분은 점성(粘性)과 탄성(彈性)이 강하며, 글루텐이 적은 박력분은 점성과 탄성이 약하다. 볶은 밀가루, 소맥죽, 소맥쌀죽 등은 식욕을 증진시키고 위약(胃弱)으로 인한 설사, 영양불량과 식욕부진 등을 치료할 수 있다.
- 소맥은 맛이 달고 서늘하여 조중청열(調中淸熱)하면서 허화(虛火)를 그치게 하며, 아동들의 기억력을 증진시키고 콜레스테롤을 저하시키는 효과가 있다.
- ≪동의보감(東醫寶鑑)≫ : "밀의 껍질은 차고, 알곡은 뜨겁다. 끓일 때는 껍질째로 함께 끓이되 껍질이 터지지 않아야 한다. 껍질이 터지면 성질이 따뜻해진다....≪本草≫"
- 밀겨에는 비타민 B_1과 단백질이 많이 함유되어 있고 신경 안정 작용이 있어서 각기병과 말초신경염의 예방, 치료에 좋으며, 밀배아 기름에는 비타민 E가 많이 함유되어 있어서 노화를 방지에 좋다.

[보충설명]

- 소맥면(小麥麵) : 밀가루. 성미(性味)는 감온(甘溫)하다. 보중익기(補中益氣), 후장위(厚腸胃), 강기력(降氣力), 조오장(助五臟)한다. ≪본초습유(本草拾遺)≫
- 부소맥(浮小麥) : 씻을 때 물위로 떠오르는 미성숙한 쭉정이 밀을 가리킨다. 성미(性味)가 감(甘), 량(凉)하며, 심경(心經)으로 들어가 심기(心氣)를 보양하여 진정하는 작용이 있고, 허열(虛熱)을 내리며 땀을 그치게 한다. 음허발열(陰虛發熱), 도한(盜汗), 자한(自汗) 등에 이용한다.
- 신국(神麯) : 랄료초(辣蓼草), 청호(靑蒿), 창이초(蒼耳草)의 생즙과 적소두(赤小豆), 행인(杏仁)분말, 부피(麸皮, 밀기울), 밀가루 등을 섞어 만든 누룩을 말한다. 성미(性味)가 감(甘), 신(辛), 온(溫)하며, 비(脾)·위경(胃經)으로 들어가 소식화적(消食化積), 건

비화위(健脾和胃)하는 효능이 있어서 식체(食滯), 소화불량, 완복창만(脘腹脹滿), 식욕부진(食慾不振), 구토(嘔吐), 사리(瀉痢) 등을 다스린다.

[응용 예]

① 심간(心肝)의 음(陰)이 부족해서 오는 히스테리, 불면증에

- 감맥대조탕(甘麥大棗湯) : 소맥 60g, 감초 6g, 대추 열 개.
  심(心), 간(肝)을 자양하고 정신, 혼백을 평안하게 해서 정신을 안정시키고, 심비를 보익하며, 기혈을 보양시켜주는 효능이 있어서 특히 갱년기 여성에게 좋다.

② 갱년기 증후군에

- 밀 15~30g, 대추 10g, 감초 10g을 함께 끓여서 차 대신 먹는다(감맥대조탕(甘麥大棗湯)을 조절한 것임).

③ 도한(盜汗), 손발이 뜨겁고 몸이 수척해질 때

- 밀 120g과 돼지 살코기 120g을 탕기에 넣고 밀이 익을 때까지 끓여서 조미한 후 하루에 2차례 정도 1~2일 먹는다. 돼지고기를 수육으로 만들어 밀밥을 지어먹어도 같은 효과가 있다.

④ 가슴이 뛰고 잠이 잘 안 오고 건망증이 있을 때

- 밀 50g, 용안육 15g, 대추 15g을 같이 끓여 마신다. 양심안신(養心安神)한다.
- 백합 30g, 밀 30g으로 죽을 쑤어 먹으면 좋다.

⑤ 신경성 심계(心悸), 정충(怔忡)으로 인한 불안, 불면, 자한(自汗), 도한(盜汗) 등에

- 소맥 90g, 쌀 30g, 대추 5개. 소맥을 깨끗이 씻어서 탕기에 넣고 끓여서 즙만 취해서 쌀과 대추를 함께 넣고 끓여서 복용하거나 소맥을 가루 내어 대추와 쌀을 같이 넣고 죽을 끓여서 먹는다. 3~5일간 매일 따뜻하게 하여 2~3차례 먹는다.

⑥ 어린아이들의 경기(驚氣), 밤에 울고 잠을 잘 안 잘 때

- 밀 6g, 매미허물(蟬蛻) 2g, 조구등(釣鉤藤) 3g, 대추 3개를 물에 30~60분 정도 끓여 건더기를 제거하고 적당히 설탕을 타서 먹이면 좋다.

⑦ 산후에 몸이 허약해졌을 때

- 밀 50g, 소의 간(납작하게 썬다) 250g, 대추 30g을 끓여 간을 한 뒤 먹는다.

⑧ 산후에 젖을 끊으려 할 때

- 밀 60g, 흑설탕 30g을 먹거나 밀기울을 노릇노릇하게 볶은 뒤 흑설탕과 다시 볶아서 뜨거울 때 먹으면 효과가 있다.

⑨ 부종이 있을 때

- 무 100g, 밀 30g, 동아 100g, 생강 3g을 끓여서 하루에 2차례 먹는다.

⑩ 대장을 청소하고자 할 때

- 통밀을 갈색이 날 때까지 볶아서 먹게 되면 수분과 가스 성분을 잘 흡수하고 세균을 사멸(死滅)시켜 대장을 청소하는 데 좋다. 또한, 대장에 문제가 있을 때 자극해서 연동운동을 촉진하고 병원성 세균을 죽이는 작용을 하므로 종양, 장염, 설사, 숙변 등의 예방, 치료와 건강증진에 좋은 효과가 있다.

⑪ 노인의 오림(五淋), 신열(身熱), 복만(腹滿)

- 소맥(小麥) 500g, 통초 60g. 함께 달여 마신다. ≪양로봉친서(養老奉親書)≫

⑫ 종기나 각종 탕화상(湯火傷)을 입었을 때

- 환부에 밀가루를 붙이면 좋다.

[참고문헌]

1. ≪본초습유(本草拾遺)≫ : "小麥麵, 補虛, 實人膚體, 厚腸胃, 强氣力."
2. ≪본초종신(本草從新)≫ : "養心, 益腎, 和血, 健脾."
3. ≪수식거음식보(隨息居飮食譜)≫ : "南方地卑, 麥性粘滯, 能助濕熱, 時感及瘧痢疳疸腫脹脚氣痞滿痧脹肝胃痛諸病, 幷忌之."

9) 귀리(燕麥 연맥)

[이명] 연맥(燕麥), 작맥(雀麥), 야맥(野麥)
[기원] 화본과 식물 귀리 *Avena sativa*의 종자
[성미] 감(甘), 평(平), 무독(無毒)
[귀경] 간(肝)·비경(脾經)
[효능] 보비익간(補脾益肝), 활장최산(滑腸催産), 염한지혈(斂汗止血)
[주치] 병후 허약, 식욕부진, 변비, 도한(盜汗), 자한(自汗), 난산(難産), 출혈, 노인 검버섯 등

[용법용량]

30~60g을 달여서 복용하거나 갈아서 가루 내어 먹는다.

[주의사항]

설사를 잘하는 자와 임신부 특히 습관성 유산자는 사용을 금한다.

[해 설]

과거에 가축의 사료로 많이 활용하였는데 근래에 건강식품(다이어트식품)으로 각광 받고 있다.

10) 메밀(蕎麥 교맥) [千金方]

[이명] 화맥(花麥), 오맥(烏麥), 삼각맥(三角麥), 화교(花蕎), 첨교(甛蕎), 교자(蕎子)

[기원] 여뀌과 식물인 메밀 *Fagopyrum esculentum* Moench의 종자

[성미] 감(甘), 량(凉), 소독(小毒)

[귀경] 비(脾)·위(胃)·대장경(大腸經)

[효능] 건비소적(健脾消積), 하기관장통변(下氣寬腸通便), 지대탁(止帶濁), 해독염창(解毒斂瘡), 소나력(消瘰癧)

[주치] 장위적체(腸胃積滯), 변비, 설사, 이질, 백탁(白濁), 대하(帶下), 자한(自汗), 도한(盜汗), 포진(疱疹), 단독(丹毒), 등창, 나력(瘰癧), 탕화상(燙火傷) 등

[용법용량]

환제나 산제로 만들어 복용하거나 면(麵)이나 묵으로 가공하여 먹는다.

[주의사항]

비위(脾胃)가 허한(虛寒)한 사람과 피부 과민성(알러지성) 환자는 복용을 금한다. 평위산(平胃散)이나 백반(明礬)과 함께 먹으면 안 된다. 양고기와는 잘 맞지 않는다.

[해 설]

- 메밀은 화본과가 아닌 여뀌과에 속하는 곡류로 중앙 또는 동북아시아가 주산지로 척박한 땅에서도 잘 자라며, 생육기간이 짧아 구황작물로서 많이 이용되었다. 우리나라에서는 고려 ≪향약구급방(鄕藥救急方≫에 최초로 기재되었고, 조선시대부터 메밀국수가 매우 보편적으로 식용된 것으로 알려져 있다.

  메밀가루에는 단백질 함량이 12.1%로 높고 곡류에 부족한 라이신(lysine)과 트립토판

(tryptophan)이 풍부하여 일반 곡류 단백질에 대한 보족 효과가 있다. 비타민 B군, 특히 B_1, B_2가 비교적 많이 함유되어 있으며, 메밀알곡뿐 아니라 전초(특히 줄기와 잎)에도 다량의 루틴(rutin)이 함유되어 있으므로 고혈압, 뇌출혈, 외상 출혈 등에 응용하면 좋다. 프롤라민(prolamin)이 적어 점성이 거의 없기 때문에 면을 만들기 위해서는 밀가루를 10~50% 첨가하거나 난백, 마 등을 섞어 반죽해야 한다.

- 메밀은 사상인 중 태양인의 위병에 특히 좋으며, 소음인이나 태음인의 경우에는 장복하거나 다량으로 복용하면 좋지 않다.
- 메밀은 하기관장(下氣寬腸)하고 소적통변(消積)하는 작용이 있어서 정장초(淨腸草)라고도 부르며, 비만 환자의 다이어트와 변비 치료에 좋다.
- 메밀은 아르기닌(arginine)과 티로신(tyrosine)이 풍부한 우유와 함께 배합 응용하면 영양 균형상 매우 좋다.

[응용 예]

① 만성설사, 장위적체(腸胃積滯)에는

- 메밀밥을 지어서 서너 차례 먹는다. ≪간편방(簡便方)≫

② 금구이질(禁口痢疾)에는

- 메밀가루를 8g씩 설탕물에 타서 먹는다. ≪본초강목(本草綱目)≫을 인용한 탄선개효방(坦仙皆效方)

③ 남자의 백탁(白濁), 여자의 적백대하(赤白帶下)의 치료에는

- 메밀을 볶아서 만든 가루를 계란 흰자와 섞어서 오동나무 열매 크기로 환을 만들어서 50환씩 염탕(鹽湯)으로 매일 세 차례 먹는다. ≪본초강목(本草綱目)≫에서 인용한 魏元君濟生丹

[참고문헌]

1. ≪식료본초(食療本草)≫ : "實腸胃, 益氣力, 續精神, 能煉五臟滓穢."
2. ≪본초강목(本草綱目)≫ : "降氣寬腸, 磨積滯, 消熱腫風痛, 除白濁白帶, 脾積泄瀉."
3. ≪본초구진(本草求眞)≫ : "蕎麥, 味甘性寒, 能降氣寬腸, 消積去穢, 凡白帶, 白濁, 泄痢, 痘瘡潰爛, 湯火灼傷, 氣虛溫熱等症, 是其所宜. 且炒焦熱水沖服, 以治紋腸痧腹痛; 醋調涂之, 以治小兒丹毒赤腫亦妙. 蓋以味甘入腸, 性寒瀉熱, 氣動而降, 能使五臟滓滯, 皆煉而去也."

11) 율무쌀(薏苡仁 의이인) [神農本草經]

[이명] 의미(薏米), 이인(苡仁), 미인(米仁), 이미(苡米), 요주자(尿珠子), 기실(起實)

[기원] 화본과 식물인 율무 *Coix lachryma-jobi* L.의 종자

[성미] 감(甘), 담(淡), 미한(微寒), 무독(無毒)

[귀경] 비(脾)·폐(肺)·신경(腎經)

[효능] 건비보폐(健脾補肺), 삼습지사(滲濕止瀉), 서근제비(舒筋除痹), 청열배농(淸熱排膿), 사마귀(疣) 제거

[주치] 비위허약, 수종(水腫), 각기(脚氣), 소변임력(小便淋瀝), 습온병(濕溫病), 설사, 대하, 풍습비통(風濕痹痛), 근맥구련(筋脈拘攣), 폐옹(肺癰), 장옹(腸癰), 각종 암종(癌腫), 폐수종, 습성늑막염, 만성위장병, 사마귀, 피부미용 등

[용법용량]

10~30g. 달이거나 환(丸)이나 산(散)으로 만들어 먹는다. 의이인은 작용이 완만하기 때문에 용량을 많이 해서 장복하는 것이 좋다. 죽이나 밥을 지어 먹기도 하고 가루로 사용하기도 하며, 떡, 엿, 과자 등의 원료로 사용될 뿐 아니라 술을 빚는 데도 이용된다.

[주의사항]

- 곡물 중에서 이뇨 작용이 가장 강하여 온 몸의 습을 거두어서 소변으로 빼내고 아울러 설사를 그치게 하기 때문에 변비가 있는 사람이나 율무를 먹으면 변비가 생기는 사람은 금한다. 임신부도 복용하지 않는 것이 좋다.
- 건비익위(健脾益胃)에는 볶아서 쓰는 것(炒用)이 좋고, 이수삼습(利水滲濕), 청열배농(淸熱排膿), 서근제비(舒筋除痹)에는 생용(生用)하는 것이 좋다.

[해 설]

- 율무는 주로 해발이 낮은 습지에서 잘 생육한다. 가식부의 영양성분 함량은 수분 12g, 단백질 13.8g, 지질 5.1g, 당질 67.7g로 다른 곡류에 비해서 단백질 함량이 매우 높으며 찰기가 많다. 율무는 식용으로 사용하기도 하고 전분과 단백질을 추출해서 공업용 원료로도 사용하고 있으며 줄기와 잎은 사료로 사용된다.
- 율무죽은 근맥구련(筋脈拘攣), 풍습비통(風濕痺痛), 비허설사(脾虛泄瀉) 등의 치료에 좋고, 욱이인(郁李仁)과 함께 밥을 지어 먹으면 수종(水腫), 천급(喘急) 등을 다스린다.

백합과 함께 탕을 끓여 먹으면 편평우(扁平疣), 기미, 좌창(痤瘡), 습진(濕疹) 등을 다스릴 수 있다. 분말을 내어 누룩과 함께 술을 빚거나 술을 넣어 끓이면 건비위(健脾胃), 거풍습(祛風濕), 강근골(强筋骨)의 효능을 갖는다. 쌀식초를 넣고 진하게 끓여 온복(溫服)하면 폐옹(肺癰), 해수(咳嗽)를 다스리며, 대추, 찹쌀과 함께 죽을 끓이면 보비위(補脾胃), 이습(利濕)하는 효능을 갖는다.

- ≪본초강목(本草綱目)≫ : "율무는 비위를 튼튼하게 하고, 폐를 보익하며 열을 내리고, 풍습(風濕)을 제거해주며 소변을 잘 나오게 한다."
- 의이인은 다소 차지만 위를 상하게 하지는 않고 익비(益脾)하나 팍팍하지 않다. 특히 태음인에게는 한성(寒性)의 작용이 거의 없어서 한습(寒濕)을 제거할 경우에 매우 좋다. 태음인으로 습(濕)이 성하여 피부가 희멀겋고 살아 물컹거리며 변이 묽고 아침에 일어나기 힘들고 몸이 무거운 사람에게 가장 적합하다.
- 율무를 먹으면 정력이 감퇴된다는 속설이 있지만 한성 태음인의 경우 습이 제거되어 대사가 촉진되면 오히려 정력이 좋아질 수도 있다. 한성 태음인에게 가장 많이 쓰는 처방인 태음조위탕(太陰調胃湯)의 주재료가 율무이기 때문이다.
- 의이인에는 일반적인 단백질, 지방, 탄수화물, 소량의 비타민, 무기질이 함유되어 있는 것 외에도 시토스테롤(sitosterol), 알칼로이드(alkaloid) 등 유효한 성분이 함유되어 있다.

[응용 예]

① 풍습비통(風濕痹痛)에

- 의이인을 가루 내어 곡주에 타서 먹거나 베주머니 등에 넣어서 술과 같이 끓여서 마신다. ≪본초강목(本草綱目)≫

② 비허설사(脾虛泄瀉)에

- 의이인을 갈아서 쌀과 함께 넣고 죽을 끓여서 매일 먹는다. 또는 의이인과 백편두를 각 30g씩 같이 달여서 먹는다. ≪본초강목(本草綱目)≫

③ 비폐허약(脾肺虛弱)

- 산약 60g, 의이인 60g, 시병(柿餠) 30g. 물을 붓고 죽을 끓여 먹는다. ≪의학충중참서록(醫學衷中參書錄)≫

[참고문헌]

1. ≪신농본초경(神農本草經)≫ : "主筋急拘攣, 不可屈伸, 風濕痹, 下氣. 久服輕身益氣."
2. ≪본초강목(本草綱目)≫ : "健脾益胃, 補肺淸熱, 祛風勝濕. 飮飯食, 治冷氣. 煎飮, 利小

便熱淋."

3. ≪중국약식도감(中國藥植圖鑑)≫ : "治肺水腫, 濕性肠膜炎, 排膿障碍, 慢性胃腸病, 慢性潰瘍."
4. ≪득배본초(得配本草)≫ : "腎水不足, 脾陰不足, 氣虛不陷, 妊娠四者禁用.

2. 서류(薯類)

서류(薯類)는 전분질이 들어있는 지하의 괴경(塊莖), 구경(球莖), 괴근(塊根)을 식용할 목적으로 재배하는 식물로서 번서(蕃薯), 마령서(馬鈴薯), 산약(山藥), 우두(芋頭), 구약(蒟蒻), 국우(菊芋) 등이 있다. 서류는 곡류나 두류와 같이 식물학상의 유연관계가 통일되게 있지는 않으나 다량의 전분과 기타 다당류를 저장하고 있어 열량원이 되기 때문에 주식대용이나 구황작물(救荒作物)로 중요한 역할을 한다. 대개 단백질, 지방, 비타민 함량은 적지만 칼륨과 칼슘 함량이 높은 알칼리성 식품이며, 수분함량이 70~80%가 되어 냉해에 약하고 발아되기 쉬워서 곡류, 두류 등에 비해서 저장성이 나쁘고 수송이 불편하다. 그러나 생산성이 좋아 전분 및 알코올 제조의 원료 등 용도가 다양하다. 구약(蒟蒻)을 제외하고는 대개 그 성미(性味)가 감평(甘平)하여 역시 대한(大寒), 대열(大熱)의 폐단이 없다.

1) 고구마(番薯 번서) [綱目拾遺]

[이명] 산우(山芋), 홍서(紅薯), 감서(甘薯), 번저(番藷), 토과(土瓜), 지과(地瓜), 고귀마(古貴麻), 효자마(孝子麻)
[기원] 메꽃과 식물인 고구마 *Ipomoea batatas* (L.) Lam.의 괴근(塊根)
[성미] 감(甘), 평(平)[익히면 온(溫)], 무독(無毒)
[귀경] 비(脾)·신경(腎經)
[효능] 건비익기(健脾益氣), 보중화혈(補中和血), 익기생진(益氣生津), 관장통변(寬腸通便)
[주치] 비허수종(脾虛水腫), 대변비결(大便秘結), 창양종독(瘡瘍腫毒) 등

[용법용량]

적당량을 생식하거나 삶아서 먹는다. 괴근(塊根)을 생으로 먹거나 익혀 먹는다. 튀김요

리나 면, 제과제빵 등에 쓰이고 술을 빚는 데도 사용한다. 가공한 고구마전분은 주정 원료나 의약품 원료 등으로 다양하게 사용된다.

[주의사항]

고구마는 삶아서 먹으면 퍽퍽해서 소화가 잘 안되므로 배에 가스가 차고 체하기 쉽다. 따라서 습조중초(濕阻中焦), 기체식적(氣滯食積)이 있는 경우는 복용을 신중히 해야 한다. 식초와 쓰는 것은 피한다. ≪종저보(種藷譜)≫

[해 설]

- 고구마는 메꽃과에 속한 다년생 초본식물로 열대성 식물이었으나 지금은 온대지방을 비롯한 세계 전역에서 재배되며 건조한 척박한 토지에서도 적응성이 높다. 우리나라에는 조선시대 영조 때에 일본에서 들어왔다.
- 고구마는 주성분이 전분질이고 카로틴 등을 풍부하게 함유하고 여러 비타민과 칼륨, 칼슘 등 무기질을 함유하고 있어 영양 가치가 높다. 노란색이 진한 고구마일수록 프로비타민 A인 카로틴(carotene)을 많이 함유하며, 비타민 B_1, B_2, 나이아신, 비타민 C를 함유하고 있다. 특히 비타민 C는 안정성이 커서 익힌 후에도 70~80%가 잔존한다.
- 고구마는 섬유질 성분이 많아 대장에 대량의 수분을 흡수해서 변의 용적을 늘려 변비를 예방 할 뿐만 아니라 대장암의 발생을 줄여주며 항암 알카리성 식품으로 활용된다. 그러나 양이 지나치면 장내 미생물에 의한 발효로 가스가 발생하므로 소화력이 약하고 가스가 잘 차고 체하기 쉬운 사람은 주의한다. 무즙과 함께 먹으면 무즙의 아밀라아제(amylase) 때문에 소화가 잘되어 장내의 가스발생이 적어진다.
- ≪수식거음식보(隨息居飮食譜)≫ : "고구마는 삶아서 먹으면 비위를 보하고 기력(氣力)을 보익하며, 풍한(風寒)을 막고 안색을 좋게 한다. 배를 오래타고 여행하는 사람은 생것이든 익은 것이든 조금만 먹어야 편안하다."("煮食補脾胃, 益氣力, 御風寒, 益顔色. 凡渡海注船者, 不論生熟, 食少許卽安")
- 고구마의 점액성 단백질 성분을 가지고 있어서 심혈관계의 탄성을 유지하게 하며, 동맥경화 발생을 예방하고 피하지방을 감소시키는 효능이 있으며, 호흡기관이나 소화기관 또는 관절의 점액 성분을 유지하게 하며 오장에 도움을 준다.

[보충설명]

- 번서등(番薯藤) : 고구마줄기. 성미가 감(甘), 삽(澁), 미량(微凉)하다. 토사(吐瀉), 변혈(便血), 유즙(乳汁)불통, 옹창(癰瘡) 등을 주치(主治)한다.

• 감서(甘薯) : *Dioscorea esculenta*, 에스쿨란타 마. 동남아시아 섬에서 자라는 얌의 종류. 감평(甘平) 무독.
≪본초강목(本草綱目)·菜部 27卷≫ : "補虛乏, 益氣力, 健脾胃, 强腎陰, 功同薯蕷." 우리나라 ≪종저보≫에는 고구마를 '감저(甘藷)'라고 표기하고 있어 이 '감서(甘薯)'와 혼동될 수 있으므로 주의한다.

[응용 예]

① 야맹증(비타민 A 결핍증)에

• 고구마 반근, 찹쌀 80~100g, 적당량의 설탕을 함께 넣고 조리해서 먹거나 죽을 쑤어 먹는다.
• 고구마 어린잎 90g, 양간(羊肝) 120g을 함께 끓여 먹으면 좋다.

② 노인성 변비에

• 고구마 잎사귀 반 근에 참기름을 적당히 넣고 나물로 조리해서 하루 두 차례씩 먹는다.

③ 제2형 당뇨병(인슐린 비의존형)에

• 신선한 고구마 잎 60g, 동아 60g을 같이 끓여서 하루 두 차례 복용하면 좋다.

④ 고지혈증, 비만에

• 고구마 250g을 잘게 썰어 멥쌀 150g과 함께 묽은 죽을 쑤어서 매일 두 차례 복용한다. 콜레스테롤을 저하시키고 살을 빼는 데 좋아 고혈압이나 동맥경화, 비만증, 고지혈증 환자에게 활용해 볼 수 있다.

[참고문헌]

1. ≪본초강목습유(本草綱目拾遺)≫ : "補中, 和血, 暖胃, 肥五臟. 白皮白肉者, 益肺氣生津. 中滿者, 不宜多食, 能壅氣. 煮時加生薑1片, 調中與姜棗同功. 與紅花煮食, 可理脾血使不外泄."
2. ≪본초구원(本草求原)≫ : "凉血活血, 寬腸胃, 通便秘, 祛宿瘀臟毒, 舒筋强, 止血熱渴, 産婦最宜. 和鯽魚, 鱧魚食, 調中補虛."
3. ≪종저보(種藷譜)≫ : "又甘藷醬法, 藷根三斗蒸熟。同蒸黃豆一斗。合搗作團陰乾, 如今造醬麯 法, 作醬則味甚甘香。但藷與黃豆, 同入一甑蒸之, 則堅脆不同, 生熟異候。宜各甑蒸熟, 熟後合搗可也。

2) 감자(馬鈴薯 마령서) [廣西藥用植物名錄]

[이명] 토두(土豆), 토우(土芋), 산약단(山藥蛋), 양산우(洋山芋), 양번서(洋番薯), 양우(洋芋)

[기원] 가지과 식물인 감자 *Solanum tuberosum* L.의 괴경(塊莖)

[성미] 감(甘), 평(平), 무독(無毒)

[귀경] 위(胃)·대장경(大腸經)

[효능] 익기건비(益氣健脾), 화위조중(和胃調中), 해독소종(解毒消腫)

[주치] ① 생식 내복 : 위통(胃痛), 위·십이지장 궤양, 유방암, 직장암, 고혈압, 동맥경화, 신염, 습관성 변비 등.
② 외용 : 이하선염, 창절옹종(瘡癤癰腫), 피부습진, 수화탕상(水火燙傷), 근골손상, 이하선염, 창절옹종(瘡癤癰腫), 수화탕상(水火燙傷)

[용법용량]

적당량을 생식한다. 감자는 괴경을 주식 또는 부식으로 사용하며, 엿, 떡, 감자부침 등 가공식품으로 이용하기도 하고 전분용, 주정용, 기타 사료용으로도 이용된다. 볶거나 굽거나 끓이거나 찌거나 부치는 등 여러 방법으로 사용 가능하다. 외용할 때는 적당량을 갈아서 펴 바른다.

[주의사항]

비위가 허한(虛寒)하여 설사를 잘하는 사람은 적게 먹어야 한다.

싹이 난 후에는 겉이 초록색으로 변하는데 여기에는 솔라닌(solanine)을 함유하고 있으며, 싹이 난 감자에는 80~100mg%의 솔라닌을 함유한다. 솔라닌 함량이 20~40mg이 되면 중독증상을 일으켜 복통, 위장장애, 현기증 등의 증상을 일으킨다. 때문에 반드시 싹 주위의 껍질을 깊이 도려내거나 깎아내서 솔라닌(solanin) 성분을 깨끗이 제거해야 식중독을 방지할 수 있다.

[해 설]

- 감자는 가지과에 속하는 일년생 초본으로 우리나라에는 조선 순조 때 들어온 것으로 알려져 있다. 감자의 주성분은 탄수화물로 대부분이 전분이고 고구마에 비해 수용성 당분이 적어 맛이 담백하다. 감자의 인(P) 함량은 근채류 중 제일 많으나 칼슘 함량이 아주

적은 알칼리성 식품으로 육류나 콩류와 같은 산성식품과 어울리고 칼륨(K)이 많으므로 식염과 동시에 섭취할 필요가 있다. 감자에는 비타민 C가 많고 비타민 B_1도 상당히 많아 생채소가 귀한 겨울철의 비타민 공급원으로 중요하다.

- 쌀과 함께 죽을 끓이면 보기건위(補氣健胃) 작용을 하고, 소고기와 함께 볶으면 보비위(補脾胃), 익기혈(益氣血), 장근골(壯筋骨)하는 효능이 있다. 감자와 토마토를 함께 넣고 끓이면 생진(生津), 건위(健胃), 증식(增食)한다.
- 감자를 갈아 만든 즙은 수화탕상(水火湯傷)을 치료하고, 식초를 섞어 체외에 바르면 이하선염을 다스린다.

[보충설명]

- 국우(菊芋, Jerusalem artichoke, *Helianthus tuberosus* L.) : 돼지감자 또는 뚱딴지라고 부르는데 성미(性味)가 감량(甘凉)하며, 양혈지혈(凉血止血), 접골(接骨) 작용이 있어서 질타손상(跌打損傷)에 활용할 수 있다. 돼지감자는 괴경(塊莖)을 채썰어 볶아 먹거나 끓는 물에 데친 후 무쳐 먹는다. 소금에 절이거나 식초, 간장 등에 담가 장아찌를 만들어 먹으면 좋다. 이눌린 성분을 매우 풍부하게 함유하고 있어서 술을 빚는 데도 사용이 되며 연한 잎은 채소로도 이용한다. 돼지감자의 이눌린(inulin)은 과당(fructose)으로 된 다당류로서 돼지는 소화를 시키나 사람은 소화를 시키지 못하기 때문에 당뇨환자가 먹으면 혈당을 내리는 데 도움을 준다. 그러나 현재 식용하기보다는 과당, 엿, 알코올 발효용, 사료용으로 많이 이용된다. 돼지감자는 유럽에서는 샐러드로 많이 이용하고, 프랑스에서는 가축의 사료로 쓰기 위해 오랫동안 심어왔다.

[응용 예]

1. 병후 비위허한(脾胃虛寒)과 기단핍력(氣短乏力)에
   - 우복근(牛腹筋) 150g, 감자 100g, 간장 15g, 설탕 5g, 파, 생강 각 2.5g을 탕기에 함께 넣고 물을 부어 약한 불로 익혀서 고기와 감자가 모두 물러지면 먹는다. ≪전통선식선기(傳統膳食宜忌)≫
2. 위·십이지장 궤양으로 인한 동통에
   - 신선한 감자를 껍질을 벗기지 말고 깨끗이 씻어서 갈아서 잘 섞은 다음 즙만 걸러서 매일 아침 공복에 1~2순가락씩 꿀을 섞어서 2~3주간 먹는다. 먹는 동안 자극적인 음식은 금지한다. ≪식물중약여편방(食物中藥與便方≫

[참고문헌]

1. ≪본초강목(本草綱目)≫ : "功能稀痘, 小兒熱食, 大解痘毒."
2. ≪호남약물지(湖南藥物志)≫ : "補中益氣, 健脾胃, 消炎."
3. ≪식물중약여편방(食物中藥與便方)≫ : "和胃調中, 健脾益氣."

3) 마(山藥 산약) [本經]

[이명] 서여(薯蕷), 회산약(懷山藥), 회산약(淮山藥), 산우(山芋), 서약(薯藥), 토서(土薯)

[기원] 마과 식물인 마 *Dioscorea polystachya* Turcz. [*D. opposita* Thunb.]의 괴경(塊莖)

[성미] 감(甘), 평(平), 무독(無毒)

[귀경] 폐(肺)·비(脾)·신경(腎經)

[효능] 건비보폐익기(健脾補肺益氣), 고신익정축뇨(固腎益精縮尿)

[주치] 비허설사(脾虛泄瀉), 식욕부진, 핍력(乏力), 폐허구해(肺虛久咳), 소갈(消渴), 신허유정(腎虛遺精), 소변빈삭(小便頻數), 대하(帶下) 등

[용법용량]

15~30g(대용량일 경우에는 60~250g)을 달여서 먹거나 환제(丸劑) 또는 산제(散劑)로 만들어 먹는다. 주로 주식으로 이용되거나 채소로, 또는 전분이나 술을 빚는 데도 사용된다.

[주의사항]

습열중만(濕熱中滿) 혹은 실사(實邪)나 적체(積滯)가 있는 경우는 복용을 금한다.

보음(補陰)할 경우에는 생용하는 것이 좋고 건비지사(健脾止瀉)에는 누르스름하게 볶아서 사용하는 것이 좋다.

[해 설]

- 마는 마과에 속하는 덩굴성 초본으로 아프리카와 중국에서의 재배역사가 매우 길다고 알려져 있다. 생육온도가 높은(17℃ 이상) 고온성 작물이며 괴경(塊莖)에 전분이 풍부하게 함유되어 있어 양식으로 대용해 쓸 수 있고 일부 아프리카 지역의 중요한 식량이 되고 있다.
- 마는 단백질, 탄수화물, 칼슘, 인, 철, 카로틴, 비타민 등 여러 종류의 영양성분을 함유하고

있는 것 외에도 전분효소, 콜린, 점액 효소 및 마 사포닌 등을 함유하고 있다. 그중 전분효소는 소화효소라고도 불리며, 전분 등 물질을 분해할 수 있는데 알칼리성 물질과 혼합하면 전분효소의 작용이 사라진다. 마의 점착성은 당단백질인 뮤신(mucin)에 의한 것이다.

- 신기불고(腎氣不固)로 인한 요슬산연(腰膝酸軟), 유정(遺精), 조설(早泄) 등의 증상을 가진 사람들에게 바람직한 약선재료이다. 양고기와 함께 죽을 끓이면 온양익기(溫陽益氣), 보혈장육(補血長肉) 등의 효과를 볼 수 있고, 검실(芡實)과 죽을 끓이면 건비위(健脾胃), 지사(止瀉), 윤피부(潤皮膚)의 효과를 볼 수 있다. 엽액(葉腋)에 생긴 주아(珠芽)도 식용할 수 있다.
- ≪신농본초경(神農本草經)≫ : "산약은 미(味)가 감(甘), 온(溫)하다. 상중(傷中)을 주치하며, 허리(虛羸)를 보(補)하고, 한열(寒熱)의 사기(邪氣)를 제거하며, 보중(補中)하여 기력(氣力)을 더하고 살이 찌게 하며, 오래 복용하면 이목(耳目)을 밝게 하며, 몸이 가볍고 배가 고프지 않게 하며 노화를 억제하여 오래 살게 한다."
- ≪일화자본초(日華子本草)≫ : "오장(五臟)을 돕고, 근골을 강하게 하며, 의지를 길러 정신을 안정하게 하고(長志安神), 설정(泄精), 건망(健忘)을 다스린다."
- 마는 폐기(肺氣)를 보하고 비위를 튼튼히 하며 강정(强精)시키는 음식으로서 독성이 없고 약성이 순평(順平)하여 남녀노소를 막론하고 다량으로 많이 복용할 수 있기 때문에 역대 의학자들은 마를 "허를 보익하는 요약(要藥)"이라고 칭송하였다. 환(丸), 산(散), 죽, 떡, 차 등 다양한 약선 재료로 널리 활용할 수 있다. 야생 산약인 경우 효과가 더 강하다. 맛은 달짝지근하고 구수하기 때문에 쪄서 먹어도 좋고 얇게 썰어서 생것으로 부쳐 먹어도 좋다.
- 태음인 당뇨환자에게 특히 좋으며 칡과 마늘을 함께 상복(常服)하면 당뇨 치료에 효과가 있다.
- 마는 또 오로칠상(五勞七傷)을 보하고 냉풍(冷風)을 제거하며, 요통을 그치게 하고 정신, 혼백을 안심시키면서 심신을 진정시키고, 심 기능을 보호해서 기억력을 좋게 하고, 심기부족에 도움을 주어 심기능을 잘 돌아가게 하고, 일체 허약증 외에 오장을 보익하고 근골을 튼튼하게 하며 정신을 안정시키고 정기(精氣)의 누설(漏泄)이나 조루증, 건망증을 다스린다.

[보충설명]

- 천마(天麻, *Gastrodia elata* Blume.) : 난초과에 속하는 천마의 괴경(塊莖)을 건조한 것

이다. 천마는 잎과 엽록소가 없는 부생란(腐生蘭) 종류로 식용으로 하는 마과에 속하는 산약(山藥)과는 전혀 다른 식물종이지만 시중에서 이를 혼동하는 경우도 있어 부록으로 첨부한다. 성미(性味)는 감평(甘平)하고 간경(肝經)으로 귀경한다. 평간식풍(平肝熄風), 지경(止痙) 효능이 있어 간양상항(肝陽上亢)으로 인한 두통, 어지럼증, 지체마목(肢體麻木), 소아의 경풍(驚風), 파상풍 등에 활용하는 한약 자원이다.

[응용 예]

① 허로해수(虛勞咳嗽)에

- 마를 찧어 뭉글뭉글해지도록 끓인 것과 사탕수수즙을 동률(同率)로 섞어서 뜨겁게 데워 마시면 좋다.

② 소변빈삭, 활삭불금(滑數不禁)에

- 백복령(흑색 껍질을 제거한 것)과 말린 산약(껍질을 제거하고 백반수에 담가놓았다가 꺼내어 약한 불에서 말려서 사용한다)을 같은 양으로 등분하여 곱게 가루 내어 미음에 타서 먹는다. ≪유문사친(儒門事親≫

③ 소갈(消渴)에

- 생마를 쪄서, 매 식전에 90~120g씩 먹는다. ≪하북중의험방선(河北中醫驗方選)≫

④ 비폐(脾肺)의 음분휴손(陰分虧損), 식욕이 떨어지고 허열과 노수(勞嗽)가 있을 때

- 생산약 2냥, 생율무 2냥을 먼저 빻아 끓이다가 퍼지면 곶감 8돈을 다져 넣고 잘 섞어 수시로 먹는다. ≪의학충중참서록(醫學衷中參書錄)≫ 주옥이보죽(珠玉二寶粥)

[참고문헌]

1. ≪신농본초경(神農本草經)≫ : "主傷中, 補虛羸, 除寒熱邪氣, 補中益氣力, 長肌肉, 久服耳目聰明, 輕身不飢, 延年."
2. ≪약성론(藥性論)≫ : "補五勞七傷, 祛冷風, 止腰痛, 鎭心神, 安魂魄, 開達心孔, 多記事, 補心氣不足, 患人體虛羸, 加而用之."
3. ≪일화자본초(日華子本草)≫ : "助五臟, 强筋骨, 長志安神, 主泄精健忘."
4. ≪본초강목(本草綱目)≫ : "時珍曰 : 薯蕷 入藥, 野生者爲勝; 若供饌, 則家種者爲良…. 其子別結於一旁, 狀似雷丸, 大小不一, 皮色土黃而肉白, 煮食甘滑, 與其根同."

4) 토란(芋頭 우두) [本草衍義]

[이명] 우내(芋奶), 우괴(芋魁), 토지(土芝), 우잉(芋艿), 모우(毛芋), 수우(水芋)
[기원] 천남성과 식물인 토란 *Colocasia esculenta* (L.) Schott.의 근경
[성미] 감(甘), 신(辛), 평(平), 소독(小毒)
[귀경] 비(脾)·위경(胃經)
[효능] 건비보허(健脾補虛), 산결해독(散結解毒), 화담화위(化痰和胃)
[주치] 비위허약(脾胃虛弱), 식욕부진, 소갈(消渴), 나력(瘰癧), 종기(無名腫毒), 사마귀, 개선(疥癬), 우피선(牛皮癬), 탕화상(燙火傷), 벌레나 벌에 쏘인 데 등

[용법용량]

60~120g을 달여서 복용하거나 환제나 산제로 하여 복용한다.

괴경(塊莖)을 양식으로 대용하거나 전분을 제조하는데 열대지방에서는 주식으로도 이용된다. 여러 형태의 음식을 만들 수 있고 잎, 줄기도 채소로 이용되고 있다. 외용할 때는 적당량을 빻아서 환부에 바르거나 식초를 넣어 갈아서 도포한다.

[주의사항]

많이 먹으면 기체(氣滯)하여 소화가 잘 안 될 수 있다.

토란을 생식하거나 과량 복용하면 인후발열, 후두의 가려움, 구강 부어오름, 침 흘림, 메스꺼움, 구토, 복통, 설사, 정신 혼미 등의 중독 증상이 나타날 수 있으므로 반드시 익혀 먹어야 한다.

[해 설]

- 토란은 천남성과에 속한 다년생 초본으로 습지에서도 잘 자라 하천변이나 논에서도 재배가 가능하다. 토란의 괴경(塊莖)은 호모젠티스산(homogentic acid)을 많이 함유하여 아린 맛이 나며, 수산칼슘을 많이 함유하여 토란을 맨손으로 다루게 되면 피부 접촉 부위에 가려움증이 생기는데 이것들은 익히면 대체로 없어진다. 또 미끈한 점액질은 주로 갈락탄 성분 때문인데 소금물이나 식초물 또는 쌀뜨물을 이용하면 없어진다.
- 토란은 급성 관절염, 발목을 삐었을 때, 유선염, 또는 결핵성 임파선 질환이나 담핵(痰核)처럼 뭔가가 뭉쳐 있는 듯 한 데에 외용하여 찧어 붙이면(믹서로 갈아서 약간의 밀가루에 개어서 붙이면 좋음) 매우 좋으며, 내복까지 겸하면 더욱 좋다.

- 뾰루지가 있거나 어깨 부위가 시큰거리면서 아프거나, 편도선염이나 이가 아플 때 껍질을 벗겨낸 '토란 : 강판에 간 생강 : 밀가루'의 비율을 '3 : 1 : 3'의 비율로 배합해서 반죽해서(꿀을 넣거나 무청 뿌리를 넣을 수도 있음) 환처에 도포해서 붙이고, 약이 마르면 다시 갈아 붙이기를 반복하면 토란의 소염, 진통시키는 작용이 강해서 좋은 효과를 볼 수 있다.
- 토란은 채소로 사용하여 달콤한 스프로 식용할 수 있는데 찹쌀이 어울린다.
- 토란을 소량 식용하면 화담화위(化痰和胃), 해독, 해주(解酒)한다.

[보충설명]

- 우엽(芋葉) : 토란의 여린 잎. 성미(性味)는 신감(辛甘), 평(平)하다. 지사(止瀉), 렴한(斂汗), 소종(消腫), 해독(解毒) 효능을 가지고 있다. 벌레나 벌에 쏘인 경우 생잎사귀즙을 내어 환부에 바르면 통증이 즉시 소실된다.
- 우경(芋梗) : 토란줄기. 성미(性味)는 신평(辛平)하고 소독(小毒)이 있다. 거풍(祛風), 이습(利濕), 해독(解毒), 화어(化瘀) 효능이 있다. 담마진(蕁痲疹. 두드러기), 과민성 자전(紫癜), 설사, 이질, 소아의 도한(盜汗), 무명(無名) 종독(腫毒) 등에 사용한다.

[응용 예]

① 모든 나력(瘰癧)에

- 신선한 토란을 양에 구애 없이 절편하여 햇볕에 말려 가루로 만든 후 깨끗하게 손질한 해파리와 올방개를 함께 달인 물을 이용해 오동열매 크기로 환을 만든다. 매회 9g씩 해파리 껍질과 올방개를 함께 달인 물로 먹는다. ≪중국의학대사전(中國醫學大辭典)≫ 芋艿丸

② 장위불화(腸胃不和)와 허로(虛勞)에

- 토란 60g과 멥쌀 60g을 죽으로 끓여서 먹는다. ≪식료죽보(食療粥譜)≫

③ 골통(骨痛), 종기(無名腫毒), 사충상(蛇蟲傷)에

- 토란을 갈아서 기름에 볶아서 복용하거나 아직 물집이 터지지 않은 경우에는 식초를 넣어 갈아서 환부에 도포한다. ≪호남약물지(湖南藥物志)≫

[참고문헌]

1. ≪명의별록(名醫別錄)≫ : "主寬腸胃, 充肌膚, 滑中."
2. ≪수식거음식보(隨息居飮食譜)≫ : "煮熟甘滑利胎, 補虛滌垢, (治)消渴. 生嚼治絞腸痧, 搗涂癰瘍初起. 丸服散瘰癧."

3. ≪동의보감(東醫寶鑑)≫ : "一名土芝, 處處有之. 生則有毒, 莶不可食. 性滑. 熟則無毒, 甚補益. 和鯽 魚作羹, 尤良. ≪本草≫"
4. ≪산가요록(山家要錄)≫ : 토란보관법 "芋陰乹 三四日, 待暫乹, 瓮內先鋪乹 沙, 次布芋, 相間, 滿瓮為限。以布褁 封瓮口, 使通氣, 置房內不寒不熱處, 則不朽不乹。姜同芋, 雖乹 亦生。"
5. ≪임원경제지(林園經濟志)≫ : "芋餠方. 生芋𤁛擣碎, 和糯米粉爲餠油煎. 或夾糖, 豆沙在 內, 亦可. 或用椒, 鹽, 糖, 拌核桃, 橙絲俱可"

5) 구약(魔芋 마우) [四川中藥志]

[이명] 구약(蒟蒻), 약두(蒻頭), 귀우(鬼芋), 흑우두(黑芋頭), 성우(星芋), 곤약(崑蒻), 마우자(麻芋子)

[기원] 천남성과 식물인 마우(魔芋) *Amorphophallus rivieri* Durieu, 소모마우(疏毛磨芋) *Amorphophal lussinensis* Belval, 야마우(野磨芋) *Amorphophallus variabilis* Bl, 동천마우(東川蘑芋) *Amorphophallus mairei* Levl.의 괴경(塊莖)

[성미] 신(辛), 고(苦), 한(寒). 약간 유독(有毒)함

[귀경] 폐경(肺經)

[효능] 화담소적(化痰消積), 해독산결(解毒散結), 행어지통(行瘀止痛)

[주치] 담수(痰嗽), 적체(積滯), 학질(瘧疾), 나력(瘰癧), 징가(癥瘕), 질타손상(跌打損傷), 옹종(癰腫), 정창(疔瘡), 단독(丹毒), 탕화상(燙火傷), 사교상(蛇咬傷) 등

[용법용량]

9~15g을 2시간 이상 달여서 먹는다. 외용할 때는 적당량을 찧어서 혹은 갈아서 바른다.

[주의사항]

생으로 먹으면 좋지 않고 많은 양을 내복하는 것 또한 좋지 않다. 생품(生品) 및 포제품(炮制品)은 과량 복용하면 중독 증상인 혀나 인후의 작열감, 심한 가려움증, 종기 등을 일으키기 쉽다. 중독에는 식초 50mL에 생강즙을 타서 내복하거나 입에 머금고 가글한다.

[해 설]

• 천남성과의 초본식물로 인도네시아가 원산지이다. 구약의 괴경을 가공한 분말에는 글루

코만난이 약 58%를 함유하고 있어 반투명의 묵 형태로 가공하여 무쳐 먹거나 볶아 먹고 식용 젤리로 사용한다.

- 가공된 곤약은 혈중지질 강하효과와 혈압강하효과가 있고 변비와 당뇨병을 치료한다. 또한 장내 유독물질을 신속하게 체외로 배출하여 결장과 직장의 독성물질로 인한 발암률을 저하시킨다. 구약에 함유된 글루코만난은 물을 흡수하여 팽창하면 체적이 30~100배까지 증가하며, 적은 양으로도 포만감을 느끼기 때문에 이상적인 다이어트 식품이 된다.

[응용 예]

① 학질이 오래되어 치료되지 않을 때

- 구약과 하수오를 닭과 같이 푹 끓여서 먹는다. ≪사천중약지(四川中藥志)≫

② 복중비괴(腹中痞塊)에

- 구약 60g을 돼지위(胃)에 넣고 푹 고아서 먹는다. ≪귀주초약(貴州草藥)≫

③ 경부(頸部) 임파결핵(淋巴結核)에

- 구약 9~15g을 탕기에 넣고 물을 붓고 3시간 이상 달여서 찌꺼기를 제거하고 즙만 걸러서 먹는다. 찌꺼기를 먹지 않아야 중독을 피할 수 있다. 南藥 ≪중초약학(中草藥學)≫

[참고문헌]

1. ≪개보본초(開寶本草)≫ : "主癰腫風毒, 摩傅腫上. 搗碎, 以灰汁煮成餅, 五味調和爲茹食, 性冷, 主消渴.
2. ≪초목변방(草木便方)≫ : "化食, 消陳積, 癥聚, 久瘧疾."
3. ≪안휘중초약(安徽中草藥)≫ : "殺蟲, 利尿. 主治下肢淋巴管炎, 跌打扭傷腫痛, 頸淋巴結結核, 脚趾抽痛."

3. 두류(豆類)

콩과(荳科, Leguminosae)에 속하는 식물(植物)의 종인(種仁)으로 황대두(黃大豆), 흑대두(黑大豆), 적소두(赤小豆), 녹두(綠豆), 잠두(蠶豆), 백편두(白扁豆), 도두(刀豆), 강두(豇豆) 등이 있다. 두류는 크게 황대두(黃大豆)나 낙화생(落花生)과 같이 지방, 단백질이 많고 탄수화물이 적은 것과 적소두(赤小豆)나 녹두(綠豆)와 같이 지방질이 적고 탄수화물이 많은 것으로 나눌 수 있다.

두류의 성미(性味)는 대개 감평(甘平)하거나 혹은 미량(微凉)한 성질을 띠며, 대부분 이뇨(利尿), 해독(解毒)의 작용을 가지고 있는데 종류에 따라서 자보간신(滋補肝腎), 건비화위(健脾和胃), 보익기혈(補益氣血), 거풍이습(祛風利濕), 청열해독(淸熱解毒) 등의 효능 특성을 가지고 있어서 경우에 따라 유용하게 사용할 수 있다.

두류는 비교적 양질의 단백질과 지방을 풍부하게 함유하고 있고, 특히 곡류에 부족하기 쉬운 필수아미노산인 라이신(lysine)을 많이 함유하고 있다. 단백질과 지방함량이 많은 대두 등은 유지원료로 사용되고 전분 함량이 많은 두류는 주로 밥이나 죽 등에 혼식용으로 이용되며, 또는 고물이나 소를 만들어 떡이나 찐빵 등에 이용하고, 묵, 양갱 등을 만드는 데에 쓰인다. 이외 두부(豆腐)나 두유, 콩나물 같은 가공품으로 만들어 이용되기도 하고, 발효시켜 간장이나 된장, 청국장 등으로 가공해 이용하기도 한다.

1) 검정콩(黑大豆 흑대두) [本草圖經]

[이명] 흑두(黑豆), 흑태(黑太), 대두(大豆), 오두(烏豆), 동두자(冬豆子)

[기원] 콩과 식물인 대두 *Glycine max* (L.) Merr.의 흑색 종자

[성미] 감(甘), 평(平), 무독(無毒)

[귀경] 비(脾)·신경(腎經)

[효능] 이수해독(利水解毒), 거풍활혈(祛風活血), 건비익신(健脾益腎)

[주치] 수종창만(水腫脹滿), 풍독각기(風毒脚氣), 황달부종(黃疸浮腫), 신허요통(腎虛腰痛), 유뇨(遺尿), 풍비근련(風痹筋攣), 산후풍경(産後風痙), 구금(口噤), 옹종창독(癰腫瘡毒), 약물(藥物) 및 식물(食物) 중독(中毒)

[용법용량]

9~30g을 달여서 복용하거나 환제나 산제로 먹는다. 잡곡용으로 쓰거나, 종자를 볶거나 끓이거나 졸여서 먹는다. 그 외에 간장, 된장, 청국장 등 발효시켜 사용할 수 있고, 싹을 틔워 콩나물을 먹거나, 두부나 두유와 같이 가공하여 사용한다.

[주의사항]

비허복창(脾虛腹脹), 장활설사(腸滑泄瀉)에는 신중히 사용하며, 소아는 많이 먹지 않는 것이 좋다. 날콩은 독성이 있을 수 있으므로 반드시 조리하여 사용한다. 감초와 같이 달여

복용하면 해독작용이 더욱 좋아진다.

왕맹영(王孟英)은 후박(厚朴) 또는 아주까리씨(萆麻子, 피마자)와 함께 복용하는 것을 엄금(嚴禁)하였다.

오오삼(惡五蔘)·용담(龍膽)

[해 설]

- 콩은 만주 지역과 한반도가 발상지로 조선시대의 경우 전국에서 재배되었고 기록된 종자만도 20여 종이 된다. 여름작물로서 비교적 높은 온도와 습도가 필요하여 열대에서부터 온대북부까지 널리 재배된다. 뿌리혹박테리아의 질소고정 효과로 거름은 많이 하지 않는다.
- ≪본초강목(本草綱目)≫에서 이시진은 "대두는 검은색, 흰색, 노란색, 갈색, 푸른색, 반점이 있는 것 등 여러 색이 있다. 검은색은 오두(烏豆)라고 하며 약에 넣거나 음식으로 쓰거나 두시(豆豉)를 만들 수 있다; 노란색은 두부를 만들거나 기름을 짜내거나 장(醬)을 만들 수 있다. 나머지 것들은 두부를 만들거나 볶아 먹을 수 있을 뿐이다"라고 하였다.
- ≪식료본초(食療本草)≫ : "주로 중풍각약(中風脚弱), 산후질병을 치료하는데 감초와 함께 끓여 탕을 마시면 모든 열독기(熱毒氣)를 제거하여 풍독각기(風毒脚氣)를 다스린다. 삶아서 먹으면 주로 심통(心痛), 근련(筋攣), 슬통(膝痛), 창만(脹滿)을 다스린다. 오두(烏豆), 부자(附子) 독을 없앤다."
- ≪본초강목(本草綱目)≫에 흑두감초탕(黑豆甘草湯)[33]으로 비상(砒霜), 감수(甘遂), 천웅(天雄), 부자(附子), 파두(巴豆), 반모(斑蝥) 등 온갖 약물의 독을 풀어 줄 수 있으나 감초(甘草)를 배합하지 않고 검은콩만 사용할 경우에는 해독작용이 제대로 발휘되지 못한다고 하였다.
- 검은콩에는 여성 호르몬과 유사한 에스트로젠 효능이 함유되어 있어서 부인과 질환에 응용하면 좋다. 돼지족과 함께 쓰면 보허(補虛), 양혈(養血), 통유(通乳) 효과를 볼 수 있다.
- 검정콩은 식물성 단백질의 함량과 질적인 측면에서 모두 매우 우수하며, 고지혈증을 유발하기 쉬운 동물성 식품의 결점이 없기 때문에 매우 이상적인 식재료 중의 하나이다.

[보충설명]

- 쥐눈이콩(서목태(鼠目太), 여두(穭豆), *Glycine soja* Sieb. et Zucc) : 알이 작고 표면이 윤이 나는 것이 쥐의 눈과 비슷하다고 하여 서목태(鼠目太) 또는 쥐눈이콩이라고 부르

33) **흑두감초탕(黑豆甘草湯)** : 검은콩과 감초를 적당히 넣고 달인 물. 1회분 용량을 검은콩 20~50g, 감초 4~10g 정도 배합함.

며, 약용으로 많이 사용한다고 해서 시중에서 약콩이라고도 부른다.

성미(性味)는 감량(甘凉)하고 신(腎)·간경(肝經)으로 귀경한다. <동의보감>과 <본초강목>에는 성질이 따뜻하다고 기록하고 있다.

보익간신(補益肝腎), 거풍해독(祛風解毒) 효능이 있어 신허요통(腎虛腰痛)이나 풍비(風痹), 근골(筋骨)의 동통, 음허도한(陰虛盜汗), 내열소갈(內熱消渴), 두훈(頭暈) 등을 치료한다.

검은콩의 껍질은 흑두의(黑豆衣)라고도 하며 성미(性味)가 감평(甘平)하여 양혈평간(養血平肝), 제열지한(除熱止汗)한다.

[응용 예]

① 허한(虛汗)을 흘릴 때, 자한(自汗), 도한(盜汗)이 있을 때

- 검은콩 30g, 쭉정이 밀(浮小麥) 30g, 대추 15개를 넣고 달여 먹는다.
- 검은콩 15g, 밀쭉정이 15g, 매실 1개를 달여 하루 2~3번 나누어 마신다.

② 산후조리, 월경부조

- 1L 정도의 고량주 술에 검정콩(연기가 나려고 할 때까지 볶은 것) 1500g을 일 개월간 담가 둔 술을 매일 두 차례 조금씩 복용하면 월경부조나 산후의 여러 가지 부인과질환을 예방 치료할 수 있다.
- 검정콩으로 백하수오를 여러 번 쪄서 말린 다음 가루 내어 한 번에 5g씩 하루 3번 먹는다.

③ 산후 유즙 분비촉진

- 검은콩, 흑임자, 찹쌀을 같은 분량으로 갈아 분말해서 설탕을 넣어 먹으면 산후에 젖이 잘 안 나올 때 효과가 있다.

④ 소아 태열(胎熱)

- 흑두 2錢, 감초 1錢, 등심초 7寸, 담죽엽 1片. 달여 먹인다. ≪전유심감(全幼心鑑)≫

⑤ 신허(腎虛)로 붓거나 부황(浮黃)이 났을 때

- 검은콩 150g에 율무 30g을 가미해서 끓여 먹는다.

⑥ 급·만성신염에

- 검정콩 60~95g과 붕어 125~155g을 푹 고아서 먹는다. ≪복건약물지(福建藥物志)≫

⑦ 신허소갈난치자(腎虛消渴難治者)

- 천화분, 흑대두(볶은 것) 동량을 호환(糊丸)하여 흑두 끓인 물로 먹는다. ≪보제방(普濟方)≫

⑧ 수발조백(鬚髮早白, 머리카락이 빨리 희어지는 경우)

- 검은콩 150g을 9번 찌고 9번 말려서(양을 많이 해도 무방) 날마다 7g씩 씹어서 하루에 두 차례 장복하면 효과가 있다. 또는 검은콩 500g을 약한 불로 물 붓고 끓여서 검은콩이 물에 완전히 불리고 다시 말려 병 속에 저장해서 날마다 6g씩 따뜻한 물로 복용하면 백발 예방에 도움이 된다.

⑨ 일체의 중독증 해독(解毒)에 흑대두감초탕(黑大豆甘草湯)

- 검은콩 30g, 감초 9g을 끓여서 먹게 되면 열독(熱毒), 창양(瘡瘍), 습열독(濕熱毒), 각종 약물중독, 식중독 해독에 좋은 효과가 있다. 감초가 없을 때는 검정콩이나 녹두 한 가지만이라도 달여 먹으면 좋다.

[참고문헌]

1. ≪신농본초경(神農本草經)≫ : "除癰腫; 煮汁飮, 殺鬼毒, 止痛."
2. ≪본초휘찬(本草彙纂)≫ : "祛風散熱, 利水下氣, 活血解毒, 明目鎭心, 澤肌補骨, 止渴生津."
3. ≪본초강목(本草綱目)≫ : "夫豆有五色, 各治五臟. 惟黑豆屬水性寒, 爲腎之穀, 入腎功多, 故能治水消脹下氣, 制風熱而活血解毒, 所謂同氣相求也. 又按古方稱大豆解百藥毒, 予每試之大不然;又加甘草, 其驗乃奇. 如此之事, 不可不知."

2) 메주콩(黃大豆 황대두) [食鑒本草]

[이명] 황대두(黃大豆), 황두(黃豆), 황태(黃太), 대두(大豆)
[기원] 콩과 식물인 대두 *Glycine max* (L.) Merr.의 황색종자
[성미] 감(甘), 평(平), 무독(無毒)
[귀경] 비(脾)·위(胃)·대장경(大腸經)
[효능] 건비관중(健脾寬中), 이수소종(利水消腫), 해독(解毒)
[주치] 감적사리(疳積瀉痢), 복창이수(腹脹羸瘦), 창옹종독(瘡癰腫毒), 비허수종(脾虛水腫), 습관성 변비, 골다공증, 고지혈증, 동맥경화, 고혈압, 관상동맥질환, 당뇨병 등

[용법용량]

30~90g을 달여서 먹거나 가루 내어 먹는다. 종자를 볶거나 끓이거나 졸여서 먹는다. 그

외에 간장, 된장, 청국장 등 발효시켜 사용할 수 있고, 싹을 틔워 콩나물을 먹거나, 두부나 두유, 유지류와 같이 가공하여 사용한다.

[주의사항]

- 대두는 비교적 소화가 어려우므로 과량을 섭취하지 않도록 한다. 과식하면 기를 옹체(壅滯)하게 하여 담(痰)을 생기게 하고 창개(瘡疥)를 발하기 쉬우므로 주의해야 한다. 생콩은 독성이 있을 수 있으므로 익혀 먹는다.
- ≪본초회찬(本草滙纂)≫ : 볶은 콩을 돼지고기와 함께 먹지 않는다.

[해 설]

- 대두는 줄곧 곡류와 함께 밥을 지어 먹어왔는데 대두는 단백질을 많이 함유하고 아미노산이 비교적 골고루 함유되어 있으며, 특히 라이신(lysine)이 풍부하게 함유되어 있어서 곡류의 라이신 부족을 보충하기 때문에 영양학적 측면에서 볼 때도 매우 과학적인 섭취 방법이다.
- 대두에 많이 함유된 칼슘과 인은 소아 구루병, 노인들이 쉽게 앓는 골다공증 및 신경쇠약을 예방하는 데 매우 적합하다. 특히 대두에 함유된 철은 양이 많을 뿐 아니라 체내에 쉽게 흡수되어 성장발육 중인 소아와 철결핍성빈혈환자에게 좋다.
- 대두는 가공을 통하여 많은 콩제품으로 제조되는데 고혈압, 동맥경화, 심장병 등 심혈관 환자에게 유익한 식품이다.

[보충설명]

- 황두아(黃豆芽) : 콩나물. 콩과 식물인 황대두를 물에 담가서 싹을 틔운 것으로 한약명으로 대두황권(大豆黃卷)이라고 한다. 성미(性味)가 감(甘), 평(平), 무독(無毒)하고 간(肝)·비(脾)·대장경(大腸經)으로 들어간다. 청열투표(清熱透表), 제습이기(除濕理氣) 효능이 있어 서습(暑濕)으로 인한 발열, 습비(濕痺), 근육경련, 식체, 수종(水腫), 소변불리(小便不利) 등을 치료한다. 콩싹이 났을 때 볕에 말려두고 약으로 쓸때는 약간 볶아 넣는다.

[응용 예]

① 빈혈 치료

- 메주콩 100g, 돼지간 100g. 메주콩이 8부 정도 익은 뒤에 돼지간을 넣고 같이 익혀서 세 차례 정도 나누어 연속해서 3주 정도 복용하면 효과가 있다.

② 감기 예방, 치료에

- 메주콩 50g에 고수 말린 것 5g(또는 파뿌리 3뿌리)을 넣고 무 3조각을 넣어 끓여 먹게 되면 감기의 예방, 치료에 도움이 된다.

③ 변비에

- 메주콩 껍질 30g을 달여서 하루에 세 차례 먹으면 대변이 잘 나오게 된다(습관성 변비).

④ 유즙분비촉진

- 땅콩, 황대두 60g, 돼지족발 2개 정도 익혀 먹는다.

[참고문헌]

1. ≪명의별록(名醫別錄)≫ : "逐水脹, 除胃中熱痹, 傷中淋露, 下瘀血, 散五臟結積內寒."
2. ≪일용본초(日用本草)≫ : "寬中下氣, 利大腸, 消水脹. 治腫毒."
3. ≪본초강목(本草綱目)≫ : "多食壅氣, 生痰, 動嗽, 令人身重, 發面黃瘡疥."

3) 팥(赤小豆 적소두) [神農本草經]

[이명] 적두(赤豆), 홍두(紅豆), 홍소두(紅小豆), 반적두(飯赤豆)
[기원] 콩과 식물인 적두 *Phaseolus angularis* Wight나 적소두 *Vigna angularis* W.F. Wight의 종자
[성미] 감(甘), 산(酸), 미한(微寒)[평(平)], 무독(無毒)
[귀경] 심(心)·소장(小腸)·비경(脾經)
[효능] 이수제습소종(利水除濕消腫), 퇴황(退黃), 청열해독소옹(淸熱解毒消癰)
[주치] 수종창만(水腫脹滿), 각기(脚氣), 습열황달(濕熱黃疸), 임병(淋病), 혈변(血便), 창양종독(瘡瘍腫毒), 단독(丹毒) 등

[용법용량]

10~30g을 달여서 복용하거나 산제로 하여 먹는다. 팥은 쌀, 보리, 잡곡 등과 혼식용으로 이용되고 팥죽 등을 끓여 먹으며 과자, 떡의 고물, 소, 양갱, 팥빙수, 빙과 제조용 등으로 쓰인다. 달인 물을 외용하기도 한다.

[주의사항]

- 진액이 부족한 경우는 복용을 신중히 하고 과량 섭취하지 않도록 한다. 팥의 성질은 이뇨

시키는 작용이 강하기 때문에 진액이 너무 메마르거나 몸이 너무 마른 사람, 소변을 너무 자주 보는 사람은 삼가는 것이 좋다. 소음인이 팥 음식을 많이 먹게 되면 생목이 오른다(소화가 안 된다).

- ≪본초성상(本草省常)≫ : 양고기와는 맞지 않는다.

[해 설]

- 팥은 콩과에 속하는 일년생 초본으로 아시아가 원산지이며, 콩보다 저온에 약하여 냉해를 입기 쉽다. 약으로는 일찍 심어서 채취한 것으로 빛이 붉은 것이 좋다. 늦게 심은 것은 효력이 약하다고 ≪동의보감≫에 기록되어 있다. ≪본초강목(本草綱目)≫에서는 팥이 단단하고 작고 암적색인 것을 약에 넣고, 크기가 크고 선홍색이거나 담홍색인 것은 병을 치료하지 못한다고 하였다. 우리나라에서는 긴 타원형으로 단단하고 암적색인 예팥을 이팥, 약팥이라고 하여 사용하였다.
- 팥은 57%가 당질이고 단백질이 21%이며 지방함량은 약 1% 정도로 비교적 적다. 비타민 B_1이 다른 두류에 비해 특히 많고 사포닌이 함유되어 있어 지방질의 분해대사를 도와 비만을 막아줄 뿐 아니라 통변(通便)작용을 돕는다.
- ≪본초강목(本草綱目)≫ : "온역(瘟疫)을 물리치고, 난산을 다스리며, 태막(胞衣)을 나오게 하고, 유즙을 통하게 한다. 잉어, 가물치, 황색 암탉과 끓여 먹으면 이수소종(利水消腫)할 수 있다. 이 약은 모든 옹종, 부스럼 및 붉은 종기를 좋고 나쁜 것에 관계없이 물에 개어 바르면 낫지 않는 것이 없다." 또한 ≪동의보감≫에서는 소맥(小麥)의 독을 풀어 준다고 하였다.
- 팥은 성질이 아래로 향하고 소장으로 통해 있으면서 음분(陰分)으로 들어가기 때문에 유형의 종기를 다스리는 데 좋다. 진액의 순환을 도와 소변을 잘 보게 하여 부기를 내려준다. 이질, 설사, 주독을 풀어 주면서 한열(寒熱)의 일체 종기에 응용한다. 종기를 소산(消散)시킬 뿐 아니라 유즙을 잘 통하게 하고 오로(惡露), 태반을 잘 나오게 하므로 산후의 여러 가지 병증에 응용할 수 있다.
- 팥은 열을 내리고 종기(腫氣) 독을 해소하고 나쁜 피를 흐트러트리며, 가슴이 답답한 것을 그치게 해주고, 피부 창만(부종)증을 다스리며, 어린아이들이 갑자기 황달이 왔거나, 종기가 있는 경우 즙을 내서 서너 번 씻어주면 낫는다.
- 팥탕은 대추, 용안육과 함께 끓여 보혈(補血)하는 데 사용할 수 있다. 잉어와 함께 탕을 끓이면 이수소종(利水消腫)의 효과를 볼 수 있다.

[보충설명]

- 팥잎(적소두엽(赤小豆葉)) : 성미는 감(甘), 산(酸), 삽(澁), 평(平)하다. 고신축뇨(固腎縮尿), 명목(明目), 지갈(止渴)효능이 있다. 소변빈삭, 간열로 눈앞이 어지러운 증상, 심번구갈(心煩口渴)을 다스린다.
- 팥꽃(적소두화(赤小豆花)) : 성미는 신(辛), 미량(微凉)하고 청열(清熱), 지갈(止渴), 성주(醒酒), 해독(解毒) 효능이 있다. 이질, 소갈, 음주 후 두통, 정창(疔瘡), 단독(丹毒) 등을 주로 다스린다.
- 팥싹(적소두아(赤小豆芽)) : 성미는 감(甘), 미량(微凉)하다. 청열해독(清熱解毒), 지혈(止血), 안태(安胎) 효능이 있어 변혈과 임신태루(妊娠胎漏)를 주로 다스린다.

[응용 예]

① 유행성 이하선염(볼거리)

- 팥 50g을 물속에 충분히 불려서 찧어 바르면 효과가 있고, 팥 끓인 물을 내복해도 효과가 있다.

② 임신 부종 시(소금은 넣지 않는다.)

- 팥 500g, 잉어 1마리, 물 2~3L를 끓여 먹는다.
- 팥 40g과 상백피(桑白皮) 20g을 달여 식후에 먹는다. ≪한방음식요법≫

③ 신장염으로 몸이 붓거나 영양불량으로 몸이 부을 때

- 팥 80g, 동아 120g을 끓여 먹는다.

④ 배에 물이 차 있을 때

- 팥 5.4L(3되), 백모근(띠뿌리) 크게 한주먹을 끓여 먹으면 소변이 잘 나가면서 부기가 내린다. ≪주후방(肘后方)≫

⑤ 간경화로 복수가 찬 경우

- 팥 500g과 살아 있는 잉어 1마리, 물 2~3L를 넣고 끓여서 먹는다.

⑥ 종기, 여드름

- 계란 흰자위에 팥가루를 개어서 벌겋게 솟아오르는 종기에 붙이면 없어진다.

⑦ 산후에 유즙이 잘 안 나오거나 부어서 소변이 잘 안 나올 때

- 팥 250g을 진하게 끓여서 물만 3~5일 연속해서 복용하면 효과가 있다.

[참고문헌]

1. ≪신농본초경(神農本草經)≫ : "主下水, 排癰腫膿血."
2. ≪약성론(藥性論)≫ : "能消熱毒癰腫, 能惡血不盡, 煩滿. 治水腫皮膚脹滿. 搗薄塗癰腫上. 主小兒急黃爛瘡, 取汁令洗之, 不過三度差. 能令人美食. 米與鷄子白調塗熱毒癰腫. 通氣, 健脾胃."
3. ≪본초경소(本草經疏)≫ : "凡水腫脹滿, 總屬脾虛, 當雜補脾胃藥中用之, 病已卽去, 勿過劑也."
4. ≪본초강목(本草綱目)≫ : "時珍曰 : 此豆以緊小而赤黯色者入藥, 其稍大而鮮紅·淡紅色者, 並不治病"
5. ≪의학입문(醫學入門)≫ : "小豆性逐津液, 主水氣, 脚氣方最要. 行水, 通氣, 盪脾之劑, 久服令人黑瘦枯燥."

4) 녹두(綠豆 녹두) [開寶本草]

[이명] 청소두(靑小豆)

[기원] 콩과 식물인 녹두 *Phaseolus radiatus* L. 혹은 *Vigna radiata* (L.) R. Wilczek 의 종자

[성미] 감(甘), 한(寒)[량(凉)], 무독(無毒)

[귀경] 심(心)·간(肝)·위경(胃經)

[효능] 청열해독(淸熱解毒), 소서지갈(消暑止渴), 이수소종(利水消腫)

[주치] 일체의 중독(食物, 약물, 농약, 알코올, 중금속, 매연 등), 서열번갈(暑熱煩渴), 감모발열(感冒發熱), 곽란토사(霍亂吐瀉), 담열효천(痰熱哮喘), 두통목적(頭痛目赤), 구설생창(口舌生瘡), 수종뇨소(水腫尿少), 창양옹종(瘡瘍癰腫), 풍진단독(風疹丹毒), 수화탕상(水火湯傷), 유옹(乳癰), 볼거리(痄腮자시), 고지혈증, 고혈압 등

[용법용량]

15~30g, 대량 사용 시에는 120g까지도 가능하다. 또는 갈아서 분말로 먹거나 생으로 찧어 즙을 내어 먹는다. 팥처럼 죽을 끓이거나 떡의 고물로 사용되기도 하고 녹두가루를

내어 전이나 녹두편, 녹두묵 등의 재료로 사용하며 싹을 틔워 숙주나물을 먹기도 한다.

[주의사항]

- 녹두는 비위허한(脾胃虛寒)으로 인한 활설(滑泄)에는 기용(忌用)한다.
- ≪동의보감(東醫寶鑑)≫, ≪식물본초(食物本草)≫ : 약으로 쓸 때는 껍질째 써야 한다. 껍질을 벗기고 쓰면 다소 기를 막히게 한다. 껍질은 성질이 차고 육질은 성질이 평이하다.

[해 설]

- 녹두는 팥과 같이 따뜻한 기후를 좋아하나 생육기간이 길지 않아 고랭지에서도 재배가 가능하다. 성분도 팥과 유사하나 녹두에는 점성이 높은 다당류들이 많아서 이를 이용해 묵으로 만들어 먹는 경우가 많다. 여름철 더위를 식혀주고 땀띠를 제거하는 데 효과가 좋고 해독작용을 가지고 있다.
- 녹두는 해독작용이 매우 뛰어나 약물 중독이든 중금속 중독이든 대체로 효과가 있다. 해독하고자 할 때는 생녹두를 물에 갈아 마신다. 녹두에 감초를 배합하여 쓰면 상승 작용으로 해독 효과가 더욱 커진다. 따라서 양약을 먹고 두드러기 같은 부작용이 나타나면 얼른 녹두감초탕을 끓여 먹으면 된다. 중독의 정황에 따라 성인 1회분에 녹두의 양은 1주먹 이상 적당히 조절하여 넣고 감초는 4~8g 정도를 넣는다.

[보충설명]

- 녹두싹(녹두아(綠豆芽)) : 발아시킨 녹두. 성미는 감(甘), 량(凉)[平], 무독하고, 심(心), 위경(胃經)으로 귀경한다. 청열소서(淸熱消暑), 해독이뇨(解毒利尿) 효능이 있다. 서열번갈(暑熱煩渴)과 주독(酒毒)을 경감시키고, 소변불리(小便不利), 목예(目翳)를 다스린다. 일반적으로 두류를 싹을 내거나 발아시키게 되면 콩의 기본 성분은 그대로 가지고 있으면서 비타민 C가 새로 생성되며, 단백질 소화 흡수가 용이하고 체내에서 활용하기 쉽게 변화한다. 주독(酒毒)이나 열독(熱毒)에 녹두싹 150~200g을 달여서 복용한다. "여러 가지 콩에 싹이 나면 모두 비리고 질겨서 견디기 어려운데, 오로지 녹두만이 그 싹이 희고 맛이 좋은 것이 독특하다." ≪본초강목(本草綱目)≫
- 녹두전분(녹두분(綠豆粉)) : 수비한 녹두가루. 즉, 녹두를 물에 담갔다가 갈아서 가라앉힌 앙금가루. 성미는 감(甘), 량(凉), 무독하다. 청열소서(淸熱消暑), 량혈해독(凉血解毒) 효능이 있다. 서열번갈(暑熱煩渴)과 주독(酒毒)을 경감시키고, 옹종창양(癰腫瘡瘍), 탕화상(湯火傷), 질타손상(跌打損傷) 등에 사용한다.

[응용 예]

① 서열번갈(暑熱煩渴)에

• 녹두를 깨끗이 씻어서 물을 붓고 센 불로 한소끔 끓여서 즙을 취해 식혀서 푸른빛이 돌면 먹는다. 오래 끓여서 탁해지면 먹을 수 없다. ≪준생팔전(遵生八箋≫

② 금석단화약독(金石丹火藥毒)과 주독(酒毒), 연독(煙毒), 매독(煤毒)의 병증에는

• 녹두 1되를 생으로 빻아서 콩국 2그릇과 섞어서 먹는다. 만일 콩국이 없으면 찹쌀 뜨물을 따뜻하게 끓여서 사용한다. ≪본초휘언(本草彙言)≫

③ 고혈압이나 고지혈증에

• 녹두 100g, 다시마 50g을 가루 내서 몇 차례 나누어 장복하면 효과가 좋다.

④ 장위(腸胃)에 염증이 있으면서 복통, 설사를 할 때

• 녹두 30g, 질경이 15g을 달여 먹으면 청열(淸熱)시키면서 설사를 그치게 한다.

⑤ 두풍(頭風)과 두통

• 녹두로 베개를 만들어 베면 눈이 밝아지고 두풍(頭風)과 두통이 낫는다. ≪보제방(普濟方)≫

⑥ 소갈(消渴)

• 녹두 2승(升)에 물 2두(斗)를 넣고 무르도록 푹 끓여 물을 걸러 아침저녁으로 1잔씩 마신다. ≪성제총록(聖濟總錄)≫

• 녹두 끓인 물과 녹두를 죽을 끓여 먹는다. ≪보제방(普濟方)≫

⑦ 일체의 풍습(風濕), 작반(雀斑), 주자(酒刺), 백설풍(白屑風)으로 피부가 가려울 때

• 녹두 반 승(升), 활석, 백지, 백부자 각 2돈(錢). 곱게 세말하여 아침저녁 세안 시 물에 타서 환부를 씻어준다. ≪외과정종(外科正宗)≫ 옥기산(玉肌散)

[참고문헌]

1. ≪본초강목(本草綱目)≫ : "綠豆, 消腫治痘之功雖同赤豆, 而淸熱解毒之力過之, 且益氣, 厚腸, 通經脈, 無久服枯人之忌."

2. ≪본초구진(本草求眞)≫ : "綠豆味甘性寒, 據書備极稱善, 有言能厚腸胃, 潤皮膚, 和五臟及資脾胃. 按此雖用蔘芪歸术, 不是過也.

3. ≪식료본초(食療本草)≫ : "今人食(綠豆) 皆撻去皮, 卽有少壅氣, 若愈病須如皮, 故不可去."

5) 완두콩(豌豆 완두) [紹興本草]

[이명] 설두(雪豆), 한두(寒豆), 필두(蓽豆), 맥두(麥豆), 청두(靑豆), 난두(蘭豆), 호두(胡豆), 회회두(回回豆)

[기원] 콩과 식물 완두 *Pisum sativum* L.의 종자

[성미] 감(甘), 평(平), 무독(無毒).

[귀경] 비(脾)·위경(胃經).

[효능] 화중하기(和中下氣), 통유(通乳), 이수지설(利水止泄), 해독소옹(解毒消癰)

[주치] 소갈(消渴), 토역(吐逆), 설리복창(泄痢腹脹), 곽란전근(霍亂轉筋), 유소(乳少), 각기수종(脚氣水腫), 창옹(瘡癰) 등

[용법용량]

60~125g을 달여서 복용하거나 삶아서 먹는다. 종자를 다양한 방법으로 식용한다. 달걀이나 새우살, 조개 등과 함께 볶아 먹거나 밥에 두어 먹는다.

[주의사항]

완두는 성질이 평순하여 누구나 먹어도 괜찮다.

[해 설]

- 완두는 두류 중에서 서늘한 기후를 가장 좋아하고 추위에도 강하다. 동부유럽 및 중앙아시아가 원산지로 알려져 있다.
- 완두콩은 어린것을 요리에 쓰는데 소금물에 끓인 완두나 완두죽 등은 익기건비(益氣健脾), 소종통유(消腫通乳) 효능을 가지고 있다. 완두의 꼬투리는 풋콩상태의 것을 채소로 이용하며 조려서 반찬으로 쓰기도 한다. 여린 잎은 완두묘(豌豆苗)라 하여 채소로 볶아 먹거나 탕을 끓여 먹을 수도 있다.
- ≪본초강목(本草綱目)≫에서는 완두의 이름이 싹이 유약하여 구불구불하기(柔弱宛宛) 때문에 얻은 것이라고 기록하고 있다. 종자가 오랑캐(胡戎) 지역에서 왔기 때문에 완두를 호두(胡豆)라고도 하는데 잠두(蠶豆)도 호두(胡豆)라고 불리기도 하였다고 기록하고 있다.
- ≪동의보감(東醫寶鑑)≫에서는 완두를 잠두(蠶豆)라고 하고 있는데, 지금의 잠두(蠶豆. *Vicia fava* L.)와는 다른 것으로 봐야할 것으로 판단된다. 토(土)에 속하는 콩으로 주치하는 병이 대개 비위(脾胃)와 관련되어 있다. 소갈(消渴)에는 담박하게 끓여 먹는다.

[응용 예]

① 관상동맥질환(고혈압, 동맥경화 등)이 있는 경우

- 완두콩 싹을 내서 녹즙을 매일 반 잔 정도 마신다.

② 산후에 젖이 잘 안 나오는 경우

- 완두콩 40g, 돼지 간 100g 정도 넣고 같이 익혀서 먹는다.

③ 비위가 허약할 때

- 완두콩 50g, 찹쌀 30g에 대추 적당량을 넣어서 죽을 끓여 먹으면 맛도 좋을 뿐만 아니라 속을 따뜻하게 하면서 비위를 보하므로 식욕이 부족하고 허약할 때 보익 식품으로 쓰면 좋다.
- 50g을 양고기와 함께 먹는다. ≪음선정요(飮膳正要)≫

④ 허한(虛寒)으로 인한 딸꾹질이나 구토가 심할 때

- 완두콩(완전히 익은 것) 30g, 생강 3쪽에 황설탕(혹은 흑설탕)을 적당히 넣고 끓여 먹는 것도 좋다.

⑤ 곽란(霍亂), 토리전근(吐利轉筋), 심격번민(心膈煩悶)의 치료에

- 탕기에 완두콩 3홉, 참기름 100mL, 물 3 큰 컵을 함께 넣고 그 양이 반으로 줄어들 때까지 달여서 찌꺼기를 버리고 세 번으로 나눠서 따뜻하게 하여 먹는다. ≪태평성혜방(太平聖惠方)≫

[참고문헌]

1. ≪수식거음식보(隨息居飮食譜)≫ : "和中生津止渴, 下氣通乳消脹."
2. ≪일용본초(日用本草)≫ : "煮食下乳汁, 可作醬用."
3. ≪본초습유(本草拾遺)≫ : "消渴, 淡煮食之良."
4. ≪본초강목(本草綱目)≫ : "時珍曰 : 豌豆屬土, 故其所主病多系脾胃. 元時飮膳, 每用此豆搗去皮, 同羊肉治食, 云補中益氣."
5. ≪千金≫·≪外臺≫ 洗面澡豆方, 盛用畢豆麪, 亦取其白膩耳. (澡豆-비누)

6) 까치콩(白扁豆 백편두) [本草綱目]

[이명] 남편두(南扁豆), 아미두(蛾眉豆), 양안두(羊眼豆), 차두(茶豆), 소도두(小刀豆),

미두(眉豆), 변두(藊豆)
[기원] 콩과 식물인 까치콩(扁豆) Dolichos lablab L.의 백색의 성숙한 종자
[성미] 감(甘), 담(淡), 평(平), 무독(無毒)
[귀경] 비(脾)·위경(胃經)
[효능] 건비화중(健脾和中), 화습(化濕), 소서(消暑)
[주치] 비허생습(脾虛生濕), 식소변당(食少便溏), 적백대하(赤白帶下), 서습토사(暑濕吐瀉), 소아감적(小兒疳積) 등

[용법용량]

10~15g을 달여서 먹거나 생것을 찧어 즙을 내어 먹는다. 또는 환제나 산제로 하여 먹는다.

[주의사항]

많이 먹으면 기가 막히고 비장을 상하게 하므로 좋지 않다. 건비지사(健脾止瀉)에는 볶아서 사용하는 것이 좋고 소서양위해독(消暑養胃解毒)에는 생으로 사용하는 것이 좋다.

[해 설]

- 콩꼬투리를 볶아먹기도 하고 죽을 끓이거나 산약, 두부와 함께 죽을 끓여 먹으면 건비화중(健脾和中), 청열거습(淸熱祛濕)의 효능이 있다. 또한 돼지고기 혹은 닭고기와 폭 쪄서 먹기도 한다. 편두화(扁豆花)는 돼지고기 다진 것과 섞어 만두를 해 먹으면 건비지사(健脾止瀉)의 효능을 볼 수 있다. 편두화(扁豆花)를 이용해 여름에 죽을 끓여 먹으면 익기양위(益氣養胃), 제번소갈(除煩消渴) 하는 효능이 있다.
- ≪약품화의(藥品化義)≫ : "백편두는 맛이 달고 평(平)하지만 달착지근하지는 않고 기가 맑고 향기로우나 뚫고 다니지는 않으며[강하지는 않으며], 성질이 온화하고 색이 미황색이라 비장의 성질에 가장 적합하다."
- ≪본초강목≫ : "설사를 멈추게 하고 더위를 해소(解消)하며 비위를 따뜻하게 하고 습열을 제거하며 소갈을 그치게 한다."
- ≪동의보감≫ : 편두 열매는 검은 것과 흰 것 두 종이 있는데 흰 것은 따뜻하고 검은 것은 약간 차니 약에 넣은 것은 흰 것을 써야 한다. 작두(鵲豆, 까치콩)라고도 하는데 검은 바탕에 흰 줄무늬가 있는 것이 까치와 닮았기 때문이다.
- 여름철 장마에 서습(暑濕)을 다스리기 위해 곽향과 배합하여 많이 쓴다. 또, 소아들이 비허(脾虛)로 식욕부진이나 소화불량 등이 있을 때에도 백편두와 곽향을 배합해서 쓰면 좋다.

• 각종 고기(육류) 식중독, 수은 중독을 다스릴 수 있다.

[보충설명]

• 강낭콩(채두(菜豆), *Phaseolus vulgaris* L.) : 강낭콩(Kidney bean)은 페루가 원산지이고 주성분은 전분으로 단백질도 많은 편이고, 연한 꼬투리는 여러 비타민과 아미노산을 함유하고 있어 채소로도 사용된다.
콩꼬투리와 종자 모두 익힌 후 볶거나 혹은 닭고기, 돼지고기 등의 요리에 함께 사용하여 인체 면역력을 높이는 작용을 하므로 암이나 백혈구감소환자의 보조 치료 식재료로 사용된다. 콩꼬투리의 전탕액이나 고(膏)가 당뇨병을 치료한다는 보고도 있다. 종자에 시안화합물을 생성하는 배당체를 함유하고 있어 에물신(emulsin)의 영향을 받아 시안화수소를 생성하므로 식용 전에 물에 끓여 제거하거나 볶아 익혀 먹도록 한다. 칼륨 함량이 많아 염분 섭취가 높은 사람의 경우 매우 바람직한 식품이다.

[응용 예]

① 비위 허약 통치방

• 비위를 튼튼하게 하는 통치방으로 삼령백출산(參苓白朮散)[34]이 있다. 삼령백출산을 가루로 만들어 비위가 허약해서 밥맛이 없고 구토 설사를 잘 하는 경우에 상복하면 좋다. 보통은 탕으로 끓여서 차처럼 마시는 경우가 많다.

② 삼복더위에 입이 마르고 목이 탈 때 혹은 토사(吐瀉)가 있을 때

• 백편두(살짝 볶은 것), 후박(厚朴, 거피하여 생강즙을 넣고 구운 것) 각 2돈(錢), 향유(香薷) 2돈(錢), 물 1잔(盞), 술 약간. 70% 정도 되도록 달였다가 식혀서 수시로 마신다. ≪위생이간방(衛生易簡方)≫

③ 만성 신염이나 빈혈

• 탕기에 백편두 30g과 대추 20개와 적량의 물을 붓고 1시간 정도 달여서 차처럼 마신다. ≪복건약물지(福建藥物志)≫

④ 비허로 인한 한습(寒濕), 대하(帶下)

• 백편두 100g을 쌀뜨물에 충분히 불린 다음 껍질을 벗기고 흑설탕이나 황설탕 30~50g, 마 50g을 넣고 달인 물을 하루에 두 차례 복용한다.

34) 삼령백출산(參苓白朮散) : 인삼, 백출, 연자육, 산약 각 8g, 백편두, 백복령 각 6g, 자(炙)감초, 의이인, 길경, 사인 각 4g.

⑤ 적백대하(赤白帶下)나 오랜 설사, 부종

- 백편두 100g을 볶아 분말해서 쌀 끓인 숭늉이나 뜨물을 끓인 물로 하루에 네댓 차례 복용하면 건비지사(健脾止瀉), 이수해독(利水解毒)하는 작용이 있다.

[참고문헌]

1. ≪약성변의(藥性辨疑)≫ : "扁豆專清暑, 故和中而止霍亂; 極補脾, 故治痢而止膿血, 消水濕, 治熱泄."
2. ≪약품화의(藥品化義)≫ : "扁豆, 味甘平而不甛, 氣清香而不竄. 性溫和而色微黃, 與脾性最合."
3. ≪본초강목(本草綱目)≫ : "硬殼白扁豆, 其子充實, 白而微黃, 其氣腥香, 其性溫平, 得乎中和, 脾之穀也. 入太陰氣分, 通利三焦, 能化清降濁, 故專治中宮之病, 消暑除濕而解毒也. 其軟殼及黑鵲色者, 其性微涼, 但可供食, 亦調脾胃."

7) 동부콩(豇豆 강두) [救荒本草]

[이명]	강두(豇豆), 반두(飯豆), 장두(長豆), 양각(羊角), 두각(豆角), 각두(角豆), 요두(腰豆), 광저기
[기원]	콩과식물인 동부콩(豇豆) *Vigna unguiculate* L.의 종자
[성미]	감(甘), 함(鹹), 평(平), 무독(無毒)
[귀경]	비(脾)·신경(腎經)
[효능]	건비이습(健脾利濕), 보신삽정(補腎澁精)
[주치]	비위허약, 설사이질, 토역(吐逆), 신허(腎虛) 요통, 유정(遺精), 백대(白帶), 백탁(白濁), 소변빈삭, 소갈, 당뇨병 등

[용법용량]

30~60g을 달여 먹거나 혹 익혀 먹거나 갈아 분말해서 6~9g씩 먹는다.

[주의사항]

기체변결(氣滯便結) 경우는 복용을 피한다.

[해 설]

- ≪본초강목≫ : "동부콩은 속을 다스리면서 기운을 더해주고 보신(補腎), 건위(健胃)하면서 오장을 和하게 하고 영위(榮衛)를 조화롭게 해서 정수(精髓)를 생해준다."

- ≪본초강목≫ : "강두는 곳곳에서 3-4월에 심는다. 한 종은 덩굴 길이가 1장(丈) 정도 되고 한 종은 덩굴 길이가 짧다. 그 잎은 본체는 크고 말단 끝부분은 뾰족한데 여릴 때는 나물로 먹을 수 있다. 꽃은 붉은색과 흰색 두 가지가 있다. 꼬투리는 백색, 홍색, 자색, 적색, 점박이 등 몇 가지가 있는데 길이가 두 척(尺)이 되는 것이 있어 여릴 때는 나물로 먹고, 늙으면 씨를 거둔다. 이 콩은 채소로 과일로 곡식으로 쓸 수 있으니 비축해 두고 가장 많이 쓰니 콩 중의 상품(上品)이다."
- 소갈(消渴), 토역(吐逆), 설사, 이질, 소변빈삭, 소변백탁, 백색대하에 동부콩을 끓여 먹으면 좋다.

[응용 예]

① 당뇨병에

- 동부콩 100~150g을 껍질까지 익혀서 늘 먹으면 좋다.

② 배에 가스가 잘 차고 트림이 잘 날 때

- 생동부콩을 몇 개 씹어서 삼키면 좋다

③ 비위가 허해서 잘 붓는 경우에

- 어린아이들이 비위가 허약해서 각기병이 있는 경우 동부콩 50~100g에 멥쌀 150~250g으로 죽을 해서 먹으면 좋다.

④ 신허(腎虛)로 인한 유정(遺精), 대하(帶下)에

- 동부콩 60g, 멥쌀 60g으로 죽을 쑤어 먹으면 좋다.

[참고문헌]

1. ≪본초강목(本草綱目)≫ : "理中益腎, 補腎健胃, 和五臟, 調營衛, 生精髓. 止消渴, 吐逆, 泄痢, 小便數."
2. ≪의림찬요(醫林纂要), 약성(藥性)≫ : "補心瀉腎, 滲水, 利小便, 降濁升淸."
3. ≪본초구진(本草求眞)≫ : "白豆, 必假以炒熱, 卽服始見有益, 若使僅以生投, 保無嘔吐泄瀉傷中之候乎?"

8) 땅콩(落花生 낙화생) [滇南本草圖說]

[이명] 화생(花生), 화생미(花生米), 낙화삼(落花參), 장생과(長生果), 낙지생(落地生), 지과(地果), 화미(花米)

[기원] 콩과 식물인 땅콩 *Arachis hypogaea* L.의 종자이다.
[성미] 감(甘), 평(平), 무독(無毒)
[귀경] 비(脾)·폐경(肺經)
[효능] 건비양위(健脾養胃), 윤폐화담지해(潤肺化痰止咳), 하유(下乳), 이뇨, 통변(通便)
[주치] 비허불운(脾虛不運), 반위불서(反胃不舒), 산후유소(産後乳少), 각기(脚氣), 폐조해수(肺燥咳嗽), 대변조결(大便燥結), 해수소담(咳嗽少痰), 빈혈, 혈소판감소성자전(紫癜) 등

[용법용량]

30~100g을 달여서 복용하거나 10~15g을 갈아서 타 마신다. 또는 30~60g을 볶아서 먹거나 삶아 익혀서 먹는다.

[주의사항]

습체(濕滯) 및 장활변설(腸滑便泄)한 경우는 복용하지 않는 것이 좋다.

곰팡이가 난 땅콩에는 아플라톡신이이라는 곰팡이독소가 들어 있어 간독성을 일으키고 암을 유발할 수 있으므로 먹지 않는다.

[해 설]

- 땅콩은 브라질 또는 페루가 원산지로 유일하게 지하의 뿌리에 열매가 달리고 높은 온도에서 잘 자라고 생육기간이 길다. 종자를 볶거나 끓이거나 가공해서 먹는다. 땅콩은 종자의 크기에 따라 생육기간이나 그 내용 성분과 용도에 차이가 있는데, 종자가 큰 대립종(大粒種)은 단백질 함량이 높아서 보통 간식용으로 하며, 종자가 작은 소립종은 지방 함유율이 높아서 기름을 짜거나 과자나 빵 등 식품의 가공에 이용된다.
- 종자에 빙당(氷糖)을 넣어 탕을 끓이면 윤폐(潤肺), 보비(補脾)한다. 종자를 익혀 설탕을 넣고 만든 땅콩강정은 혈소판감소성자반증과 만성신장염 등에 사용되고, 산약, 멥쌀 등과 죽을 쑤어 장기간 복용하면 익기양혈(益氣養血), 건비윤폐(健脾潤肺), 통유(通乳) 등의 작용을 한다. 그 외 제과 원료나 유지 원료 등 여러 가공식품 등에 다양하게 사용된다. 땅콩은 껍질을 벗겨 공기에 노출되면 산화되기 쉬우므로 껍질째 구입하여 보관하는 것이 좋고 아스퍼질러스균 등의 번식으로 발암물질인 아플라톡신이 생성될 우려가 있으므로 보관에 유의해야 한다.
- 땅콩은 지방 함유량이 비교적 높고 단백질도 매우 풍부하게 함유되어 있는데 인체에 소

화 흡수가 잘 되며, 콜레스테롤을 떨어뜨리고 피부노화를 방지하며 기억력을 강화시키는 일종의 장수식품이다.

[보충설명]

• 땅콩껍질(화생의(花生衣), 붉은 속껍질) : 맛이 달고 떫으며(甘澁), 성질이 평(平)하고 양호한 지혈 작용을 갖고 있어서 혈우병, 혈소판감소성 자전, 기능성 자궁출혈, 간병 출혈 및 외상 출혈 등 각종 출혈증에 쓰인다.
약리 연구에 따르면 화생의(花生衣)는 피부리노겐의 용해를 저해하고, 골수가 혈소판을 만드는 기능을 촉진하며 출혈시간을 단축한다. 또한 혈소판 양의 향상, 혈소판의 질 개선, 모세혈관의 수축기능 강화, 응혈인자의 결함 개선 등 여러 가지의 요소와 관련이 있다고 알려져 있다.

[응용 예]

① 오랜 기침, 추조(秋燥), 소아의 백일해

• 땅콩을 약한 불에 오래 끓여 먹는다. ≪행림의학(杏林醫學)≫

② 비위실조(脾胃失調)로 인한 영양불량에

• 생땅콩(生花仁) 30g, 찹쌀 60g, 대추 30g, 빙당 약간을 함께 넣고 물을 부어 죽을 끓여서 먹는다. ≪식료죽보(食療粥譜)≫

③ 유즙(乳汁) 부족에

• 생땅콩(生花米) 100g과 돼지 앞다리 1쌍을 같이 삶아서 먹는다. ≪육천본초(陸川本草)≫

④ 혈소판 감소성 자전(紫癜)의 치료에

• 생화생미(生花生米) 150g 또는 볶은 화생미(花生米) 180g을 매일 세 차례 나누어 일주일 동안 먹는다. 만일 혈소판의 수치가 여전히 떨어지면 계속 먹는다. ≪음식치료지남(飮食治療指南≫

• 땅콩껍질 60g, 빙당 적당량. 달여서 먹는다. ≪복건약물지(福建藥物志)≫

• 땅콩껍질 30g, 대계(大薊), 소계(小薊) 각 60g 함께 달여 마신다. ≪절강약용식물지(浙江藥用植物志)≫

[참고문헌]

1. ≪전남본초(滇南本草)≫ : "鹽水煮食, 治肺癆." "炒用燥火行血, 治一切腹內冷積肚疼."
2. ≪약성고(藥性考)≫ : "生研用下痰; 炒熟用開胃醒脾, 滑腸, 乾咳者宜餐, 滋燥潤火."

3. ≪의림찬요, 약성(醫林纂要, 藥性)≫ : "和脾, 醒酒, 托痘毒."

9) 작두콩(刀豆 도두) [滇南本草]

[이명] 협검두(挾劍豆), 도두자(刀豆子), 대도두(大刀豆), 도초두(刀鞘豆), 백봉두(白鳳豆), 마도두(馬刀豆), 도배두(刀培豆) 등

[기원] 콩과 식물인 작두콩 *Canavalia gladiata* (Jacq.) DC., 서양작두콩 *Canavalia enasiformis* (L.) DC.의 종자

[성미] 감(甘), 온(溫), 무독(無毒)

[귀경] 비(脾)·위(胃)·신경(腎經)

[효능] 온중하기(溫中下氣), 익신보원(益腎補元), 지구역(止嘔逆), 항암해독(抗癌解毒)

[주치] 허한액역(虛寒呃逆), 기체액역(氣滯呃逆, 딸꾹질), 복창(腹脹), 신허요통(腎虛腰痛), 위한구토(胃寒嘔吐), 산기(疝氣), 노년 해천(咳喘) 등

[용법용량]

9~15g을 달여서 복용하거나 갈아서 분말로 사용한다.

[주의사항]

위열(胃熱)이 성(盛)한 사람은 신중히 먹는다.

[해 설]

- 작두콩은 구대륙 열대 원산으로 중부 이남에 재배하는 덩굴성 1년초이다. 열매는 협과, 길이 30cm, 폭 5cm, 작두 모양, 씨는 10~14cm로, 납작하고, 붉은색, 흰색이다.
- 민간에서 요통치료와 암치료에 많이 활용된다. 작두콩이 항암 작용이 뛰어난 식품으로 알려져 있기 때문이다. 그런데 작두콩이 퍽퍽하며 맛이 없기 때문에 밥에 놓아먹거나 조리해서 즐겨 먹기는 좀 어렵다.
- 작두콩 껍질은 화중하기(和中下氣)하고 어혈을 풀어서 혈액순환을 촉진하는 작용이 있기 때문에 구토증이나 위암, 오랜 설사, 인후 부위가 안 좋을 때, 경부(頸部)에 임파선 결핵이 있을 때 적용한다. 작두콩 뿌리도 비슷한 효능이 있다.
- 작두콩이 여릴 때 끓여 먹거나 간장으로 절여 먹으면 맛이 좋고 온보작용(溫補作用)을 한다. 완숙한 작두콩은 딸꾹질을 치료하는 약으로 쓰면 일정한 효과가 있다.

- ≪본초강목≫ : "여릴 때는 삶아 먹거나 장(醬)을 만들어 먹거나 꿀에 졸여 먹는데 모두 맛있다. 늙으면 종자를 수확하는데 크기가 엄지손가락만 하고 담홍색이다. 돼지고기, 닭고기와 함께 끓여 먹으면 특히 맛있다."

[응용 예]

① 신허요통

- 돼지 콩팥 한 개를 절개해서 작두콩을 2개, 소회향 6g, 오수유 3g, 파고지 3g, 청염(靑鹽) 6g을 넣어 익혀서 통째로 여러 번 먹는다. ≪중경초약(重慶草藥)≫

② 임신부가 허리 아플 때

- 계란 한 개, 작두콩 100g을 끓여서 물로 먹는다.

③ 풍습으로 인한 요통

- 작두콩 뿌리 30g에 막걸리(술)와 물을 반반 섞어서 달여 먹는다. ≪강서초약(江西草藥)≫

④ 만성적으로 허리 근육을 많이 써서 오는 요통

- 작두콩뿌리 30g, 막걸리를 끓여서 복용하거나 작두콩을 돼지 콩팥에 넣어 익혀서 먹어도 좋다.

⑤ 소아의 백일해나, 노년의 해수, 천식

- 작두콩 30g, 감초 2g 정도에 물을 넣고 끓여서 하루에 한두 차례 연속해서 5~6일 복용하면 효과가 있다.

⑥ 건비(健脾), 강정(强精)

- 비둘기고기 50g, 작두콩 30g, 산약 20g. 비둘기를 삶아서 고기가 익은 다음 작두콩과 산약을 넣어 익혀 맛있게 조미해서 먹는다. 여기에 연밥(연 열매)을 넣을 수도 있다.

⑦ 작두콩차

- 위기(胃氣)가 부족해서 기운이 없고 딸꾹질을 자주 하고 구토증이 잘 나고 허리 아픈 증상에 비위를 튼튼히 하면서 강정, 식욕 증진 건강식품으로 작두콩 완전히 익은 것 50g을 끓여서 차로 마신다.

[참고문헌]

1. ≪본초강목(本草綱目)≫ : "溫中下氣, 利腸胃, 止呃逆, 益腎補元.", "嫩時煮食·醬食·蜜煎皆佳. 老則收子, 子大如拇指頭, 淡紅色. 同豬 肉·雞 肉煮食, 尤美."
2. ≪본초비요(本草備要)≫ : "溫中止呃, 煅存性服, 勝于柿蒂."

3. ≪본초용법연구(本草用法硏究)≫ : "胃火盛者忌用."

10) 누에콩(蠶豆 잠두) [救荒本草]

[이명] 잠두(蠶豆), 불두(佛豆), 호두(胡豆), 남두(南豆), 한두(寒豆), 나한두(羅漢豆), 천두(川豆)
[기원] 콩과 식물인 누에콩(蠶豆) *Vicia faba* L.의 종자
[성미] 감(甘), 미신(微辛), 평(平)
[귀경] 비(脾)·위경(胃經)
[효능] 건비이수(健脾利水), 해독소종(解毒消腫)
[주치] 수종(水腫), 창독(瘡毒) 등

[용법용량]

30~60g을 달여서 먹거나 갈아서 먹는다. 또는 음식으로 만들어 먹는다.

[주의사항]

과량을 복용하면 식적복창(食積腹脹)을 일으키기 쉬우므로 복용에 주의한다. 또한 과민한 사람은 복용을 금지한다.

[해 설]

- 지중해 연안 원산으로 한국·중국·유럽에 분포한다. 주요한 성분은 당질 50%, 단백질 26%이고 당질의 70%는 전분이다. 그 밖에 당분이나 펙틴, 섬유소 등을 함유한다. 지질 함량은 적고(약 1%), 레시틴(lecithin)이 풍부하다.
- 종자를 볶거나 끓이거나 졸여 먹는다. 혹은 죽을 끓여 먹는다. 대개 여름철 소서해갈(消暑解渴)에 사용된다. 잠두피(蠶豆皮)는 쇄건하여 볶은 후 차로 달여 마시기도 한다. 잠두화(蠶豆花)는 혈압강하 효능이 있다. 무독하나 극소수의 경우 중독 반응을 일으키기도 한다.

[응용 예]

① 수창(水脹)에

- 생누에콩 30~240g을 쇠고기와 푹 고아서 먹는다. ≪민간상용초약휘편(民間常用草藥彙編)≫

② 수종(水腫)에

- 누에콩 60g과 동과피 60g을 탕기에 넣고 물을 붓고 달여서 먹는다. ≪호남약물지(湖南藥物志)≫

[참고문헌]

1. ≪본초종신(本草從新)≫ : "補中益氣, 澁精, 實腸."
2. ≪수식거음식보(隨息居飮食譜)≫ : "健脾開胃, 浸以發芽, 更不壅滯."
3. ≪본경봉원(本經逢原)≫ : "性滯, 中氣虛者食之, 令人腹脹."

11) 콩국(豆腐漿 두부장, 豆乳 두유)

[이명] 두장(豆漿), 부장(腐醬), 콩국

[기원] 황대두나 흑대두를 가공하여 만든 것이다. 먼저 물에 하루정도 담가두고 콩이 불으면 물기가 있는 채로 갈아서 여과하여 찌꺼기를 제거하고 솥에 넣어 펄펄 끓이면 만들어진다. 원액을 농축한 것은 두유라고 부르고, 물로 희석한 것은 콩국이라고 부른다.

[성미] 감(甘), 평(平), 무독(無毒)

[귀경] 폐(肺)·위경(胃經)

[효능] 보허윤조(補虛潤燥), 화담지해(化痰止咳)

[주치] 허로해수(虛勞咳嗽), 담화효천(痰火哮喘), 변비, 임탁(淋濁), 각기종통(脚氣腫痛), 철결핍성 빈혈, 간수 중독 등

[해 설]

- 콩국은 혈관에 흡수하기 좋은 칼슘 성분이 많아서 혈관의 탄력성을 촉진시켜 혈관이 파열되거나 위축되는 것을 예방하고, 노년기 골질이 취약해서 오는 골다공증을 예방하며, 동맥경화, 관상동맥 질환에 좋은 식품이다.
- 콩국을 장기간 마시면 빈혈, 저혈압, 혈소판감소 등을 예방할 수 있으며, 산부(産婦)의 젖 분비를 촉진시키는 작용을 한다.
- 연구 결과에 따르면 콩국과 동물성 단백질식품을 함께 먹으면 단백질의 흡수율을 향상시킬 수 있다.
- 콩국은 알칼리성 식품으로 육류, 쌀밥, 빵 등 산성 식품에 대하여 중화작용을 하여 소화

흡수를 돕고 노인병을 예방한다.

- 두유는 유당불내증이 있는 유아에게 우유 대신 먹일 수 있는 식품으로, 유아의 중추신경 조직의 발육을 돕고 아동 치아 단백질조직의 성장을 촉진시키며 아동 충치를 예방한다. 콩국은 또한 임파선을 활기 있게 하여 인체의 면역력을 증강시킨다.

[보충설명]

- 두부피(豆腐皮) : 콩국을 끓이고 나면 그 위에 단백질과 지방 성분이 엉겨서 생기는 얇은 막을 두부피(豆腐皮) 또는 두부의(豆腐衣)라고 하며, 일본에서는 유바라고 하는데 성미가 감(甘), 량(凉), 무독(無毒)하고 폐(肺)·위경(胃經)으로 들어간다. 청열이폐(淸熱利肺), 지해소담(止咳消痰), 양위활태(養胃滑胎), 해독지한(解毒止汗)하는 효능이 있으며, 열담(熱痰)으로 인한 해수(咳嗽), 천식이나 자한(自汗), 도한(盜汗) 등을 다스린다.

[응용 예]

① 해수, 천식에

- 콩국 한 그릇, 조청엿 20g을 끓여서 한 번에 먹는다. 화담제(化痰劑)로 가래가 끓으면서 기침이나 천식이 있는 노인들께 특히 좋다. 조청엿은 폐로 들어가 화담(化痰), 지해(止咳), 평천(平喘)시키는 효능이 있다.

② 산후의 기혈부족(氣血不足)에

- 콩국 한 그릇에 계란 한 개를 풀어 먹는다.

③ 수술 후 보신(補身)에

- 콩국 200g, 벌꿀 10g, 참기름 5g을 수술 후 복용하면 몸을 보신하는 데 좋다.

④ 위·십이지장궤양에

- 콩국 한 그릇에 조청 15g을 타서 매일 새벽 공복에 장복하면 좋다.

⑤ 급성임신중독에

- 콩국 2L에 설탕을 가미해서 매일 여섯 차례씩 지속적으로 3~4일 복용하면 효과가 있다.

[참고문헌]

1. ≪본초강목습유(本草綱目拾遺)≫ : "淸咽, 祛膩, 解鹽毒."

12) 두부(豆腐 두부) [本草圖經]

[기원] 콩국에 간수를 넣어 순두부로 응고시키고 다시 천으로 싸서 일부 수분을 여과, 제거시켜 만든 것

[성미] 감(甘), 량(凉), 무독(無毒)

[귀경] 비(脾)·위(胃)·대장경(大腸經)

[효능] 생진윤조(生津潤燥), 청열해독(淸熱解毒), 화중익기(和中益氣)

[주치] 목적종통(目赤腫痛), 폐열해수(肺熱咳嗽), 소갈(消渴), 휴식리(休息痢), 비허복창(脾虛腹脹), 인통(咽痛), 위화구취(胃火口臭), 비만증, 유소(乳少) 등

[용법용량]

적당량을 삶아서 먹거나 부쳐서 먹는다.

[주의사항]

정창(疔瘡)이 있는 사람은 기식(忌食)해야 한다. 두부에는 퓨린이 비교적 많이 함유되어 있으므로 통풍이 있는 사람은 복용에 신중해야 한다.

[해 설]

- 두부는 단백질을 응고시켜 만든 것이므로 주된 식물성 단백질의 영양공급원이며 당뇨병 환자, 비만 환자가 허기를 못 참는 경우에 먹으면 좋은 음식이다. 또한 동맥경화, 콜레스테롤을 저하시키고 고혈압, 당뇨 예방 치료에도 좋은 식품이다.
- 두부는 청화(淸火)할 수 있어 폐열담황(肺熱痰黃), 인후통(咽喉痛), 위열구취(胃熱口臭), 변비가 있는 사람들에게 비교적 적합하다.
- 물 갈아 먹고 온몸이 가려우며 발진이 있는 경우 매일 두부를 먹으면 개선된다.
- 두부를 지나치게 먹으면 복창(腹脹), 오심(惡心) 반응이 있을 수 있는데 무를 먹으면 해소된다.

[응용 예]

① 어린이들이 여름철에 열이 떨어지지 않고 갈증이 있어 물을 자꾸 마시려 할 때

- 두부 500g, 오이 250g을 끓여 차처럼 복용하면 좋다. ≪식물여치병(食物與治病≫

② 급성기관지염, 해수 천식에

- 두부 200g, 엿(조청 60g), 생무즙을 술잔으로 반 잔 정도 넣어서 잘 섞어서 한 번 살짝

끓인 다음 하루 두 차례 복용하면 좋다.

③ 비신양허(脾腎陽虛), 기혈부족(氣血不足)

- 두부 200g, 양고기 50g, 생강 10g을 조리해서 먹는다. 월경불순, 비신양허(脾腎陽虛)로 인해 사지가 너무 찰 때 효과가 있다.

④ 산후 유즙분비 부족

- 두부 200g, 흑(황설탕) 60g을 끓인 후 쌀술 30g을 넣어서 먹는다. 평소 주량이 없는 사람에게는 권장하기 어렵다.
- 두부 500g과 왕불류행(王不留行)(볶은 것) 20g을 함께 끓여서 탕은 마시고 두부는 먹는다. ≪식물여치병(食物與治病)≫

⑤ 약물, 병, 독성으로 오는 급성간염

- 두부와 산 미꾸라지를 함께 넣고 끓이면 미꾸라지가 두부 속으로 들어가 익게 되는데 이것을 먹으면 좋다.

⑥ 화상

- 두부를 얇게 썰어 화상에 붙인다.

⑦ 감기 초기에

- 두부에 파밑동 3~5개 정도를 넣고 끓여서 하루 두세 차례 먹는다. 특히 어린아이 감기에 좋다.

[참고문헌]

1. ≪식감(食鑑)≫ : “寬中益氣, 和脾胃, 下大腸濁氣, 消脹滿.”
3. ≪수식거음식보(隨息居飮食譜)≫ : “淸熱潤燥, 生津, 解毒, 補中, 寬腸, 降濁.”

제2장

채소류(蔬菜類)

부재료로 쓰이는 대부분의 초본 식물 및 일부 목본 식물을 모두 푸성귀, 남새, 채소(菜蔬), 소채(蔬菜), 또는 야채(野菜)라고[35] 부른다. 따라서 반찬으로 만들 수 있는 식물성 식재료를 통칭하여 푸성귀 또는 채소(菜蔬)라고 할 수 있으나 일반적으로는 주로 재배한 채소를 가리키며, 재배하지 않는 야생 채소를 특별히 산채(山菜)라고 구분하여 부른다. 채소의 기원으로 보면 처음에는 모두 야생의 것이었으므로 다 야채(野菜)라고 할 수 있는데, 일반 식재료로 먹기 좋은 것을 채취, 공급하기 쉽게 밭에서 재배하게 됨에 따라 재배하지 않는 야생 채소를 다시 산채(山菜)라고 구분해서 부른 것이라 할 수 있다. 냉이, 비름, 쇠비름, 도라지, 구기엽, 참죽나무순, 고사리, 쑥 등이 산채에 속한다고 할 수 있으나 이것들도 지금은 대부분 재배하고 있기 때문에 굳이 산채로 분류할 의미가 별로 없으므로 본서에서는 산채를 따로 구분하지 않았다. 채소는 대부분 육상식물이지만 수생식물인 것도 있는데 미나리와 같은 담수(淡水) 채소가 있고, 함초(鹹草) 같은 염생(鹽生) 채소가 있다.

채소류는 주로 사용하는 부위에 따라서 줄기나 잎을 이용하는 엽경류(葉莖類), 뿌리나 구경(球莖)을 이용하는 근경류(根莖類), 초본식물의 열매를 이용하는 과채류(果菜類)와 과가류(瓜茄類), 꽃을 이용하는 화채류(花菜類) 등으로 다시 분류할 수 있다.

채소류는 대부분 수분 함유량이 많아 성질이 한량(寒凉)하여 청열제번(淸熱除煩), 해독(解毒) 작용하는 것이 많고, 섬유질이 많아서 대소변을 통리(通利)하는 작용을 하는 것이 많다. 그중 재배하는 것은 대체로 감량(甘凉) 또는 감평(甘平)하여 상식(常食)해도 무방한 경우가 많으나 야생 산채의 경우에는 고한(苦寒)하고 약리작용이 강해서 많이 먹으면 부

35) 소채(蔬菜)
① ≪이아(爾雅)≫ : "무릇 먹을 수 있는 풀과 나물을 통칭하여 소채라고 한다(凡草菜可食者, 通名爲蔬)."
② ≪사해(辭海)≫ : "'菜'는 채소류 식물의 총칭이다.(菜, 蔬類植物的總稱)."
③ 李時珍 : "무릇 초목 중에 먹을 수 있는 것을 일러 채소라고 하며, 부추, 염교(薤), 아욱, 파, 곽(藿)을 오채라고 한다(凡草木之可茹者謂之菜, 韭, 薤, 葵, 葱, 藿, 五菜也)."

작용이 나는 수가 많으므로 체질과 병증에 따라 성능(性能)을 잘 살펴서 먹지 않으면 안 된다. 본초라는 말에서도 알 수 있듯이 대부분의 약재가 식물성에 기원하므로 채소는 또한 다양한 성미(性味), 귀경(歸經)과 약리작용을 가지고 있어서 그 특성에 따라 약선재료로 다양하게 배합 응용될 수 있는 장점이 있다.

채소류는 영양학적으로 볼 때 곡류처럼 열량원으로 사용되기 보다는 주로 비타민이나 무기질 또는 섬유질의 공급원으로 사용되며, 천연의 색깔과 특유의 향미와 질감을 가지고 있어서 식욕을 증진시키고 다양한 기능성을 갖는다. 채소류는 대개 비타민류와 무기질을 많이 함유하여 다른 식품의 영양적 결함을 보충하는 한편 칼륨과 칼슘이 풍부한 알칼리성 식품으로 육류나 곡류 식품의 산성을 중화시키는 데 중요한 역할을 한다. 특히 채소류에 함유된 섬유질은 체내에서 흡수되지 않고 장운동을 촉진하여 통변작용(通便作用)을 하며, 동시에 콜레스테롤의 흡수를 저지하거나 감소시켜 콜레스테롤의 배출량을 증가시키므로 고지혈증이나 죽상동맥경화증, 습관성 변비 등에 좋다.

1. 엽경류(葉莖類)

1) 배추(菘菜 숭채) [名醫別錄]

[이명] ① 포기배추, 황아백채(黃芽白菜), 대백채(大白菜), 황아채(黃芽菜), 황왜채(黃矮菜), 화교채(花交菜), 황아백(黃芽白), 대백아(大白芽)
② 숭채(菘菜), 소백채(小白菜), 청채(靑菜), 청경채

[기원] 십자화과 식물인 대백채(大白菜) *Brassica pekinensis* (Lour) Rupr.와 청채(靑菜) *Brassica chinensis* L.의 신선한 잎과 뿌리

[성미] 감(甘), 평(平)[량(凉)], 무독(無毒)

[귀경] 폐(肺)·위(胃)·대장경(大腸經)

[효능] 청열제번(淸熱除煩), 생진지갈(生津止渴), 청폐소담(淸肺消痰), 통리이변(通利二便), 양위화중(養胃和中)

[주치] 폐열해수, 소갈, 변비, 백일해, 소화성(消化性) 궤양출혈, 인염성시(咽炎聲嘶) 등

[용법용량]

100~500g씩 삶아서 먹거나 빻아서 즙을 내어 마신다.

[주의사항]

기(氣)가 허하고 비위가 찬 사람은 많이 먹으면 좋지 않다.

[해 설]

- 배추는 십자화과에 속하는 이년생 초본으로 중국 북부지방이 원산지인데 우리나라에는 고려 ≪향약구급방(鄕藥救急方)≫에 '숭(菘)'에 대한 기록이 있는 것으로 보아 그 이전에 들어왔을 것으로 추정한다. ≪본초강목(本草綱目)≫에서 이시진은 "숭(菘)은 지금 사람들이 백채(白菜)라고 하는 것으로 2종이 있다. 한 종은 줄기가 둥글고 두꺼우면서 약간 푸르고, 다른 한 종은 줄기가 납작하고 얇으면서 희고, 잎은 둘다 엷은 청백색이다"라고 하였다. 또한 황아채(黃芽菜)라고 하여 움에서 해를 보지 않고 길러 싹과 잎이 연하고 황색인 배추에 대해서도 소개하고 있다.
- 배추를 비롯한 엽경채류는 수분이 90% 내외를 차지하고 있어 칼로리가 높지 않은데 배추도 100g당 약 13kcal로 낮은 편이다. 그러나 비타민 C(40 mg)가 많이 들어 있고 섬유질이 풍부하여 장벽의 연동작용을 촉진하고 소화를 도와서 대변이 굳는 것을 방지하고 대변을 잘 통하게 해서 변비를 예방하고 결장암을 예방한다. 배추는 거의 대부분 김치를 담그는 주재료로 이용되지만 채소요리를 하거나 고기와 함께 끓이면 맛이 좋다.
- 배추는 성질이 감담평화(甘淡平和)하여 비위기허(脾胃氣虛)로 인한 위궤양, 소화불량, 소변불리(小便不利) 등 증상에 좋고, 양위익인(養胃益人)하고 치료 작용이 비교적 약하여 오래 먹어도 부작용이 나타나지 않는다.
- 배추는 장위를 잘 통하게 하고 흉격 부위를 소통시키면서 번조증, 번갈증, 주독(酒毒) 갈증을 해소하고 화중지해(和中止咳)하는 효능이 있는데 겨울철에 즙을 내어 먹으면 특히 효과가 좋다.
- 민간에서 배추, 파뿌리, 생강, 무를 함께 넣고 끓여서 감기 예방이나 가벼운 감기에 응용한다. 개성배추의 경우 배추뿌리를 이용하기도 한다.

[감 별]

배추를 ≪중약대사전(中藥大辭典)≫에 근거하여 구별하면 다음과 같다.

표 2-1

한국명	포기배추(결구배추)	청경채, 얼갈이배추(반결구배추)
본초명	황아백채(黃芽白菜)	숭채(菘菜)
영어명	napa cabbage, Chinese cabbage	Chinese cabbage
학 명	*Brassica pekinensis* (Lour) Rupr.	*Brassica chinensis* L.
성 미	감평(甘平)	감량(甘凉)
귀 경	위경(胃經)	폐·위·대장경
효 능	통리장위(通利腸胃), 양위화중(養胃和中), 이소변(利小便)	청열제번(淸熱除煩), 생진지갈(生津止渴), 통리장위(通利腸胃)
주 치		폐열해수(肺熱咳嗽), 소갈(消渴), 변비(便秘), 식적(食積)

[보충설명]

• 곰보배추(여지초(荔枝草, *Salvia plebeia* R.Br.)) : 곰보배추는 배추와 동속식물로 이해하는 경우가 있으나 배암차즈기라고 불리는 꿀풀과 식물이다. 본초명은 여지초(荔枝草)이고 이명(異名)으로는 수양이(水羊耳), 과동청(過冬青), 야지마(野芝麻) 등이 있다. 전초(全草)를 사용하고, 성미(性味)는 고신(苦辛), 량(凉)하다. 청열해독(淸熱解毒), 량혈산어(凉血散瘀), 이수소종(利水消腫) 효능이 있어 감기로 인한 발열과 인후종통, 폐열(肺熱) 해수(咳嗽) 등의 증상과 해혈(咳血), 토혈(吐血), 요혈(尿血), 치창(痔瘡) 출혈 등의 개선에 쓰이고, 습진으로 인한 소양증(搔痒症)이나 창양종독(瘡瘍腫毒) 등에 외용한다.

[응용 예]

① 발열구갈(發熱口渴)과 대소변 불통에

• 배추에 끓인 물을 부어 탕을 끓여 먹는다. ≪식물여치병(食物與治病)≫

② 급성신염수종(腎炎水腫)에

• 율무 60g을 미음을 끓이다 배추 500g을 넣고 두세 번 끓어올라 배추가 익으면 먹는다. 단, 오래 끓이면 안 되며, 소금은 아주 소량 넣거나 아예 넣지 말고 먹는다. ≪현대영양지식대전(現代營養知識大全)≫

③ 등창(發背)에

• 배추즙 1L를 매일 먹는다. ≪상한류요(傷寒類要≫

④ 감기에

• 배추 밑동 250g과 무 60g에 물을 붓고 달여서 흑설탕을 적량 넣어 수 차례 복용한다.

≪가정식의도경(家庭食醫圖鏡)≫

⑤ 위·십이지장궤양이나 출혈에

• 배추 250g을 잘게 썰어 약간의 소금으로 10분간 절인 다음 즙을 내어 설탕을 섞어 하루에 세 차례 공복에 먹는다. ≪식물여치병(食物與治病)≫

⑥ 폐조해수(肺燥咳嗽)에

• 배추 100g, 두부피(유바) 50g, 대추 열 개를 물을 붓고 탕을 끓여 먹는다. ≪식물여치병(食物與治病)≫

⑦ 인후염으로 목이 쉬었을 때, 병후 식욕부진

• 겨울 배추시래기 50g과 쌀 50g에 물을 붓고 죽을 끓여 하루에 두세 차례 먹는다. ≪식료약용소채(食療藥用蔬菜≫

[참고문헌]

1. ≪명의별록(名醫別錄)≫ : "主通利腸胃, 除胸中煩, 解酒渴."
2. ≪식료본초(食療本草)≫ : "治消渴 …, 又消食, 亦少下氣."
3. ≪전남본초(滇南本草)≫ : "主消痰, 止咳嗽, 利小便, 消肺熱."
4. ≪식물본초(食物本草)≫ : "主益元, 補胃, 憘顔色."
3. ≪본초성상(本草省常)≫ : "利腸胃, 安五臟, 除煩熱, 解酒毒, 消食下氣, 止嗽和中, 久食冷人."

2) 양배추(甘藍 감람) [本草拾遺]

[이명] 감람(甘藍), 양배추(洋白菜), 권심채(卷心菜), 포심채(包心菜), 규화백채(葵花白菜), 포채(包菜)

[기원] 십자화과 식물인 양배추 *Brassica oleracea* L. var. *B. capitata* L.의 잎

[성미] 감(甘), 평(平), 무독(無毒)

[귀경] 간(肝)·신(腎)·위경(胃經)

[효능] 건위통락(健胃通絡), 산결지통(散結止痛), 보신장골(補腎壯骨), 청리습열(淸利濕熱)

[주치] 구병체허(久病體虛), 식욕부진, 소화관 궤양동통(潰瘍疼痛), 관절불리(關節不利), 허손(虛損) 등

[용법용량]

200~300mL를 짜서 즙을 내어 복용하거나 무쳐서 먹거나 삶아서 먹는다.

[주의사항]

성질이 평하여 양위(養胃)하므로 피해야 할 것은 없다. 상용하면 보익(補益)하고 만성 담낭염과 만성궤양병 환자에게 좋다.

[해 설]

- 유럽의 지중해 연안이 원산지인 십자화과 식물이다. 유럽에서는 사우어크라우트(souerkraut, 발효시킨 양배추절임) 등을 가공해 먹고, 양배추 수프를 전통 음식으로 즐긴다. 그 밖에 식초나 소금에 절여 먹거나 여러 요리의 재료로 널리 이용된다. 우리나라에서는 생으로 먹거나 김치, 탕, 만두소 등의 재료로 이용하고, 잎을 데치거나 볶아 먹기도 한다.
- ≪본초강목(本草綱目)≫에서 양배추는 감람(甘藍)이라고 하여 초부(草部)에 수재되어 있는데 대엽동람(大葉冬藍) 부류에 속한다고 하여 쪽(藍)의 일종으로 보고 있다.
- 양배추에 설탕과 식초를 넣고 볶아먹으면 해독화위(解毒和胃), 산결소적(散結消積), 명목총이(明目聰耳) 효능을 얻을 수 있다. 육류와 함께 볶아 이기양위(理氣養胃), 보중익기(補中益氣)한다.
- ≪천금요방(千金要方) 식치(食治)≫ : "감평(甘平), 무독(無毒)하여 오래 먹으면 신(腎)을 보호하고 뇌수(腦髓)를 채우며, 오장(五臟)을 이롭게 하고 육부(六腑)를 조절한다."
- ≪본초습유(本草拾遺)≫ : "오장육부(五臟六腑)에 이롭고, 관절에 이로우며, 경락 중의 맺힌 기운을 통하게 하고, 귀와 눈을 밝게 하며, 건강을 증진하고, 잠을 적게 하며, 심력(心力)을 보익하고, 근골(筋骨)을 튼튼하게 하며, …… 심하(心下)에 응어리진 것을 제거한다."
- 양배추는 비타민 C 함량(50mg/100g)이 일반 채소보다 높은 편이며 섬유질이 많다. 또한 비타민 U 성분을 많이 가지고 있어 궤양이나 염증을 제거하고 상처를 봉합하는데 상당히 좋은 효과가 있어 위·십이지장궤양에 가장 좋은 식품이며, 위염증에는 녹즙이나 반찬으로 먹는다.
- 양배추는 보신강골(補腎强骨), 전수(塡髓), 건뇌(健腦) 작용을 하며, 만성담낭염에 진통 작용을 나타낸다.
- 꽃양배추에는 브로콜리, 콜리플라워, 브뤼셀스프라우트(방울다다기)가 포함되며, 특히 브로콜리에는 설포라판(sulforaphane)이라는 항암물질을 함유하고 있으며, 비타민 A,

C, 엽산 등이 풍부하여 미용 식품 또는 노화를 억제하는 식품으로 각광을 받는다. 미국에서는 꽃양배추가 위장이나 호흡기계통의 암 발병률을 낮춘다고 하여 항암 식품으로 매우 권장되고 있는데 노년이나 비위가 허약한 사람들이 식용하면 매우 좋다. 오랜 병으로 몸이 허약해져 있고 식욕이 부진하고 위장 부위가 불편한 환자가 상복하면 좋다.

[응용 예]

① 위·십이지장궤양이나 염증 동통(疼痛), 위암 예방에

- 양배추즙 200~300mL를 식전 하루 두 차례 정도 복용하면 열흘이면 궤양이 대체로 유합이 된다. 위암을 예방하기 위해서 매일 양배추 녹즙을 반 잔씩 상복해도 좋다.

② 갑상선종, 갑상선기능항진에

- 생양배추를 무쳐 양에 관계없이 장기간 먹는다.

③ 비위 허약에

- 양배추 250g, 돼지고기 100g을 볶아 먹으면 비위를 튼튼하게 하고 장을 윤택하게 하면서 몸을 건강하게 해준다.

④ 허약체질의 건위(健胃), 건뇌(健腦) 처방

- 목이버섯을 찬물에 불려 양배추와 원추리를 함께 넣고 센 불에서 빠르게 볶아 상복하면 위장을 튼튼히 하고 뇌를 보하고 몸을 건강하게 한다.

[참고문헌]

1. ≪천금, 식치(千金, 食治)≫ : "久食大益腎, 塡髓腦, 利五臟, 調六腑."
2. ≪본초습유(本草拾遺)≫ : "補骨髓, 利五臟六腑, 利關節, 通經絡中結氣, 明耳目, 健人, 小睡, 益心力, 壯筋骨. 治黃毒者, 煮作菹, 經宿漬, 色黃, 和鹽食之, 去心下結伏氣."
3. ≪본초강목(本草綱目)≫ : "久食, 大益腎, 塡髓腦, 利五臟六腑, 利關節, 通經絡中結氣, 心下結伏氣, 明耳目, 健人, 少睡, 益心力, 壯筋骨."
4. ≪중국약용식물지(中國藥用植物志)≫ : "有益腎, 利五臟, 止痛及促進傷口愈合的機能. 主治消化道潰瘍及疼痛."

3) 갓(芥菜 개채) [千金·食治]

[이명] 개(芥), 대개(大芥), 설리홍(雪裏紅), 설리홍(雪裏蕻), 황개(黃芥)

[기원] 십자화과 식물인 갓 *Brassica juncea* (L.) Czern. et Coss. 油芥菜 *Brassica juncea* (L.) Czern. et Coss. Var. gracilis Tsen et lee의 어린 경엽(莖葉)
[성미] 신(辛), 온(溫), 무독(無毒)
[귀경] 폐(肺)·위경(胃經)
[효능] 선폐활담(宣肺豁痰), 온중행기(溫中行氣), 소종산결(消腫散結)
[주치] 급만성기관지염, 외감풍한(外感風寒), 해수담다(咳嗽痰多), 흉협륵창통(胸脇肋脹痛), 위한토식(胃寒吐食), 한음해수(寒飮咳嗽), 담체기역(痰滯氣逆), 흉격만민(胸膈滿悶), 사림(砂淋), 석림(石淋), 아은종란(牙齦腫爛).
외부(外敷) : 질타손상(跌打損傷), 관절동통, 동창(凍瘡), 유옹(乳癰) 등

[용법용량]

10~15g을 달여서 복용하거나 생즙을 내어 먹는다. 외용할 때는 찧어서 납작하게 펴서 환부에 붙인다.

[주의사항]

모든 음허발열자, 임파선결핵, 창양(瘡瘍), 암증(癌症), 목질(目疾), 치창(痔瘡), 빈혈, 평소 열이 많은 사람은 식용을 피한다. 토끼고기, 붕어와는 함께 먹지 않는다.

[해 설]

- 갓은 십자화과에 속하는 일년생 초본으로 중국이 원산지이다. 채소류 가운데에서 비교적 단백질, 무기질(Ca, P, Na, Fe), 비타민 A, C를 풍부하게 함유한다. 또 배당체인 시니그린(sinigrin)을 함유하는데 이것이 미로시나아제(myrosinase)에 의해 머스타드 오일(mustard oil)이 생성되어 특유한 향기와 매운맛을 낸다.
- ≪동의보감(東醫寶鑑)≫ : "겨자에는 황개(黃芥), 자개(紫芥), 백개(白芥)가 있는데 황개와 자개는 절여서 먹으면 가장 맛이 있고, 백개는 약에 넣는다"라고 하였다.
- 해수담다(咳嗽痰多)에 주로 쓰이는데 신선한 잎은 방광결석과 소변불통(小便不通)에 좋고, 오래된 누런 잎은 백대(白帶)에 좋다고 기록하고 있다. 잎은 주로 김치와 나물로 쓰이는데 향기와 단맛이 있으며 적당히 매운맛도 있다. 종자는 가루로 만들어서 향신료인 겨자 또는 약용인 황개자(黃芥子)로 쓴다. 생갓은 맛이 맵고 자극적이라 소금에 절인 후 볶아 먹는다. 많이 먹으면 눈이 침침해진다.
- 갓은 선폐거담(宣肺祛痰), 온중이기(溫中利氣) 하는 효능이 있어서 해수, 천식으로 인해

담이 많거나 가슴(胸膈)이 답답하거나 외감풍한(外感風寒) 등이 있을 때 응용한다. 또한 발한(發汗), 산기(散氣) 작용이 있어서 감모무한(感冒無汗), 복창기체(腹脹氣滯), 담기폐색(膽氣閉塞)의 경우는 모두 식용할 수 있다.

- 갓은 성질이 따뜻해서 평소 열이 많은 사람이나 창양(瘡瘍), 목질(目疾), 치창(痔瘡), 변혈(便血) 등을 앓고 있는 경우는 삼가는 것이 좋은데, 평소 건강한 사람도 많이 먹으면 열이 쌓여서 풍(風)을 일으킬 수 있다.
- 겨자(芥子)는 온중산한(溫中散寒), 소종통락(消腫通絡)한다. ('8장. 조미류', '7) 겨자' 참고)

[보충설명]

- 백개자(白芥子) : 백개(白芥)의 씨로 성미는 신온(辛溫)하고 폐경(肺經)으로 귀경한다. 온폐거담(溫肺祛痰), 이기산결(理氣散結), 통락지통(通絡止痛) 효능을 가지고 있어 한음(寒飮)으로 인한 기침과 협부(脇部) 창통(脹痛), 관절 부위의 마목(痲木), 동통(疼痛)에 쓴다.

[응용 예]

① 풍한해수(風寒咳嗽)에

- 생갓 60g, 생강 60g에 소금을 가미해서 끓여 먹는다.

② 만성기관지염에

- 개자(芥子, 갓씨) 9g, 볶은 나복자(蘿菖子) 9g, 진피(귤껍질) 6g, 감초 6g을 끓여 먹으면 기침을 하면서 담이 많은 만성기관지염에 효과가 있다.

③ 옻이 올라서 가려운데

- 갓을 달인 즙으로 환부를 씻어준다. ≪천금요방(千金要方)≫

[참고문헌]

1. ≪본초강목(本草綱目)≫ : "通肺開胃, 利氣豁痰."
2. ≪명의별록(名醫別錄)≫ : "主除腎邪氣, 利九竅, 明耳目, 安中, 久服溫中."
3. ≪본초구진(本草求眞)≫ : "芥性辛熱, 凡因陰濕內壅而見痰氣閉塞者服此, 痰無不除, 氣無不通, 故能使耳益聰而目益明也."
4. ≪수식거음식보(隨息居飮食譜)≫ : "補元陽, 利肺豁痰, 和中通竅, 腌食更勝."

4) 유채(蕓薹 운대) [名醫別錄]

[이명] 유채(油菜), 운대채(蕓薹菜), 대채(薹菜), 유백채(油白菜), 한채(寒菜), 청채(青菜), 지름나물

[기원] 십자화과 식물인 유채 *Brassica campestris* L. var. olefera DC.의 어린 경엽(莖葉)과 모든 꽃자루

[성미] 신(辛), 감(甘), 평(平)[량(凉)], 무독(無毒)

[귀경] 폐(肺)·간(肝)·비경(脾經)

[효능] 행어산혈(行瘀散血), 소종해독(消腫解毒)

[주치] 부녀통경(婦女痛經), 산후 오로불하(惡露不下), 어혈복통(瘀血腹痛), 혈리(血痢), 단독(丹毒), 창양옹종(瘡瘍癰腫), 유옹(乳癰), 풍진(風疹), 토혈(吐血), 해수(咳嗽)

[용법용량]

9~15g(신선한 것은 20~50g)을 달여 먹거나 나물로 먹는다.

[주의사항]

- 마진(痲疹), 창개(瘡疥), 목질(目疾) 환자는 피한다. 과잉 섭취 시 중독증상이 일어날 수 있다.
- 오랫동안 요각통(腰脚痛)을 앓는 자는 먹지 않도록 한다. ≪천금방(千金方)≫

[해 설]

- 십자화과의 이년생 초본으로 습윤하고 비옥한 토지에서 잘 자란다. 우리나라는 제주도를 비롯한 남쪽 지방에서 주로 재배하고 있다. 유채는 안압(眼壓)을 내려주고 항암 작용이 있다고 알려져 있으나 과잉 섭취할 때 중독증상이 일어날 수 있다. 종자에는 38~45%의 지방이 들어 있어 식용유(카놀라유)로 이용된다. 카놀라유는 포화지방이 낮고 불포화지방산 함량이 높은 장점과 함께 발연점이 높아 다양한 용도의 식용류로 널리 사용되고 있다. 그러나, 보통의 유채에는 심장에 영향을 줄 수 있는 에루신산 함량이 높아 시중에 판매되는 카놀라유는 에루신산은 없고 글루코시놀레이트 함량이 적은 개량종 종자를 이용해 만들어 유통되고 있다. ≪본초강목(本草綱目)≫에서는 유채기름이 등불을 피우면 매우 밝지만 음식에 쓰기에는 참기름만 못하다고 기록하고 있다.
- 어린 유채를 경남과 전남에서는 "하루나"라고 하는데 약간 매운맛과 단맛을 가지고 있다. 김치, 나물, 국거리로 사용하거나 볶아 먹기도 하며 채소죽이나 채소밥에 이용할 수도

있는데 무쳐 먹어도 맛이 신선하고 좋다. 유채두부볶음, 유채버섯볶음, 유채죽 등은 모두 건비보허(健脾補虛), 청열소염(淸熱消炎), 산혈소종(散血消腫)의 효능이 있다.

• 유채를 꺾어서 햇볕에 말리고 소금에 절여 잘게 잘라서 옹기에 넣어 두어 발효된 것을 황엄채(黃腌菜)라고 하는데 중국의 강남지방에서 즐겨 먹는다.
• 유채는 활혈거어(活血祛瘀), 소종산결(消腫散結)하는 효능이 있어서 부녀들의 생리통(痛經)과 산후에 오로가 나오지 않아서 배가 아픈 것을 다스린다.

[응용 예]

① 급성유옹(乳癰)과 종기(無名腫毒)에

• 유채를 달여 먹거나 생즙을 내어 따뜻하게 데워서 한 잔씩 하루 세 차례 먹는다.
≪식물여치병(食物與治病)≫

② 통경(痛經)에

• 유채를 적당량 넣고 죽을 끓여서 먹는다. ≪상해중의약(上海中醫藥≫

[참고문헌]

1. ≪일화자본초(日華子本草)≫ : "治産後血風及瘀血."
2. ≪본초강목(本草綱目)≫ : "開小黃花, 四瓣, 如芥花. 結莢收子, 亦如芥子, 灰赤色. 炒過榨 油黃色, 燃燈甚明, 食之不及麻油."
3. ≪전국중초약휘편(全國中草藥彙編≫ : "治痛經, 産後瘀血腹痛, 惡露不盡."
4. ≪수식거음식보(隨息居飮食譜)≫ : "發風動氣; 凡患腰脚口齒諸病, 及産後, 痧痘, 瘡家, 痼疾, 目證, 時感皆忌之."

5) 냉이(薺菜 제채) [千金·食治]

[이명] 호생초(護生草), 계심채(鷄心菜), 정장초(淨腸草), 청명채(淸明菜), 지미채(地米菜), 사제(沙薺), 제(薺)

[기원] 십자화과 식물인 냉이 *Capsella bursa-pastoris* (L.) Medic.의 경엽(莖葉) 또는 전초(全草)

[성미] 감(甘), 량(凉), 무독(無毒)

[귀경] 간(肝)·비(脾)·신(腎)·방광(膀胱經)

[효능] 량간지혈(凉肝止血), 평간명목(平肝明目), 이습통림(利濕通淋)

[주치] 토혈(吐血), 뉵혈(衄血), 각혈(咯血), 요혈(尿血), 수종(水腫), 붕루(崩漏), 목적동통(目赤疼痛), 안저출혈(眼底出血), 고혈압, 적백이질(赤白痢疾), 신염(腎炎), 유미뇨(乳糜尿), 단백뇨 등

[용법용량]

15~30g(신선한 냉이 60~120g)을 달여서 먹거나 환제나 산제로 하여 먹는다.

[주의사항]

냉이는 성미가 부드럽고 거의 평(平)에 가깝기 때문에 특별히 피할 것이 없다. 단, 임신 중에는 주의한다.

[해 설]

- 십자화과 일년생 혹은 이년생 초본으로 전국 각지에서 자라고 주로 봄철에 채취한 연한 잎을 식용으로 한다. 단백질과 전분 함량이 높으며 시니그린(sinigrin), 소르비톨(sorbitol), 푸마릭산(fumaric acid) 등과 같은 성분이 들어 있어서 향이 좋고 단맛이 나므로 무쳐 먹거나 국, 찌개, 죽, 만두의 소로 이용된다.
- 냉이 혹은 냉이꽃을 넣고 끓인 죽은 보익건비(補益健脾), 명목(明目), 지혈(止血) 작용을 하고, 두부와 함께 국을 끓이면 청열(淸熱), 이수(利水), 보기(補氣) 효능을 가진다.
- 냉이는 이뇨, 혈압강하(降血壓), 해독 등의 효능이 있어서 상복하면 고혈압, 중풍을 예방하고 연년익수(延年益壽)하기 때문에 옛날 중국에서는 100세를 살게 하는 나물이라는 뜻으로 '백세갱(百歲羹)'이라고 부르기도 하였다.
- 냉이에는 자궁 수축과 혈압 강하 효능이 있으며 뚜렷한 지혈 작용이 있어서 내상 토혈, 각혈, 산후의 자궁 출혈, 월경과다, 혈변, 혈뇨, 소화관 궤양으로 인한 출혈, 안구 망막 출혈 등 각종 출혈 증상에 활용할 수 있으며, 유미뇨(乳糜尿)[36], 단백뇨, 비뇨기계 결석, 신염, 수종(부종), 고혈압 환자와 위궤양이나 위경련, 이질, 장염, 설사, 구토 환자에게 적합하다. 또, 눈병이 있는 사람, 목적종통(目赤腫痛)이나 결막염, 야맹증, 녹내장, 안저 출혈, 안구 예막(瞖膜) 등의 환자에게도 적합하며 당근이나 토마토와 마찬가지로 항암 효과가 있으며 암 환자에게도 좋은 식품이다.
- 냉이는 소아 홍역이나 유행성 감기를 예방하고, 어린아이들의 소화불량, 설사병에도 좋다.

36) 유미뇨(乳糜尿) : 오줌에 유미 또는 지방구(脂肪球)가 혼합된 상태

[보충설명]

- 냉이씨(제채자(薺菜子)) : 감평(甘平) 무독(無毒)하고 거풍명목(祛風明目) 효능이 있다. 주로 눈의 통증(目痛)과 청맹(靑盲) 예장(翳障)에 사용된다. 냉이꽃(薺菜花)의 경우 성미(性味)가 감량(甘凉)하고 량혈지혈(凉血止血), 청열이습(淸熱利濕) 효능이 있어 여러 출혈 증상에 주로 사용된다.
- 다닥냉이씨(정력자(葶藶子)) : 성질은 대한(大寒)하고 맛은 신고(辛苦)하다. 폐(肺), 방광경(膀胱經)으로 귀경한다. 사폐평천(瀉肺平喘), 행수소종(行水消腫) 효능이 있어 담연(痰涎)이 폐에 막혀 천해담다(喘咳痰多), 흉협창만(胸脇脹滿)과 바로 눕지 못하는 증상에 사용되고, 흉수(胸水), 복수(腹水), 소변불리(小便不利) 등에 쓰인다.

[응용 예]

① 산후에 복통에

- 신선한 냉이와 황설탕 각 60~90g을 탕기에 넣고 약한 불로 볶은 다음 물을 넣고 20분 정도 끓여 여러 차례 먹는다.

② 각종 출혈증에

- 신선한 냉이즙 한 잔을 천천히 마신다.

③ 단백뇨, 소변불리(小便不利)에

- 냉이 전초(全草) 250g에 적량의 물을 붓고 약한 불로 30분가량 달여 매일 3차례씩 1~3달 동안 차로 마신다.
- 또는 냉이 뿌리 30g, 차전자 50g을 함께 달여 물을 수일간 연복한다.

④ 붕루(崩漏), 월경과다(月經過多)에

- 냉이와 짚신나물(仙鶴草) 각 30g을 적량의 물을 붓고 달여 먹는다. ≪(廣西中草藥)≫

[참고문헌]

1. ≪명의별록(名醫別錄)≫ : "味甘, 溫, 無毒, 主利肝氣, 和中."
2. ≪동의보감(東醫寶鑑)≫ : "生田野中, 凌冬不死. 煮粥喫, 能引血歸肝, 明目"
3. ≪현대실용중약(現代實用中藥)≫ : "止血. 治肺出血, 子宮出血, 流産出血, 月經過多, 頭痛, 目痛或視網膜出血."

6) 시금치(菠菜 파채) [履巉岩本草]

[이명] 파릉채(菠薐菜), 파릉(菠稜), 적근채(赤根菜), 홍근채(紅根菜), 파사채(波斯菜), 앵무채(鸚鵡菜), 첨차(甛茶), 비룡채(飛龍菜)

[기원] 명아주과 식물인 시금치 *Spinacia oleracea* L.의 전초(全草)

[성미] 감(甘), 량(凉)[평(平)], 무독(無毒)

[귀경] 간(肝)·위(胃)·대장(大腸)·소장경(小腸經)

[효능] 청열제번(淸熱除煩), 양혈윤조(養血潤燥), 통리장위(通利腸胃)

[주치] 괴혈병, 빈혈, 뉵혈(衄血), 변혈(便血), 두통, 목현(目眩), 목적(目赤), 야맹증, 소갈인음(消渴引飮), 변폐(便閉), 치창(痔瘡), 고혈압, 당뇨병, 야맹증 등

[용법용량]

적당량을 삶아서 먹거나 찧어 즙을 내어 먹는다.

[주의사항]

몸이 허하고 변이 묽은 사람은 많이 먹으면 좋지 않다. 수산 함량이 높아 신장염과 신장결석 등이 있는 환자는 복용하면 좋지 않고 칼슘이 많은 음식과는 동식하지 않는다.

[해 설]

- 시금치는 명아주과에 속하는 일, 이년생 초본으로 페르시아가 원산이며, 고위도 지방에서 발달한 작물로 월동성은 강하지만 더위에 견디는 힘이 약하고 산성 땅에는 극히 약하다. 일상적으로 사용되는 채소의 하나로 비타민 C(66mg)가 많이 함유되어 있고 엽록소가 풍부하며 악성빈혈에 효과가 있는 엽산 또한 많다. 인체 면역기능을 증강시키고 암을 예방하며 피부를 윤택하게 해주는 미용 효과가 있다. 겨울부터 봄까지 나물, 국, 기타 요리에 많이 쓰인다. 죽을 끓여 고혈압, 노인성 변비, 치질로 인한 출혈 등의 환자식으로 사용할 수 있다. 단, 수산의 함량이 높아 두류, 목이버섯, 김 등 칼슘 성분이 많은 음식과 함께 먹을 때 수산칼슘염을 형성하여 소화흡 수를 방해하므로 반드시 끓는 물에 살짝 데쳐서 수산을 제거하는 것이 좋다. 신기능이 허약한 사람은 시금치를 과식하면 좋지 않다.
- 시금치는 장위(腸胃)를 통하게 하고 흉격을 열어 주며 장이 메마른 것을 윤택하게 해주고 혈압을 내려주며 주독을 풀어주고 보혈하는 작용이 있다.
- 시금치는 여러 가지 비타민, 무기질을 함유하고 있어서 "채소 중의 왕"이라고 하며 가을

철과 겨울철에 시금치가 짙은 색을 띨 때 영양 가치가 가장 높다.

[응용 예]

① 당뇨병에

- 신선한 시금치 100~250g을 살짝 데친 후 계내금(鷄內金, 닭 모래주머니 내피) 10~15g과 함께 달여 차처럼 마시거나 죽을 쑤어 먹는다.

② 고혈압, 빈혈에

- 시금치 250g을 소금 약간 넣고 데쳐 요리해 먹으면 혈맥을 잘 통하게 하고 하기조중(下氣調中)하면서 양혈윤장(養血潤腸)하는 효능이 있어서 고혈압으로 인한 변비, 두통, 현훈(眩暈)과 얼굴이 붉어지는 것을 다스린다.

③ 철결핍성빈혈, 만성간염, 어린아이들이 홍역을 앓은 후 각막연화증 발생에

- 시금치 250g을 데쳐 돼지간 100g과 함께 조리해서 먹는다.

④ 철결핍성빈혈이나 어지럼증에

- 데친 시금치와 계란 2개를 넣고 조리해 먹는다. 자음보혈(滋陰補血) 효능이 있다.

⑤ 야맹증에

- 데친 시금치 200g, 소간 100g에 함께 조리해 먹는다.

[참고문헌]

1. ≪식료본초(食療本草)≫ : "利五臟, 通腸胃熱, 解酒毒, 服丹石人食之佳."
2. ≪전남본초(滇南本草)≫ : "祛風明目, 開通關竅, 傷利腸胃, 解酒, 通血."
3. ≪본초구진(本草求眞)≫ : "菠菜, 何書皆言能利腸胃. 益因滑卽通竅, 菠菜質滑而利, 凡人久病大便不通, 及痔漏關塞之人, 咸宜用之."
4. ≪본초강목(本草綱目)≫ : 消渴引飮: 日至一石者. 菠薐 根·雞 內金等分, 爲末, 米飮服一錢, 日三.

7) 근대(莙薘菜 군달채) [嘉祐本草]

[이명] 첨채(甛菜), 우피채(牛皮菜), 석채(石菜), 표채(杓菜), 홍우피채(紅牛皮菜)

[기원] 명아주과 식물인 근대(厚皮菜) *Beta vulgaris* L. var. cicla., 及菜 *Beta vulgaris* L. var. crunta Alef의 경엽(莖葉)

[성미] 감(甘), 신(辛), 고(苦), 한(寒)
[귀경] 폐(肺)·신(腎)·대장경(大腸經)
[효능] 청열해독(淸熱解毒), 행어지혈(行瘀止血)
[주치] 유행성 열병, 치창(痔瘡), 마진(痲疹) 투발불창(透發不暢), 토혈(吐血), 열독하리(熱毒下痢), 경폐(經閉), 임탁(淋濁), 옹종(癰腫), 질타손상(跌打損傷), 사충상(蛇蟲傷)

[용법용량]

15~30g(신선한 것은 60~120g)를 달여서 먹거나 즙을 내어 먹는다.

[주의사항]

비허(脾虛)로 인한 설사 환자는 복용을 금한다.

[해 설]

- 명아주과의 일, 이년생 초본으로 유럽 남부가 원산지이다. 우리나라에서는 ≪동의보감(東醫寶鑑)≫(1613)에 기록이 있고 ≪증보산림경제(增補山林經濟)≫(1776)에 뿌리와 줄기로 국을 끓여 먹는다고 하였으나, 재배가 시작된 연대는 확실하지 않다. 소아의 홍역(痲疹)에서 발진이 빨리 올라오도록 도와주고, 철분이 부족한 빈혈 환자에게 좋다. 나물이나 국거리로 사용되며 채소죽을 끓여 먹기도 한다. 단, 수산이 들어 있으므로 쌈으로 먹을 때도 살짝 데치는 것이 흡수율을 좋게 한다.
- 충청도 지역에서는 파옥초(破屋草)라고 하여 산후조리에 사용한다.

[응용 예]

① 유행성 열병 초기에

- 근대를 생즙을 내어 마신다. ≪본초경집주(本草經集注≫

② 이질에

- 근대 3뿌리에 물 3잔을 부어서 약 1시간 동안 달여서 따뜻하게 마신다. ≪과소요법대전(果蔬療法大全)≫

[참고문헌]

1. ≪명의별록(名醫別錄)≫ : "主時行壯熱, 解風熱毒."
2. ≪가우본초(嘉祐本草)≫ : "補中下氣, 利脾氣, 去頭風, 利五臟."

3. ≪수식거음식보(隨息居飮食譜)≫ : "淸火祛風, 殺蟲解毒, 滌垢濁, 稀痘瘡, 止帶調經, 通淋治痢, 婦人小兒尤宜食之."

8) 미나리(水芹 수근) [本草經集註]

[이명] 근채(芹菜), 수근채(水芹菜), 백근(白芹), 야근(野芹), 하근(河根), 소엽근(小葉芹)

[기원] 산형과 식물인 미나리 *Oenanthe javanica* (BL.) DC.의 줄기

[성미] 감(甘), 신(辛), 량(凉), 무독(無毒)

[귀경] 폐(肺)·간경(肝經)

[효능] 청열해독(淸熱解毒), 이수(利水), 지혈(止血)

[주치] 감모(感冒), 폭열번갈(暴熱煩渴), 토사(吐瀉), 부종(浮腫), 소변불리, 임통(淋痛), 요혈(尿血), 변혈(便血), 토혈(吐血), 뉵혈(衄血), 월경과다(月經過多), 목적(目赤), 인통(咽痛), 후종(喉腫), 구창(口瘡), 유옹(乳癰), 옹저(癰疽), 나력(瘰癧), 자시(痄腮), 대상포진, 치창(痔瘡)

[용법용량]

30~60g을 달여서 먹거나 찧어 즙을 내어 먹는다. 적당량을 찧거나 즙을 내어 외용으로도 사용한다.

[주의사항]

비위허약(脾胃虛弱), 대변당박(大便溏薄)한 사람은 많이 먹지 않는다.

[해 설]

- 미나리는 습지에서 잘 자라므로 논에서 많이 재배하며, 습한 땅에서 돌미나리로도 많이 자생한다. 독특한 방향을 가지고 있는 알칼리성 식품으로 비타민 A, C가 풍부하고 칼슘과 칼륨이 많이 들어 있다.
- 줄기, 잎을 다양한 요리에 넣는다. 미나리무침이나 건두부를 넣은 미나리볶음은 퇴열해독(退熱解毒), 양위(養胃), 명목(明目), 이수(利水) 효능을 가지고 있다. 달걀 혹은 돼지고기와 함께 볶아 먹으면 자음보기(滋陰補氣), 개위(開胃), 제번(除煩)하는 효능이 있다.
- ≪본초강목(本草綱目)≫ : 근채(芹菜)는 수근(水芹)과 한근(旱芹)이 있다. 수근은 강이

나 호수, 연못가 등에서 자라고, 한근은 평지에서 자라는데 적(赤), 백(白) 두 종류가 있다. 2월에 싹이 나고 잎은 마주나는데 궁궁(芎藭, 천궁)과 유사하다. 줄기는 마디와 모가 나 있고 속이 비어있으며 향이 난다. 5월에 작은 흰 꽃이 피는데 사상자꽃과 같다.

- ≪동의보감(東醫寶鑑)≫ : 미나리(水芹)는 일명 수영(水英)이라고도 하니 물에서 자란다. 잎은 천궁과 유사하고 꽃은 흰색으로 씨를 맺지 않고 뿌리도 흰색이다. 절임채(제저(虀菹)를 하거나 삶아 먹는데 생것으로 먹어도 좋다. 5종 황달(黃疸)을 치료한다.
- 위 문헌에서 보는 바와 같이 미나리는 근채(芹菜)라고도 하는데 근채를 다시 수근(水芹)과 한근(旱芹)으로 나눌 경우 수근(水芹)은 물미나리, 한근(旱芹)은 밭 미나리를 가리킨다. 그러나 현재 중국에서 한근(旱芹)은 셀러리(*Apium graveolens* L.)를 의미하고, 문헌에 따라서 미나리와 셀러리를 구분 없이 근채(芹菜)라고 하는 경우가 있어 종종 문헌에서 근채를 이용한 약선 처방의 기원식물에 대한 혼란이 초래되기도 하니 유의한다. 다만, 효능에 있어서 상반되는 큰 차이가 있는 것은 아니니 참고해 사용한다.
- 미나리의 어린줄기는 겨울과 봄철에 맛과 향이 좋다. 생것은 연하나 익혀서 먹으면 섬유질이 강해서 소화가 잘 안 된다. 음인(陰人)보다는 양인(陽人)에게 더 좋다.
- 미나리는 오래 먹으면 화열을 내려주므로 음허화왕(陰虛火旺)한 경우에 적합하며, 위열을 식혀주고 풍사를 몰아내며 구취(口臭)와 인후통에 좋다.
- 방향성이 좋기 때문에 식욕을 촉진하고 혈액 순환을 도와주면서 뇌를 튼튼하게 하고 각성시키는 작용(뇌를 일깨워서 정신작용을 강하게 하는 작용)을 하며, 진정시켜 혈압을 내리고 혈관을 보하는 작용을 하므로 고혈압, 동맥경화, 고지혈증 환자에게 적합한 음식이다.
- 윤폐지해(潤肺止咳) 작용이 있어 노인약선, 소아홍역 초기, 신경쇠약, 불면증, 골연화증에 좋다.
- 우리나라 전통 돌상을 차릴 때 무병장수를 비는 의미로 국수와 실타래, 미나리를 함께 올린다. 이때 미나리는 자르지 않은 긴 미나리를 올리는데 어디서나 잘 자라고 생명력이 강한 나물이기 때문이라고 그 이유가 전해지고 있다.

[응용 예]

① 고혈압에

- 신선한 미나리 생즙에 흑설탕을 적량 넣어 매일 두 차례씩 먹는다.

② 당뇨병에

- 미나리 생즙을 매일 아침저녁 두 차례 먹는다.

③ 감기로 인한 발열, 해수(咳嗽), 신경통(神經痛), 또는 고혈압에
- 미나리 15~30g을 달이거나 생즙을 내어 먹는다. ≪홍하중초약(紅河中草藥)≫

④ 유행성 뇌막염에
- 미나리 생즙을 내어 한 컵씩 먹는다. 또 천정혈(天庭穴)에 발라준다. ≪초약수책(草藥手冊)≫

[참고문헌]

1. ≪천금, 식치(千金, 食治)≫ : "益筋力, 祛伏熱. 治五種黃病, 生搗絞汁, 冷服一升, 日二."
2. ≪본초습유(本草拾遺)≫ : "莖葉搗絞取汁, 祛小兒暴熱, 大人酒後熱毒, 鼻塞, 身熱, 利大小腸, 利人口齒, 祛頭中風熱. 和醋食之, 亦能滋人."
3. ≪수식거음식보(隨息居飮食譜)≫ : "淸胃, 祛風, 利口齒咽喉頭目."
4. ≪동의보감(東醫寶鑑)≫ : 性平一云寒, 味甘, 無毒. 止煩渴, 養神益精, 令人肥健. 治酒後熱毒, 利大小腸. 療女子崩中帶下, 小兒暴熱.

9) 셀러리(旱芹 한근) [履巉岩本草]

[이명] 약근(藥芹), 향근(香芹), 근채(芹菜), 야근(野芹), 남근채(南芹菜), 포근(蒲芹)
[기원] 산형과 식물인 셀러리 *Apium graveolens* L.의 전초로 줄기를 식용한다.
[성미] 감(甘), 신(辛), 고(苦), 량(凉), 무독(無毒)
[귀경] 간(肝)·위경(胃經)
[효능] 청열(淸熱), 평간(平肝), 이수(利水), 해독(解毒), 양혈지혈(凉血止血), 혈압강하(降血壓), 강혈지(降血脂)
[주치] 간양현훈(肝陽眩暈), 풍열두통(風熱頭痛), 고혈압, 아통(牙痛), 목적(目赤), 황달(黃疸), 소변임통(小便淋痛), 요혈(尿血), 붕루(崩漏), 적백대하(赤白帶下), 창양종독(瘡瘍腫毒) 등

[용법용량]

9~15g(신선한 것은 30~60g)을 달여서 먹거나 찧어 즙을 내어 먹는다. 또는 환제로 하여 먹는다.

[주의사항]

만성 설사가 있으면 많이 먹지 않는다.

[해 설]

- 미나리과 식물로 원산지는 지중해 연안 지역이다. 섬유질이 풍부하고 향긋한 맛과 기능성을 가지고 있다. 신선한 잎은 특유의 방향 성분인 세다놀리드(sedanolide) 등이 들어있으며, 비타민 C, 비타민 B_2가 다른 경엽채류에 비해 많이 함유되어 있다. 주로 줄기를 식용하는데 생으로 혹은 볶아먹기도 한다. 양식 요리에서는 스프로 이용하거나 육류와 함께 삶는 데 이용하거나 셀러드로 이용된다.
- 달걀과 볶아먹으면 양위자보(養胃滋補)하고 혈압강하, 안신(安神) 작용을 한다. 생즙을 희석해 마시면 소변임통(小便淋痛)과 출혈(出血)에, 대추와 함께 끓여 먹으면 급성황달성간염에 효과적이다. 임탁(淋濁), 요로감염, 선염(腺炎) 등 소변이 잘 안 나오거나 피가 섞이고, 또는 잘 안 나오면서 아프고, 잘 붓고, 쌀뜨물 섞인 것처럼 소변이 뿌옇거나 혼탁한 사람에게 좋다.
- 셀러리는 미나리보다 약리 효과가 강해서 약근(藥芹) 또는 향기가 강해서 향근(香芹)이라 한다. 따라서 미나리보다 일일 복용량이 적다.
- 셀러리는 청리두목(淸利頭目), 강압강지(降壓降脂) 작용이 미나리보다 뛰어나므로 고혈압, 고지혈증, 동맥경화, 당뇨병 환자에게 적합하다. 그러나 성질이 차므로 소음인에게는 부적합하다.
- 셀러리는 성질이 차서 평소에 간화(肝火)가 왕성해서 화를 잘 내거나 얼굴이 벌겋게 달아오르는 사람, 머리가 아프고 눈이 잘 충혈되는 사람에게 좋다.

[응용 예]

① 고혈압에

- 신선한 셀러리 250g을 달여 마시거나 조리해서 먹는다.
- 셀러리나 그 뿌리를 달여 설탕을 적당량 넣어 마시거나 또는 셀러리 500g과 고과(여주) 90g을 달여서 먹는다. ≪협서초약(陜西草藥)≫
- 셀러리 생즙을 내어 50~100 mL을 마시거나, 차전자 60~120g, 대추 열 개와 같이 달여서 차 대신 마신다. ≪남약중초약학(南藥中草藥學)≫

[보충설명]

표 2-2 기타 산형과 약용식물

본초명	일반명	성미	귀경	효능	약용 부위	식용 가능 부위
당귀(當歸)	당귀	辛甘溫	心肝脾	보혈화혈(補血和血) 조경지통(調經止痛) 윤조활장(潤燥滑腸)	뿌리	뿌리, 잎
천궁(川芎)	궁궁이	辛溫	肝膽心包	활혈행기(活血行氣) 거풍지통(祛風止痛)	뿌리	식용불가
강활(羌活)	강활	辛苦溫	膀胱腎	산한(散寒), 거풍(祛風) 제습(除濕), 지통(止痛)	뿌리	식용불가
방풍(防風)	갯기름	辛甘溫	肝脾膀胱	해표거풍(解表祛風) 승습지경(勝濕止痙)	뿌리	연한잎자루, 잎
백지(白芷)	구릿대	辛溫	肺胃大腸	산풍제습(散風除濕) 통규지경(通竅止痙) 소종배농(消腫排膿)	뿌리	식용불가
전호(前胡)	바디나물	苦辛微寒	肺	거담강기(祛痰降氣) 선산풍열(宣散風熱)	뿌리	잎

[참고문헌]

1. ≪전남본초(滇南本草)≫ : "發散瘡癰, 攻瘡毒, 治頭熱, 止頭疼, 祛風." "補中益氣, 兼治黃疸, 亦治婦人赤白帶下, 煩躁最良, 同南蘇葉煎服."
2. ≪본초추진(本草推陳)≫ : "治肝陽頭暈, 面紅目赤, 頭重脚輕, 步行飄搖等症."
3. ≪상용중초약(常用中草藥)≫ : "利尿止血, 降血壓. 主治小便出血, 高血壓."

10) 상추(萵苣 와거) [食療本草]

[이명] 와순(萵笋), 와거채(萵苣菜), 와채(萵菜), 와순(萵筍), 천금채(千金菜)

[기원] 국화과 식물인 상추 *Lactuca sativa* L.의 뿌리와 잎

[성미] 감(甘), 고(苦), 량(凉), 무독(無毒)

[귀경] 대장(大腸)·위경(胃經)

[효능] 이수(利水), 통유(通乳), 청열해독(淸熱解毒)

[주치] 소변불리, 수종(水腫), 유즙불통(乳汁不通), 유선염, 요혈(尿血), 충사교상(蟲蛇咬傷) 등

[용법용량]

30~60g을 달여서 먹는다.

[주의사항]

안질환과 비위허한(脾胃虛寒)에는 복용을 신중히 해야 한다. 상추를 많이 먹으면 일시적으로 눈이 침침해질 수 있다.

[해 설]

- 상추는 매우 널리 사용되는 국화과 채소로 생육기간이 짧고 내한성(耐寒性)이 강해 전국적으로 재배가 많이 되고 있다. 상추는 품종이 많은 편이나 어느 종류든 잎이 녹색으로 부드럽고 특히 칼슘, 카로틴(carotene), 비타민 C와 철분을 많이 함유하고 있는 영양가 높은 채소이다. 여름에 꽃대가 나오기 전에 잎을 따서 쌈으로 이용하고, 또 특유의 향(香)이 있어 샐러드용으로 많이 쓴다. 줄기껍질을 벗겨낸 것은 와순(萵筍)이라고 하는데 소금을 넣고 무쳐 먹으면 맛이 좋다.
- 상추는 식용방법이 다양하여 무침, 볶음, 떡 등에 이용되며, 향이 좋아 상추밥을 해 먹어도 좋다.
- 생상추 무침은 노인의 소변불리(小便不利)와 위완부(胃脘部) 창만(脹滿)을 치료하고, 돼지고기와 함께 먹으면 보간익혈(補肝益血)의 효능이 있다. 상추는 청열양혈(淸熱凉血), 이뇨하면서 통락하유(通絡下乳)하는 효능이 있고 성질이 서늘하기 때문에 몸이 냉한 사람은 많이 먹으면 바람직하지 않다.
- 상추는 유선염 초기에 먹으면 효과가 있으며, 생잎을 탕으로 달이면 대소변이 통하게 되고 부종을 치료할 수 있다. 산후에 유즙이 잘 안 나올 때 도움이 되나 일부 문헌에 산후에 많이 먹으면 한사(寒邪)가 침범하여 소복통(小腹痛)을 일으키기 쉽다고 하였다.
- 줄기의 절단면에서 나오는 흰즙에는 쓴맛을 내는 락투신(lactucin)이 함유되어 있어 신경을 안정시키고 불면증에 도움을 준다.
- 상추는 암 환자의 방사선 요법이나 화학요법으로 인한 부작용을 완화시켜 준다. 일본에서는 상추를 항암 채소로 널리 상복하고 있다.

[응용 예]

① **흉통(胸痛)에**

- 상추잎, 연잎, 백편두 각 30g에 달여서 매일 두 차례 먹는다. ≪과소요법대전(果蔬療法大全)≫

[참고문헌]

1. ≪일용본초(日用本草)≫ : "味苦, 寒平. 利五臟, 補筋骨, 開膈熱, 通經脈, 去口氣, 白齒牙, 明眼目."
2. ≪본초강목(本草綱目)≫ : "通乳汁, 利小便, 殺蟲蛇毒."
3. ≪의림찬요, 약성(醫林纂要, 藥性)≫ : "瀉心, 去熱, 解燔炙火毒."
4. ≪전남본초(滇南本草)≫ : "治冷積蟲積, 痰火凝結, 氣滯不通."

11) 쑥갓(茼蒿 동호) [千金·食治]

[이명] 동호(同蒿), 동호채(茼蒿菜), 봉호(蓬蒿), 봉호채(蓬蒿菜), 국화채(菊花菜), 호자간(蒿子杆)

[기원] 국화과 식물인 쑥갓 *Chrusanthemum coronarium* L. var spatiosum Bailey.의 경엽

[성미] 신(辛), 감(甘), 평(平)[량(凉)], 무독(無毒)

[귀경] 간(肝)·폐경(肺經)

[효능] 소담음(消痰飮), 화비위(和脾胃), 안심신(安心神), 혈압 강하(降血壓)

[주치] 변비, 심번구건(心煩口乾), 구취(口臭), 비위불화(脾胃不和), 소화불량, 식욕감퇴, 해수담다(咳嗽痰多), 불안(不安), 고혈압 등

[용법용량]

신선한 쑥갓 60~90g을 달여서 먹는다.

[주의사항]

설사하는 사람은 식용을 금한다.

[해 설]

- 국화과의 일, 이년생 초본으로 지중해 연안이 원산지이며 우리나라에서는 봄 채소로 널리 재배되고 있다. 쑥갓 100g당 비타민 A는 5000IU 들어 있다. 쌈, 나물, 샐러드, 생선요리의 재료로 쓰인다.
- 달걀흰자와 함께 탕을 끓여 먹으면 양심(養心), 윤폐(潤肺), 화담(化痰), 소곡(消穀) 효능이 있고, 말린 두부와 볶아 먹으면 양비위(養脾胃), 소담음(消痰飮)의 효과가 있다. 여

린 잎은 향이 좋아 건조하여 음용차로 가공하기도 한다.

- ≪천금요방·식치(千金要方·食治)≫ : "심기(心氣)를 안정시키고, 비위(脾胃)를 보양하며, 담음(痰飮)을 해소하고, 장위(腸胃)를 이롭게 한다."
- 쑥갓은 휘발성 정유 성분과 콜린 등이 함유되어 있어 뇌기능을 활성화시키고 혈압을 내려 주면서 뇌를 보하는 작용이 있다. 그러나 쑥갓 중의 방향정유(芳香精油)가 열을 만나면 쉽게 휘발하여 건위(健胃) 작용이 약해지므로 조리 방법에 주의하여야 한다.

[응용 예]

① 야맹증에

- 쑥갓 100g, 검은콩 30g, 목이버섯 20g을 함께 달여 하루 두세 번 수일간 먹는다.

② 번열두혼(煩熱頭昏)과 수면불안(睡眠不安)에

- 쑥갓 80g, 국화싹 30g을 달여 매일 두 차례 먹는다. ≪식물중약여편방(食物中藥與便方)≫

③ 고혈압에

- 쑥갓 50~100g을 생즙 내어 먹는다. ≪식물중약여편방(食物中藥與便方)≫

[참고문헌]

1. ≪천금, 식치(千金, 食治)≫ : "安心氣, 養脾胃, 消痰飮."
2. ≪전남본초(滇南本草)≫ : "行肝氣, 止疝氣疼, 治偏墜氣疼, 利小便."
3. ≪본초봉원(本草逢原)≫ : "茼蒿氣濁, 能助相火, 多食動風氣, 熏人心, 令人氣滿."

12) 쑥(艾葉 애엽) [神農本草經]

[이명] 애(艾), 빙태(冰台), 애호(艾蒿), 의초(醫草), 구초(灸草)

[기원] 국화과 식물인 艾 *Artemisia argyi* Levl. et Vant.의 잎

[성미] 신(辛), 고(苦), 온(溫), 무독(無毒)

[귀경] 비(脾)·간(肝)·신경(腎經)

[효능] 온경지혈(溫經止血), 산한지통(散寒止痛), 거습지양(祛濕止痒)

[주치] 토혈(吐血), 뉵혈(衄血), 각혈(咯血), 변혈(便血), 붕루(崩漏), 임신하혈(妊娠下血), 월경부조(月經不調), 통경(通經), 태동불안(胎動不安), 심복냉통(心腹冷痛), 설사구리(泄瀉久痢), 곽란전근(霍亂轉筋), 대하(帶下), 습진(濕疹), 개선(疥癬), 치창옹양(痔瘡癰瘍)에 사용한다.

[용법용량]

3~10g을 끓여서 먹거나 환제나 산제로 하여 사용하고 또는 즙을 내어 사용한다. 또는 적당량을 빻아서 태우거나 뜸으로 만들어 훈구(薰灸)한다. 훈증하거나 달이면서 그 김을 쐬어주거나 달인 액즙으로 씻는 등 외용으로도 많이 사용한다.

[주의사항]

음허혈열(陰虛血熱)한 경우는 복용을 신중하게 한다.

[해 설]

애엽을 우리나라에서는 약쑥이라고 하여 황해쑥, 사자발쑥 등의 잎을 쓰고 있다. 약쑥은 일반 쑥에 비해 솜털이 많아서 색깔이 뿌옇고 향기가 강하다. 우리가 봄나물로 흔히 뜯어 먹는 나물쑥은 약쑥과 모양이나 향기가 모두 다르다. 그러나 봄에 어린 쑥을 나물로 뜯어 먹는 것은 아무 쑥이든 큰 차이가 없다고 본다. 다만, 아직 어리기 때문에 약효는 일반 한약재로 쓰이는 애엽에는 못 미친다. 애엽은 약효와 함께 쓴맛이 강하기 때문에 일반 음식에 넣어서 조리하면 맛을 내기가 어렵다. 나물쑥은 국이든, 찌개든, 떡이든 모두 잘 어울린다.

[응용 예]

① 임신말기의 하혈부지(下血不止), 태상핍심(胎上逼心), 수족역냉욕사(手足逆冷欲死)에

- 쑥 생즙에 아교(阿膠)와 꿀을 적당량 섞어 끓여 먹는다. ≪성제총록(聖濟總錄)≫ 艾葉湯

② 허한성(虛寒性) 통경(通經), 소복냉통(小腹冷痛), 월경부조(月經不調), 붕루하혈(崩漏下血), 태동불안(胎動不安), 임신하혈(姙娠下血) 및 궁냉불잉(宮冷不孕) 등에

- 쑥 30g(말린 것은 15g)을 달여 쌀 50g과 흑설탕을 넣고 죽을 끓인다. 월경이 끝난 후 3일부터 먹기 시작해서 다음 월경 3일 전에 끝낸다. 하루 두 차례씩 데워 먹는다. ≪중국약선대사전(中國藥膳大辭典)≫ 艾葉粥

[참고문헌]

1. ≪명의별록(名醫別錄)≫ : "主灸百病. 可作煎, 止下痢, 吐血, 婦人漏血. 利陰氣, 生肌肉, 避風寒, 使人有子."
2. ≪약성론(藥性論)≫ : "止崩血, 安胎, 止腹痛.", "止赤白痢及五藏痔瀉血.", "長服止冷痢. 又心腹惡氣, 取葉搗汁飮."
3. ≪신수본초(新修本草)≫ : "主下血, 衄血, 膿血痢, 水煮及丸散任用."

13) 머위(蜂斗菜 봉두채) [東醫寶鑑]

[이명] 백채(白菜), 사두초(蛇頭草), 머휘, 버터버(butterbur)

[기원] 국화과 식물인 머위 蜂斗菜 *Petasites japonicus* (Sieb. et Zucc.) Maxim.의 잎

[성미] 고(苦), 신(辛), 량(凉)[평(平)]

[귀경] ·

[효능] 청열해독(淸熱解毒), 산어소종(散瘀消腫)

[주치] 유아(乳蛾. 급만성편도선염), 옹종(癰腫) 정독(疔毒), 독사교상(毒蛇咬傷), 질타손상(跌打損傷) 등에 사용한다.

[용법용량]

내복 시에는 9~15g을 전탕(煎湯) 끓여서 먹는다. 외용의 경우 생잎을 짓찧어 환부에 붙이거나; 혹은 달여 낸 전탕액으로 가글한다. 식용으로는 대개 데쳐서 나물로 무쳐 먹는다.

[주의사항]

비위허한(脾胃虛寒)한 경우는 복용을 신중하게 한다.

[해 설]

머위는 ≪동의보감≫에 백채(白菜) '머휘'로 기록하고 있다. 현대에 와서는 관동화(款冬花)와 머위가 혼용되어 사용되거나 동일 식물로 오해되는 경우가 종종 있다. 그러나 머위는 *Petasites japonicus*의 지상부, 관동화는 *Tussilago farara* L. 의 꽃봉오리로 기원식물과 사용 부위가 모두 다르다. ≪동의보감≫에서도 머위는 채부(菜部)에, 관동화는 초부(草部)에 각각 다른 본초로 수록되어 있다. 다만, 머위도 호흡기계 질환에 일정한 효과가 있어 관동화 대체품으로 사용되어 왔다는 것은 참고할 만하다.

[보충설명]

- 관동화(款冬花) : 성미(性味)는 신감(辛甘) 온(溫)하고 폐경(肺經)으로 귀경한다. 윤폐하기(潤肺下氣), 지해화담(止咳化痰) 효능이 있어 해수(咳嗽), 담다(痰多)에 쓰이는 양약(良藥)이다. 허실(虛實), 한열(寒熱) 구분 없이 다 쓸 수 있지만, 폐허(肺虛)로 인한 구해(久咳)와 풍한담다(風寒痰多)에 가장 좋다.

[참고문헌]

1. ≪동의보감(東醫寶鑑)≫ : "性平, 無毒. 取莖, 煮作羹茹, 甚佳. 處處種之"
2. ≪강서초약(江西草藥)≫ : "治扁桃體炎, 癰腫疔毒"

14) 취나물(東風菜 동풍채) [開寶本草]

[이명] 취, 참취, 나물취, 암취, 동풍채(東風菜), 동풍(冬風), 선백초(仙白草), 산합호(山蛤蒿), 백산국(白山菊)

[기원] 국화과 식물인 참취 *Aster scaber* Thunb.[*Doellingeria scaber* (Thunb.) Nees] 또는 기타 동속식물의 전초(全草)

[성미] 신(辛), 감(甘), 한(寒), 무독(無毒)

[귀경] ·

[효능] 산풍열(散風熱), 청두목(淸頭目)

[주치] 풍열(風熱) 두통, 현훈(眩暈), 목적(目赤), 인통(咽痛), 독사(毒蛇) 교상(咬傷) 등에 사용한다.

[용법용량]

15~30g을 달여서 먹는다. 외용(外用)은 생나물을 짓찧어서 붙인다.

[주의사항]

비위허한(脾胃虛寒)한 경우는 복용을 신중하게 한다.

[해 설]

- 취나물은 우리나라 대표적인 나물로 참취를 가리키지만, 그 외 곰취, 각시취, 미역취, 곤달비, 개미취 등 다양한 동속식물로 만든 나물을 통칭하기도 한다. 우리나라 산야 전역에서 자라는 다년생 초본으로 일부 지역에서 나물로 먹기 위해 재배한다.
- ≪한국 식물 이름의 유래. 조선식물향명집 주해서≫에서는 ≪신증유합(新增類合)≫을 인용해 푸성귀를 총칭하는 뜻으로 '취'를 기록하고 있다고 서술하고 있다. 본초명으로 사용하는 동풍채(東風菜)에 대해 ≪본초강목(本草綱目)≫에서는 ≪개보본초(開寶本草)≫를 인용해 봄에 앞서 나오기 때문에 동풍(東風)이라는 이름이 붙었다고 하고 있고, 한편으로 겨울의 기운을 얻고 나는 것이라 동풍(冬風)이라고도 한다고 설명하고 있다(此菜

先春而生, 故有東風之號. 一作冬風, 言得冬氣也).

• 취나물의 약리 효능으로는 참취사포닌이 세포면역기능을 강화하는 것으로 알려져 있고, 취나물 전초와 뿌리 추출물이 항암 작용과 신경세포 보호 작용, 항바이러스, 항염증 등 생리활성이 있는 것으로 보고되고 있다. 그 외 지방대사에 미치는 영향, 고지혈증 예방효과와 혈중 콜레스테롤 LDL, VLDL 농도의 저하 및 혈관 내피세포의 변화 지연 HMG-CoA reductase 저해활성 등이 보고되었다.

[보충설명]

• 곰취(산자완(山紫菀), *Ligularia fischeri* (Ledeb.) Trucz.) : 우리나라에서는 곰취 잎을 나물로 주로 먹지만 약용으로는 산자완(山紫菀)이라고 하여 그 뿌리와 뿌리줄기를 사용한다. 성미는 감신(甘辛) 온(溫)하다. 거담지해(祛痰止咳), 활혈지통(活血止痛) 효능이 있어 주로 해수(咳嗽), 담다기천(痰多氣喘), 백일해(百日咳), 요슬통(腰膝痛), 질타손상(跌打損傷) 등에 활용된다.

• 개미취(자완(紫菀), *Aster tataricus* L.) : 개미취는 나물로 식용하지는 않지만 본초학에서 자완(紫菀)이라는 이름으로 많이 사용되는 지해평천(止咳平喘) 약재이다. 주로 뿌리와 뿌리줄기를 사용하고, 성미(性味)는 신고(辛苦) 온(溫)하며, 폐경(肺經)으로 귀경한다. 윤폐하기(潤肺下氣), 소담지해(消痰止咳) 효능이 있어 주로 담다천해(痰多喘咳), 급·만성 기침, 노수(勞嗽, 폐결핵 기침)와 각혈(咯血) 등에 상용한다. 도라지(桔梗), 진피(陳皮) 등과 함께 사용한다.

[응용 예]

① 만성기관지염에

• 참취 뿌리 10g에 물 200mL와 흑설탕 적당량을 넣고 달여 마신다. 혹은 달걀과 함께 국을 끓여 먹는다. ≪중약대사전(中藥大辭典)≫

[참고문헌]

1. ≪개보본초(開寶本草)≫ : "主風毒壅熱, 頭疼目眩, 肝熱眼赤, 堪入羹臛食"
2. ≪본초강목(本草綱目)≫ : "時珍曰 : 按裴淵≪廣州記≫云, 東風菜, 花·葉似落妊娠, 莖紫. 宜肥肉作羹食, 香氣似馬蘭, 味如酪."

15) 민들레(蒲公英 포공영) [新修本草]

[이명] 안존방이, 므은드레, 밈둘늬, 포공초(蒲公草), 포공정(蒲公丁), 부공영(仆公英), 부공앵(仆公罌), 금잠초(金簪草), 황화지정(黃花地丁), 지정(地丁), 구유초(狗乳草), 고초(鼓草)

[기원] 국화과 다년생 초본인 민들레 *Taraxacum platycarpum* Dahlst.[*Taraxacum mongolicum* Hand.], 감지포공영(鹼地蒲公英) *T. sinicum* Kitag. 및 동속 근연식물의 전초(全草)

[성미] 고(苦), 감(甘), 한(寒)

[귀경] 간(肝)·위경(胃經)

[효능] 청열해독(淸熱解毒), 소종산결(消腫散結), 이뇨통림(利尿通淋)

[주치] 정창종독(疔瘡腫毒), 유옹(乳癰), 나력(瘰癧), 목적(目赤), 인통(咽痛), 폐옹(肺癰), 장옹(腸癰), 습열황달(濕熱黃疸), 열림삽통(熱淋澁痛) 등에 사용한다.

[용법용량]

12~20g을 달여서 먹는다. 대용량으로 쓸 경우 60g까지 쓸 수 있다. 생즙을 내서 먹거나 가루로 만들어 환제나 산제로 하여 사용한다. 외용할 경우 생것을 찧어 붙인다.

[주의사항]

장기간 혹은 과량을 사용하지 않는다. 실열화독(實熱火毒)으로 인한 외과질환이 아닌 경우, 발적이나 부종이 없는 외과질환, 음저(陰疽)에는 복용을 금한다.

[해 설]

- 민들레는 국화과 다년생 초본으로 우리나라를 비롯한 중국, 일본 등에 널리 분포하고 있다. 그 외 유럽과 북미에서도 민간약초 및 식품으로 이용하는 것으로 알려져 있다. 우리나라에서도 나물이나 쌈채소, 김치, 장아찌 등의 재료로 활용하고 민들레청을 만들거나 건조한 잎을 끓여서 차로 활용하기도 한다. 그러나 주의사항에서도 보는 바와 같이 장복하거나 다량 복용은 금하고 있으므로 주의해야 한다. 또한, 청열해독 효능을 가진 찬 성질의 약재이므로 여름철 제철 음식으로 잠깐 활용은 괜찮지만 비위허한(脾胃虛寒)으로 인한 복부냉증, 설사 등 병증에는 맞지 않고, 겨울철에는 복용을 주의한다.
- 민들레 전초(全草)에는 taraxasterol, choline, inulin, pectin 등이 함유되어 있고, 꽃에는

arnidiol, lutein, flavoxanthin 등이 함유되어 있다. 항염증물질을 포함하고 있어 포도상구균이나 대장간균 등에 대해 일정한 억제 작용을 가지고 있고, 항산화, 항암효과가 우수한 것으로 보고되고 있다. 그 외 간세포 보호 활성에 관한 연구, 항위염 연구, 민들레 추출물의 NO생성 및 iNOS 발현 억제 효과 등이 보고되어 있다.

- ≪본초강목≫에서는 주단계(朱丹溪)의 말을 인용해 "토(土)에 속해 노란 꽃이 피고 맛이 달다. 음식의 독을 풀어주고(解食毒), 막힌 기를 흩어 주며(散滯氣), 양명경(陽明經)과 태음경(太陰經)으로 들어갈 수 있다. 열독을 변화시키고 종기의 멍울(腫核)을 없애주는데 기이한 효능이 있다. 인동등(忍冬藤)과 함께 달여 약간의 술과 함께 복용하면 유옹(乳癰)을 치료하는데 약을 복용하면 잠이 오는 것이 효능이 있다는 것이다. 잠에서 깨고 약간 땀을 내면 병이 곧 안정된다"라고 기록하고 있다.

[응용 예]

① 정창종독(疔瘡腫毒)에

- 민들레, 제비꽃, 인동꽃, 야국화 등을 배합하여 달여 마신다. ≪本草學≫

② 유옹홍종(乳癰紅腫, 유선염으로 발적, 부종이 있을 때)에

- 포공영 1냥, 인동등(忍冬藤) 2냥을 짓찧어서 물 2잔을 넣고 1잔이 될 때까지 달여 식적에 복용한다. 잠에서 깨면 병이 없어진다. ≪본초강목(本草綱目)≫

[참고문헌]

1. ≪동의보감(東醫寶鑑)≫ : "性平, 味甘, 無毒. 主婦人乳癰腫. 處處有之. 葉如苦苣, 三四月開黃花似菊, 莖葉斷之有白汁出, 人皆啖之. 俗呼爲蒲公英. ≪本草≫"
2. ≪본초강목(本草綱目)≫ : "小科布地, 四散而生, 莖·葉·花·絮並似苦苣, 但小耳. 嫩苗可食. ≪庚辛玉冊≫云, 地丁葉似小萵苣, 花似大旋葍, 一莖聳上三四寸, 斷之有白汁. 二月采花, 三月采根. 可制汞, 伏三黃"
3. ≪본초경소(本草經疏)≫ : "蒲公英 其味甘平, 其性無毒, 當是入肝入胃, 解熱凉血之要藥, 乳癰屬肝經, 婦人經行後, 肝經主事, 故主婦人乳癰腫, 乳毒幷宜, 生啖之良."

16) 엉겅퀴(大薊 대계) [名醫別錄]

[이명] 한거싀, 항것괴, 항가시, 항가새, 대거새(大巨塞), 호계(虎薊), 계항초(鷄項草), 자계(刺薊), 산우방(山牛蒡), 야홍화(野紅花)

[기원] 국화과 다년생 초본인 엉겅퀴 *Cirsium japonicum* De Candole[*Cirsium japonicum* var. maackii(Regel) Kitam]또는 기타 동속식물의 전초

[성미] 고(苦), 감(甘), 량(凉), 무독(無毒)

[귀경] 심(心)·간경(肝經)

[효능] 량혈지혈(凉血止血), 거어소종(祛瘀消腫)

[주치] 뉵혈(衄血), 토혈(吐血), 뇨혈(尿血), 변혈(便血), 붕루하혈(崩漏下血), 외상출혈(外傷出血), 옹종창독(癰腫瘡毒)에 사용한다.

[용법용량]

9~15g을 달여서 먹는다. 생것일 경우 30-60g까지 복용 가능하다. 외용은 생것을 짓찧어 붙여 사용한다. 지혈(止血)에 쓸 경우 초탄(炒炭)한 것이 좋다.

[주의사항]

비위(脾胃)가 허한(虛寒)하면서 어혈(瘀血)이 없는 자는 복용을 금한다. 철기(鐵器)와 닿지 않도록 한다. 비위허한(脾胃虛寒)으로 식욕이 없고 설사를 계속하는 경우 복용을 금한다.

[해 설]

- 엉겅퀴는 우리나라 각지에서 자생하는 국화과 다년생 초본으로 품종이 매우 다양하여 우리나라에 7-12종이 있는 것으로 발표되기도 했지만 최근에는 외래종들도 부쩍 늘어 산에 가보면 토종 엉겅퀴와 혼재해 있는 경우를 많이 볼 수 있다. 약용으로 쓰는 것은 주로 여름에 지상부(地上部)를 채취하거나 가을에 뿌리를 채취하여 쓴다.
- 추자도에서는 항각구라고 해서 봄나물로 집집마다 상비해두고 쓰는 채소로 봄철 새순이 나오면 채취해 끓는 물에 데쳐 저장해 두었다가 된장에 주물주물 무쳐 된장국을 끓이기도 하고 삼치와 함께 생선국을 끓여 먹기도 한다고 한다. 남도에서도 갈치, 도미 등을 넣고 국을 끓여 먹는 식재료로 사용하는 것으로 알려져 있다. 최근에는 정읍이나 임실 등에서 대량으로 재배하고 있고 주로 생즙으로 먹거나 김치, 장아찌 등으로 이용되고 그 외 간장, 고추장, 티백차 등 다양한 가공품도 나오고 있다.
- 우리가 잘 알고 있는 엉겅퀴속 식물들에는 곤드레, 조뱅이 등이 있는데 곤드레는 고려엉겅퀴를 말하고, 조뱅이는 소계(小薊)라고 해서 대계(大薊)와 함께 지혈활혈(止血活血) 약재로 많이 사용한다. 건강기능식품으로 알려진 밀크시슬(Milk thistle)은 서양엉겅퀴

(*Silybum marianum*)로 흰무늬엉겅퀴속에 속해 우리나라의 엉겅퀴와 기원식물이 다르다.
- 엉겅퀴속 식물은 플라보노이드 계열의 화합물이 풍부하여 항염증, 항암, 항돌연변이, 항진균, 신경보호, 면역증진 등의 활성이 있는 것으로 알려져 있다. 엉겅퀴(大薊)는 심근과 평활근에 작용해 심박을 조절하고 자궁수축을 조절하는 것으로 알려져 있고, 혈압강하, 간보호작용, 잎 추출물의 항류마티스 효과 등이 알려져 있다.

[응용 예]

① 혈열망행(血熱妄行)으로 인한 각종 출혈증에
- 생지황과 함께 먹는다.

② 구혈(嘔血), 각혈(咯血), 대토혈(大吐血) 등에
- 대계(大薊), 소계(小薊), 측백엽(側柏葉), 하엽(荷葉), 모근(茅根), 천초근(茜草根), 대황(大黃), 치자(梔子), 종려피(棕櫚皮), 목단피(牧丹皮) 각 동량을 소존성(燒存性)하여 화독을 뺀 후 곱게 갈아 연근즙 혹은 무즙에 송연묵(松煙墨)을 갈아 반 사발에 5돈씩 타 마시면 곧 낫는다. ≪동의보감(東醫寶鑑)≫ 십회산(十灰散)

[참고문헌]

1. ≪동의보감(東醫寶鑑)≫ : "性平, 味苦, 無毒. 治瘀血, 止吐衄血, 療癰腫疥癬. 主女子赤白帶. 養精保血. 處處有之. 五月採苗葉, 九月採根, 陰乾"
2. ≪본초강목(本草綱目)≫ : "恭曰 : 大小薊葉雖相似, 功力有殊. 大薊生山谷, 根療癰腫;小薊生平澤, 不能消腫, 而俱能破血."
3. ≪전남본초(滇南本草)≫ : "治婦女乾血癆或肝癆, 惡寒發熱, 頭痛, 形體消瘦, 精神短少新鮮大薊二兩, 黃牛肉四兩. 共入罐內煮爛, 天明吃畢後, 復熟睡. 忌鹽."

17) 아욱(冬葵葉 동규엽) [名醫別錄]

[이명] 동규묘엽(冬葵苗葉), 동현채(冬莧菜), 기반엽(棋盤葉), 동한채(冬寒菜), 활채(滑菜), 노규(露葵), 양초(陽草), 위족(衛足)

[기원] 아욱과 식물인 아욱 *Malva verticillata* L.의 연한 새싹이나 잎

[성미] 감(甘), 평(平)[량(凉)], 무독(無毒)

[귀경] 폐(肺)·대장(大腸)·소장경(小腸經)

[효능] 이습(利濕), 활장(滑腸), 통유(通乳)

[주치] 이변불통(二便不通), 유즙불하(乳汁不下), 창절옹종(瘡癤癰腫) 등 증

[용법용량]

10~30g(신선한 것은 60g)을 달여서 복용하거나 찧어 즙을 내어 먹는다.

[주의사항]

비허(脾虛)로 설사를 자주하는 사람과 임산부는 복용을 신중히 한다.

[해 설]

- 아욱은 부추(韮), 염교(薤), 파(蔥), 콩잎(藿)과 더불어 오채(五菜) 중 하나로 그 재배와 식용의 역사가 오래된 채소로 ≪동의보감(東醫寶鑑)≫에는 동규(冬葵, 아욱), 홍촉규(蜀葵, 접시꽃), 황촉규(黃蜀葵, 닥풀)를 수록하고 있고 ≪본초강목(本草綱目)≫에는 그 외 토규(菟葵), 용규(龍葵) 등 다양한 규채(葵菜)를 수록하고 있다. 심는 시기에 따라서도 6-7월에 심는 것은 추규(秋葵), 7-8월에 심는 것은 동규(冬葵), 1월에 심는 것을 춘규(春葵)로 구분하기도 하는데 처방에 쓰는 약으로는 동규(冬葵)를 쓴다고 했다.
- 소양인에게 좋은 식재료로 알려져 있다. 국이나 된장찌개에 넣어 끓여 먹으면 맛이 좋다. 새우와 함께 조리하면 맛이 더 좋다.

[보충설명]

- 동규자(冬葵子) : 아욱씨. 성미(性味)가 감(甘), 한(寒)하며, 대장(大腸)·소장(小腸)·방광경(膀胱經)으로 들어가 이수통림(利水通淋), 하유윤장(下乳潤腸)하는 작용이 있어서 임증(淋證), 수종증(水腫證), 유즙불통(乳汁不通), 창통(脹痛), 변비 등을 다스린다. 동규자는 감한활리(甘寒滑利)하여, 이수통림(利水通淋)하면서도 하유(下乳), 윤장(潤腸)하므로 대소변이 잘 통하지 않는 경우에 모두 적합하며, 특히 이뇨 작용과 유즙 분비를 증가시키는 작용이 매우 뛰어나다. 그러나 시중에 유통되고 있는 것은 대부분 같은 아욱과 식물인 어저귀의 종자인 경마자(苘麻子)인데 효능은 비슷하다. 동규자는 내복 시에 10~15g을 사용하며 한윤활리(寒潤滑利)하므로 비허변당자(脾虛便溏者)와 임부는 신용(愼用)해야 한다.

[응용 예]

① 소변적삽동통(小便赤澁疼痛)에

- 아욱 1.5kg, 좁쌀(粟米) 300g, 파밑동(蔥白) 50g. 물 3L에 아욱을 넣고 2L로 줄 때까지

달여 낸 아욱은 건져 내고 여기에 좁쌀과 파를 넣고 죽을 끓여 공복에 두 차례 나누어 이틀간 먹는다. ≪보제방(普濟方)≫ 葵菜粥方

② 창절(瘡癤), 유선염(乳腺炎) 등에

- 신선한 아욱잎을 적당량 찧어 환부에 바른다. ≪운남중초약선(雲南中草藥膳)≫

[참고문헌]

1. 최우석(崔禹錫)의 ≪식경(食經)≫ : "食之補肝膽氣, 明目. 主治內熱消渴, 酒客熱不解."
2. ≪의림찬요, 약성(醫林纂要, 藥性)≫ : "益心, 瀉腎, 滑腸, 去結行水, 通乳."
3. ≪천금, 식치(千金, 食治)≫ : "食生葵菜, 令人飮食不化, 發宿病."
4. ≪본초강목(本草綱目)≫ : "脾之菜也. 宜脾, 利胃氣, 滑大腸.思邈 宣導積滯, 妊婦食之, 胎滑易生.蘇頌 煮汁服, 利小腸, 治時行黃病. 乾葉爲末及燒灰服, 治金瘡出血.甄權"

18) 죽순(毛笋, 毛筍 모순) [本草綱目拾遺]

[이명] 죽순(竹笋), 동순(冬笋), 춘순(春笋), 편순(鞭笋) 모죽순(毛竹笋), 담죽순(淡竹笋), 원순(圓笋), 청순(靑笋)

[기원] 화본과 식물인 담죽(淡竹) *Phyllostachys nigra* (Lodd.) Munro var. henonis (Mitf.) Stapf ex Rendle.의 새순(苗)

[성미] 감(甘), 한(寒), 무독(無毒)

[귀경] 위(胃)·폐(肺)·심(心)·대장경(大腸經)

[효능] 청열(淸熱), 소담(消痰), 상위(爽胃), 이이변(利二便), 소창(消脹), 투진(透疹)

[주치] 폐열해수(肺熱咳嗽), 기관지염, 위열조잡(胃熱嘈雜), 염니납매(厭膩納呆, 기름지고 느끼한 음식을 싫어함), 심장병이나 간염, 신염 등으로 인한 부종(浮腫) 복수(腹水), 풍진(風疹), 당뇨병, 고혈압, 불면증, 소아경풍(小兒驚風) 등

[용법용량]

30~60g을 달여서 복용하거나 삶아서 먹는다.

[주의사항]

속이 냉한 사람, 소화력이 약한 사람에겐 좋지 않다. 특히 죽순에는 잘 녹지 않는 수산칼슘이 많아 요로감염이나 담결석이 있는 사람은 심해질 수 있으므로 주의해야 한다. 죽순은

파뿌리, 벌꿀, 오리, 지황, 하수오 등과 함께 먹으면 좋지 않다.

[해 설]

- 죽순은 화본과의 식물인 대나무의 어린싹을 식용으로 한다. 왕죽(篁竹), 담죽(淡竹, 분죽, 솜대), 맹종죽 등 대나무의 품종에 따라 그 맛도 차이가 있는 것으로 알려져 있다. 최근 맹종죽이 식용죽순으로 많이 재배되면서 유통되는 대부분의 죽순을 차지하고 있지만 담양지역에서는 분죽 즉 담죽이 맹종죽에 비해 크기는 작지만 가장 맛있는 죽순으로 알려져 있다.
- 4-5월 봄철 비가 온 직후에 솟아오른 순은 글루탐산과 당류, 유기산, 아데닐산(adenylic acid) 등 여러 가지 맛 성분이 어우러져 독특한 향미와 식감을 나타내지만 완전히 자란 것은 맛이 없다. 아린 맛은 티로신(tyrosine)의 대사물질인 호모겐티스산(homogentisic acid)에 의한다. 죽순을 쌀뜨물로 씻거나 담가놓으면 아린 맛 등 잡맛을 없애고 조직을 부드럽게 해주며 좋지 않은 성분인 수산 성분이 빠져나온다. 육류와 함께 볶아 먹거나 탕을 끓여 먹고 통조림 등으로 가공하여 이용하기도 한다.
- 죽순은 지방과 당분 함량이 적고 섬유질이 풍부하여 상복하면 변비의 예방, 치료와 다이어트에 좋다. 또한 신경 정신을 안정시키고, 열을 내려 주면서 담을 제거해 주는데 특히 몸 전신으로 퍼져 있는 담을 제거하는 데 효과가 있다. 따라서 고혈압, 동맥경화, 중풍후유증, 당뇨병, 불면증, 심장병 등을 예방, 치료하는 데 상당히 좋다. 특히 태음인에게는 명약이 된다.
- 청열소담(淸熱消痰), 청위이장(淸胃利腸)의 효능이 있어서 폐열해수나 기관지염으로 담이 많은 경우, 또는 위열로 인한 조잡증(嘈雜症, 배부른 것도 아니고 배가 고픈 것도 아니며 아픈 것도 아닌 무어라고 표현하기 어려운 증상)에 응용하면 좋다.

[보충설명]

- ≪동의보감≫ 탕액편에 수재된 대나무 관련 항목으로는 근죽엽(篁竹葉, 왕댓닢), 담죽엽(淡竹葉, 소옴댓닢), 고죽엽(苦竹葉, 오듁), 죽실(竹實, 대열매), 죽근(竹根), 죽황(竹黃) 등 매우 다양하나 본초학에서 주요 약재로 사용하는 죽엽, 죽여, 죽력에 대해만 아래 정리한다.

표 2-3

본초명	약용부위	성미	귀경	효능	식용가능
죽엽(竹葉)	대나무잎	辛苦寒	心肺胃	청열제번(清熱除煩), 생진이뇨(生津利尿)	식용가능
죽여(竹茹)	대나무속껍질	甘微寒	肺胃	청열화담(清熱化痰), 제번지구(除煩止嘔)	·
죽력(竹瀝)	대나무수액	甘寒	心肺胃	청열활담(清熱豁痰), 진경통규(鎭痙通竅)	식용불가

[응용 예]

① 피부미용에

• 죽순 100g을 얇게 썰어 해삼을 넣고 조리해서 늘 먹으면 얼굴이나 피부가 부드러워지면서 광택이 난다.

② 부종에

• 죽순 100g, 동아껍질 500g을 달여 먹는다.

③ 변비에

• 속에 열이 있고 변비가 있을 때 죽순을 늘 먹으면 통변에 좋다(특히, 태음인에 좋다).

④ 당뇨병으로 갈증이 심한 경우에

• 죽순으로 죽을 끓여 먹거나 차를 끓여 매일 두 차례 먹는다. ≪산서중의(山西中醫)≫

[참고문헌]

1. ≪식물본초(食物本草)≫ : "消痰, 除熱狂, 壯熱頭痛, 頭風, 竝姙婦頭旋顚仆, 驚悸, 溫疫迷悶, 小兒驚癎, 天吊."
2. ≪식물의기(食物宜忌)≫ : "消痰, 滑腸, 透毒, 解酲, 發痘疹."
3. ≪본초구원(本草求原)≫ : "竹筍, 甘而微寒, 淸熱除痰, 同肉多煮, 益陰血. 痘疹血熱毒盛, 不發起者, 筍尖煮湯及入藥, 俱佳."
4. ≪본초강목(本草綱目)≫ : "時珍曰: 采之宜避風日, 見風則本堅, 入水則肉硬, 脫殼煮則失味, 生著刃則失柔. 煮之宜久, 生必損人.

19) 비름(莧 현) [本經]

[이명] 현(莧)

[기원] 비름과 식물인 비름 *Amaranthus mangostanus* L. *Amaranthus tricolor* L.의 경엽
[성미] 감(甘), 량(凉), 무독(無毒)
[귀경] 대장(大腸)·소장경(小腸經)
[효경] 청열해독(淸熱解毒), 통리이변(通利二便), 활태(滑胎)
[주치] 인후종통(咽喉腫痛), 급만성 장염(腸炎), 적백이질(赤白痢疾), 이변불통(二便不通), 소변삽통, 옹절창독(癰癤瘡毒), 자궁경부염, 철결핍성 빈혈 등

[용법용량]

30~60g을 달여서 복용하거나 죽을 끓여 먹는다.

[주의사항]

비허(脾虛)하여 변이 묽은 사람은 신중히 먹는다.

[해 설]

- ≪본초연의보유(本草衍義補遺)≫ : "비름은 혈(血)을 아래로 내리며 또 혈분으로 들어가 잘 달리므로 쇠비름과 함께 복용하면 하태(下胎)함이 묘(妙)하니, 출산 시기에 있는 자가 먹으면 쉽게 출산한다."
- 인후종통(咽喉腫痛)이나, 적백 이질, 소변삽통(小便澁痛), 홍역에 투진(透疹)이 잘 안 될 때, 자궁경부염, 창양(瘡瘍), 뾰루지, 독사에게 물린 데에 응용하면 좋다.
- 활태(滑胎)시키는 효능이 있어 임신부의 출산기에 식용하면 순산하는 데 도움이 되며 산후어혈복통이 있고 오로(惡露)가 잘 안 나올 때도 활용한다.

[응용 예]

① 요도염, 방광염, 소변삽통에

- 비름 전초 100g과 감초 3g에 물을 붓고 달여서 먹는다. ≪가정식료수책(家庭食療手冊)≫

[참고문헌]

1. ≪전남본초(滇南本草)≫ : "治大, 小便不通, 化蟲, 去寒熱, 能通血脈, 逐瘀血."
2. ≪의림찬요, 약성(醫林纂要, 藥性)≫ : "和中散血活血, 色赤入血, 微酸散血, 性澀活血. 離火之氣, 中含溽(莧含濕熱蒸鬱之氣), 宜腸胃."
3. ≪식감본초(食鑑本草)≫ : "多食動風, 令人煩悶, 冷中損腹, 滑腸, 忌同鱉肉食. 莧大發痧氣, 盛暑猶不宜食."

20) 쇠비름(馬齒莧 마치현) [本草經集註]

[이명] 오행초(五行草), 마치초(馬齒草), 장수채(長壽菜), 산미채(酸味菜), 안락채(安樂菜), 내한채(耐旱菜)

[기원] 쇠비름과 식물 쇠비름 *Portulaca oleracea* L.의 전초

[성미] 산(酸), 한(寒), 무독(無毒)

[귀경] 대장(大腸)·간(肝)·비경(脾經)

[효능] 청열해독(淸熱解毒), 양혈지리(凉血止痢), 산혈소종(散血消腫), 이뇨통림(利尿通淋)

[주치] 열독사리(熱毒瀉痢), 열림(熱淋), 요폐(尿閉), 적백대하(赤白帶下), 붕루(崩漏), 치혈(痔血), 창양옹절(瘡瘍癰癤), 단독(丹毒), 나력(瘰癧), 습선(濕癬), 백독(白禿), 요로감염, 급성방광염, 급만성이질, 황달형간염, 유선염, 대상포진, 치창(痔瘡) 출혈, 고혈압 등

[용법용량]

10~15g(신선한 것은 30~60g)을 달여서 복용하거나 찧어 즙을 내어 먹는다. 외용할 때는 태워 재를 개어 바르거나 달여서 세척한다.

[주의사항]

- ≪본초경소(本草經疏)≫ : 비장이 허하여 변이 묽은 사람, 또는 임산부는 복용을 금하며, 별갑(鱉甲)자라와 함께 먹는 것을 피한다.

[해 설]

- 쇠비름은 여름철에 뿌리째 뽑아서 햇볕에 말려도 완전히 마르기 전에 비가 오면 다시 살아날 정도로 진액이 많이 함유되어 있고 생존력이 매우 강하다. 쇠비름은 잎사귀가 말 이빨과 같다 해서 마치현이라 하고, 뿌리는 희고, 줄기는 붉고, 잎은 푸르고, 꽃은 노랗고, 종자는 검어서 5가지 색을 겸하고 있으므로 오행초(五行草)라고도 부른다.
- 요로감염이나 급·만성이질, 황달형간염 등에 많이 응용하며 식용으로도 좋은데, 특히 열독으로 인한 이질 설사에 특효이다. 항균 실험에서 이질간균, 상한(傷寒)간균, 황색포도상구균에 강한 억제 작용이 있어서 급성장염, 적백이질, 각종 종기, 충수염, 유선염, 비뇨기계 감염, 습진, 대상포진 등에 활용할 수 있어 천연 항생제라 불린다.
- 쇠비름은 진액이 많고 비타민 A가 풍부하게 함유하여 상피세포의 생리기능을 정상적으

로 유지시켜 궤양이나 상처 부위를 빨리 유합시킨다. 피부 건조와 비타민 A 결핍증, 눈의 각막연화증, 안구건조증, 야맹증 등에 식용하면 좋다.

- 쇠비름은 밥맛이 없을 때 나물로 무쳐 먹으면 식욕이 촉진되고, 중국에서는 쇠비름을 삶아 말려서 겨울철에 묵나물로 즐겨 먹는다. 민간에서 쇠비름과 잘게 다진 고기를 소로 넣어 만두를 만들어 먹는데 청리장열(淸利腸熱), 지사지리(止瀉止痢)한다.
- 이질, 감기 예방에 좋은데 마늘과 함께 배합해서 조리하면 찬 기운이 감약(減弱)되어 감기 예방에 효과가 있다.

[응용 예]

① 창양종독(瘡瘍腫毒), 단독(丹毒), 종양에

- 쇠비름 100g, 가시 제거한 선인장 50g을 찧어서 환부에 붙이고 매일 한 차례 정도 갈아준다.

② 대상포진에

- 쇠비름, 율무 각 30g을 죽을 쑤어 하루 일회, 일주일간 복용한다.

③ 치질이나 백대하(白帶下)에

- 쇠비름 500g을 끓인 물로 좌욕한다. 혹은 쇠비름 생즙에 소금을 약간 넣고 끓여서 살균한 후 항문 주변이나 치질 주변에 도포해도 좋다.
- 돼지 큰창자를 15~20cm 정도로 깨끗이 씻어 창자 속에 쇠비름 100g을 넣어 양쪽을 봉한 다음 쪄서 식전에 매일 복용하면 치질에 효과가 있다.

④ 습독형(濕毒型) 적백대하(赤白帶下)에

- 대하의 양이 많고 농이나 피가 섞여 나오고 냄새가 많이 나며, 쌀뜨물처럼 혼탁한 경우, 음부가 가렵거나 아랫배가 아프고, 소변이 붉고 잘 안 나오거나, 입맛이 쓰고 설태가 누렇거나 맥이 빠르고 하는 등의 증상이 나타나는 습독(濕毒), 습열성 대하가 있을 때 쇠비름 60g, 은행 7알을 넣고 계란찜을 하여 공복에 하루 한 번 4~5일간 복용한다.

⑤ 여드름, 백선(白癬), 음낭(陰囊) 소양증(搔痒症), 입술이 잘 갈라질 때

- 쇠비름의 생즙을 짜서 환부에 발라준다.

⑥ 습열(濕熱)로 인한 이질 설사

- 쇠비름 50g을 죽을 끓여서 매일 한두 차례 연속해서 복용한다.
- 쇠비름 50g, 녹차잎 15g, 흰설탕 30g을 차대신 끓여 먹어도 좋다.

⑦ 세균성이질(전염성이질)에 걸려 고열, 두통, 극심한 복통, 농혈변을 보며 맥이 빠를 때

- 신선한 쇠비름 500g, 신선한 연뿌리 500g을 즙으로 짜서 설탕을 적당히 가미해서 200mL씩 매일 두세 차례 복용한다.

⑧ 허한(虛寒)으로 인한 이질에

- 희멀건 농혈변을 보고 그쳤다 발병했다 하면서 오래도록 잘 낫지 않고, 은근한 복통과 피로, 식욕부진, 요슬산통(腰膝酸痛), 외한(畏寒)이 나타나며 설질(舌質)이 담백하고 맥이 쇠약할 때

  : 쇠비름 60g, 산사(초한 것) 30g, 건강 10g, 대추 5개를 끓여 황설탕을 적당히 넣고 달여 먹으면 효과가 있다.

⑨ 급성장염에

- 쇠비름 120g(마른 것은 35~50g), 녹두 60g을 탕으로 끓여 하루에 두 차례씩 3일간 복용하거나 쇠비름 50g, 냉이 50g, 말린 무 20g, 생강 3편을 함께 끓여 먹는다.

⑩ 혈열(血熱)로 인해서 월경이 고르지 못할 때

- 월경의 양이 많고 색이 진하면서 가슴이 답답하고 갈증이 생기면서 소변 색이 짙고 변비가 있으며 설태가 노랗고 맥이 빠른 경우

  : 쇠비름 250g과 달걀을 넣고 볶아먹는다.

⑪ 소아 설사로 고생할 때

- 쇠비름 300g, 벌꿀 30g. 쇠비름생즙에 꿀 30g을 넣고 중탕해서 하루 한두 차례 3~4일 복용한다.

⑫ 혈리(血痢)에

- 쇠비름 20~50g과 찹쌀 100~150g을 넣고 죽을 끓여 먹는다. ≪태평성혜방(太平聖惠方)≫ 馬齒粥

⑬ 모든 연령대의 적백대하(赤白帶下)에

- 계란 흰자 한 개와 쇠비름생즙 100~150mL을 섞어 따뜻하게 마신다. ≪해상집험방(海上集驗方)≫

⑭ 혈뇨(血尿), 변혈(便血)에

- 쇠비름생즙과 연근생즙 각각 30 mL를 섞어 미음과 같이 먹는다. ≪식물중약여편방(食物中藥與便方)≫

⑮ 요도염에

- 쇠비름 60g과 감초 2g을 달여 하루 두 번 수일 먹는다. ≪가정식료수책(家庭食療手册)≫

[참고문헌]

1. ≪본초경소(本草經疏)≫ : "馬齒莧辛寒, 能養血散熱, 故主散結, 治癰瘡疔腫."
2. ≪전남본초(滇南本草)≫ : "益氣, 淸暑熱, 寬中下氣, 潤腸, 消積滯, 殺蟲. 療(痔)瘡紅腫疼痛."
3. ≪본초강목(本草綱目)≫ : "散血消腫, 利腸滑胎, 解毒通淋. 治産後虛汗."
4. ≪득배본초(得配本草)≫ : "得五加皮, 蒼朮, 治筋骨痛; 汁和鷄子白煎服, 治赤白帶下. 和石灰2/3搗敷疔瘡."
5. ≪동의보감(東醫寶鑑)≫ : "處處有之. 有二種, 葉大者不堪用, 葉小者節葉間有水銀者入藥. 性至難燥, 當以槐木槌碎之, 向日東作架, 曬三兩日卽乾. 入藥去莖節, 只取葉用."

21) 참죽나무순(椿葉 춘엽) [本草綱目]

[이명] 춘목엽(椿木葉), 춘첨엽(椿尖葉), 향춘(香椿), 향춘아(香椿芽), 향춘두(香椿頭)

[기원] 멀구슬나무과(楝科) 식물인 참죽나무(香椿) *Toona sinensis* (A. Juss) Roem. 의 어린 잎

[성미] 고(苦), 신(辛), 량(凉), 무독(無毒)

[귀경] 비(脾)·위경(胃經)

[효능] 거서화습(祛暑化濕), 해독(解毒), 살충(殺蟲)

[주치] 서습상중(暑濕傷中), 오심구토(惡心嘔吐), 식욕부진, 설사, 이질, 옹저종독(癰疽腫毒), 개창(疥瘡), 백독창(白禿瘡) 등

[용법용량]

신선한 잎 30~60g을 달여서 먹는다.

[주의사항]

기허(氣虛)로 땀이 많은 사람은 신중히 먹는다.

[응용 예]

① 기체(氣滯)로 인한 식욕부진에

• 연한 참죽나무순을 나물로 무쳐 먹는다. ≪산서중초약(山西中草藥)≫

② 적백이질(赤白痢疾)에

- 참죽나무 잎 60g을 달여 차로 마신다. ≪복건약물지(福建藥物志)≫

[참고문헌]

1. ≪신수본초(新修本草)≫ : "主洗瘡疥, 風疽, 水煮葉汁用之."
2. ≪육천본초(陸川本草)≫ : "健胃, 止血, 消炎, 殺蟲. 治子宮炎, 腸炎, 痢疾, 尿道炎."
3. ≪음편신참(陰片新參)≫ : "化暑濕, 透熱, 利水道, 消腫.

22) 고사리(蕨 궐) [本草拾遺]

[이명] 첨궐(甛蕨), 궐채(蕨菜), 산봉미(山鳳尾), 궐아채(蕨兒菜), 거두채(擧頭菜)
[기원] 고사리과 식물인 고사리 *Pteridium aguilinum* (L.) Kuhn var. Latiusculum (Desv) Vnder w.의 어린 잎
[성미] 감(甘), 량(凉), 소독(小毒)
[귀경] 간(肝)·위(胃)·대장경(大腸經)
[효능] 청열이습(淸熱利濕), 강기화담(降氣化痰), 지혈(止血)
[주치] 감모발열(感冒發熱), 황달, 대하, 폐결핵 해혈(咳血), 장풍변혈(腸風便血), 풍습비통(風濕痹痛) 등

[용법용량]

9~15g을 달여서 먹거나 나물로 조리해서 먹는다.

[주의사항]

생으로 먹거나 오랫동안 먹으면 좋지 않으며, 비위허한(脾胃虛寒)자와 개창(疥瘡)의 증상이 있는 사람은 신중히 먹는다.

[응용 예]

① 산후 이질에

- 그늘에 말린 고사리를 가루로 만들어 매일 공복에 3숟가락씩 미음에 타서 먹는다. ≪성제총록(聖濟總錄) 有蕨散≫

② 고혈압과 두혼실면(頭昏失眠), 만성 풍습성(風濕性) 관절염과 관절열통에

- 고사리 15g을 달여 먹는다. ≪영하중초약수책(寧夏中草藥手册≫

③ 폐결핵 각혈(咯血)에

- 고사리 30g을 끓는 물에 우려 마신다. ≪호남약물지(湖南藥物志)≫

[참고문헌]

1. ≪본초약성대전(本草藥性大全)≫ : "寒能去暴熱, 甘以利小便, 氣壅經絡者全旋, 毒延筋骨者易去."
2. ≪복건약물지(福建藥物志)≫ : "淸熱利濕, 消腫解毒. 主治痢疾, 高血壓, 吐血, 白帶, 風濕關節痛."
3. ≪식료본초(食療本草)≫ : "令人脚弱不能行, 消陽事, 縮玉莖, 多食令人發落, 鼻塞目暗. 小兒不可食之, 立行不得也."

23) 아스파라거스(石刁柏 석조백) [本草圖經]

[이명] 노순(蘆笋), 용수채(龍鬚菜), 소백부(小百部), 문동서(門冬薯)

[기원] 백합과 식물인 석조백(石刁柏) 즉, 아스파라거스 *Asparagus officinalis* L.의 어린 줄기

[성미] 감(甘), 량(凉), 무독(無毒)

[귀경] 간경(肝經)[폐경(肺經)]

[효능] 청열이습(淸熱利濕), 활혈산결(活血散結), 항피로(抗疲勞), 항노채(抗痨瘵), 항암(抗癌), 진정(鎭靜).

[주치] 피로회복, 혈압강하, 고지혈증, 고혈압, 동맥경화, 심장병, 요로결석, 만성간병, 은설병(銀屑病, 건선), 유방암, 유선암, 임파선암, 방광암, 피부암 등

[용법용량]

30~60g을 달이거나 생즙을 내어 먹는다.

[주의사항]

속이 냉한 사람에게는 적합하지 않고 통풍이 있는 사람과 당뇨병이 있는 사람은 많이 먹으면 좋지 않다.

[해 설]

- 아스파라거스는 백합과에 속하는 다년생 초본으로 동부 지중해 및 소아시아 지방이 원산

지로 알려져 있다. 아스파라거스는 향기롭고 연하고 맛이 좋은 채소로 영양이 풍부해서 세계적으로 환영 받는 식재료이다. 특히 새순이 좋으며 녹색의 것이 감미가 강하고 조직이 부드러워 조리하기도 쉽다. 비타민 C, 카로틴(carotene), 루틴(rutin) 등도 함유하며 특수성분으로 아스파라긴과 아스파라긴산이 많다.

- 아스파라거스는 성질이 차며 맛이 달고 체력을 증진시키고 피로를 제거해 주면서 이뇨, 혈압강하, 진정, 항암 효능이 있어 심장병이나 고혈압, 동맥경화, 심계항진, 부종, 요로결석, 만성간질환, 암 등에 응용할 수 있다.
- 아스파라거스는 항암 식품으로 각광을 받는데 특히 임파선암, 방광암, 피부암 등에 효과가 좋다. 화학 약물치료나, 방사선 치료의 부작용을 경감시켜주며, 백혈구수를 늘려주고, 경부(頸部) 방사선 치료로 인해 타액 분비가 감소되어 오는 구강 건조증을 개선시켜준다.

[보충설명]

- 노순(蘆笋) : 화본과 식물인 갈대(蘆根 *Phragmites communis* Trin.)의 어린 순. 노첨(蘆尖)이라고도 한다. 현대 중국어로 아스파라거스를 노순(蘆笋)이라고 하고, 본초학 문헌에 갈대의 어린 순도 노순(蘆笋)이라고 지칭하고 있어 약선 관련 서적에서 아스파라거스와 갈대 어린순의 효능, 주치가 서로 혼재되어 있는 경우가 종종 있으므로 주의한다.
  - 성미(性味) : 감(甘)[고(苦)], 한(寒), 무독
  - 귀경(歸經) : 폐경(肺經)
  - 효능(效能) : 청열생진(淸熱生津), 이수통림(利水通淋), 해독(解毒)
  - 주치(主治) : 열병구갈(熱病口渴), 심번(心煩), 폐옹(肺癰), 폐위(肺痿), 임병(淋病), 소변불리, 어육(魚肉) 중독

[응용 예]

① 번열(煩熱), 구갈(口渴)에

- 노순 50g을 생으로, 또는 익혀서 먹는다.

② 소변불리에

- 노순 30g, 차전초 30g을 함께 달여 먹는다.

③ 폐열출혈(肺熱出血)에

- 노순 500g을 생즙을 내어 설탕을 넣어 먹는다. ≪동북약용식물(東北藥用植物)≫

④ 폐결핵과 암 환자의 보조식품으로

- 노순 100g과 물에 불린 해삼 250g을 함께 조리하여 먹는다. ≪식보여식료(食補與食療)≫

24) 원추리(金針菜 금침채) [滇南本草]

[이명] 훤초(萱草), 망우초(忘憂草), 요수(療愁), 녹총(鹿葱), 의남(宜男), 황화채(黃花菜), 안신채(安神菜), 천초화(川草花), 훤악(萱蕚)

[기원] 백합과 식물인 원추리 *Hemerocallis fulva* L., 왕원추리 *Hemerocallis fulva* var. *kwanso* Regel.의 全草, 또는 꽃(봉오리)

[성미] 감(甘), 량(凉), 소독(小毒)

[귀경] 심(心)·간(肝)·비경(脾經)[방광경(膀胱經)]

[효능] 관흉해울(寬胸解鬱), 량혈안신(凉血安神), 청열이습(淸熱利濕), 해독소옹(解毒消癰)

[주치] 흉민심번(胸悶心煩), 소매불면(少寐不眠), 심계(心悸), 두훈이명(頭暈耳鳴), 스트레스성 질환, 산후유소(産後乳少), 소변단적(小便短赤), 황달, 치창변혈(痔瘡便血), 창옹(瘡癰), 유옹(乳癰), 인통(咽痛) 등

[용법용량]

15~30g을 달여서 먹거나 국이나 나물로 볶아서 먹는다. 건조한 것을 분말로 하여 꿀을 섞어 외용으로 사용하기도 한다.

[주의사항]

신선한 원추리 뿌리에는 독성 작용을 나타내는 콜히친(colchicine) 성분을 많이 가지고 있어 식용하지 않는다. 이 성분은 수용성으로 60℃ 이상 가열하면 대부분 사라져서 나물로 먹을 때도 꽃을 이용할 때도 뜨거운 물에 데쳐서 사용하면 안전하게 먹을 수 있다. 이런 이유로 원추리나물을 샐러드용 생채로 사용하지는 않는다. 꽃의 경우 대개 말린 건나물의 형태로 판매되는데 이 경우에도 물에 하룻밤 담가두었다 사용하는 것이 좋다.

[해 설]

- 백합과 다년초 식물로 훤초(萱草) 혹은 넘나물이라고도 한다. 식용하면 지혈(止血), 소염(消炎), 이뇨(利尿), 건위(健胃), 안신(安神) 등의 작용이 있어서 혈변이나 소변불통(小便不通), 산후 유즙불통(乳汁不通) 등의 치료에 이용된다. 상복(常服)하면 익지건뇌(益智健腦)의 효과를 볼 수 있다. 어린싹은 샐러드에 넣거나 아스파라거스처럼 이용하며 신선한 꽃은 화전을 만들어 먹고, 말린 꽃은 스튜에 향신료로 첨가한다. 잎을 과량 복용

하면 환각유발제로 작용하는데 데치면 제거된다.

- 원추리는 잎사귀, 뿌리, 줄기, 꽃, 모두 약용으로 쓸 수 있다. 봄에 나물로 먹고 특히 맛이 달짝지근하면서 청향(淸香)이 있기 때문에 중국에서는 꽃을 건조해서 판다.
- ≪본초강목(本草綱目)≫ : "흉격을 이롭게 해주고 오장을 편안하게 해주며 몸을 가볍게 해주고 눈을 밝게 해주며 소변적삽(小便赤澁) 등을 치료하는 효과가 있다."
- 원추리는 양혈보허(養血補虛)의 작용이 있어서 돼지고기와 함께 먹으면 출산 후 젖이 잘 나오게 하고, 빈혈, 태동불안을 다스린다. 정지불서(情志不舒), 번열소매(煩熱少寐)한 사람이 자주 먹으면 청열제번(淸熱除煩)하여 편안히 잘 수 있게 한다. 기(氣)와 화(火)가 상역하여 잠이 잘 안 올 때 좋다.
- 원추리는 기혈을 보익하고 근골을 튼튼하게 하며 습열을 제거하고 흉격을 시원하게 넓혀주기 때문에 스트레스를 많이 받아서 억울 되었거나 감정조절을 잘 못 해서 억울된 것이 있을 때, 신경쇠약증이나 건망(健忘), 실면(失眠) 등의 증상이 있는 사람에게 좋다. 기혈이 부족하고 체질이 허약하고 호흡이 짧고, 양위(陽痿), 조설(早泄), 각종 출혈에 좋고, 항암 효과가 있기 때문에 암 발생 예방에 도움이 된다.

[응용 예]

① 수두(水痘)에

- 원추리, 마치현 각각 30g씩 물로 달여 먹는다.

② 어린아이가 밤에 자꾸 보채고 잠을 못 잘 때

- 심경(心經)에 열이 쌓여 있기 때문이므로, 원추리 15g, 연밥 3g을 끓여 설탕을 가미해서 먹는다.

③ 허리를 삐었거나 풍습성 관절통 있을 때

- 원추리 뿌리 12g을 달여 먹는다.

④ 월경량이 적거나 빈혈, 태동불안(胎動不安), 노인의 어지럼증, 이명(耳鳴), 영양불량성 수종(水腫), 요통, 유즙부족에

- 원추리 뿌리의 팽대한 부분 30~60g을 닭과 함께 조리해 먹는다. ≪운남중초약(雲南中草藥)≫

⑤ 산후에 젖이 잘 안 나올 때

- 원추리(황화채) 30g, 황대두 50g, 닭고기 150g을 함께 조리하여 먹는다.
- 원추리 50g, 황대두 200g, 돼지족 2개(1쌍), 파, 생강, 소금 등을 함께 넣고 끓여서 조리해 먹는다.

⑥ 심계(心悸), 이명(耳鳴)

- 원추리 30g, 검은 목이버섯 15g을 볶아서 먹는다.

⑦ 토혈, 코피에

- 원추리 30g을 달여서 먹는다.

⑧ 부종에

- 원추리 30g, 질경이 30g을 달여 먹는다.

⑨ 편도선염에

- 원추리 30g, 박하 6g을 달여 먹는다.

⑩ 치창출혈(痔瘡出血)에

- 원추리 30g에 흑설탕 약간 넣어 달인 후 아침 공복에 먹는다. ≪복건약물지(福建藥物志)≫

[참고문헌]

1. ≪식감본초(食鑑本草)≫ : "利心氣, 好歡樂, 令人忘憂, 輕身明目, 利胸膈."
2. ≪의림찬요, 약성(醫林纂要, 藥性)≫ : "補心, 淸肺, 破鬱, 行水, 養胎, 滑胎."
3. ≪수식거음식보(隨息居飮食譜)≫ : "養心, 解鬱忿, 葷素宜之, 與病無忌."
4. ≪본초강목(本草綱目)≫ : "時珍曰 : 萱本作諼. 諼, 忘也. ...≪董子≫云, 欲忘人之憂, 則贈之丹棘, 一名忘憂故也. 其苗烹食, 氣味如蔥, 而鹿食九種解毒之草, 萱乃其一, 故又名鹿蔥. ≪神農經≫言中藥養性, 故合歡蠲忿, 萱草忘憂. 亦謂食之也."

25) 부추(韭菜 구채) [滇南本草]

[이명] 장양초(壯陽草), 기양초(起陽草), 기양채(起陽菜), 장양초(壯陽草), 장생구(長生韭), 편채(扁菜), 나인초(懶人草)

[기원] 백합과 식물인 부추 *Allium tuberosum* Rottl. ex Spreng의 잎

[성미] 신(辛), 온(溫), 무독(無毒)

[귀경] 간(肝)·위(胃)·신경(腎經)

[효능] 보신조양(補腎助陽), 온중행기(溫中行氣), 산어활혈(散瘀活血), 해독(解毒)

[주치] 양위(陽痿), 유정(遺精), 조루(早漏), 유뇨(遺尿), 소변빈삭, 위한복통(胃寒腹痛), 열격반위(噎膈反胃), 흉비동통(胸痹疼痛), 뉵혈(衄血), 토혈(吐血), 요혈(尿血), 요슬냉통, 행경냉통(行經冷痛), 습관성 변비, 이질, 치창(痔瘡), 옹창종독(癰

瘡腫毒), 칠창(漆瘡), 질타손상(跌打損傷), 벌레나 전갈에 물린데 등

[용법용량]

60~120g을 찧어 즙을 내어 먹거나 죽을 끓여 먹거나 볶아서 먹거나 국을 끓여 먹는다. 외용할 경우 적당량을 찧어 붙이거나 달인 물의 김을 쐬거나 그 물로 씻는다.

[주의사항]

음허내열(陰虛內熱), 창양(瘡瘍), 목질(目疾) 환자, 위·십이지장궤양이 있으면 식용을 피한다. 꿀이나 소고기와 맞지 않는다. 열병을 앓은 뒤 10일 이내에는 부추는 먹지 않는 것이 좋다. 또, 5월이나 초여름에 부추를 많이 먹게 되면 기력을 손상할 수가 있다. 온열한 체질이 너무 많이 먹게 되면 화(火)를 조장할 수가 있다.

[해 설]

- 백합과의 다년생 초본으로 주로 우리나라, 중국, 일본, 동남아시아 등지에 야생하거나 재배한다. 우리나라에서는 삼국시대부터 재배한 것으로 추정하고 있다. 부추는 지방에 따라 부채, 부초, 솔, 정구지, 졸이라고 부르기도 한다. 햇빛을 받지 않고 큰 부추는 구황(韭黃)이라고 한다. 생으로 먹거나 볶아 먹거나 탕에 넣어서 혹은 만두 등의 소로 이용하고 부추떡, 부추장아찌, 부추죽 등의 음식과 양념에 흔히 쓰인다. 지금도 오이소박이와 장아찌로 애용되고 있다. 부추는 다른 파의 종류에 비해서 비타민 A가 많다.
- 부추와 선어(鱔魚) 볶음은 보신장양(補腎壯陽)한다. 구황(韭黃)과 달걀을 볶아먹으면 보혈조양(補血助陽), 윤폐이격(潤肺利膈)의 효능을 볼 수 있고, 부추죽은 온난비위(溫暖脾胃), 관중하기(寬中下氣)하는 효능이 있다. 부추는 특유의 향기와 매운맛이 있어서 조미료로 사용되어 식욕을 돋운다.
- 부추는 향긋한 봄철 제철 식품으로 여름철엔 변패하기 쉬우며, 많이 먹게 되면 눈이 침침해지기 쉽고 술 먹은 뒤에 먹으면 더 심하다.
- ≪본초봉원(本草逢原)≫ : "부추는 옛사람이 말하길 열격(噎膈)을 다스리고 사혈(死血)이 胃에 있는 사람에게 적합하다고 하였다."
- 이시진의 ≪본초강목(本草綱目)≫ : 생으로 먹으면 매운맛이 강해서 어혈을 풀어주는 작용을 하며, 익혀서 먹으면 단맛이 나면서 보중(補中)하는 효능이 있다.
- 부추는 황화합물인 알릴디설파이드(allyldisulfide) 성분이 들어있어서 콜레스테롤을 저하시켜 고지혈증, 관상동맥경화 환자에게 좋다. 또한 이질, 상한(傷寒)간균, 대장균, 황

색포도상구균을 억제하는 작용이 있으며, 비타민A의 성분이 많이 들어있어서 야맹증, 안구건조증 환자에게도 좋다.

- 부추는 섬유질이 풍부하여 위장(胃腸)을 지날 때 장벽을 청결하게 해주어 배변을 촉진하는 작용이 있으므로 변비나 치질 또는 결장암, 직장암을 예방하는 데 좋다. 그러나 화(火)가 성하거나 음진(陰津)이 부족한 경우에는 부적합하며, 대체로 소음인에게는 적합하고 소양인에게는 부적합하다.
- 부추뿌리는 온중행기(溫中行氣)하면서 어혈을 풀어주는 작용이 강하다.

[보충설명]

- 구채자(韭菜子) : 부추씨. 성미가 신온(辛溫)하며 간신(肝腎)을 보하면서 요슬(腰膝)을 따뜻하게 하고 신양(腎陽)을 견고하게 해서 정기를 고밀(固密)하게 해주는 강정(强精) 작용이 있다. 부추씨로 죽을 끓이면 보신장양(補腎壯陽), 고정지유(固精止遺), 온난요슬(溫暖腰膝)하는 효능이 있다. 단, 음허화왕(陰虛火旺)한 경우는 주의해야 한다.

[응용 예]

① 신허(腎虛)로 양기가 부족하고 허리가 시큰거리고 아플 때

- 부추씨, 구기자, 토사자 각 15g을 달여 하루 두세 차례 먹는다.
- 부추 150g, 호도 30g, 참기름 10g을 볶아 조리해 먹는다.

② 코피가 나거나 토혈이 있을 때

- 부추즙을 내어 한 잔 정도 한 번에 마신다.

③ 과민성 피부염 있을 때

- 부추 500g의 즙을 내서 바른다.

[참고문헌]

1. ≪본초습유(本草拾遺)≫ : "溫中, 下氣, 補虛, 調和臟腑, 令人能食, 益陽, 止泄白膿, 腹冷痛, 並煮食之. 葉及根生搗絞汁服, 解藥毒, 療狂狗咬人欲發者; 亦殺諸蛇, 虺, 蝎, 惡蟲毒."
2. ≪일화자본초(日華子本草)≫ : "止泄精尿血, 暖腰膝, 除心腹痼冷, 胸中痹冷, 痃癖氣及腹痛等食之. 肥白人中風失音, 研汁服. 心脾胃痛甚, 生研服; 蛇犬咬並惡瘡, 搗敷."
3. ≪본초강목(本草綱目)≫ : "頌曰: 案許愼≪說文≫韭 字, 象葉出地上形. 一種而久生, 故謂之韭. 一歲三四割, 其根不傷, 至冬壅培之, 先春復生, 信乎久生者也. 菜中此物最溫而益人, 宜常食之. 昔人正月節食五辛以辟癘 氣, 謂韭·薤·葱·蒜·薑也."

26) 파(蔥, 葱 총) [名醫別錄]

[이명] 청총(青蔥), 총경백(葱莖白), 총백두(蔥白頭), 화총(火葱), 대총(大葱), 대총(大蔥), 소총(小蔥), 향총(香蔥)

[기원] 백합과 식물인 파 *Allium fistulosum* L.의 인경(鱗莖, 비늘줄기)

[성미] 신(辛), 온(溫), 무독(無毒)

[귀경] 폐(肺)·위경(胃經)

[효능] 해표산한(解表散寒), 통양활혈(通陽活血), 선폐건위(宣肺健胃), 해독(解毒), 살충(殺蟲), 살균(殺菌)

[주치] 풍한감모(風寒感冒), 음한복통(陰寒腹痛), 식욕부진, 소화불량, 관절통, 이변불통(二便不通), 이질, 창옹종통(瘡癰腫痛), 충적복통(蟲積腹痛) 등

[용법용량]

9~15g. 또는 신선한 총백 15~30g을 죽을 끓여서 먹는다.

[주의사항]

표허다한(表虛多汗)한 경우는 복용을 삼가한다.

[해 설]

- 백합과에 속하는 다년생 초본으로 내한성(耐寒性), 내서성(耐暑性)이 강하다. 생으로 각종 반찬에 양념으로 이용하고 각종 국, 국물 요리, 부침에 넣기도 한다. 육류나 어패류 요리 등에 넣으면 누린내, 비린내, 느끼함을 없앤다.
- ≪본초경소(本草經疏)≫ : "파는 매운맛이 있어서 능히 발산(發散), 해기(解肌)하고 상하의 양기(陽氣)를 통하게 하므로 밖에서 들어와 막힌 모든 병증을 다 다스린다."
- ≪본초강목(本草綱目)≫ : "파가 치료할 수 있는 증상은 대개가 태음(太陰), 양명(陽明)에 속하는데 모두 발산통기(發散通氣)의 효능으로 인한 것이다. 통기(通氣)하므로 능히 해독하고 혈병(血病)을 다스리는 것이다. 기(氣)는 혈(血)을 통솔하니 기가 통하면 피가 잘 돈다."
- 파에는 자극 성분인 알릴디설파이드(allyl disulfide)가 체내에서 비타민 B_1의 이용률을 높여주고 살균, 살충효과가 있으며, 식욕 증진, 발한(發汗), 혈중지질 강하 등의 효능이 있다. 민간에서는 뿌리와 비늘줄기를 거담제, 구충제, 이뇨제 등으로 쓴다.

- 파잎에는 거풍발한(祛風發汗), 해독소종, 발한하는 효능이 있어서 풍한(風寒) 감기나 오한이 나면서 땀이 안 날 때, 얼굴이나 귀의 부종, 종기, 타박 손상 있을 때 활용할 수 있다.
- 총백(蔥白) : 파의 뿌리를 포함한 인경(鱗莖) 부분으로 성질이 따뜻하고 맛이 매워 통양발표(通陽發表)하는 효능이 있으므로 외감풍한(外感風寒), 한열(寒熱) 두통, 음한(陰寒) 복통 등에 주로 쓰인다.
- 파의 휘발성 정유 성분은 이질간균이나 포도상구균, 연쇄상구균, 디프테리아균, 결핵균, 트리코모나스균, 피부진균을 사멸(死滅)하는 작용이 있다.

[응용 예]

① 일반감기에

- 파밑동 5개 정도 찧어서 술 부어서 마시면 감기 예방에 도움이 된다. 술 마실 줄 모르는 사람은 달여 마신다. 생강, 대추를 넣으면 더 좋다.

② 감기 기침에

- 감기로 인해 기침이 있을 때 파밑동(蔥白) 6개, 배 한 개, 설탕 50g을 달여 하루 두 번 먹는다.

③ 동상(凍傷)이나 한성(寒性) 관절통에

- 파뿌리 50g, 고추, 소회향, 계피 각 10g을 달여 환부에 발라주면 온경활혈(溫經活血), 산한통락(散寒通絡)하는 작용에 의해서 동통을 완화시키고, 동상의 냉기를 빼내는 데 효과가 있다.

[참고문헌]

1. ≪본초경소(本草經疏)≫ : "葱, 辛能發散, 能解肌, 能通上下陽氣, 故外來怫鬱諸證, 悉皆主之."
2. ≪본초강목(本草綱目)≫ : "葱乃釋家五葷之一. 生辛散, 熟甘溫, 外實中空, 肺之菜也, 肺病宜食之. 肺主氣, 外應皮毛, 其合陽明. 故所治之證, 多屬太陰, 陽明, 皆取其發散通氣之功. 通氣故能解毒及理血病. 氣者, 血之師也, 氣通則血活矣."
3. ≪수식거음식보(隨息居飮食譜)≫ : "氣虛易汗者不可單食, 又忌同蜜食."

2. 근경류(根莖類)

1) 마늘(大蒜 대산) [本草經集註]

[이명] 호산(胡蒜), 독두산(獨頭蒜), 독산(獨蒜)
[기원] 백합과 식물인 마늘 *Allium sativum* L.의 비늘줄기(鱗莖)
[성미] 신(辛), 온(溫), 무독(無毒)
[귀경] 비(脾)·위(胃)·폐경(肺經)
[효능] 온중행체(溫中行滯), 선규통폐(宣竅通閉), 지해거담(止咳祛痰), 해독살충(解毒殺蟲), 강혈지(降血脂), 혈압 강하(降血壓), 항암(抗癌)
[주치] 완복냉통(脘腹冷痛), 장염 이질, 설사, 폐로(肺勞), 백일해, 감모, 옹절종독(癰癤腫毒), 선창(癬瘡), 사충교상(蛇蟲咬傷), 구충병(鉤蟲病), 요충병(蟯蟲病), 대하음양(帶下陰痒), 고지혈증, 고혈압, 죽상동맥경화증, 비만, 당뇨병, 납중독, 장폐색(腸閉塞) 등

[용법용량]

1~50g을 생으로, 즙을 내서, 혹은 달여 먹기도 하고 다른 재료와 무쳐 먹는다. 외용으로는 찧어서 환부에 붙인다.

[주의사항]

음허화왕(陰虛火旺) 및 안구, 구강, 인후 등에 염증이 있거나 열이 많은 사람은 복용을 신중히 한다. 위궤양이나 십이지장 궤양 또는 만성 위염에는 복용을 삼간다. 생마늘은 빈속에 먹지 않는 것이 좋고 먹더라도 과다하면 속이 쓰리게 되거나 급성위염을 일으킬 수 있다.

하수오(何首烏), 지황(地黃), 목단피(牧丹皮), 개고기와는 사용하지 않는다.

[해 설]

- 마늘은 백합과에 속하는 다년생 초본으로 인경(鱗莖)채소에 속한다. 단군신화에 나올 뿐만 아니라 삼국사기에 기록이 있는 것으로 보아 마늘의 이용과 재배 역사가 매우 오래된 것으로 보인다. 마늘은 러시아의 페니실린이라고 알려져 있고, 폴란드에서는 아이들의 위염, 소화불량, 폐렴 등의 치료에 쓰이고 있다.
- 마늘의 매운맛과 향은 음식의 풍미를 증가시키고 식욕을 촉진하는 작용을 하며, 고기와

생선 요리의 비린내를 줄여준다. 구워 먹거나 건조 분말하여 요리, 육가공품의 제조에도 쓰인다.

- 인경과 잎, 화경(花莖)을 모두 식용할 수 있다. 마늘꽃대(마늘종)는 고추장 속에 박아 두었다가 반찬으로 이용하고 풋마늘은 간장과 설탕과 식초에 절여 장아찌를 만들어 먹는다.
- ≪본초강목(本草綱目)≫ : "마늘은 그 기가 훈열(勳烈)하여 오장(五臟)에 통하고, 모든 규(竅)에 통하며, 한습(寒濕)을 제거하고, 사악(邪惡)을 피하며, 옹종(癰腫)을 해소하고 징적육식(癥積肉食)을 소화한다."
- 마늘은 성질이 뜨거워서 찬 기운을 몰아내고 살균, 살충, 해독작용을 가지고 있어서 감기, 오랜 기침, 백일해, 설사, 이질 등에 활용할 수 있다. 특히 살균작용 강해 이질간균, 디프테리아균, 화농성구균 및 폐결핵균이나 트리코모나스균 등을 사멸(死滅)하는 작용이 있다. 마늘에 함유되어 있는 알리신 성분은 비타민 B_1의 흡수율을 높여주는 작용을 한다.
- 마늘은 동맥혈관 내에 지방이 침적되는 것을 억제하고 혈전(血栓) 생성을 방지하며 혈액순환이 잘되도록 하므로 혈압강하, 혈지강하제로서 활용할 수 있다.
- 마늘은 납중독을 방지하고 아질산 등 발암물질의 인체 합성과 흡수를 억제한다.
- 마늘을 먹고 난 후 당귀나 당귀잎, 녹차잎 등을 씹어 먹거나 당귀차나 녹차를 마시면 입에서 나는 마늘 냄새를 제거할 수 있다.

[응용 예]

① 겨울철에 감기 예방에

- 마늘을 찧어서 밀폐된 병 속에 넣어서 아침저녁으로 뚜껑을 열어 냄새를 맡으면 감기 예방에 도움이 된다.
- 마늘 심 부분을 요지로 빼내어 구멍을 낸 뒤 마늘을 콧구멍에 끼고 있으면 감기 걸리려고 할 때 가벼운 감기는 1~2시간 끼고 있으면 낫게 된다. 감기를 일으키는 바이러스를 강력하게 사멸(死滅)시키기 때문이다. 마늘이 너무 커서 콧구멍에 안 들어갈 때는 마늘의 가장자리를 깎아내어 화장지에 싸서 콧구멍에 넣으면 된다.

② 여름철의 장염, 이질 예방

- 여름 장마철에 마늘 몇 쪽을 먹거나 마늘죽을 끓여 먹는다.

③ 코피가 날 때

- 마늘을 찧어서 발바닥의 오목한 곳(용천혈 부위)에 붙여 헝겊으로 싸매고 있으면 코피가

그친다. 마늘 붙인 것을 오래 두면 화상(火傷)을 입게 되니 화끈거릴 때 떼어내야 한다.

④ 급·만성신염으로 부기가 있거나 간경화 복수가 있을 때

- 수박의 꼭지 부분을 도려내 속을 파낸 후 마늘을 잔뜩 넣고 뚜껑을 닫아 중탕하여 그 즙을 내 먹는다.

⑤ 강장(强壯), 강정(强精) 식품으로

- 마늘, 황설탕, 술을 함께 넣고 오랫동안 고아서 걸쭉해지면 한 숟가락씩 물에 타 먹는다.
- 강정(强精)마늘 술 : 마늘 800g을 잘게 썰어서 벌꿀 한 잔과 월계수잎 서너 장에 술(35도 이상) 1500 mL을 부어 3개월 후 개봉하여 먹는다. 일 년 이상 발효된 다음 먹으면 더욱 좋다. 강장(强壯), 강정(强精) 작용을 하고 위 기능을 강화시키며, 손발이 차거나 감기 잘 걸리거나 할 때 좋다. 반주로 먹어야지 빈속에 마시면 오히려 빈혈이 생기고 피부를 거칠게 한다.

[참고문헌]

1. ≪신수본초(新修本草)≫ : "下氣消穀, 除風破冷."
2. ≪식료본초(食療本草)≫ : "除風殺蟲."
3. ≪직지방(直指方)≫ : "燥脾胃, 化肉食, 辟瘟疫, 殺毒氣, 驅邪祟, 散癰腫."

2) 양파(洋葱 양총)

[이명] 양총두(洋葱頭), 옥총(玉葱), 구총(球葱), 혼제총(渾提葱)

[기원] 백합과 식물인 양파 *Allium cepa* L.의 비늘줄기

[성미] 신(辛), 감(甘), 온(溫), 무독(無毒)

[귀경] 폐경(肺經)

[효능] 건위소식(健胃消食), 이기화담(理氣化痰), 발한이뇨(發汗利尿), 살균(殺菌), 해독살충(解毒殺蟲), 강혈지(降血脂)

[주치] 식소복창(食少腹脹), 궤양, 감기 예방, 고지혈증, 고혈압, 관상동맥질환, 동맥경화, 트리코모나스 질염 등

[용법용량]

30~120g을 생으로 먹거나 익혀서 먹는다. 외용으로 사용할 때는 적당량을 찧어 붙이거

나 즙을 내어 도포한다.

[주의사항]

많이 먹으면 눈이 침침해지거나 눈병이 나기 쉽다. 열병 후에는 먹지 않는다. 소양성(搔痒性) 피부질환자는 복용을 금한다. 또, 가려움증이 심한 급성 안질환, 안구 충혈, 얼굴이 벌겋게 상열되는 사람은 복용을 삼가는 것이 좋다.

[해 설]

- 백합과에 속하는 인경(鱗莖) 채소로 재배역사는 4,000년이 넘는 것으로 알려져 있지만 우리나라에는 조선 말엽에 들어왔다. 양파는 다른 채소에 비해 당질이 비교적 많은 편이라 단맛이 강하다. 양파껍질에 있는 색소 성분인 퀘르세틴(quercetin)은 콜레스테롤과 중성지방, 혈압, 혈당을 내려주고, 지방의 산패를 막아준다. 단독으로 조리해서 먹을 수도 있고, 무침이나 볶음, 탕, 피클 등으로 조리해 먹는다. 식품 가공 원료로서는 소스(sause)류의 제조에 많이 사용된다.
- 양파를 돼지고기 또는 소고기와 함께 요리해 먹으면 음허건해(陰虛乾咳), 구갈(口渴), 핍력(乏力), 변비(便秘), 당뇨 등에 좋다. 야맹증이나 시력 감퇴, 빈혈 등이 있는 사람들은 양파와 돼지간을 함께 먹으면 좋고, 양파를 다져 죽을 끓여 먹으면 이질(痢疾)에 좋다.
- 양파와 마늘은 서로 비슷한 매운맛(辛辣)이 있는데 양파의 매운맛은 식욕을 자극시켜주기 때문에 식욕부진에도 쓸 수 있고, 거담이뇨(祛痰利尿)하고 땀을 내서 감기를 예방하는 효과도 있다.
- 양파는 염증이나 상처 부위를 유합시키는 효능이 있어 노인의 만성 피부궤양 등을 유합시키는 데 뛰어난 효과가 있다.

[응용 예]

① 고혈압에

- 다갈색의 양파껍질을 매일 5~10g씩 물을 부어 달여서 장기간 먹는다. ≪초약기방(炒藥奇方)≫

② 폐결핵 각혈(咯血), 기침에

- 돼지살코기 200g과 붉은 양파 4개를 함께 끓여 먹는다. ≪민간험방(民間驗方)≫

③ 가슴이 답답하며 진한 가래 기침이 있을 때

- 양파를 깨끗하게 씻어서 잘게 썰어 먹거나 익혀 먹는다. ≪실용중의영양학(實用中醫營養學)≫

④ 고지혈증에

- 양파 60g을 볶아서 매일 먹는다. ≪家庭食療手册)≫

[참고문헌]

1. ≪약재학(藥材學)≫ : "新鮮洋葱搗成的泥劑, 應用于治療創傷, 潰瘍及婦女滴蟲性陰道炎."
2. ≪전국중초약휘편(全國中草藥彙編)≫ : "主治便秘."
3. ≪복건약물지(福建藥物志)≫ : "袪濕消腫."

3) 백합(百合 백합) [神農本草經]

[이명] 중매(重邁), 마라(摩羅), 백합산(百合蒜), 야합화(夜合花), 백화백합(白花百合)

[기원] 백합과 다년생 초본인 참나리(卷丹) *Lilium lancifolium* Thunb. 의 비늘줄기. 기타 백합 *L. brownii* F. E. Brown var. viridulum Baker, *L. longiflorum* Thunb. 세엽(細葉)백합 *L. pumilum* DC 말나리 *L. distichum* Nakai. 날개하늘나리, 하늘나리, 솔나리 등 동속 여러 식물의 비늘줄기

[성미] 감(甘), 한(寒)[량(凉)], 무독(無毒)

[귀경] 심(心)·폐경(肺經)

[효능] 양음윤폐지해(養陰潤肺止咳), 청심안신(淸心安神)

[주치] 폐열(肺熱) 또는 폐조(肺燥)로 인한 해수(咳嗽), 노수각혈(勞嗽咯血), 경계실면(驚悸失眠), 음허구해(陰虛久咳), 담중대혈(痰中帶血), 열병후기(熱病後期), 여열미청(餘熱未淸), 혹은 정지불수(情志不遂)로 인한 허번경계(虛煩驚悸), 실면다몽(失眠多夢), 정신황홀(精神恍惚), 옹종(癰腫), 습창(濕瘡), 폐암, 비인암(鼻咽癌), 피부암, 암수술 후유증 등

[용법용량]

9~30g을 달여 먹거나 환제나 산제로 하여 먹는다. 또는 삶아서 먹거나 죽을 끓여서 먹는다. 청심안신(淸心安神)에는 생용(生用)하고 윤폐지해(潤肺止咳)에는 밀자(蜜炙)한 것을 쓴다.

[주의사항]

풍한(風寒)으로 가래기침이 있거나, 속이 차고 변이 묽은 사람(中寒便溏)은 복용을 삼가한다.

[해 설]

- 백합과 식물인 백합의 인경(鱗莖)을 식용으로 사용한다. 식용 부위를 끓이거나 쪄서 혹은 죽 등에 이용할 수 있다. 영양이 풍부하고 풍미가 있어 일반 식재료로서도 훌륭할 뿐만 아니라 청윤(淸潤) 작용이 있어서 피부미용에도 좋다. 피부의 탄력증가, 주름 예방, 보습 효능이 있다. 백합연자갱(百合蓮子羹), 백합녹두탕(百合綠豆湯), 백합의이인죽(百合薏苡仁粥) 등의 약선음식에 이용되는데 특히 노약자나 환자의 약선재료로 적합하다. 건뇌강신(健腦强身), 윤폐지해(潤肺止咳), 청심안신(淸心安神), 소서지갈(消暑止渴) 등의 효능이 있다.
- ≪본경봉원(本經逢原)≫ : "백합은 능히 보토청금(補土淸金)하여 기침을 그치게 하고 소변을 잘 나가게 한다. 중경(仲景)이 백합병(百合病)에 지황(地黃)을 겸하여 쓴 것은 그것이 능히 어혈(瘀血)을 해소(解消)하기 때문이다. ≪本經≫에 사기(邪氣), 복창(腹脹), 심통(心痛)을 다스린다고 한 것도 또한 쌓여있는 사기(邪氣)를 흐트러뜨리기 때문이며, 그것이 대소변(大小便)을 이롭게 한다고 한 것은 성질이 오로지 강설(降泄)하기 때문이고, 그것이 보중익기(補中益氣)한다고 말한 것은 사열(邪熱)이 제거되면 비위(脾胃)가 편안해지기 때문이다."
- ≪본초강목(本草綱目)≫ : 이시진(李時珍)은 "백합의 뿌리는 꽃판이 모여 이루어져 있다. 혹은 백합병을 전적으로 치료하기 때문에 붙은 이름이라고 하는데 역시 맞다. 그 뿌리는 마늘과 같고 맛은 산서(山薯)와 같아 민간에서는 산뇌서(蒜腦薯)라고 한다"라고 하였다. 왕영(王穎)은 "새로 난 백합은 쪄 먹거나 끓여 먹을 수도 있지만 고기와 함께 먹으면 더 좋다. 말린 것을 곱게 가루 내어 먹으면 사람에게 가장 좋다."라고 하였다.
- 백합은 자양(滋養), 안신(安神) 작용이 있어서 한방에서는 오랫동안 신경쇠약이나 몸의 허약, 또는 폐의 허약, 심계실면(心悸失眠), 불면증 등이 있거나 오랜 병이 잘 낫지 않고 정신이 오락가락하는 등에 많이 응용했다.
- 백합과 함께 돼지고기를 볶는다든지 또는 백합을 쪄서 꿀을 섞어 쓴다든지 하게 되면 자음윤폐(滋陰潤肺), 보중익기(補中益氣), 안신(安神)하는 등의 효능을 갖게 된다.
- 백합을 가루 내어 죽을 쑤어 먹으면 연자죽과 비슷하게 양음청심(養陰淸心)한다. 백합과 연자를 배합해서 쓰면 심장을 보하는 작용이 배가되며, 녹두와 배합해서 쓰면 청심해독(淸心解毒) 작용이 강화된다.
- 백합은 성질이 좀 차고, 맛이 달짝지근하면서 담백하고 윤폐지해(潤肺止咳), 자음청열

(滋陰淸熱), 청심안신(淸心安神)하는 효능이 있기 때문에 폐열(肺熱)로 인한 해수, 각혈, 폐결핵으로 인한 미열이 있으면서 허번(虛煩症)이 있는 경우, 경계(驚悸), 실면(失眠), 서열(暑熱, 무더위)로 인한 번갈증(煩渴症), 열병후유증, 각기(脚氣) 부종 등이 있을 때 활용하면 좋다.

- 백합은 자양안신(滋養安神) 외에도 폐암이나 후두암, 피부암, 악성임파선암 등에 좋은 효과가 있다. 암을 수술한 뒤 방사선 치료 후에 생기는, 몸이 허약해지면서 기운이 빠진다든지, 입이 마르고 가슴이 답답하거나, 가래, 담은 없으면서 마른기침을 한다든지, 몸에 허열이 생긴 경우, 정신이 몽롱한 경우, 잠이 잘 안 오는 경우 등 방사선치료의 후유증에 매우 좋은 약재다.

[응용 예]

① 열병 후유증, 허번경계(虛煩驚悸), 결핵기침 등에

- 백합 100g에 설탕 30g을 넣고 끓여서 아침, 저녁으로 2~3회 나누어 복용하면 진정시키면서 자보윤폐(滋補潤肺)하고, 지해(止咳)한다.

② 불안(不安), 실면(失眠) 등에

- 탕기에 백합 20g, 연자 50g을 넣고 물을 적당히 붓고 끓여서 설탕을 적당 가미해서 먹으면 좋다.

③ 폐결핵으로 인한 기침, 가래, 허번(虛煩) 증에

- 폐결핵으로 인한 오랜 기침, 가래 속에 피가 섞여 나오거나 허번(虛煩), 경계(驚悸) 또는 정신이 몽롱할 때 백합 60g을 씻어서 멥쌀 250g과 함께 죽을 끓여 황설탕을 가미해서 먹는다. 윤폐지해(潤肺止咳), 청심안신(淸心安神)한다.

④ 신경쇠약, 여성 갱년기증후군에

- 신선한 백합 50g에 물을 붓고 24시간 담근 뒤에 산조인 15g을 물로 끓여 산조인을 제거한 뒤, 백합하고 함께 익혀 먹으면 좋다(그냥 동시에 끓여도 된다).

⑤ 불면증에

- 신선한 백합 60~90g을 꿀을 적당히 넣고 쪄서 잠자기 전에 먹게 되면 잠을 편안하게 잘 수 있다.

⑥ 기침이 그치지 않고 피가래가 섞여 나올 때

- 관동화(款冬花)와 백합(약한 불에 굽거나 찐 것)을 같은 양으로 섞어서 가루 내어 꿀을 넣고 청심환 크기로 환을 만들어서 식후에 잘게 씹어서 생강탕(生薑湯)과 같이 삼킨다.

입에 머금고 있으면 더욱 좋다. ≪제생속방(濟生續方≫ 百花膏

⑦ 여드름에

• 여드름이 있을 때는 녹두, 백합 각 30g에 빙당을 적당히 가미해서 끓여 먹으면 좋다.

[참고문헌]

1. ≪본경봉원(本經逢原)≫ : "百合能補土淸金, 止咳, 利小便. 仲景百合病兼地黃之用取其能消瘀血也. 本經主邪氣, 腹脹, 心痛, 亦是散邪積蓄之邪. 其曰利大小便者, 性專降泄耳). 其曰補中益氣者, 邪熱去而脾胃安矣."
2. ≪본초강목(本草綱目)≫ : "時珍曰: 百合之根, 以衆瓣合成也. 或云專治百合病故名, 亦通. 其根如大蒜, 其味如山薯, 故俗稱蒜腦薯. 潁曰: 百合新者, 可蒸可煮, 和肉更佳;乾者作粉食, 最益."

4) 생강(生薑 생강) [別錄]

[이명]	강(薑) 또는 강(姜), 간(干)으로 약칭, 강근(姜根), 백랄운(百辣雲), 인지초(因地草). 신선한 것은 선강(鮮薑), 연한 것은 자강(紫姜) 또는 자강(子姜), 묵은 뿌리는 모강(母薑), 건조한 것은 건강(乾薑)이라 함.
[기원]	다년생 생강과 초본식물인 생강 *Zingiber officinale* Rosc.의 신선한 근경(根莖)
[성미]	신(辛), 온(溫), 무독(無毒)
[귀경]	비(脾)·위(胃)·폐경(肺經)
[효능]	산한해표(散寒解表), 온중지구(溫中止嘔), 화담지해(化痰止咳), 해독(解毒)
[주치]	풍한감모(風寒感冒), 구토(嘔吐), 담음천해(痰飮喘咳), 복통설사, 어해중독(魚蟹中毒), 반하중독(半夏中毒)

[용법용량]

4~12g을 달여서 먹거나 찧어 즙을 내어 먹는다.

[주의사항]

표허자한(表虛自汗)이나 화열(火熱)이 성한 사람, 음허내열(陰虛內熱)로 기침, 토혈(吐血)이 있는 사람, 평소에 눈병, 종기, 치질이 있는 사람은 생강을 많이 먹거나 오래 먹으면 안 된다. 간염 환자나 임산부도 많이 먹으면 좋지 않다.

[해 설]

- 생강과에 속하는 다년생 열대 초본으로 우리나라에는 고려 시대에 도입된 것으로 추정된다. 생강은 전분이 전체 고형분분의 40~60%를 차지하고, 기타 방향성분, 수지, 단백질, 섬유질, 펜토산, 무기질 등이 들어 있다. 생강의 방향성 신미(辛味) 성분은 위점막을 자극하여 위액분비를 증가시키고 소화를 촉진하는 작용이 있으므로 건위제로 많이 사용되어왔다. 중요한 조미료의 하나로 널리 쓰이고 있으며, 생식하거나 볶아서 혹은 염장(鹽藏), 당장(糖藏)해서 혹은 생강즙, 생강분말 등으로 가공하여 이용하고 편강이나 생강차로 만들어 마시기도 한다.
- 생강과 대추, 호도를 넣고 쌀로 죽을 끓여 먹으면 난비위(暖脾胃), 제풍한(除風寒)할 수 있고, 동량의 꿀을 넣고 고(膏)를 내어 아침저녁으로 복용하면 노수(勞嗽)를 다스릴 수 있다. 또한 생반하(半夏), 오두(烏頭)의 독과 생선과 게 등 해산물에 의한 중독을 해독한다. 당귀, 양고기와 함께 찜을 해 먹으면 보비(補脾)하고 한습(寒濕)을 제거하는 등의 효과가 있다. 건조한 생강 즉 건강으로 죽을 끓여 먹으면 온난비위(溫暖脾胃), 산한지통(散寒止痛)의 효과를 얻을 수 있다.
- 생강은 옛날부터 식(食), 약(藥)에 상용되어 왔는데 어린 생강은 대개 일상적인 조미료로 쓰이거나 장과 요리를 만드는 데 사용하였고, 쉰 생강은 약으로 병을 치료하는 데 많이 사용하였다.
- 생강의 주성분은 쇼가올(shogaol), 진저론(zingeron) 등이며, 정유는 위액분비를 자극하여 소화를 촉진시키는 작용을 한다. 생강은 혈관운동중추와 호흡중추에 대해 흥분 작용이 있다.
- 생강은 발한(發汗), 산한(散寒), 온위지구(溫胃止嘔)하고 한담(寒痰)을 제거하며, 물고기독(魚蟹毒), 버섯독을 풀어주는 작용이 있기 때문에 감기로 인한 두통, 전신에 몸살기나 기침이 있다든지, 뱃속(위)이 냉해서 오는 통증이나 구토증, 물고기, 게, 버섯, 야생 꿩이나 음식을 먹고 식중독이 되어 배 아프고 토하거나 설사할 때, 반하 생것, 야생 토란, 남성 등을 잘못 먹고 중독증으로 혀가 마비될 때 생강탕을 마시면 좋다.
- 적당한 양의 생강을 늘 먹으면 건강할 수 있는 식품이다. 또한 부인들이 산후에 생강을 적당히 먹게 되면 찬 기운을 몰아내고 어혈을 제거하면서 새 피가 돌게 하는 작용이 있어서 산후조리에 도움이 된다. 차멀미, 뱃멀미에 생강을 먹으면 멀미가 줄어든다.
- 생강은 변질이 된 경우 상당히 강한 독성 성분이 생성되므로 생강이 변질된 것은 절대로 먹

으면 안 된다. 독성 성분에 의해서 간세포가 파괴되고 간암을 유발할 수 있는 요인이 된다.

- 생강 껍질은 생강과 다르게 약성이 서늘한 쪽으로 되어 있으므로 생강을 신온한 약재로 쓸 경우에는 껍질을 벗기고 써야 한다. 생강 껍질만 약으로 쓸 때는 부기를 내려주는 작용이 있다.
- 생강이나 건강을 깨끗이 씻어 축축한 종이로 싸서 물속에 담갔다 불 속에 집어넣어 종이가 마를 때까지 노릇하게 구워낸 것을 외강(煨薑)이라 하는데 뱃속이 차고 냉하고 구토 설사가 있을 때 먹으면 매우 좋다.

[보충설명]

- 건강(乾薑) : 생강을 쇄건(曬乾)하거나 약한 불에 홍건(烘乾)한 것. 성미(性味)는 신열(辛熱)하고 비(脾)·위(胃)·폐경(肺經)으로 귀경한다. 온중축한(溫中逐寒), 회양통맥(回陽通脈) 효능이 있어 심복부 냉통(冷痛), 토사(吐瀉), 지냉맥미(肢冷脈微), 한음(寒飮)으로 인한 천해(喘咳), 풍한습비(風寒濕痺) 등 이한증(裏寒證)이 심한 경우에 쓰인다.
- 포강(炮薑) : 건강(乾薑)을 센 불(武火)에서 부풀어 올라 갈색이나 흑갈색이 되도록 볶은(炒) 것. 성미(性味)는 고신(苦辛), 온(溫)하고 비(脾)·위(胃)·간경(肝經)으로 귀경한다. 온중지사(溫中止瀉), 온경지혈(溫經止血) 효능이 있어 허한성 냉통(冷痛), 구토, 설사 및 토혈(吐血), 변혈(便血), 붕루(崩漏) 등 출혈 증상에 쓰인다.

[응용 예]

① 구토, 위한(胃寒) 복통에

- 생강을 달여 흑설탕을 잘 섞어 마신다. 난위거한(暖胃祛寒) 한다.

② 감기 예방에

- 생강 3g, 파뿌리 3뿌리, 대추 4개를 끓여서 복용한다.
- 자소엽 6g, 생강 3쪽, 총백 한 개를 매일 한두 차례 끓여 먹는다.
- 생강 5쪽, 대추 열 개를 따뜻한 물로 20분쯤 끓여 황설탕을 넣어 먹는다. 풍한감모(風寒感冒)나 해수천식으로 인한 구토, 설사 예방에 좋다.

③ 목이 쉬어서 잘 안 나올 때도

- 생강즙과 무즙을 내서 먹는다.

④ 천연약물 중독에

- 생반하(生半夏), 오두(烏頭), 남성(南星), 각종 중독성 약재를 먹고 중독되었을 때 생강, 벌꿀 각 3g씩 끓여서 아침, 저녁으로 먹으면 좋다.

⑤ 어깻죽지가 시큰거리고 아픈 데

- 생강즙을 짜서 가열한 뒤에 솜이나 붓으로 생강즙을 적셔서 환처에 바르고 얇은 종이로 덮는다.

⑥ 몸이 허약하고 밥을 잘 안 먹을 때

- 돼지위장 한 개, 생강 5쪽을 중탕해서 먹는다. 속을 따듯하게 하면서 위장을 튼튼하게 한다.

⑦ 속이 차서 소화가 잘 안 되거나 밥맛이 없을 때

- 생강 5쪽, 황설탕 50g, 천초 3g을 넣고 적량의 물을 부어 달여 마신다.
- 생강 60g, 산사(볶은 것) 10g, 황설탕 30g을 함께 달여 마신다.
- 생강 20g, 소엽 20g, 황설탕(적량)을 넣고, 물을 적당히 부어 달여 먹는다. 어육, 게 등을 먹고 소화 안 될 때 좋다.

⑧ 오랜 기침에

- 생강즙 200g, 벌꿀 200g, 무즙, 배즙, 우유 각 200mL를 오래 끓여 고(膏)처럼 만들어 아침저녁 2숟가락씩 먹는다. 찬 기운을 몰아내고 담을 삭혀준다.

⑨ 오랜 기침과 천식에

- 생강즙 적당량, 살구씨 15개, 호도육 30g을 찧어서 적당히 꿀 넣고 익힌 다음 한 번에 복용한다. 폐와 신장을 보익하여 오랜 천식에 좋다.

⑩ 동상(凍傷)에

- 생강 15g, 고추 15g 물로 끓여서 손을 씻으면 동상에 좋다.

⑪ 사지마목(四肢麻木)에

- 생강 50g과 묵은 식초 100mL를 함께 넣고 끓인 물을 환부에 바르면 손발이 저리고 남의 살 같은 데에 효과가 있다.

⑫ 구토가 어떤 약에도 낫지 않을 때

- 생강 30g(얇게 썬 것)과 간장 140g을 같이 끓여서 공복에 먹는데 이때 건더기까지 먹는다. ≪식의심경(食醫心鏡)≫

[참고문헌]

1. ≪명의별록(名醫別錄)≫ : "主傷寒頭痛鼻塞, 咳逆上氣."

2. ≪식료본초(食療本草)≫ : "祛痰下氣, 除壯熱, 治轉筋, 心滿."

3. ≪뇌공포제약성해(雷公炮制藥性解)≫ : "除泄瀉, 散鬱結."
4. ≪본초강목(本草綱目)≫ : 杲曰: "生薑之用有四. 制半夏·厚朴之毒, 一也;發散風寒, 二也; 與棗同用, 辛溫益脾胃元氣, 溫中去濕, 三也;與芍藥同用, 溫經散寒, 四也."

5) 무(白蘿蔔 백라복) [新修本草]

[이명] 나복(蘿卜), 나복(蘿菖), 내복(萊菔), 내복(乃卜)

[기원] 십자화과 식물인 무 *Raphanus sativus* L.의 뿌리

[성미] 신(辛), 감(甘), 량(凉)[익히면 감(甘), 평(平)], 무독(無毒)

[귀경] 폐(肺)·위경(胃經)

[효능] 소식화담(消食化痰), 하기관중(下氣寬中), 생진지갈(生津止渴), 성주(醒酒), 이뇨(利尿), 지혈(止血)

[주치] 소화불량, 식적창만(食積脹滿), 탄산(呑酸), 토식(吐食), 복사(腹瀉), 주독(酒毒), 이질(痢疾), 변비(便秘), 담열해수(痰熱咳嗽), 인후불리(咽喉不利), 급만성기관지염, 백일해, 고혈압, 동맥경화, 담결석, 요로결석, 암, 지루성피부염, 탈발(脫髮) 등.
外治 : 창양(瘡瘍), 어혈 부종(瘀血浮腫), 탕상(燙傷) 등

[용법용량]

30~100g을 생으로 먹거나 빻아서 즙을 내어 마신다. 또는 달여서 먹거나 삶아 익혀서 먹는다.

[주의사항]

무는 모기(耗氣)하므로 무릇 기허체약자(氣虛體弱者), 허천기단자(虛喘氣短者)는 많이 먹지 않는 것이 좋다. 인삼(人蔘), 지황(地黃), 하수오(何首烏)와는 함께 쓰지 않는다. 무를 먹고 탈이 난데는 생강을 쓴다.

[해 설]

- 무는 배추와 함께 우리나라 2대 채소 중의 하나로 십자화과에 속하는 일년생 또는 월년생(越年生) 초본이다. 뿌리가 주요한 채소 중의 하나이고 품종도 비교적 다양하다. 성분은 대부분이 수분(약 93%)이며 조단백질이 1% 정도이나 대부분 비단백태이다. 비타민

C가 많이 들어 있는데 특히 껍질 부분에 많다. 그러므로 무즙을 낼 때 껍질은 벗기지 않는 것이 좋으며 소금을 소량 첨가하면 약 80%가 잔존한다. 또한 즙에는 아밀라아제(amylase), 글리코시다아제(glycosidase) 등의 효소가 있으며, 특히 아밀라제가 많아 생식하면 소화를 돕는다. 이들의 최적조건은 pH 5.2~5.8, 온도 55~60℃로서 간장과 소금에는 비교적 안정하나 식초에는 약하여 그 활성(活性)을 잃는다. 따라서 소화를 돕기 위해 무를 이용한다면 생으로 먹는 것이 좋다.

그 외 김치를 담그고 단무지, 국거리, 나물로 쓰며, 가늘게 또는 손가락 크기로 썰어 말려서 무말랭이를 만들어 저장해 두고 나물 재료로 사용한다. 또는 된장, 고추장에 넣어서 무장아찌를 만들기도 한다. 육류나 채소와 함께 볶아 먹기도 하고 만두의 소를 만들거나 음료로 마실 수도 있다.

- 간장과 참기름으로 무친 무생채는 청열지갈(淸熱止渴), 순기소식(順氣消食), 지해화담(止咳化痰) 등의 효능이 있고, 채 썰어 다시마와 진피(陳皮)를 넣고 국을 끓이면 연견산결(軟堅散結) 효능이 있어 영류(瘿瘤) 등을 제거할 수 있다. 채 썬 무와 돼지고기를 볶아 만든 소를 넣고 부친 전병(煎餠)은 노인들의 식욕부진과 식후 복부창만, 해천다담(咳喘多痰) 등에 좋다. 무를 소고기나 양고기와 함께 푹 고아 먹으면 청열(淸熱), 소담(消痰), 보익(補益)의 효능을 얻을 수 있다. 무절임이나 무말랭이 등을 만들어 장기간 복용할 수도 있다. 그 외 여린 무 잎은 볶거나 끓여 먹을 수도 있는데 음식적체(飮食積滯)나 흉협창만(胸脇脹滿), 애역(呃逆) 등의 치료에 쓸 수 있다. 종자는 물을 넣고 갈아서 걸러 마시거나 죽을 끓여 먹으면 소식제창(消食除脹), 거담강기(祛痰降氣)의 효능을 얻을 수 있다.
- 무는 품종이 매우 많고, 생으로 또는 익혀 먹는 것이 모두 가능한데, 주로 호흡기 질환과 담, 기침, 소화가 잘 안 될 때 응용할 수 있는 식품이다.
- 무의 매운맛은 겨자유 성분인데 거기에 전분효소인 디아스타제가 함께 들어있어서 소화를 촉진하고 식욕을 북돋우는 작용이 있다.
- 무는 최근 항암 작용이 상당히 강한 것으로 입증되고 있는데, 간암이나 식도암에 특히 좋은 걸로 되어있다.
- 무에는 조섬유가 상당히 많이 함유되어 있어 위장 연동을 촉진시키고 대변을 잘 통하게 한다.
- 무는 화담지해(化痰止咳) 작용이 있어서 감기, 유행성 감기, 뇌막염, 디프테리아 등 호흡

기계통 전염병에 상당한 예방 작용이 있으며, 일산화탄소 중독 증상을 완화시킨다.

- 무의 액즙은 담결석을 방지하는 작용이 있어서 담결석이나 요로결석 환자도 많이 먹으면 좋다. 또, 모발이 광택이 나게 하고 두피에 비듬이 생기는 것을 예방해주고 가려운 것을 다스려준다.
- 무는 지방대사 촉진물질이 있어서 지방이 피하에 축적되는 것을 방지해주기 때문에 다이어트 식품으로서도 좋다.

[보충설명]

- 나복자(蘿蔔子, 무씨) : 성미(性味)가 신(辛), 감(甘), 평(平)하고, 신(腎), 간경(肝經)으로 귀경한다. 소식도체(消食導滯), 강기화담(降氣化痰), 윤장(潤腸) 효능이 있다. 담(痰)이 그렁그렁한 기침이나 천식과 식적(食積)으로 인한 기체(氣滯), 복부가 답답하면서 가스 차고 막힌 것 같을 때 응용하면 좋다. 특히 태음인에게 가스를 배출시키며 소화를 돕고 담을 삭혀주고자 할 때 많이 활용한다.
- 나복엽(蘿葍葉, 무 잎사귀) : 성미(性味)가 신(辛), 고(苦), 평(平)하고 소식이기(消食理氣), 이인(利咽), 소종(消腫) 효능이 있다. 흉격(胸膈) 부위가 답답하고 딸꾹질이 날 때, 또는 소화가 잘 안 될 때, 설사할 때, 젖이 잘 안 나올 때 응용한다.

[응용 예]

① 말을 많이 해서 말소리가 잘 안 나올 때

- 무즙에 생강즙을 약간 가미해서 먹으면 목소리가 잘 나온다.

② 해수, 천식이 있을 때

- 무즙 200mL, 벌꿀 30mL를 같이 끓여 먹거나, 생무 500g을 잘게 부수어 즙을 내서 황설탕 적당량을 타서 먹으면, 화담지해(化痰止咳), 평천(平喘)하는 작용이 있어서 숨이 가쁘거나, 만성 기관지염이나 감기로 기침하면서 담이 많을 때 좋다.

③ 급만성기관지염이나 해수 등이 있을 때

- 무를 씻어 껍질을 벗기고 얇게 썰어서 탕기 가운데 놓고 그 위에 조청엿(이당)과 흰설탕(3~4수저)을 같이 넣어 하룻밤 정도 재워 놓았다가 먹으면 좋다.

④ 양기 부족으로 추위를 많이 타고 식욕이 떨어질 때

- 탕기에 무 100g, 양고기 250g을 넣고 적량의 물을 부어 고기가 익을 정도로 끓인 다음, 진피 3g, 생강 1쪽, 후추 약간, 파뿌리 5~6개 정도를 함께 넣고 끓여 먹으면 양기를

돋우고 추위를 물리치는 자양강장 식품으로 좋다.

⑤ 연탄가스 중독으로 오심 구토 증상이 있을 때에는

- 무즙을 먹으면 좋다.

[참고문헌]

1. ≪본초강목(本草綱目)≫ : "主呑酸, 化積滯, 解酒毒, 散瘀血, 甚效. 末服治五淋, 丸服治白濁, 煎湯洗脚氣, 飮汁治下痢及失音, 幷煙熏欲死, 生搗塗打撲, 湯火傷."
2. ≪수식거음식보(隨息居飮食譜)≫ : "生者辛, 甘, 凉. 潤肺化痰, 祛風滌熱. 治肺胃吐衄, 咳嗽失音, 痰中類風, 咽喉諸病; 解酒毒, 煤毒, 麵毒, 茄子毒. 熟者甘溫, 下氣和中, 補脾運食, 生津液, 御風寒, 肥健人; 已帶濁, 澤胎養血."
3. ≪동의보감(東醫寶鑑)≫ : "俗名蘿葍, 亦曰蘆菔, 以能制來麰麪 毒, 故亦名萊菔."

6) 순무(蕪菁 무청, 蔓菁 만청) [別錄]

[이명] 대두채(大頭菜), 대개(大芥), 지만청(地蔓菁), 구영숭(九英菘), 제갈채(諸葛菜), 대채(臺菜), 수(須), 적갈채(赤葛菜), 봉(葑), 손무(蕵蕪), 쉰무우

[기원] 십자화과 식물 순무(蕪菁, 蔓菁) *Brassica rapa* L.의 괴근(塊根)과 잎

[성미] 신(辛), 감(甘), 고(苦), 온(溫) 무독(無毒)

[귀경] 위(胃)·간(肝)·폐경(肺經)

[효능] 소식하기(消食下氣), 해독소종(解毒消腫), 지갈(止渴)

[주치] 식적(食積)이 있어서 소화가 안 되거나, 황달이나 갈증, 열독, 뾰루지, 젖 몽우리가 생겼을 때 다 활용할 수 있다.

[용법용량]

끓여서 먹거나 찧어 즙을 내어 먹는다.

[주의사항]

너무 많이 먹으면 기창(氣脹)이 생길 수 있으므로 삼가야 한다.

[해 설]

- ≪본초강목(本草綱目)≫에서 이시진은 ≪명의별록≫에 순무와 무가 같은 항목에 있어 두 가지를 한 종으로 여기거나, 두 가지는 전혀 별개의 것이라고 하거나 등등 혼선이 있

지만 두 가지가 명확히 다르다는 것을 구분하고 있다. 그는 만청은 겨자(芥)에 속하고 무(蘆菔)는 배추(菘)에 속해 그 잎과 뿌리, 꽃, 씨앗 등이 서로 다름을 설명하고 있다.

- 순무는 제갈채(諸葛菜)라고도 불리는데 ≪본초강목(本草綱目)≫에서는 유우석(劉禹錫)의 ≪가화록(嘉話錄)≫을 인용해 제갈량이 순무를 심으라고 한 까닭에 대해 "싹이 나오면 생으로 먹을 수 있음이 첫 번째이고, 잎이 자라면 삶아 먹을 수 있는 점이 두 번째이고, 오래 주둔하고 있으면 그만큼 따라서 크게 자라난다는 점이 세 번째이고, 버려도 아깝지 않은 점이 네 번째이고, 돌아와도 쉽게 찾아서 채취할 수 있는 점이 다섯 번째이고, 겨울철에는 뿌리를 먹을 수 있는 점이 여섯 번째이다. 채소와 비교해 보면 이로움이 매우 광범위하다."라고 하고 있다.
- ≪동의보감(東醫寶鑑)≫에서는 무청(蕪菁, 쉰무우)가 채소 중에 제일 유익한 것으로 몸을 가볍게 하며 기운을 더해 준다고 하였다. 성질이 따뜻하고 맛은 달며 주로 오장을 잘 통하게 하고 소화시키며 기를 내리고 황달을 치료한다고 기록하고 있다. 또한 봄에는 싹을, 여름에는 잎을, 가을에는 줄기를, 겨울에는 뿌리를 먹을 수 있어 기근이 들었을 때 유용하게 쓸 수 있다고 하고 있다.
- 순무는 강화도에서 많이 생산되는데 무 보다 질이 더 단단하며 맛이 더 달고 덜 매워서 먹기에 편하나 발효가 잘 되지 않는다.

[보충설명]

- 순무씨(만청자(蔓菁子)) : 성미는 고신(苦辛), 한(寒)하고 간경(肝經)으로 귀경한다. 양간명목(養肝明目), 행기이수(行氣利水), 청열해독(淸熱解毒) 효능이 있어 청맹(靑盲)으로 인한 시력저하, 황달, 변비, 소변불리(小便不利), 창저(瘡疽) 등에 쓴다. ≪본초강목≫에는 기름을 짜서 면고(面膏, 얼굴 크림)에 넣어 쓰면 기미와 주름을 없앤다고 기록하고 있다.

[응용 예]

① 만취 후 몇 날 동안 앓아 누울 때(大醉不堪, 連日病困者)

- 무청에 쌀을 조금 넣고 끓인 후 걸러 낸 탕액을 차게 식혀서 음료로 마신다. ≪주후방(肘后方)≫

② 계절병을 예방하는 방법(預禳時疾)

- 입춘 후 돌아오는 경자(庚子)일에 순무즙을 따뜻하게 해서 온 가족이 마신다. ≪신선교자법(神仙敎子法)≫ ≪본초강목(本草綱目)≫인용

③ 곽란창통(霍亂脹痛)에

- 무청 종자를 탕기에 넣고 물을 붓고 끓여서 즙을 걸러 마신다. ≪빈호집간방(瀕湖集簡方)≫

④ 배에 가스가 많이 찰 때

- 무청 종자 고봉으로 1홉을 깨끗하게 씻어서 찧어 탕기에 넣고 물 1되와 함께 갈아서 즙을 걸러내어 한 잔씩 단번에 마시면 조금 뒤에 변을 시원하게 보거나 토하거나 땀이 나고 나서 좋아진다. ≪외대비요(外臺秘要)≫

⑤ 명목(明目) 익기(益氣)에

- 순무씨 1되에 물 9되를 넣고 물이 마를 때까지 달인 다음 햇볕에 말린다. 이와 같이 세 차례 하고 곱게 가루 낸다. 이것을 1수저씩 하루 세 번 물로 복용한다. 또는 가루 내고 물과 쌀을 넣고 죽을 쑤어 먹기도 한다. ≪외대비요(外臺秘要)≫

[참고문헌]

1. ≪명의별록(名醫別錄)≫ : “利五臟, 輕身益氣.”
2. ≪식료본초(食療本草)≫ : “下氣, 治黃疸, 利小便. 根主消渴, 治熱毒風腫.”
3. ≪약성절용(藥性切用)≫ : “根, 解酒毒.”
4. ≪동의보감(東醫寶鑑)≫ : “性溫, 味甘, 無毒. 主利五藏, 消食下氣. 療黃疸, 輕身益氣. 四時皆有, 春食苗, 夏食葉, 秋食莖, 冬食根. 亦可以備飢歲. 菜中之最有益者. 根在地下, 經冬不枯, 至春復生. 常食之, 令人肥健.”
5. ≪본초강목(本草綱目)≫ : “蔓菁是芥屬, 根長而白, 其味辛苦而短, 莖粗葉大而厚闊;夏初起薹, 開黃花, 四出如芥, 結角亦如芥;其子均圓, 似芥子而紫赤色. 蘆菔是菘屬, 根圓, 亦有長者, 有紅·白二色; 其味辛甘而永; 葉不甚大而糙, 亦有花葉者; 夏初起薹, 開淡紫花;結角如蟲狀, 腹大尾尖;子似葫蘆巴, 不均不圓, 黃赤色. 如此分之, 自明白矣.

7) 당근(胡蘿蔔 호라복) [紹興本草]

[이명] 홍당무(紅蘿卜), 호라복(胡蘿菖), 금순(金笋), 황나복(黃蘿蔔), 홍나복(紅蘿蔔)
[기원] 산형과 식물인 당근 *Daucus carota* L. var. sativa DC.의 뿌리
[성미] 감(甘), 신(辛), 평(平), 무독(無毒)
[귀경] 폐(肺)·비(脾)·간경(肝經)
[효능] 건비화중(健脾化中), 양혈명목(養血明目), 화담지해(化痰止咳), 해독항암(解毒抗癌)

[주치] 비허식소(脾虛食少), 체허핍력(體虛乏力), 완복통(脘腹痛), 설리(泄痢), 시물혼화(視物昏花), 작목(雀目), 안구건조증, 빈혈, 영양불량, 해천(咳喘), 백일해(百日咳), 인후종통(咽喉腫痛), 마진(麻疹), 수두(手痘), 절종(癤腫), 탕화상(燙火傷), 치루(痔漏), 수은중독의 치료 등

[용법용량]

30~120g을 달여 먹거나 생으로 혹은 익혀서 또는 즙을 내어 마신다.

[주의사항]

당근을 지나치게 먹으면 카로티노이드의 과다섭취로 온몸의 피부가 노랗게 되는데 이를 카로티노더미아(carotenodemia)라고 하며, 2~3개월 먹지 않으면 자연적으로 사라진다.

[해 설]

- 당근은 미나리과에 속하는 월년생(越年生) 초본으로 원산지는 중동과 중앙아시아로 추정된다. 수분은 85% 정도로 다른 채소류보다 적은 편이며 탄수화물은 1% 정도로서 당질은 서당(sucrose)이 많이 들어 있어 단맛이 있다. 당근에는 비타민 C를 파괴하는 아스코르빈산 산화제(ascorbic acid oxidase)가 다량 함유되어 있어서 비타민 C가 많은 식품과 혼합하면 좋지 않다.
- 생으로 나물, 김치, 샐러드 등에 넣고 삶아서 쓰기도 하며 서양요리, 수프 등에도 많이 쓰인다. 혈압과 혈중지질농도를 낮추는 효능이 있고, 강심(强心), 항염, 항알러지 등의 작용이 있어서 고혈압, 고지혈증, 동맥경화증, 당뇨병, 알러지, 담석증 등에 응용하면 좋다. 송엽(松葉)과 함께 볶아 먹으면 비타민 A, C 결핍증을 예방, 치료한다.
- 당근은 비위기허증(脾胃氣虛證), 빈혈, 영양불량, 식욕부진, 청소년기 아동의 성장발육 등을 위해서 식용으로 많이 쓰면 좋다. 당근은 인삼에 버금가는 채소라는 말이 있을 정도이므로 자양강장 목적으로 당근을 참기름에 볶아서 먹으면 좋다.
- ≪음식변(飮食辨)≫ : "익히면 하기보중(下氣補中)하고, 흉격(胸膈)을 이롭게 할 수 있다. …생식하면 단단하여 소화가 어려우므로 환자에게 적합하지 않다."
- 당근에 함유된 카로틴은 인체 내에서 비타민 A로 신속히 전환되어 눈과 피부의 건강을 보호하고, 호흡기관의 감염을 예방치료하고, 신진대사를 조절하므로 야맹증, 안구건조증, 소화불량, 오랜 설사, 해수 등에 응용하면 좋다. 또한 피부가 거칠고 두피가 가려운 사람, 비듬이 많은 사람에게 적합하다. 비타민 A는 지용성 물질이어서 기름에 볶거나 지

방 성분, 또는 지방을 함유하고 있는 육류와 함께 익혀서 먹는 것이 좋다(예 갈비찜). 생으로 먹을 경우에는 90% 정도가 인체에 흡수가 잘 안 될 수 있다.

• 당근 속에 함유된 전분이나 자당은 소화효소의 작용 하에 인체에 흡수되기 좋은 과당이나 포도당으로 변할 수 있어서 인체의 칼로리를 증강시키는 데도 좋고, 당근 속에 함유된 칼슘, 인 등은 골격의 주요성분이 되기 때문에 어린이들이 당근을 많이 먹게 되면 뼈가 튼튼해진다.

[응용 예]

① 변비가 있을 때

• 당근즙에 꿀을 적당히 타서 마시면 좋다.

② 고혈압이 있을 때

• 당근 생즙을 하루에 90~100g 정도 두세 차례 먹으면 좋다.

③ 야맹증에

• 당근 6뿌리에 물을 붓고 끓여 그 물을 2회 정도 열흘간 복용하면 눈을 밝게 하는 데 좋다. 특히 야맹증에 좋다. 또는 당근과 돼지간을 같이 볶아서 먹는다. ≪가정식료수책(家庭食療手冊)≫

④ 어린이가 소화불량이 있을 때

• 당근 250g, 소금 3g을 넣고 푹 달여 하루 세 차례씩 며칠간 계속해서 마신다. ≪가정식료수책(家庭食療手冊≫

[참고문헌]

1. ≪본초강목(本草綱目)≫ : "下氣補中, 利胸膈腸胃, 安五臟, 令人健食, 有益無損."
2. ≪본초구진(本草求眞)≫ : "胡蘿蔔, 因味辛卽散, 味甘卽和, 質重卽降, 故能寬中下氣, 而使腸胃之邪與之俱去也. 但書又言補中健食, 非是中虛得此卽補, 中虛不食得此卽健, 實因邪去而中受其補益之謂耳."
3. ≪의림찬요, 약성(醫林纂要, 藥性)≫ : "胡蘿蔔, 甘補辛潤, 故壯陽暖下, 功用似蛇床子."

8) 연근(藕 우) [本草經集註]

[이명] 연우(蓮藕), 광방(光旁)

[기원] 수련과 식물인 연근 *Nelumbo nucifera* Gaertn.의 비대(肥大) 근경(根莖)
[성미] 감(甘), 한(寒), 무독(無毒)
[귀경] 심(心)·간(肝)·비(脾)·위경(胃經)
[효능] ① 생우(生藕) : 청열(淸熱), 생진(生津), 양혈(凉血), 산어(散瘀), 지혈(止血)
② 숙우(熟藕) : 건비개위(健脾開胃), 양혈(養血), 지사(止瀉)
[주치] 번갈(煩渴), 토뉵(吐衄), 하혈(下血), 담열해수(痰熱咳嗽) 등

[용법용량]

생으로 먹거나 찧어서 즙을 내어 먹는다. 또는 적당량을 삶아서 먹는다.

[주의사항]

생연뿌리는 서늘한 성질을 가지고 있어서 비위허한(脾胃虛寒)한 경우는 생으로 먹는 것을 피한다. 조리할 때나 먹을 때 철기(鐵器)를 금한다.

[해 설]

- 연근은 수련과의 다년생 물풀로 인도가 원산지이다. 연근의 성분은 탄수화물이 10% 정도이고 비타민 C가 비교적 많으며 칼륨의 함량도 높아 염분 과다 섭취에 따른 질병을 예방하는 효과가 있다. 생식하거나 즙을 내어 먹을 수 있고 전분, 정과 등으로 가공하여 식용한다. 잎은 육류를 삶을 때 포장용으로 사용한다. 연근 전분은 분말이 미세하고 소화가 잘되므로 노인이나 소아, 병약자들의 식품으로 상용된다. 그 외 여러 음식들의 재료로 사용된다. 생것은 청열(淸熱), 양혈(凉血), 산어(散瘀) 등의 효능을 가지고 있다. 연근죽은 고대부터 양신(養身)하는 약죽으로 사용되어 오래 먹으면 장수한다고 하였다. 연잎은 쌀과 혹은 녹두와 죽을 끓여 먹으면 청열소서(淸熱消暑) 효능과 혈압강하, 혈지강하 효과를 거둘 수 있다. 연잎으로 고기를 싸서 찌면 향도 좋을 뿐 아니라 청열소서(淸熱消暑), 관중산울(寬中散鬱) 효과를 얻을 수 있고, 연잎을 차로 우려 마시면 감비강압(減肥降壓) 효과를 거둘 수 있다.
- 연근은 신선하면 맛이 상쾌하여 더위를 식히고 진액을 생성시키는 좋은 식품이다. 고열이 나는 병에 갈증을 해소하는 데 좋고, 토혈이나 코피, 각혈, 요혈, 혈우병, 부인과 출혈을 포함한 각종 출혈증에 좋다.
- 연근은 철분이 풍부하게 함유되어 있어 빈혈증 환자에게 좋다. 단 이것을 끓이거나 복용할 때에는 쇠그릇을 쓰지 말고 질그릇이나 유리그릇을 써야 한다. 또한 비타민 C와 섬유

질이 많기 때문에 변비 환자나 산후, 병후, 허로, 당뇨, 고혈압 등을 다스리는 데 효과가 좋다.

- ≪본초강목(本草綱目)≫ : "연근 마디는 지혈하고, 연자(蓮子)의 배아(胚芽)는 청열, 안신(安神)하며, 연예수(蓮蕊鬚)는 고정(固精), 지혈(止血)하고, 연방(蓮房)은 지혈, 거어(祛瘀)하며, 연잎자루는 (상하의) 기운을 통하게 하여 가슴을 시원하게 해주고 젖이 나오게 하며, 연잎은 청서(淸暑), 해열(解熱)하고, 연잎 꼭지는 안태(安胎), 지혈하며, 연꽃은 청서지혈(淸暑止血)한다."
- 연잎은 더위를 식혀주는 데 효과가 좋고, 머리와 눈을 맑게 하며 지혈한다. 여름철에 연잎차를 먹으면 어지럼증과 두통에 좋고, 더위에 설사, 토혈, 객혈, 요혈, 대변출혈, 붕루, 대하 등이 있을 때 활용할 수 있다. 다만, 비위가 냉하거나 기운이 약한 사람은 복용하지 않는 것이 좋다. 열 태음인에 좋고, 소음인처럼 속이 냉하고 기운이 가라앉은 사람은 더 가라앉을 수 있으므로 피한다. 연줄기와 연잎 꼭지 등은 허열(虛熱)을 내려주는 청열(淸熱), 청서(淸暑) 작용이 있다.
- 연자육(蓮子肉, 연 열매에서 배아를 제거한 것)은 성질이 평(平)하고 맛은 달고 삽(澁)하면서 심, 비, 신경에 들어간다. 정신을 맑게 해주고 건비시키면서 식욕을 도와주고 정신을 안정시켜주며, 신(腎)을 보해서 정기를 생성시키고 고밀(固密)하게 해주기 때문에 혈압을 강화시키고 정신을 안정시키는 효능이 있다. 그래서 가슴이 답답하고 잠이 잘 안 온다던지, 설사, 요통, 유정(遺精), 몽정(夢精), 조루(早漏), 부녀의 대하(帶下) 등에 다 응용할 수 있다.

  또, 불면증이나 심장이 두근두근 뛰거나, 신경쇠약증이 있던지 할 때 상당히 좋고, 자양강장, 강정, 건위, 정장하는 효능이 있어서 위, 장이 쇠약한 사람, 소변이 혼탁한 사람, 배뇨 시에 통증을 느끼는 사람, 잔뇨가 있는 사람은 적당히 이뇨시키는 약과 가미해서 먹으면 좋다(예 연자육 맥문동 복령 각 4g, 인삼 차전자 황금 각 3g, 황기 지골피 각 2g, 감초 1.5g)

[보충설명]

표 2-4 연(蓮)의 부위별 효능 주치

부 위	본초명	성 미	귀 경	효 능	주 치
연밥	연자(蓮子)	甘澁平	脾心腎	보비지사(補脾止瀉), 익신고정(益腎固精), 양심안신(養心安神)	脾虛 설사, 腎虛 유정, 소변불리, 심신불안, 불면
연근마디	우절(藕節)	甘澁凉	肝肺胃	산어지혈(散瘀止血)	咳血, 吐血, 衄血, 便血, 血崩 등 각종 출혈증
연꽃수술	연수(蓮鬚)	甘澁平	腎肝	청심익신(淸心益腎), 고정지혈(固精止血)	遺精, 빈뇨, 遺尿, 대하, 토혈, 崩漏
연꽃	연화(蓮花)	苦甘平	肝胃	산어지혈(散瘀止血), 거습소풍(祛濕消風)	타박상, 토혈, 붕루, 습창(濕瘡)
연방	연방(蓮房)	苦澁平	肝	산어지혈(散瘀止血)	血崩, 月經過多, 혈변, 혈뇨, 치루(痔漏)
연자 속 푸른 싹	연자심(蓮子心)	苦寒	心腎	청심평간(淸心平肝), 지혈삽정(止血澁精)	번조, 불면, 현훈(眩暈), 목적(目赤), 유정(遺精), 고혈압
연잎	하엽(荷葉)	苦澁凉	心肝脾	청열해서(淸熱解暑), 승양(升陽), 지혈(止血)	서열(暑熱)로 인한 번갈, 두통, 현훈(眩暈), 설사, 각종 출혈, 産後惡血
연잎줄기 꽃줄기	하경(荷梗)	苦凉	肝脾胃	해서청열(解暑淸熱), 이기화습(理氣化濕)	暑濕으로 인한 흉민(胸悶), 설사, 이질, 대하

[응용 예]

① 연근 닭찜(蒸藕粉)

- 신선한 연근 500g을 껍질을 벗기고 깨끗이 씻어서 잘 분쇄하고, 닭고기 500g을 잘게 썰고 표고버섯 5개 정도를 잘게 썰어 같이 한군데 넣고서 조미료를 적당히 가미해서 참기름을 바른 탕기 속에 넣고 중불로 15분쯤 쪄서 익혀 먹는다.

② 기운이 없고 밥맛이 없으며, 잠이 안 오고 가슴이 답답하고 갈증이 있을 때

- 연근 전분(藕粉 25g)에 흰쌀 25g을 넣어 미음처럼 먹는다.

③ 열병 후유증에

- 신선한 연근 50g, 멥쌀 50g, 황설탕 적당량을 넣고 죽을 끓여 먹는다. 열병 뒤의 구갈, 혀와 코가 마르거나 코피가 나거나 가래에 피가 섞여 나오는 경우에 좋다.

④ 더위 먹었을 때

- 신선한 연근 250g을 적당한 크기로 썰어 설탕을 넣고 차처럼 끓여 먹는다. 연근 대신 연잎을 대용할 수도 있다.

⑤ 잠이 안 올 때

- 연자 30g 정도를 끓여 소금을 약간 가미해서 잠자기 전에 먹는다.

⑥ 코피가 날 때

- 신선한 연근즙 200mL를 한 번에 마신다. 코피가 안 그치면 더 먹는다.

⑦ 신경쇠약, 신허, 유정, 몽정, 빈뇨에

- 연자 50g, 가시연 열매(검실(芡實)) 50g, 돼지고기 살코기 200g을 적당량의 물을 붓고 끓여 간을 해서 먹는다. 보신(補腎), 고신(固腎).

⑧ 심계(心悸), 불면(不眠), 폐결핵으로 인한 미열, 만성기관지염에

- 연자, 백합 각 30g, 돼지고기 200~250g을 물 붓고 적당히 조리해 먹는다.

⑨ 식욕이 없고 몸이 수척해질 때

- 돼지 위(胃) 한 개에 심을 제거한 연자 40개 정도를 넣고 양쪽을 꿰매어 맑은 물을 붓고 익혀낸 다음, 돼지 위는 잘게 썰고, 연자는 다시 넣고 참기름, 소금, 파, 마늘 등을 넣어 적당히 조리해서 먹는다. 건비보허익기(健脾補虛益氣).

⑩ 고혈압이나 여름철 더위로 인해 번갈, 식체에

- 연잎 12g, 산사 30g을 물 800~1000mL에 넣고 끓여서 400mL로 만들어 하루 두세 차례 마신다.

⑪ 술에 너무 취했던지, 게를 먹고 중독이 되었을 때

- 연근즙을 물에 타서 한 잔 정도 마신다.

⑫ 혈열(血熱)로 인한 각종 출혈증에

- 거무스름하게 볶은 연근 30g, 백모근(띠뿌리) 30g을 같이 끓여 먹는다.

⑬ 심번(心煩), 열담(熱痰), 번열(煩熱)에

- 신선한 연근즙 한 잔에 배즙 한 잔을 가미해서 먹는다.

⑭ 월경부조(月經不調), 기능성자궁출혈, 산후 혈훈(血暈), 오로부정(惡露不淨), 어혈복통(瘀血腹痛)과 토혈(吐血), 뉵혈(衄血), 해혈(咳血), 변혈(便血)의 치료에

- 생지황즙 40g, 연근즙 40g, 신선한 익모초즙 10g, 꿀 10g, 생강즙 2g, 찹쌀 100g을 준

비하여 먼저 찹쌀을 죽으로 끓여 여기에 나머지의 약즙들과 꿀을 넣어 한소끔 더 끓여내어 따뜻할 때 먹는다. ≪태평성혜방(太平聖惠方)≫

⑮ 소갈(消渴), 구건(口乾), 심중번열(心中煩熱)에

- 생연뿌리즙 반 잔과 생지황즙 반 잔을 섞어서 따뜻하게 하여 세 차례 나누어 마신다. ≪성제총록(聖濟總錄) 生藕汁飮≫

⑯ 폐(肺), 위(胃) 출혈에

- 연뿌리 250과 측백엽 60g을 찧어 즙을 내어서 차갑게 식힌 물에 타서 먹는다. ≪식물여치병(食物與治病)≫

[참고문헌]

1. ≪일용본초(日用本草)≫ : "淸熱除煩, 凡嘔血, 吐血, 瘀血, 敗血, 一切血症宜食之."
2. ≪수식거음식보(隨息居飮食譜)≫ : "藕以肥白純甘者良. 生食宜鮮嫩, 煮食宜壯老, 用砂鍋桑柴緩火煨極爛, 入煉白蜜收乾食之, 最補心脾. 若陰虛, 肝旺, 內熱, 血少及諸室血症, 但日熬濃藕湯飮之, 久久自愈, 不服它藥可也 ."
3. ≪음선정요(飮膳正要)≫ : "補中, 益腎益氣, 除疾, 消熱渴, 散血."
4. ≪본초강목(本草綱目)≫ : "藕節止血; 蓮心淸熱, 安神; 蓮須固精止血; 蓮房止血, 祛瘀; 藕梗通氣寬胸. 通乳; 荷葉淸暑, 解熱; 荷蒂安胎. 止血; 荷花淸暑止血."
5. ≪동의보감(東醫寶鑑)≫ : "其葉爲荷, 其莖爲茄, 其本爲蔤. 其花未發爲菡萏, 已發爲芙蓉, 其實爲蓮, 其根爲藕, 其中爲的, 的中有靑長二分爲薏, 味苦者是也. 芙蕖, 其總名也."

9) 도라지(桔梗 길경) [神農本草經]

[이명] 고길경(苦桔梗), 경초(梗草), 고경(苦梗)

[기원] 도라지과 식물인 도라지 *Platycodon grandiflorum* A. (Jacq.) DC.의 뿌리(根)

[성미] 고(苦), 신(辛), 량(凉)[평(平)] 무독(無毒)

[귀경] 폐경(肺經)

[효능] 개선폐기(開宣肺氣), 거담지해(祛痰止咳), 배농(排膿), 재약상행(載藥上行)

[주치] 폐기불선(肺氣不宣)으로 인한 해수담다(咳嗽痰多), 흉민불창(胸悶不暢), 인후종통(咽喉腫痛), 해토농담(咳吐膿痰), 융폐(癃閉), 변비 등

[용법용량]

4~12g을 침포(浸泡)하거나 끓이거나 찌거나 삶거나 고아서 사용한다.

[주의사항]

- 기기상역(氣機上逆), 구토, 창해(嗆咳), 현훈(眩暈)이 있는 경우는 복용을 삼간다. 음허화왕(陰虛火旺)으로 인한 해혈(咳血) 자는 복용을 금한다.
- 돼지고기와는 함께 쓰지 않는다. ≪약대(藥對)≫
- 백급(白芨), 용안육(龍眼肉), 용담(龍膽)과는 상외(相畏)한다. ≪본초경집주(本草經集註)≫

[응용 예]

① 담다해수(痰多咳嗽), 인후종통(咽喉腫痛)에

- 길경 10g, 맥동 12g, 감초 2g, 현삼 12g, 빙당(冰糖) 20g. 물 300mL를 붓고 달여서 차로 마신다. ≪경험방(經驗方)≫

② 풍열로 인한 해수담다(咳嗽痰多), 인후종통(咽喉腫痛)에

- 길경 9g, 상엽(桑葉) 15g, 국화 12g, 행인 6g, 감초 3g에 물을 붓고 달인 후 찌꺼기를 걸러내어 차로 마신다. ≪청도중초약수책(青島中草藥手册)≫

[참고문헌]

1. ≪신농본초경(神農本草經)≫ : "主胸脇痛如刀刺, 腹滿, 腸鳴幽幽."
2. ≪진주낭(珍珠囊)≫ : "療咽喉痛, 利肺氣, 治鼻塞."
3. ≪본초구진(本草求眞)≫ : "桔梗系開肺氣之藥, 可爲諸藥舟楫, 載之上浮, 能引苦泄峻下劑."

10) 더덕(山海螺 산해라) [綱目拾遺]

[이명] 양유근(羊乳根), 사엽삼(四葉參), 지황(地黃), 백하차(白河車), 우내자(牛奶子), 토당삼(土黨參)

[기원] 초롱꽃과(桔梗科, Campanulaceae)에 속하는 다년생 덩굴초본 더덕 *Codonopsis lanceolata* (Sieb. et Zucc.) Trautv.의 뿌리

[성미] 감(甘), 신(辛), 평(平)

[귀경] 폐(肺)·간(肝)·신경(腎經) [대장경(大腸經)]

[효능] 양음윤폐(養陰潤肺), 해독배농(解毒排膿), 통유(通乳)
[주치] 건해(乾咳), 두운두통(頭暈頭痛), 폐옹(肺癰), 유옹(乳癰), 장옹(腸癰), 창양종독(瘡瘍腫毒), 유즙부족(乳汁不足), 독사교상(毒死咬傷)

[용법용량]

15~60g을 달여 먹는다. 생품일 경우 45~120g을 쓴다.

[주의사항]

외감(外感) 초기 무한(無汗)인 경우는 신중히 사용한다. 여로(藜蘆)와는 상반(相反)한다.

[해설]

- ≪동의보감≫에는 사삼(沙蔘)을 더덕이라고 표기하고 있고, ≪본초강목≫에도 사삼(沙蔘) 항목에 양유(羊乳)를 함께 이야기하고 있어 더덕과 사삼의 구분이 명확지 않은 경우가 종종 있다. 식물 분류상 모두 초롱꽃과에 속하지만 서로 다른 식물이다. 둘 다 양음윤폐(養陰潤肺)의 효능이 있어 허로 등으로 인한 마른기침에 쓸 수 있다. 다만, 잔대(沙蔘)의 경우 감고(甘苦)하고 미한(微寒)한 성미가 있어 폐음허(肺陰虛)에 더 적합하고, 마른기침에 더덕보다 효능이 우수하다. 더덕(羊乳)의 경우 고미(苦味)가 강해 폐실(肺實)증에 쓰일 수 있고, 최유(催乳) 효능이 있어 젖을 잘 돌게 할 수 있다.

[보충설명]

- 사삼(沙蔘) : 초롱꽃과에 속하는 다년생 초본 잔대(*Adenophora triphilla* var. japonica Hara)의 뿌리. 성미(性味)는 감(甘) 미한(微寒)하고 폐(肺), 위경(胃經)으로 귀경한다. 양음윤폐(養陰潤肺), 거담지해(祛痰止咳) 효능이 있어 폐열(肺熱)로 인한 조해(燥咳), 허로(虛勞)로 인한 구해(久咳, 만성기침), 건해조담(乾咳燥痰), 기음부족(氣陰不足)으로 인한 번갈(煩渴), 구건(口乾), 상음(傷陰)으로 인한 인후건조와 통증에 주로 쓰인다.
- 제니(薺苨) : 미나리과에 속한 다년생 초본인 모시대(*Adenophora remotiflora* Miouel.)의 뿌리. 성미(性味)는 감한(甘寒)하고 폐(肺), 비경(脾經)으로 귀경한다. 청열(淸熱), 거담(祛痰), 해백독약(解百毒藥) 효능이 있어 조해(燥咳), 인통(咽痛), 소갈(消渴), 정독(疔毒) 등에 사용된다.

[응용 예]

① 기침가래에

- 더덕 60g, 도라지(桔梗), 목적초(木賊草) 각 9g을 달여 마신다. ≪호남약물지(湖南藥物志)≫

② 편도선, 장옹(腸癰), 폐옹(肺癰)에

- 더덕과 포공영(蒲公英) 각 15g을 달여 마신다. ≪절강민간초약(浙江民間草藥)≫

③ 젖이 잘 나오지 않을 때

- 더덕 60g, 통초(通草), 목통(木通) 각 9g을 고기와 함께 푹 고아 먹는다. ≪호남약물지(湖南藥物志)≫

[참고문헌]

1. ≪명의별록(名醫別錄)≫ : "主治頭眩痛, 益氣, 長肌肉."
2. ≪강목습유(綱目拾遺)≫ : "治腫毒瘰癧, 取汁和酒服, 渣敷患處."
3. ≪식물명실도고(植物名實圖考)≫ : "發乳汁, 壯陽道."

11) 우엉(牛蒡根 우방근) [藥性論]

[이명] 악실근(惡實根), 서점근(鼠粘根), 서점근(黍粘根), 우채(牛菜), 방옹채(蒡翁菜), 편견우(便牽牛)

[기원] 국화과(菊花科, Asterceae)에 속하는 이년생 초본 우엉 *Acrtium lappa* L.)의 뿌리

[성미] 고(苦), 량(凉)

[귀경] 폐(肺)·심경(心經)

[효능] 산풍열(散風熱), 소종독(消腫毒)

[주치] 풍열(風熱) 감기, 두통(頭痛), 해수(咳嗽), 열독면종(熱毒面腫), 인후종통(咽喉腫痛), 치은종통(齒齦腫痛), 풍습비통(風濕痺痛), 징가적괴(癥瘕積塊), 옹절악창(癰癤惡瘡), 치창(痔瘡), 탈항(脫肛) 등

[용법용량]

6~15g을 달여 먹는다.

[주의사항]

쪄서 말리거나 햇볕에 말린 것을 쓴다.

[해설]

- ≪본초강목≫이나 ≪동의보감≫ 모두 '악실(惡實)'로 수재되어 있다. 열매의 모양이 나

뻐고 갈고리 같은 가시가 많아 붙은 이름이라고 한다. 서점(鼠粘)이라고도 불리는데 열매 겉에 가시가 많아 쥐가 지나가면 가시에 걸려 벗어날 수 없어 붙은 이름이라고도 한다.

• 우엉 조림 등 반찬으로 많이 이용되었는데 뿌리에 이눌린 성분이 들어 있어 당뇨나 비만에 도움을 줄 수 있다고 해서 최근에는 차로도 이용이 많이 되고 있다. ≪본초강목≫에서는 포(脯)로 만들어 먹으면 좋다고 했고, 우엉의 줄기와 잎은 달여 낸 즙으로 술을 빚어 먹어도 좋다고 했다.

[보충설명]

• 우엉씨(우방자(牛蒡子)) : 우엉의 성숙한 과실을 말한다. 성미(性味)는 신고(辛苦) 한(寒)하고 폐(肺), 위경(胃經)으로 귀경한다. 소산풍열(疏散風熱), 선폐투진(宣肺透疹), 해독이인(解毒利咽) 효능이 있어 풍열(風熱)로 인한 감기, 해수(咳嗽), 담다(痰多), 홍역(痲疹), 풍진(風塵), 인후종통(咽喉腫痛), 이하선염, 옹종창독(癰腫瘡毒) 등에 사용된다.

[응용 예]

① 계절 유행병을 앓고 여열(餘熱)이 가시지 않아 번조(煩躁)와 갈증, 사지무력과 식욕부진이 있을 때

• 우엉즙을 내 복용한다. ≪성혜방(聖惠方)≫

② 인후부가 열이 나고 부었을 때

• 우엉 1升에 물 5升을 넣고 1升이 될 때까지 달인 다음 세 번에 나누어 마신다. ≪연년방(延年方)≫

[참고문헌]

1. ≪명의별록(名醫別錄)≫ : "傷寒寒熱汗出, 中風面腫, 消渴熱中, 逐水. 久服輕身耐老."
2. ≪동의보감(東醫寶鑑)≫ : "療傷寒及中風面腫, 消渴熱中.."
3. ≪본초강목(本草綱目)≫ : "老人風濕久痺, 筋攣骨痛 : 服此壯腎, 潤皮毛, 益氣力. 牛蒡根一升切, 生地黃一升切, 大豆二升炒, 以絹袋盛, 浸一斗酒中, 五六日, 任性空心溫服二三盞, 日二服."

3. 과채류(果菜類), 과가류(瓜茄類)

1) 오이(黃瓜 황과) [本草拾遺]

[이명] 호과(胡瓜), 자과(刺瓜)
[기원] 박과 식물인 오이 *Cucumis sativus* L.의 과실
[성미] 감(甘), 량(凉), 무독(無毒)
[귀경] 폐(肺)·비(脾)·위경(胃經)
[효능] 청열해서(淸熱解暑), 생진지갈(生津止渴), 이수해독(利水解毒)
[주치] 열병구갈(熱病口渴), 소변단적(小便短赤), 수종뇨소(水腫尿少), 수화탕상(水火燙傷), 한반(汗斑), 비창(疿瘡, 땀띠), 인후종통(咽喉腫痛), 화안(火眼) 등

[용법용량]

- 적당량을 익혀 먹거나 생것으로 먹는다.
- 외용 : 적당량을 생으로 문지르거나 즙을 내어 도포한다.

[주의사항]

- 오이는 성질이 한량(寒凉)하므로 병후에 몸이 허약하거나 속이 냉한 사람, 설사하는 사람은 복용을 신중히 하고, 만성기관지염 노인 환자는 발작 기간 동안 식용(食用)을 피한다.
- 땅콩과는 함께 쓰지 않는다. ≪의림촬요(醫林撮要)≫

[해 설]

- 오이는 박과에 속하는 일년생 덩굴형 초본으로 특유한 풍미를 가져 어린과실을 생으로 먹거나 또는 오이 물김치, 오이장아찌, 오이 피클, 소박이, 냉국, 오이샐러드 등으로 이용된다. 오이를 설탕, 식초와 함께 무치거나 돼지고기와 볶아 먹으면 청열해갈(淸熱解渴), 이수해독(利水解毒)의 효능을 얻을 수 있다. 신선한 오이와 오이즙은 피부미용에도 효과적이다. 신선한 오이 잎을 달인 전탕액을 졸여 설탕을 넣고 보관했다 미온수에 타 마시면 해독이수(解毒利水)의 효능을 얻을 수 있다.
- 오이는 식초를 첨가하여 끓이면 이수(利水) 효능이 강해지고, 꿀과 함께 끓이면 하리(下痢)를 다스린다. 오이의 쿠커비타신(cucurbitacin) 성분은 오이꼭지의 청록 부분에 많고 쓴맛을 내지만 항암 작용이 있고, 오이덩굴은 혈압과 콜레스테롤을 내리는 작용을 한다.

- 오이는 마그네슘, 아연을 풍부하게 함유하여 미용에 좋은 작용이 있다. 오이즙을 주름에 문지르면 주름을 제거해주고 기미와 피부에 있는 무늬를 제거해주므로 미용 목적으로 많이 쓰인다. 여름철에 땀띠가 났을 때는 신선한 오이를 납작하게 썰어서 문지른다.
- 오이는 성질이 서늘하고 맛이 달며 청열이수, 해독하는 효능이 있어서 열병으로 인하여 번갈(煩渴), 인후종통, 안구충혈, 토사(吐瀉) 등이 있을 때 쓰면 좋다. 오이를 껍질까지 식용하게 되면 인후 부위가 붓고 아픈데 더 효과가 있다. 다만 성질이 차기 때문에 만성기관지염이나 궤양병, 대장염증, 허한증에 속하는 경우에는 삼가는 것이 좋다.
- 신선한 오이의 고운 섬유질은 위장에 연동 작용을 촉진시키며 체내에 부패된 물질이 배설되는 것을 촉진하고 콜레스테롤의 흡수를 저하시키는 작용을 한다.

[응용 예]

① 부종(浮腫), 황달에

- 오이는 청열이수(淸熱利水), 지갈(止渴), 해독(解毒)하기 때문에 갈증이나 눈이 충혈되는 습열증, 소변불리, 화상 등에 활용할 수가 있는데, 탕기에 오이 250g과 질경이 30g을 함께 넣고 달여 마신다.
- 오이 줄기를 달여 마신다.
- 과체산(瓜蒂散, 오이꼭지를 말려서 분말한 것)을 콧구멍에 집어넣게 되면 누런 액이 흘러내리는데 흘러내리면 그때 투여하는 것을 멈춘다. 황달을 물리치는 데도 좋은데 참외꼭지도 같은 작용을 한다.

② 무더위나 열대야로 인한 불면(不眠)에

- 여름철 날이 더워서 힘들 때 오이잎에 소금을 넣어 찧어서 발바닥의 오목한 곳에 붙이고 잠을 자면 묘하게도 더위를 식혀주는 데 상당히 뛰어난 효과가 있다.

③ 고혈압에

- 오이 생즙이나 오이를 통째로 먹는다.

④ 사지부종(四肢浮腫)에

- 잘 익은 오이껍질 30g과 물 두 컵을 넣고 한 컵이 될 때까지 달여서 매일 두세 차례, 수일 먹는다.

[참고문헌]

1. ≪일용본초(日用本草)≫ : "除胸中熱, 解煩渴, 利水道."

2. ≪진남본초(滇南本草)≫ : "解瘡癬熱毒, 消煩渴."
3. ≪식물여치병(食物與治病≫ : "黃瓜水分多且有淸甛味, 生吃能解渴淸熱, 但多食卽易于積熱生濕. 若患瘡疹, 脚氣和虛腫者食之易加重病情. 小兒多食易生疳蟲."

2) 호박(南瓜 남과) [滇南本草]

[이명] 반과(飯瓜), 왜과(倭瓜), 북과(北瓜), 음과(陰瓜), 북과(北瓜), 금동과(金冬瓜), 금과(金瓜)
[기원] 박과 식물인 호박 *Cucurbita moschata* Duch.의 과실
[성미] 감(甘), 온(溫)[평(平)], 무독(無毒)
[귀경] 비(脾)·위경(胃經)
[효능] 보중익기(補中益氣), 소염지통(消炎止痛), 지해평천(止咳平喘), 살충해독(殺蟲解毒), 해독소종(解毒消腫)
[주치] 빈혈, 폐옹(肺癰), 해수, 천식, 부종(浮腫), 탕상(燙傷), 벌 쏘인데 등

[용법용량]

적당량을 찌거나 생으로 하여 찧어서 즙을 내어 먹는다.

[주의사항]

기체습저(氣滯濕沮)의 병을 앓고 있는 사람은 복용을 피한다. 호박은 맛이 달고 팍팍한 부분이 있기 때문에 기가 옹체되거나 배에 가스가 차는 사람은 피한다. 양고기와 먹으면 옹기(壅氣)하기 쉬우니 주의한다.

[해 설]

• 호박은 박과에 속하는 일년생의 덩굴성 초본으로 우리나라에서 예로부터 애호박, 호박고지용, 호박범벅 등으로 이용되었다. 동양계 호박은 숙과(熟果)와 청과(靑果)를 겸용하는 것이 많은데 서양계 호박은 전분이 많아서 숙과(熟果)용으로 쪄서 먹는다. 과채류 중에서는 전분 함량이 가장 많아 감자, 고구마, 콩에 이어 칼로리가 높다. 숙과(熟果)는 다량의 비타민 A를 함유하고 약간의 비타민 B 및 C를 함유한다. 특히 비타민 A의 전구체인 카로틴 함량이 많아 항산화, 항암 활성 등이 있다고 밝혀짐에 따라 전 세계적으로 이용이 급증하게 되었다. 어린 과실은 채 썰어 볶아먹거나 국을 끓이거나 만두소 등을 만들어

먹는다.

- 늙은 호박은 양식(糧食) 대용으로도 사용 가능하며 쌀과 함께 밥을 지어 먹어도 맛이 좋다. 또 익혀 으깬 후 밀가루와 함께 섞어 빵이나 국수를 만드는 데 사용하기도 하고 그대로 쪄서 먹기도 한다. 또 호박은 당류 공업이나 통조림 공업의 원료로 사용되기도 하고 종자는 기름을 짜서 먹거나 볶아서 먹기도 한다. 호박의 어린싹과 호박잎, 호박꽃도 채소로 익혀 요리에 사용하기도 한다.
- 호박을 약용으로 쓸 때는 늙은 호박을 쓴다. 호박의 종류는 여러 가지가 있으나 효능은 대체로 비슷한데 약용 가치는 늙은 호박이 제일 높다. 늙은 호박은 전분, 칼슘, 철, 카로틴을 함유하고 있으며, 어린 호박은 비타민 C와 포도당이 풍부한 편이다.
- 호박과 소고기를 함께 끓여 먹으면 화담배농(化痰排膿), 이폐(利肺)의 효능을 갖게 되고, 호박과 해삼을 다져 죽을 끓여 먹으면 흉부 동통(疼痛)을 다스릴 수 있다.
- 호박은 코발트 성분이 많은 비타민 B_{12}를 많이 함유하고 있는데 비타민 B_{12}는 적혈구를 형성하는데 중요한 작용을 하므로 빈혈에 활용한다.
- 호박은 맛이 달지만 지방과 나트륨 함량이 낮아 당뇨나 고혈압 환자의 식용으로 매우 적합하다. 일본 북해도의 한 마을은 주민들이 호박을 주식으로 먹는데 당뇨나 고혈압 환자가 없었다고 해서 당뇨나 고혈압을 예방, 치료하는 천연 식재료로 한때 인기가 높았다.
- 호박을 상식하게 되면 당뇨병, 고혈압, 간장, 신장의 만성질환을 예방하며, 통변(通便)이 잘 되기 때문에 대변에 있는 독성 성분이 인체에 흡수되는 것을 감소시킬 수 있어서 결장암 예방에 효과가 있다.

[응용 예]

① 기관지 천식, 노인 만성기관지염에

- 호박 껍질을 벗긴 것 500g, 대추 15~20개(씨를 제거한 것), 황설탕(적당량)을 함께 달여 먹는다.

② 피로회복에

- 호박 50g, 찹쌀 60g, 대추 10g, 황설탕(적당량)을 넣고 죽을 쑤어 하루에 두 차례씩 일주일 정도 먹는다.

③ 고지혈증에

- 옥수수, 호박씨 각 30g을 달여 하루 두 번씩 먹는다.

④ 기혈 부족에

- 호박씨 250g, 소고기 500g을 함께 끓여 상식하게 되면 비폐(脾肺)의 기혈을 크게 보한다.

⑤ 당뇨병 환자의 경우

- 호박 250g을 끓여 나온 즙과 익은 호박을 아침저녁으로 한 차례씩 나누어서 몇 달 정도 이어서 먹게 되면 비위를 튼튼하게 하고 이수시키면서 당뇨에도 상당히 효과가 있다. ≪대중의학(大衆醫學), 1983;(3):2≫

⑥ 흉막염(胸膜炎), 늑간신경통(肋間神經痛)에

- 호박 속을 파내고 삶아 익힌 것을 천에 넓게 펴서 환부에 붙인다. ≪식물중약여편방(食物中藥與便方)≫

⑦ 아편 중독에

- 아편 중독에는 호박 생즙이 좋다.

⑧ 습관성유산에

- 호박꼭지 30g 정도를 달여 수일간 복용하면 안태(安胎) 효능이 있다.

[참고문헌]

1. ≪진남본초(滇南本草)≫ : "橫行經絡, 分利小便."
2. ≪식물고(食物考)≫ : "開胃益氣."
3. ≪수식거음식보(隨息居飮食譜)≫ : "凡時病, 疳, 瘧, 疸, 痢, 脹滿, 脚氣, 痞悶, 産後, 痧痘皆忌之."
4. ≪본초강목(本草綱目)≫ : "時珍曰: 其子如冬瓜子. 其肉厚色黃, 不可生食, 惟去皮瓤瀹食, 味如山藥. 同豬 肉煮食更良, 亦可蜜煎.

3) 호박씨(南瓜子 남과자) [本草綱目]

[이명] 남과인(南瓜仁), 백과자(白瓜子), 금과미(金瓜米), 와과자(窩瓜子), 왜과자(倭瓜子)

[기원] 박과 식물인 호박 *Cucurnita mosohata* Duch.의 종자

[성미] 감(甘), 평(平), 무독(無毒)

[귀경] 비(脾)·위경(胃經)

[효능] 구충(驅蟲), 살충(殺蟲), 하유(下乳), 윤장(潤腸), 보혈, 이수소종(利水消腫)

[주치] 조충(絛蟲), 회충(蛔蟲), 혈흡충(血吸蟲), 구충(鉤蟲), 요충병(蟯蟲病), 치옹(痔癰), 당뇨병, 산후결유(産後缺乳), 산후 손발이 부은 경우, 영양불량, 면색위황(面色萎黃), 백일해 등에 사용

[용법용량]

30~60g을 달여서 복용하거나 갈아서 분말로 하여 사용하거나 유제(乳劑)로 하여 먹는다.

[주의사항]

- ≪본초강목습유(本草綱目拾遺)≫ : "많이 먹으면 흉격에 기(氣)가 옹체(壅滯)한다.

[해 설]

호박씨(南瓜子)는 성질이 평하면서 맛이 달고 젖이 잘 나오게 하는 최유(催乳) 효과가 있으며, 특히 회충, 요충, 촌충, 구충, 혈흡충 등의 기생충에 대한 부작용이 없는 구충제로서 예전에는 널리 쓰였다. 구충제로 사용할 경우에는 양을 200~250g의 대량을 써야 하는데, 빈랑을 가미해서 복용하면 구충 효과가 더 강화된다. 약리실험에서도 촌충, 회충을 없애고 일본 혈흡충(血吸蟲)에 저항하는 작용이 있음이 증명되었다.

[응용 예]

① 촌충(寸蟲) 구제에

- 호박씨, 석류근피 각 30g을 물을 부어 달여서 이틀간 세 차례 나누어 먹는다. ≪사천중약지(四川中藥志)≫ 1960

② 산후 유즙분비 부족에

- 호박씨 60g을 분말로 하여 흑설탕을 약간 넣어 끓는 물에 타서 먹는다. ≪청도중초약수책(青島中草藥手册≫

③ 산후 수족부종(手足浮腫)이나 당뇨병에

- 호박씨를 볶아서 달여서 먹으면 좋다. ≪중국약식도감(中國藥植圖鑑)≫

[참고문헌]

1. ≪안휘약재(安徽藥材)≫ : "能殺蛔蟲及血吸蟲."
2. ≪현대실용중약(現代實用中藥)≫ : "爲條蟲驅除藥."
3. ≪사천중약지(四川中藥志)≫(1950년도 판) : "療營養不良之萎黃病."

4) 동아(冬瓜 동과) [本草經集註]

[이명] 백과(白瓜), 백동과(白冬瓜), 동과(東瓜), 침과(枕瓜), 수지(水芝)

[기원] 호로과(박과) 식물 동아(冬瓜) *Renincasa hispida* Cogn.의 과실

[성미] 감(甘), 담(淡), 량(凉), 무독(無毒)

[귀경] 폐(肺)·대장(大腸)·방광경(膀胱經)

[효능] 청열제번(淸熱除煩), 이수소종(利水消腫), 화담(化痰), 해독(解毒), 감비(減肥)

[주치] 수종창만(水腫脹滿), 임신부종, 간경화복수, 비만증, 임증(淋證), 각기(脚氣), 담천(痰喘), 서열번민(暑熱煩悶), 소갈(消渴), 옹종(癰腫), 치루(痔漏), 남자의 백탁(白濁), 여자의 백대하(白帶下) 등의 치료에 사용하며, 단석독(丹石毒, 중금속 중독), 어독(魚毒), 주독(酒毒)을 해독한다.

[용법용량]

- 60~120g을 달여서 먹거나 구워 익혀서 먹는다. 또는 빻아서 즙을 내어 먹는다.
- 겨자장이나 미두장에 절여 갈무리하면 좋다. ≪제민요술≫

[주의사항]

- 동과의 성(性)은 서늘하므로 허한(虛寒)하거나 설사를 오래 한 사람은 복용을 피한다.
- 거둔 후 술, 옻, 사향, 찹쌀 등과 닿으면 반드시 상하므로 주의한다. ≪본초강목≫

[해 설]

- 박과에 속하는 덩굴식물로 다양하게 조리, 가공하여 사용한다. 나트륨 함량이 비교적 낮아 신장병이나 부종 환자에게 이상적인 식품이다. 동아 볶음은 다이어트 음식으로, 동과와 오리고기, 토마토를 넣고 끓인 탕은 이뇨소종(利尿消腫) 효능과 항염증 작용이 있다. 동과와 동과자(冬瓜子)로 죽을 끓이면 만성신장염 환자의 식이요법에 유용하게 사용될 수 있다. 작은 동과는 속을 파내고 빙당(氷糖)을 넣어 쪄서 기관지염, 천식 등의 치료에 사용한다. 동과양폐탕(冬瓜羊肺湯)은 급·만성신염으로 인한 부종을 치료한다. 씨는 생식하거나 볶아 먹을 수 있다.
- 동아는 자체의 체적이 크고 수분을 많이 함유하면서 당분의 함량이 적고, 박과 식물 중에서는 지방을 전혀 함유하지 않는 과일이다.
- 동아는 비위(脾胃)의 화기(火氣)를 내려 식욕을 억제하여 음식의 섭취량을 줄여주는 역

할을 하기 때문에 살을 빼는 다이어트나 미용 식품으로서의 기능이 뛰어나고 당뇨병, 관상동맥질환, 동맥경화, 고혈압 환자에게도 응용하면 좋다.

- 동아의 성질은 서늘하면서 맛이 약간 달며 소변을 이롭게 하고 갈증을 그치게 해서 부종을 내려주고, 진해 거담하는 작용, 기운을 돋우면서 노화를 억제하는 작용과 특히 두면부로(상부) 올라오는 열을 내려주는 작용을 하므로, 여름철 더위가 심할 때 갈증을 해소하는 식품으로 좋다.
- 동아가 폐열을 식혀줘서 담을 삭혀주고 배농이습(排膿利濕)하는 효능이 있기 때문에 폐에 농양이나 담열(痰熱)로 인한 해수, 남자의 백탁(白濁), 여자의 백대하를 치료하는 효과가 있다.

[보충설명]

- 동과양(冬瓜瓤, 동아의 속) : 성질이 평하고 맛이 달아서 청열지갈(淸熱止渴)하고 이뇨소종(利尿消腫)하는 효능이 있다.
- 동과피(冬瓜皮, 동아껍질) : 성미(性味)가 감(甘), 미한(微寒)하고, 청열이수(淸熱利水), 소종(消腫) 효능이 있다. 부종을 내리는 작용이 동과보다 더 강하다. 이뇨시키고자 할 때는 동아의 껍질 부분을 상용한다. 동과피와 팥을 같이 사용하면 서로 상승(相乘) 작용이 있어서 이수소종(利水消腫) 효능이 크게 증가하고, 동과피와 황기를 배합하면 기운을 더해 주면서 이수시키기 때문에 노인이나 기운이 없으면서 부종이 있는 경우에 널리 활용할 수 있다.
- 동과자(冬瓜子, 동아씨) : 성미(性味)가 감한(甘寒)하고 청열화담(淸熱化痰), 배농(排膿)하는 효능이 있어서 폐의 농양, 충수염 등에 활용하면 좋다.

[응용 예]

① 부종창만(浮腫脹滿)에

- 동아, 수박, 팥 각 30g, 옥수수수염 15g을 함께 달여 먹는다.
- 동과피 120g, 옥수수수염, 띠뿌리(白茅根) 각 30g을 넣고 달여 하루 세 번 나누어 마신다.

② 부종천만(浮腫喘滿)에

- 동과 한 개를 꼭지 주위를 도려내어 뚜껑을 만들고 속을 파낸 뒤 깨끗이 씻은 적소두를 동과(冬瓜) 안에 채워 넣고 뚜껑을 덮어서 이쑤시개로 고정한 다음 창호지로 싸서 실로 묶은 뒤 진흙을 묻혀서 암실에서 말리는데, 왕겨 한 가마니를 이용해서 동과를 왕겨 속

에 묻고 왕겨에 불을 붙여서 굽는다(煨). 불이 완전히 꺼지면 동과를 꺼내어 진흙을 제거하고 깨끗하게 씻어서 얇게 절편을 내어 콩과 같이 불에 말려서(焙乾) 가루로 만든다. 그 가루를 찜기에 쪄서 밀가루 풀로 반죽해서 오동열매 크기의 환으로 만들어 50알씩 동과자(冬瓜子) 끓인 물로 먹는다. ≪양씨가장방(楊氏家藏方)≫

③ 수종(水腫)에

- 0.5kg 이상 되는 잉어 한 마리를 끓여서 즙만 걸러내어 동과, 총백을 함께 넣고 국을 끓여 먹는다. ≪본초술(本草述)≫

④ 간경화 복수에

- 동아를 잘게 부수어 끓여서 베주머니에 짜서 그 즙을 매일 세 차례 복용하면 효과가 있다.

⑤ 다이어트 음료

- 탕기에 동아 과육과 껍질 부분을 함께 넣고 적당히 물을 부어 끓여서 차 대신 상복하게 되면 소변을 잘 나가게 해주면서 지방을 빼주는 다이어트 음료로 쓸 수 있다.

[참고문헌]

1. ≪명의별록(名醫別錄)≫ : "主治小腹水脹, 利小便, 止渴."
2. ≪일화자본초(日華子本草)≫ : "除煩, 治胸膈熱, 消熱毒癰腫, 切摩痱子."
3. ≪진남본초(滇南本草)≫ : "性平和, 味甘淡. 治痰吼, 氣喘, 薑湯下. 又解遠方瘴氣, 又治小兒驚風."
4. ≪본초강목(本草綱目)≫ : "熱者食之佳, 冷者食之瘦人….. 欲得肥則勿食也

5) 월과(越瓜 월과) [本草經集註]

[이명] 채과(菜瓜), 초과(稍瓜), 양각과(羊角瓜), 생과(生瓜), 백과(白瓜)
[기원] 박과 식물인 월과 *Cucumis melo* L.의 과실. 애호박과 흡사함.
[성미] 감(甘), 한(寒)[량(凉)]
[귀경] 위(胃)·소장경(小腸經)
[효능] 제번열(除煩熱), 생진액(生津液), 이소변(利小便)
[주치] 번열구갈(煩熱口渴), 소변불리(小便不利), 구창(口瘡) 등

[용법용량]

적당량을 생으로 먹거나 삶아서 익혀 먹는다.

[주의사항]

과량을 생식하면 비위를 손상하게 함으로 비위허한(脾胃虛寒)한 경우는 복용을 금한다.

[응용 예]

① 구문창(口吻瘡, 구순염)에

- 월과를 재로 만들어서 바른다. ≪보제방(普濟方)≫

② 구갈(口渴)에

- 월과를 깨끗하게 씻어서 속을 파내고 소금에 찍어서 절반~한 개를 생으로 먹는다. ≪복건약물지(福建藥物志)≫

[참고문헌]

1. ≪천금, 식치(千金, 食治)≫ : "益腸胃."
2. ≪본초습유(本草拾遺)≫ : "利小便, 去煩熱, 解酒毒, 宜泄熱氣. 爲灰敷口吻瘡及陰莖熱瘡."
3. ≪식료본초(食療本草)≫ : "此動物風, 雖止渴, 能發諸瘡, 不可久食, 發痢. 小兒夏月不可與食. 令人虛弱, 冷中, 常令人臍下爲症痛不止. 天行病後不可食. 不得和牛乳及酪食之, 不可空腹和醋食之, 令人心痛."

6) 여주(苦瓜 고과) [滇南本草]

[이명] 고과(苦瓜), 양과(凉瓜), 나과(癩瓜), 금여지(錦荔枝), 나포도(癩葡萄), 화고낭(花姑娘), 나과(懶瓜), 홍고랑(紅姑娘)

[기원] 박과 식물인 여주 *Momordica charantia* L.의 과실

[성미] 고(苦), 한(寒), 무독(無毒)

[귀경] 심(心)·비(脾)·위경(胃經)

[효능] 청서해열지갈(淸暑解熱止渴), 명목(明目), 해독(解毒), 혈당 강하

[주치] 서열번갈(暑熱煩渴), 소갈(消渴), 중서(中暑), 적안동통(赤眼疼痛), 이질(痢疾), 창옹종통(瘡癰腫痛)의 치료 등

[용법용량]

6~15g(신선한 것은 30~60g)을 달여서 복용하거나 가루 내어 먹는다.

[주의사항]

위한허약(胃寒虛弱)한 자와 변이 묽은 사람은 신중하게 먹는다.

[해 설]

- 박과에 속하는 일년생 덩굴식물로 온난한 기후를 좋아하며, 내열성(耐熱性)이 좋고 저온에도 잘 견딘다. 열매는 긴 타원형이고 양끝이 좁으며, 혹 같은 돌기가 있고 황적색으로 익으면 갈라져서 홍색 육질로 싸인 종자가 나온다. 열매가 여지와 비슷하므로 여주라고 부른다. 열매는 여름철 채소로 쓰이며 쓴맛이 특징이다. 생으로 먹거나 주스, 샐러드, 디저트에 이용된다. 무치거나 볶아서 먹기도 하고 육류 등과 함께 끓여 먹는다. 비위(脾胃)가 허한(虛寒)한 사람은 많이 먹지 않는 것이 좋다. 고과(苦瓜)와 고추를 함께 볶으면 고과(苦瓜)의 고한(苦寒)한 성질을 제어할 수 있다. 고과의 과육과 붉은색 가종피(假種皮)는 생으로도 먹을 수 있다.
- ≪수식거음식보(隨息居飮食譜)≫ : "여주가 푸른 것은 고한(苦寒)하여 청열(淸熱), 명목(明目), 청심(淸心)한다. 장(醬)이나 장아찌로 만들 수 있다. 신선할 때 육질을 태워 쓴맛을 제거하면 한여름에도 육즙이 응고되는데 속이 찬 사람은 먹어서는 안 된다. 익으면 색이 붉어져서 미감성평(味甘性平)하며, 양혈자간(養血滋肝), 윤비보신(潤脾補腎)한다."
- ≪전남본초(滇南本草)≫ : "고(苦), 한(寒)하여 단화독기(丹火毒氣)를 다스리고, 악창(惡瘡)으로 독이 맺혀있거나(結毒) 온몸에 깨알 같은 정창(疔瘡)이 퍼져서 통증을 참기 어려운 것을 다스린다. 심경실화(心經實火)를 사(瀉)하고, 청서(淸暑), 익기(益氣), 지갈(止渴)한다."
- 여주는 과육 부분이 쓰기 때문에 고과(苦瓜)라고 한다. 맛이 쓰긴 하지만, 청량(淸凉)하기 때문에 남방 사람이 즐겨 먹는다. 성미가 고한(苦寒)하기 때문에 비위가 허한(虛寒)한 사람은 생식하면 안 된다.
- 여주는 여름철에 더위가 성할 때 열을 내려주는 효과가 탁월하며, 생여주를 짜낸 즙을 마시거나 달인 탕을 복용하면 청열(淸熱)작용이 더 강해진다. 속에 열이 있는 사람인 경우에 청열하면서 식욕을 증진시켜주고 정신을 또렷하게 해주며 더위 먹는 것을 예방하는 효능이 있다.

- 여주는 서열(暑熱) 제거, 청심명목(淸心明目), 피로회복에 좋고 해독효능이 있어 여름철 더위나 장염, 이질, 땀띠(효과 양호)와 발진(發疹), 열독, 창양(瘡瘍), 종기 등의 병증과 안질환으로 눈이 충혈된 데에 응용한다. 단, 비위허한(脾胃虛寒)한 사람은 복용을 피한다. 따라서 여주는 성질로 볼 때 소양인이면서 열이 있는 사람에게 응용하는 것이 좋다.
- 고과(苦瓜)에는 뚜렷한 혈당강하 작용이 있기 때문에 당뇨병 환자에게 응용 가능하다. 여주의 일부 성분은 면역 기능을 제고시켜서 면역 세포가 암세포를 사멸(死滅)할 수 있도록 작용하기 때문에 암 환자의 보조적인 치료에도 도움이 된다. 과즙을 피부에 문지르면 피부미용 효과도 있다.
- 여주의 덩굴을 끓인 물을 마시면 혈압과 콜레스테롤을 내려주고 살도 빼준다.

[응용 예]

① 서열(暑熱)로 눈이 충혈되고 설사, 이질, 식욕부진이 있을 때

- 신선한 여주 2개를 속을 제거하고 썰어서 당근 7~8개를 같이 넣고 적절히 볶아 조리해서 먹으면 좋다.

② 이질(痢疾)과 번열소갈(煩熱消渴)로 인한 갈증에

- 여주를 찧어서 즙을 내어 꿀을 섞어서 차갑게 먹는다. ≪천주본초(泉州本草)≫

[참고문헌]

1. ≪수식거음식보(隨息居飮食譜)≫ : "苦瓜青卽苦寒, 滌熱, 明目, 淸心. 可醬可腌, 鮮時燒肉, 先淪去苦味, 雖盛夏而肉汁能凝, 中寒者勿食. 熟卽色赤, 味甘性平, 養血滋肝, 潤脾補腎."
2. ≪천주본초(泉州本草)≫ : "主治煩熱消渴引飮, 風熱赤眼, 中署下痢."
3. ≪전남본초(滇南本草)≫ : "苦, 寒, 平. 治丹火毒氣, 療惡瘡結毒, 或遍身已成芝痲疔瘡, 疼難忍."

7) 조롱박(壺盧, 葫蘆 호로) [日華子本草]

[이명] 조롱박, 호리병박, 호로(葫蘆), 호로(壺盧), 포과(匏瓜), 첨포(甛匏), 요주(腰舟), 호로과(葫蘆瓜)

[기원] 박과 식물인 조롱박 葫蘆 *Lagenaria siceraria* Standl. 瓠瓜 *Lagenaria siceraria* Standl. var. depressa (Ser.) Hara.의 과실

[성미] 감(甘), 담(淡), 평(平), 무독(無毒)

[귀경] 비(脾)·폐(肺)·신경(腎經)
[효능] 이수(利水), 소종(消腫), 통림(通淋), 산결(散結)
[주치] 수종(水腫), 복수(腹水), 황달(黃疸), 소갈(消渴), 임병(淋病), 옹종(癰腫) 등

[용법용량]

9~30g을 달여서 먹거나 약성이 남도록 불에 태워(燒存性), 가루 내어 먹는다.

[주의사항]

비위허한(脾胃虛寒)한 경우는 복용을 금한다.

[해 설]

어린 과채를 식용으로 쓴다. 육질이 부드럽고 맛이 동과처럼 심심하다. 그냥 볶아 먹거나 혹은 달걀을 넣고 볶아먹기도 하고 탕이나 장아찌로 만들어 먹기도 한다. 즙을 내어 꿀을 타 먹으며 미용에 효과적이다.

[응용 예]

① 각기부종(脚氣浮腫)에
- 조롱박 30g과 붕어 60~120g을 삶아서 먹는다. ≪호남약물지(湖南藥物志)≫

② 수종(水腫)에
- 조롱박속 한 개와 적소두 30g에 물을 붓고 달여서 매일 두 차례 먹는다.

③ 신염(腎炎)에
- 조롱박속 한 개와 구기, 당삼, 황기 각 9g에 물을 붓고 달여서 매일 두 차례 먹는다. ≪길림중초약(吉林中草藥)≫

④ 고혈압, 번열구갈(煩熱口渴), 간염황달(肝炎黃疸), 요로결석(尿路結石)의 치료에는
- 신선한 조롱박을 빻아서 즙을 내고 거기에 꿀을 섞어서 반 잔에서 한 잔씩 하루 두 차례 먹는다. 또는 삶아서 먹는다. ≪식물중약여편방(食物中藥與便方)≫

[참고문헌]

1. ≪천금, 요방(千金, 要方)≫ : "主消渴, 惡瘡, 鼻口中肉爛痛."
2. ≪전남본초(滇南本草)≫ : "苦能下水, 令人吐, 除面目風邪, 四肢浮腫; 甛能利水, 通淋, 除心肺煩熱."
3. ≪본초구원(本草求原)≫ : "(葫蘆) 甘甛者雖無毒亦不益人, 惟解丹石毒, 通石淋, 治大小

浮腫及水氣黃疸, 二便不通, 亦必暴病實證方宜, 若久病胃虛脾弱及脚氣虛脹犯之, 必致吐利不止而斃, 平人多食易傷胃, 發瘡疥."

8) 수세미오이(絲瓜 사과) [救荒本草]

[이명] 천라과(天羅瓜), 포과(布瓜), 금과(金瓜), 면과(綿瓜), 천조과(天弔瓜)

[기원] 박과 식물인 수세미오이 *Luffa cylindrica* (L.) Roem.와 광동수세미오이(奧絲瓜) *Luffa acutangula* (L.) Roxb.의 신선하고 어린 과실, 혹은 서리가 내린 뒤에 마른 완전히 익은 과실(天骷髏)

[성미] 감(甘), 량(凉), 무독(無毒)

[귀경] 폐(肺)·간(肝)·위(胃)·대장경(大腸經)

[효능] 청열화담(淸熱化痰), 지해평천(止咳平喘), 통락통유(通絡通乳), 양혈해독(凉血解毒), 생진지갈(生津止渴), 해서제번(解暑除煩), 안태(安胎)

[주치] 열병으로 인한 신열번갈(身熱煩渴), 해수담천(咳嗽痰喘), 장풍하혈(腸風下血), 치창출혈(痔瘡出血), 혈림(血淋), 붕루(崩漏), 옹저창양(癰疽瘡瘍), 유즙불통(乳汁不通), 무명종통(無名腫痛), 수종(水腫) 등

[용법용량]

9~15g(신선한 것은 60~120g)을 달여서 복용하거나 산제로 하여 3~9g씩 먹는다. 외용할 때는 적당량을 빻아서 즙을 내어 도포하거나 빻아서 바르고 혹은 분말로 하여 환부에 살포한다.

[주의사항]

- 비위허한(脾胃虛寒) 혹은 신양쇠약(腎陽衰弱)한 경우는 많이 먹지 않는다.
- ≪전남본초(滇南本草)≫ : "많이 먹지 않도록 한다. 명문(命門)의 화(火)를 손상시킨다."

[해 설]

- 박과에 속하는 일년생 덩굴식물로 토양 적응성이 넓고 온난한 기후를 좋아한다. 미성숙한 과실은 여름철 채소로 볶거나 탕을 끓여 쓴다. 수세미꽃도 달걀 등과 함께 볶아먹기도 한다. 여름철에 수세미를 먹으면 청서(淸暑), 양혈(凉血), 해독(解毒), 통변(通便), 이뇨(利尿), 하유즙(下乳汁) 등의 효과를 볼 수 있다.

- 수세미오이는 여름철에 상식하면 더위와 습을 물리치는 데 좋고 갈증을 해소할 수 있는데 생으로 먹으면 안 되며 껍질을 벗기고 익혀서 먹어야 한다. 수세미오이를 식용으로 쓸 때는 어린것을 쓰고 약용으로 쓸 때는 늙은 것을 쓴다. 늙은 수세미오이의 껍질을 제거하고 그물망과 같은 수세미로 쓰는 것을 사과락(絲瓜絡)이라고 한다.
- 사과락(絲瓜絡)은 성이 평하고 맛이 달아서 청열해독, 활혈통락(活血通絡), 이뇨소종(利尿消腫) 하는 효능이 있고 모세혈관의 순환을 촉진한다. 사과락은 기혈이 조체(阻滯)로 인한 흉협통, 근골산통, 유방종통, 축농증, 경폐, 유즙불통, 치루, 요산통 등에 좋다.
- 수세미오이는 꽃, 뿌리, 덩굴, 잎사귀를 다 약으로 쓸 수 있는데 대체로 효능이 비슷하다.
- 수세미 잎사귀는 성질이 차고 맛이 쓰면서 신맛이 있다. 청열해독(淸熱解毒), 화담지해(化痰止咳)하는 작용이 있다. 그래서 외용(外用)할 때는 수세미 잎사귀를 으깨서 완선(頑癬, 피부과 질환)에 즙을 발라 주면 효과가 있고 건조한 뒤에 수세미 잎사귀 말린 것을 피부의 상처를 입어 피가 나는 곳에 발라주면 빨리 아문다.
- 수세미오이의 종자는 성질이 평하고 맛이 달고 쓰다. 청열화담(淸熱化痰), 윤조(潤燥), 해독(解毒)하는 효능이 있다.

[응용 예]

① 담수(痰嗽)에

- 수세미오이를 성질이 보존되게 태워서(燒存性) 가루 내어 대추와 함께 구슬 크기로 환을 만들어 한 개씩 술과 함께 먹는다. ≪섭생중묘방(攝生衆妙方)≫

② 장풍(腸風)에

- 용량에 관계없이 성질이 보존되게 태워서(燒存性) 술 20mL와 함께 공복에 먹는다. ≪속본사방(續本事方)≫

③ 하혈이 심할 때

- 수세미오이 한 개를 성질이 보존되게 태운 것과 등분의 괴화(槐花) 분말을 8g씩 미음과 같이 먹는다. ≪보제방(普濟方)≫ 絲瓜散

[참고문헌]

1. ≪진남본초(滇南本草)≫ : "治五臟虛冷, 補腎補精, 或陰虛火動, 又能滋陰降火. 久服能烏須黑髮, 延年益壽."
2. ≪본초강목(本草綱目)≫ : "煮食, 除熱利腸. 老者燒灰存性服, 祛風化痰, 凉血解毒, 殺蟲,

通經絡, 行血脈, 下乳汁, 治大小便下血痔漏崩中, 黃積, 疝痛卵腫, 血氣作痛, 癰疽瘡腫, 齒, 痘疹胎毒."

3. ≪약성절용(藥性切用)≫ : "老絲瓜力能通經活絡, 熱痹宜之."

9) 가지(茄子 가자) [本草拾遺]

[이명] 낙소(落蘇), 가과(茄瓜), 곤륜과(昆仑瓜), 백가(白茄), 자가(紫茄), 황가(黃茄)
[기원] 가지과 식물인 가지 *Solanum melongena* L.의 과실
[성미] 감(甘), 량(凉), 무독(無毒)
[귀경] 비(脾)·위(胃)·대장경(大腸經)
[효능] 청열해독(淸熱解毒), 이뇨소종(利尿消腫), 건비화위(健脾和胃), 활혈지통(活血止痛), 관장이기(寬腸利氣), 항암(抗癌)
[주치] 장풍하혈(腸風下血), 열독창옹(熱毒瘡癰), 피부궤양(皮膚潰瘍) 등

[용법용량]

15~30g을 달여서 먹거나 적당량을 빻아서 환부에 바른다.

[주의사항]

- 가지는 성질이 활리(滑利)하고 차기 때문에 비허(脾虛) 설사자, 비위허한(脾胃虛寒)한 사람은 많이 복용해서는 안 된다. 성질이 따뜻한 파, 생강, 마늘, 향채 등과 같이 조리해서 먹는 것이 바람직하다.
- ≪음선정요(飮膳正要)≫ : "동풍발창(動風發瘡), 고질(痼疾)이 있는 사람은 많이 먹으면 안 된다."
- ≪본초강목(本草綱目)≫ : "가지의 성은 한리(寒利)하여 많이 먹으면 심복통(心腹痛), 하리(下痢)하며, 부인은 자궁을 상할 수 있다."

[해 설]

- 가지는 열대의 인도 또는 중국이 원산지이며, 우리나라에서는 신라시대부터 재배되었던 것으로 추정된다. 수분 94%, 단백질은 1%이며 기타 영양성분은 별로 없어 영양적 가치는 적다. 절임, 쪄먹는 것 또는 튀김용으로 쓰이거나 나물로 조리해서 먹는다. 열매를 쪄서 나물로 만들고 전도 부치며, 가지를 세로로 잘라서 다진 고기에 양념을 버무려 넣어서

찌면 고급 반찬(가지찜)이 된다. 가지를 쪄서 마늘과 무쳐 먹으면 개위(開胃), 청서열(淸暑熱), 혈압강하, 지질강하 효능이 있다.

- 가지는 임신부나 안질 환자에게는 안 좋으며, 늙은 가지는 약간 독성이 있어서 되도록 안 먹는 것이 좋다.
- 자주색 가지는 색소 성분으로 안토시안계의 나스닌(nasnin)을 함유한다. 이 색소 성분이 혈관투과성 예방 인자인 비타민 P이며, 인체 세포 간의 접착력을 증강시켜주고 모세혈관의 탄성을 증강시켜서 모세혈관 및 각종 질병에 대한 저항력을 높여주고 모세혈관 출혈을 예방해준다. 그러므로 가지는 고혈압, 동맥경화, 자전증(紫癜症) 환자가 먹으면 매우 좋다. 흰색이나 노란색 가지는 피부궤양이나 아토피피부염에 사용하면 좋다.
- 가지에는 경련을 억제하는 물질인 스코포리틴(scopoletin)과 스코파론(scoparone)이 함유되어 있다.
- 가지는 암세포를 억제하고 방사성 치료로 인한 부작용을 줄여준다. 암환자 방사선 치료에 열감이 있을 때 가지를 먹으면 열이 내려가는 효과가 있다.

[응용 예]

① 창양종독(瘡瘍腫毒), 동상(凍傷) 등에

- 신선한 가지 250g을 찧어서 피부에 붙이면 활혈시키면서 종기를 삭혀주는 역할이 있기 때문에 창양종독(벌겋게 종기가 올라 올 때)이나 동상(凍傷)에 쓸 수 있다.

② 황달간염(黃疸肝炎)에

- 가지 여러 개를 쌀과 같이 밥을 지어서 수일간 먹는다. ≪식물여치병(食物與治病)≫

③ 장풍변혈(腸風便血)에

- 꼭지가 달린 가지를 불에 구워 가루 내어 매일 공복에 따뜻한 술로 먹거나, 가지를 불에 익혀서(외숙(煨熟)) 술에 담갔다가 따뜻한 술로 공복에 먹는다. ≪성제총록(聖濟總錄)≫ 茄子酒

[참고문헌]

1. ≪전남본초(滇南本草)≫ : "散血, 止乳疼, 消腫寬腸, 燒灰米湯飮. 治腸風下血不止及血痔."
2. ≪수식거음식보(隨息居飮食譜)≫ : "活血, 止痛, 消癰, 殺蟲, 已瘧, 瘕疝諸病."
3. ≪본초강목(本草綱目)≫ : "茄性寒利, 多食心腹痛下痢, 婦人能傷子宮."

10) 토마토(番茄 번가) [植物名實圖考]

[이명] 서홍시(西紅柿), 번이자(番李子), 소금과(小金瓜), 양시자(洋柿子), 번시(番柿)
[기원] 가지과 식물인 토마토 *Lycopersicon eseulentum* Mill.의 과실
[성미] 감(甘), 산(酸), 량(凉), 무독(無毒)
[귀경] 간(肝)·비(脾)·위경(胃經)
[효능] 생진지갈(生津止渴), 건위소식(健胃消食), 양혈평간(凉血平肝), 혈압강하(降血壓)
[주치] 구갈(口渴), 식욕부진, 고혈압, 신장병, 심장병, 간염, 안저출혈의 치료 등

[용법용량]

적당량을 달여서 먹거나 생으로 먹는다.

[주의사항]

성질이 약간 서늘해서 위한(胃寒)한 사람은 조심해서 먹되 생냉(生冷)한 토마토는 되도록 먹지 말고 익혀서 먹는 것이 좋다.

[해 설]

- 가지과에 속하는 일년생 초본으로 남미의 잉카제국이 원산지로 전해지고 있으며, 우리나라에서는 ≪지봉유설(芝峰類說)≫에 '남만시(南蠻諦)'로 처음 소개되었다. 맛이 달고 새콤하며 향긋하여 많은 사람들이 좋아하는 과채(果菜)이다. 과일처럼 먹기도 하고 채소로 혹은 퓌레나 케첩, 통조림 등으로 가공하여 사용한다. 토마토는 청열해갈(淸熱解渴), 건위(健胃), 이뇨(利尿) 효능이 있어서 동과와 함께 탕을 끓여 먹으면 청서해열(淸暑解熱), 청화해독(淸火解毒), 보비양위(補脾養胃), 이뇨(利尿) 등의 효과를 볼 수 있다. 토마토와 달걀, 돼지고기를 함께 볶아 먹으면 보비양혈(補脾養血), 보신이뇨(補腎利尿), 자음생진(滋陰生津) 등의 효과를 얻을 수 있다.
- 토마토는 생진지갈(生津止渴), 건비개위(健脾開胃), 청열소서(淸熱消暑), 보신이뇨(補腎利尿) 등의 효능을 가지고 있기 때문에 식욕부진, 열병으로 인한 진액 손상, 빈혈, 신장병 부종, 더위 먹은 데 활용한다. 다만 성질이 약간 서늘하기 때문에 비위가 허한(虛寒)한 사람은 조심해서 먹는다.
- 토마토에는 대부분 인체에 직접적으로 흡수되기 쉬운 포도당과 과당, 유기산이 함유되어 있으며, 사과산 탈수소효소, 아스코르빈산 산화효소 등의 효소를 함유하고 있다. 또한 토

마틴(tomatine)을 함유하고 있어 소화와 이뇨 작용을 돕는다. 신장병 환자가 자주 먹으면 유익하다.

- 토마토에 들어 있는 당분은 포도당과 과당의 함량이 비교적 적기 때문에 당뇨에 쓰는 데 좋다. 토마토는 비타민, 무기질(칼슘, 인, 아연, 철분, 망간, 구리, 요오드 등)을 많이 함유하고 있는데 특히 비타민 C가 많이(20~40mg%) 함유되어 있고, 대체로 과일이나 채소류에 들어있는 비타민 C는 내열성이 약하기 때문에 뜨겁게 끓여 먹거나 조리하면 상당히 파괴되어 흡수가 안 되는데 토마토에 들어있는 비타민 C는 유기산과 결합이 되어 있어서 조리과정에서 열에 의해 파괴되는 것을 보호해주는 구조로 되어 있기 때문에 비타민 C의 공급원으로서도 매우 좋은 과채이다. 토마토는 생으로 혹은 익혀 먹어도 모두 지혈 작용이 있고 특히 괴혈병, 과민성자반증, 감기, 유합이 잘 안 되는 상처에 응용할 수 있다.
- 토마토는 고혈압, 고지혈증, 신장병, 혈우병, 간장병, 피부병 등에 활용할 수 있는 양호한 건강식품이다. 다만 비위가 허한(虛寒)하고 대변이 묽어서 설사하는 사람은 생식하지 말고 익혀서 먹는 것이 좋다.
- 간질환에 보조적인 치료 효과를 나타내고 피부를 건강하게 하며, 위액을 정상적으로 분비하게 하고 적혈구 형성을 돕는다. 나병, 피부병 치료에도 도움이 된다. 고혈압 환자는 매일 토마토를 1~2개씩 상용하면 혈압을 내리는 데 효과가 있다.
- 토마토의 붉은 색소는 라이코펜(lycopene)이 가장 중요하고, β-카로틴, 잔토필(xanthophyll), 크립토잔틴(cryptoxanthin)으로 구성되어 있다. 이들은 모두 지용성 색소이므로 올리브유 등 식물성 기름과 함께 조리하는 것이 바람직하다. 이중 라이코펜은 카로티노이드류에서 비타민 A의 효력은 없지만 강력한 항암 효과를 갖는다. 생식용 토마토에는 2~4mg이나 붉은색이 짙은 가공용 토마토에는 7~12mg을 함유한다.

[응용 예]

① 열병구갈(熱病口渴), 여름철 무더위에

- 토마토 250g, 생강 5g, 계란 2개, 돼지고기 수육 75g을 센 불에 볶아 조리해서 먹으면 보비양혈, 보신이뇨, 자음생진하여 갈증을 해소하는 효능이 있다.
- 토마토 껍질을 벗겨낸 후 생으로 먹거나 ≪실용중의영양학(實用中醫營養學)≫, 토마토와 수박을 따로 즙을 내어 같이 섞어서 수시로 마신다. ≪중국약선학(中國藥膳學)≫

② 고혈압과 안저출혈(眼底出血)에

- 매일 아침 공복에 생으로 1~2개를 보름간 먹는다. ≪가정식료수책(家庭食療手册)≫

③ 빈혈에

• 토마토 2개와 삶은 달걀 한 개를 같이 매일 한두 차례 먹는다. ≪상해중의약보(上海中醫藥報≫

④ 야맹증에

• 신선한 토마토 250g과 돼지의 위 60g을 같이 볶아서 반찬으로 먹는다. ≪上海中醫藥報≫

[참고문헌]

1. ≪육천본초(陸川本草)≫ : "生津止渴, 健胃消食, 治口渴, 食慾不振."
2. ≪식물중약여편방(食物中藥與便方)≫ : "清熱解毒, 凉血平肝."
3. ≪식물여치병(食物與治病)≫ : "番茄性微寒, 因其味甘酸, 故有健胃消食, 平肝作用."

11) 고추(辣椒 날초) [植物名實圖考]

[이명] 날가(辣茄), 번초(蕃椒), 해초(海椒), 날자(辣子), 우각초(牛角椒), 진초(秦椒), 날호(辣虎), 날각(辣角), 계취초(鷄嘴椒)

[기원] 가지과 식물인 고추 *Capsicum frutescens* L.의 과실

[성미] 신(辛), 열(熱), 무독(無毒)

[귀경] 심(心)·비경(脾經)

[효능] 온중산한(溫中散寒), 개위제습(開胃除濕), 하기소식(下氣消食)

[주치] 위한기체(胃寒氣滯), 완복창통(脘腹脹痛), 구토(嘔吐), 사리(瀉痢), 풍습통(風濕痛), 동창(凍瘡), 개선(疥癬) 등

[용법용량]

1~3g을 환제나 산제로 하여 먹는다. 또 적당량을 달여서 그 물로 씻거나 빻아서 펴 바른다.

[주의사항]

고추를 많이 먹으면 내화(內火)를 왕성(旺盛)하게 하므로 음허화왕(陰虛火旺), 해수(咳嗽), 목질(目疾)이 있는 사람은 복용을 삼가한다. 오래 복용하면 치질이 생기기 쉽고 치통, 인후통이 생길 수 있다. 만성기관지염이나 위궤양 환자도 복용하지 않는 것이 좋다.

[해 설]

• 가지과에 속하는 일년생 초본으로 남아메리카가 원산지로 알려져 있고 임진왜란(1592

년)에 우리나라에 전해진 것으로 알려져 있다. 고추는 이용할 때 건과용 고추와 풋고추용으로 구분되며 풋고추는 비타민 A, B_1, B_2 및 C가 다른 채소에 비해 많다. 특히 비타민 C는 사과의 40배, 귤의 두 배 이상 함유하고 있으며, 고추의 매운맛 성분인 캡사이신 때문에 쉽게 산화되지 않아서 조리하는 동안 손실이 비교적 적은 것도 특징이다. 건과용 고추는 붉은 고춧가루로 매우 광범위하게 사용되는 조미료이다. 말린 고추나 고춧가루를 이용해 김치나 고추장 등의 가공에 이용되고 실고추로도 사용되며, 서양에서는 육류와 채소요리, 핫소스, 카레, 케첩, 소시지 등에 사용하고 있다. 고춧잎도 채소, 나물, 장아찌, 탕 등으로 다양하게 조리하여 먹는다. 일본이나 동남아 등지에서도 매우 유행하나 성질이 열(熱)하므로 열성(熱性) 환자들은 많이 먹지 않는 것이 좋다.

- 고추는 성질이 뜨겁고 맛이 매워서 온중산한(溫中散寒), 온중건위(溫中健胃)하는 효능과 산한거습(散寒祛濕)하는 효능이 있어서 내복하면 배가 냉하면서 가스가 차고 소화불량, 식욕부진이 있거나 감기가 있을 때 먹으면 효과가 있다. 고추의 매운(辛辣)맛은 제습산한(除濕散寒)하므로 풍습(風濕), 한습(寒濕)으로 인한 관절산통(關節酸痛)이나 동창(凍瘡) 등은 고추를 끓인 물에 담그고 씻으면 좋다.
- 고추는 식후에 캡사이신의 매운 성분이 타액선을 자극, 침 분비를 증가시켜 식욕을 촉진하고 소화작용을 도와준다. 그래서 고추를 너무 많이 먹게 되면 캡사이신 성분이 심장을 자극해서 맥박이 빨리 뛰게 하여 혈액 순환을 가속시키면서 속을 따뜻하게 도와주는 작용을 한다. 캡사이신은 지방이 축적되는 것을 억제하기 때문에 살을 빼는 다이어트 식품으로 좋고, 고추의 비타민 C의 함유량은 채소 중에서도 많은 편에 속하므로 영양식품으로서도 좋은 채소이다.
- 고추는 비타민 C의 함유량이 높은 편이므로 자주 먹으면 비타민 C를 보충하고 식욕을 촉진한다. 그러나 너무 많은 양을 먹으면 위염, 장염, 복사(腹瀉), 구토(嘔吐) 등을 발생시킬 수 있으며, 미각 말초조직을 자극하여 반사적으로 고혈압을 일으킬 수도 있다.
- 고추는 항암 작용이 있고 항균, 살충 작용이 있어서 혈관을 수축하는 작용과 혈압을 높여주는 작용이 있다.
- 신열(辛熱)한 맛이 소화를 도와서 혈액순환을 촉진시키지만 많이 먹게 되면 위통을 유발하고 치창(痔瘡)을 유발할 수가 있다. 그래서 위궤양 환자, 폐결핵, 식도염, 고혈압, 치통(牙痛), 인후통(喉痛), 화안(火眼, 눈충혈), 치창(痔瘡), 종양(腫瘍) 등의 환자와 구설생창(口舌生瘡) 등 각종 출혈증에는 고추를 되도록 안 먹는 것이 좋다. 외용할 때 도포량이

많거나 장시간 사용하면 화상을 입을 수 있으므로 양을 줄여준다.

[응용 예]

① 동상(凍傷)에

- 마른 붉은 고추를 끓여 씻거나 매일 한두 차례씩 수일간 씻는다.
- 마른 붉은 고추하고 가지 뿌리를 달여서 도포한다. 가지 뿌리와 고추줄기 나무뿌리, 동과피 달인 물에 담가도 동상 제거하는 데 효과가 있다.
- 고추 50g을 채 썰어서 250g의 고량주(白酒)에 넣어서 우려내어 뚜껑을 닫아 밀봉하고 15일 후 개봉하여 환부에 바른다. 또는 붉은 고추 간 것 2 : 돼지기름 8의 비율로 잘 섞어서 고약처럼 만들어 겨울철에 동상이 잘 생기는 부위에 바른다. ≪중국민간요법(中國民間療法)≫

② 액취가 나는 경우

- 고춧가루를 요오드액에 불려 겨드랑이에 문지르기를 하루에 한두 차례씩 일주일 정도 한다.

③ 원형탈모증, 탈모에

- 고추술을 담가 하루에 몇 차례씩 환부에 바른다.
- 청양고추 9g을 잘게 썰어 소주 50g에 열흘 정도 담갔다가 건더기를 제거하고 탈모 부위에 바르면 머리카락이 다시 나는 데 효과가 좋다.

④ 풍습성관절염

- 붉은 고추 열 개에 무 한 개를 갈아서 풍습성 관절염의 환처에 바르면 산한통락(散寒通絡)시키는 작용에 의해서 치료 효과가 있다.

[참고문헌]

1. 요가성(姚可成)의 ≪식물본초(食物本草)≫ : "消宿食, 解結氣, 開胃口, 辟邪惡, 殺腥氣諸毒."
2. ≪식물의기(食物宜忌)≫ : "溫中下氣, 散寒除濕, 開郁去痰, 消食, 殺蟲解毒. 治嘔逆, 止瀉痢, 祛脚氣."
3. ≪식물고(食物考)≫ : "溫中散寒, 除風發汗, 冷癖能蠲, 行痰祛濕."

12) 수박(西瓜 서과) [日用本草]

[이명] 한과(寒瓜), 천생백호탕(天生白虎湯)

[기원] 박과 식물인 수박 *Citrullus vulgaris* Schrad.의 과실이다.

[성미] 감(甘), 량(凉)[한(寒)], 무독(無毒)

[귀경] 심(心)·위(胃)·방광경(膀胱經)

[효능] 청열해서(淸熱解暑), 제번지갈(除煩止渴), 이소변(利小便), 혈압 강하(降血壓)

[주치] 서열번갈(暑熱煩渴), 열병상진(熱病傷津), 소변불리(小便不利), 인후종통(咽喉腫痛), 구창(口瘡), 목적종통(目赤腫痛) 등

[용법용량]

적당량을 생것으로 먹는다.

[주의사항]

수박은 감한(甘寒)하여 비위허한(脾胃虛寒)으로 설사하는 경우는 적게 먹어야 하고, 중한습성(中寒濕盛)한 자는 신중히 먹는다.

[해 설]

- 수박은 박과에 속하는 일년생 초본으로 아프리카가 원산지다. 우리나라는 조선시대 ≪연산군실록(燕山君實錄)≫(1450년)에 수박의 재배에 대한 기록이 나타난 것으로 보아 그 이전에 들어온 것으로 추정된다. 수박은 수분함량이 높고 유리당이 함량이 많아 단맛이 강하며, 가식부에 항산화 기능을 가진 라이코펜이 다량 함유되어 있다. 여름에 생식용으로 적합하다. 천연의 '백호탕(白虎湯)'이라 하여 고열번조(高熱煩燥), 요소(尿少) 등을 치료하는 데 쓴다. 수박즙과 토마토즙을 물 대신 마시면 감기로 인한 발열(發熱)과 소화불량을 치료할 수 있다. 과피(果皮)를 생채로 무치거나 볶음, 장아찌를 만들어 먹기도 한다. 씨도 생으로 먹거나 볶아 먹는다.
- 수박즙과 껍질에 있는 무기질과 배당체 등은 이뇨, 강압 작용이 있어 급·만성신염, 간염 등을 치료하는 데 적합하다.

[보충설명]

- 서과자(西瓜子) : 성미가 감(甘), 량(凉), 무독(無毒)하며, 보중익기(補中益氣), 청폐윤장(淸肺潤腸), 지갈(止渴), 혈압 강하(降血壓). 폐열해수(肺熱咳嗽), 장조변비(腸燥便

秘), 토혈(吐血), 변혈(便血), 고혈압, 요로감염 등을 다스린다.

- 서과취의(西瓜翠衣, 수박껍질) : 성미가 감(甘), 량(凉), 무독(無毒)하며, 청서해열(淸暑解熱), 사화(瀉火), 제번지갈(除煩止渴), 통리소변(通利小便), 혈압 강하(降血壓). 서열번갈(暑熱煩渴), 소변임통(小便淋痛), 수종(水腫) 등을 다스린다.

[응용 예]

① 신장병으로 인한 부종에

- 서과당(西瓜糖) : 수박 속을 파내어 베 보자기로 즙을 짜서 중불로 2~3시간 끓인다. 붉은색의 엿처럼 걸쭉한 상태가 될 때까지 달인 다음 냉각시켜서 사용한다. 이때 철기는 산화되므로 사용하지 않는다. 부작용 없는 이뇨제로서 하루 10mL씩 3회씩 복용한다. 부종이 급성으로 심하게 왔을 때는 두세 잔까지 마셔도 된다.

② 양명병(陽明病)으로 열성(熱盛)하여 혀가 마르고 번갈(煩渴)이 있거나 정신이 혼몽할 때

- 잘 익은 수박을 생즙을 내어 1~3잔을 천천히 마신다. ≪본초휘언(本草彙言)≫

[참고문헌]

1. ≪일용본초(日用本草)≫ : "消暑熱, 解煩渴, 寬中下氣, 利小水, 治血痢."
2. ≪음선정요(飮膳正要)≫ : "主消渴, 治心煩, 解酒毒."
3. ≪본경봉원(本經逢原)≫ : "西瓜, 能引心包之熱, 從小腸, 膀胱下泄. 能解太陽, 陽明中暍及熱病大渴, 有天生白虎湯稱."

13) 참외(甛瓜 첨과) [開寶本草]

[이명] 감과(甘瓜), 향과(香瓜), 과과(果瓜), 이과(梨瓜), 숙과(熟瓜)

[기원] 박과 식물인 참외 *Cucumis melo* var. *makuwa*의 과실

[성미] 감(甘), 량(凉)[한(寒)], 무독(無毒)

[귀경] 심(心)·위경(胃經)

[효능] 청서열(淸暑熱), 해번갈(解煩渴), 통리이변(通利二便)

[주치] 서열번갈(暑熱煩渴), 소변불리(小便不利), 서열하리복통(暑熱下痢腹痛), 대변건결(大便乾結)

[용법용량]

일반적으로 생으로 먹거나 탕을 끓여서 먹고 또는 갈아서 먹는다.

[주의사항]

비위허한(脾胃虛寒), 복창변당(腹脹便溏)한 경우는 복용을 피한다.

[해 설]

- 참외는 박과의 일년생 덩굴초본으로 보편적인 과일 중의 하나이며 인도와 아프리카가 원산지이고 우리나라에는 삼국시대에 들어온 것으로 추정된다. 수분 91%, 당질 6.4%를 함유하며 비타민 A와 C가 많이 들어 있다. 향이 좋은 과채로 달고 육질이 아삭하며 과즙이 많아 여름의 생과로 널리 식용한다. 껍질과 씨를 제거한 참외와 토마토를 같이 분쇄하여 레몬즙을 넣고 마시면 거서(袪暑), 생진(生津), 건위(健胃)할 수 있다.
- ≪식료본초(食療本草)≫ : "갈증을 그치고 기운을 더하며, 번열을 제거하고 소변을 이롭게 하며, 삼초의 막힌 기운을 통하게 한다."
- ≪옥추약해(玉楸藥解)≫ : "참외는 성미가 달고 차며 소리(疏利)하는 성질이 있어 서열(暑熱)을 내려주는 효능이 강하다. 단, 위기(胃氣)를 설(泄)하고 장(腸)을 매끄럽게 하므로 양기(陽氣)가 쇠약하고 비습(脾濕)한 사람이 먹으면 반드시 설사를 하니 생냉(生冷)하여 비(脾)를 손상시키는 것이 가장 심하다."
- 과체(瓜蔕, 苦丁香) : 건조한 참외꼭지. 성미가 고한(苦寒)하고 유독(有毒)하며, 용토담식(涌吐淡食), 담연옹성(痰涎壅盛), 숙식정취(宿食停聚) 등을 다스린다. 1회 용량은 분말해서 1회에 0.6~1.5g을 사용한다. 덜 익은 참외 꼭지에는 엘라테린(elatrin)이라는 고미(苦味) 물질이 들어있어서 용토(涌吐) 작용을 한다.
- 황달에 참외꼭지를 가루 내어 탈지면에 묻혀 콧구멍에 넣으면 재채기가 나오며 누런 물이 나오는데 다 나올 때까지 하면 치료 효과가 있다.
- 참외씨는 맛이 달고 약성이 차다. 어혈을 해소해 주고 폐열을 식혀주며 장을 윤활하게 하여준다. 장의 염증, 해수 기침, 갈증 등에 활용할 수 있다.
- 참외 덩굴 잎사귀를 달여 피부소양증에 외용한다.

[응용 예]

① 여드름 치료나 피부미용에

- 절구에 참외 250g, 사과 250g(껍질과 씨를 제거), 당근 150g을 함께 생즙을 내서 매일

두 번 나누어 복용하면 윤폐건비(潤肺健脾) 하면서 피부를 보호해준다. 얼굴에 여드름이 심하거나 얼룩얼룩 색이 생길 때 미용 목적으로 먹는다.

② 고관절통, 슬통(膝痛)에

- 참외씨 100g을 고량주에 열흘 담근 후 꺼내어 분말해서 10g씩 하루 세 차례 술을 마시면 거풍(袪風活血)시키기 때문에 고관절이나 무릎관절 통증이 심할 때 효과가 있다.

③ 열갈(熱渴)에

- 껍질을 벗겨서 식후에 천천히 먹는다. 또 껍질로 국을 끓여 먹어도 좋다. ≪고금의통(古今醫統)≫

[참고문헌]

1. ≪식료본초(食療本草)≫ : "止渴, 益氣, 除煩熱, 利小便, 通三焦間壅塞氣."
2. ≪수식거음식보(隨息居飮食譜)≫ : "滌熱, 療饑. 治暑痢."
3. ≪옥추약해(玉楸藥解)≫ : "甛瓜甘寒疏利, 甚淸暑熱, 但泄胃滑腸, 陽衰土濕者, 食之必泄利, 生冷敗脾以此爲最."

14) 딸기(草莓 초매) [臺灣藥用植物志]

[이명]	하란초매(荷蘭草莓), 봉리초매(鳳梨草莓)
[기원]	장미과 식물인 딸기(草莓) *Fragaria ananassa* Duch. 또는 *F. grandiflora* Ehrh의 과실
[성미]	감(甘), 미산(微酸), 한(寒)[량(凉)], 무독(無毒)
[귀경]	비(脾)·위경(胃經)
[효능]	청량지갈(淸凉止渴), 건위소식(健胃消食)
[주치]	구갈(口渴), 인후불리(咽喉不利), 건해무담(乾咳無痰), 소화불량, 식욕부진 등

[용법용량]

적당량을 생으로 먹는다.

[해 설]

딸기는 장미과 다년생초본으로 다른 과실들처럼 씨방이 발달한 것이 아니라 꽃턱(花托)이 발달한 것이며 씨가 과실의 표면에 깨처럼 있다. 식물학적으로 볼 때 딸기 열매는 장과

(漿果)가 아니라 여러 개의 열매가 모여 있는 것이다. 사과산, 구연산, 주석산 등의 유기산이 많이 들어 있고 비타민 C가 80mg이나 들어 있어 비타민C의 좋은 공급원이다. 많은 사람들이 좋아하는 과일로 달고 수분이 많아 청량지갈(淸凉止渴)한다. 딸기는 장기 보관이 어려워 대부분 생과로 이용되고 그 외 딸기잼이나 술, 통조림 등으로 가공하여 이용하고 제과나 음료, 빙과류의 가공에 많이 이용된다.

[응용 예]

① 식욕부진과 완복창만(脘腹脹滿)에

- 딸기 25g을 즙을 내어 아침저녁으로 반으로 나누어 수일동안 먹는다. ≪식품적영양여식료(食品的營養與食療)≫

② 오랜 건해(乾咳)와 인후불리(咽喉不利)에

- 딸기 100g, 천패모 9g, 빙당(冰糖) 50g을 끓여 수일간 먹는다. ≪식품적영양여식료(食品的營養與食療)≫

[참고문헌]

1. ≪대만약용식물지(臺灣藥用植物志)≫ : "淸凉止渴, 滋養."

제3장

과실류(果實類)

과일 또는 과실(果實=實果)은 식물의 자방(子房) 또는 그 부속 부분이 비대한 것으로 과육이 발달한 형태에 따라 인과류(仁果類), 핵과류(核果類), 장과류(漿果類), 견과류(堅果類) 등으로 분류하며, 재배지역에 따라 온대 과일과 열대 과일, 건조 여부에 따라 생과일류(鮮果類)와 건과류(乾果類) 등으로 나뉜다. 본서에서는 과실류 중에서 목본식물의 과일만을 다루고 초본식물의 과일은 채소류에서 다룬다.

생과일은 수분이 85~90%로 가장 많고 단백질과 지방은 극히 적으며, 당분과 섬유질은 10~12%로 고형분의 대부분을 차지한다. 무기질은 칼륨을 많이 함유하고, 비타민류는 비타민 C와 카로틴을 특히 많이 함유한다.

생과일은 일부 성질이 온(溫)한 것도 있으나 대개 성미(性味)가 감산량(甘酸凉)하고 수분함량이 많아 양음보허(養陰補虛), 청열생진(淸熱生津), 제번지갈(除煩止渴), 통리이변(通利二便), 개위(開胃), 성주(醒酒) 등의 효능을 가지고 있어서 병후(病後)의 허약이나 식욕부진(食慾不振), 진액(津液) 손상으로 인한 번갈(煩渴), 변비 등에 모두 일정한 효능을 나타낸다. 건과류(乾果類)는 대개 성미(性味)가 감평(甘平)하거나 온(溫)한 것들이 많으나 조화생열(助火生熱)하는 폐단이 거의 없다. 때문에 대부분의 건과(乾果)는 오장(五臟)을 보익하는 효능을 가지고 있고, 유지가 풍부한 것은 윤장통변(潤腸通便), 지해평천(止咳平喘) 등의 효능을 갖는다.

1. 인과류(仁果類)

1) 사과(苹果 평과) [滇南本草]

[이명] 내자(柰子), 초범자(超凡子), 채자(蔡子), 빈파(頻婆), 빈과(頻果), 천연자(天

然子), 내(楱), 평파(平波)

[기원] 장미과 식물인 사과 *Malus pumila* Mill.의 과실이다.

[성미] 감(甘), 량(凉), 무독(無毒)

[귀경] 비(脾)·위(胃)·심경(心經)

[효능] 보심익기(補心益氣), 개위(開胃), 생진(生津), 지갈(止渴), 제번성주(除煩醒酒)

[주치] 비위허약(脾胃虛弱), 식후복창(食後腹脹), 소화불량, 반위토사(反胃吐瀉), 변비설사, 진액부족(津液不足), 구건구갈(口乾口渴), 음주과다 등

[용법용량]

생으로, 생즙으로 또는 달여서 먹는다.

[주의사항]

과량 복용하면 복창을 일으키기 쉬우며, 비위가 허한(虛寒)한 사람은 많이 먹지 않는다.

사과는 에틸렌 성분을 많이 뿜는 과일로 다른 채소와 과일의 숙성과 노화를 촉진시킬 수 있으니 함께 보관 시 주의한다.

[해 설]

- 사과는 장미과의 낙엽교목인 사과나무의 열매로 빈파(瀕婆)·평과라고도 하며 가장 보편적인 과일 중의 하나이다. 우리나라에서는 예로부터 재래종인 능금을 재배했는데, 홍만선(洪萬選)의 ≪산림경제(山林經濟)≫에 재배법이 실려 있는 것으로 보아 18세기 초에 많이 재배한 것으로 보인다. 당분이 10% 내외이고 유기산은 사과산을 약 0.5% 함유하지만 품종에 따라 각각 함량이 다르고 맛도 다양하다. 펙틴질(0.02~ 0.26%)은 수확 시기가 늦어질수록 그 함량이 낮아지며, 잼 및 젤리 제조 시에 주요 역할을 한다. 사과에 함유되어 있는 섬유소는 통변 작용을 하고 탄닌산과 유기산은 수렴지사(收斂止瀉) 작용을 한다. 그러므로 적은 양의 사과 섭취는 배변을 돕고, 많은 양을 먹으면 지사(止瀉)할 수 있다.

  또한 사과는 칼륨 함량이 높아 육류섭취가 많거나 혹은 짜게 먹는 음식 습관이 있는 경우 체내의 과도한 나트륨을 체외로 배출시키는 작용을 하여 혈압을 낮추는 데 도움을 준다. 사과에 있는 칼륨 성분이 몸 안에 남는 나트륨 성분과 결합해서 염의 형태로 체외로 배출되기 때문이다. 사과는 생식하는 것 이외에 과즙이나 잼, 젤리, 말린 과일, 정과, 통조림, 과일주, 각종 요리재료나 제과제빵에도 다양하게 이용된다.

- 사과는 섬유질이 많이 들어 있고 포만감을 갖게 해주어서 배고픈 것을 잘 견디게 해주어 다이어트 식품으로 매우 좋다. 또한 혈중 콜레스테롤을 강하시켜주는 작용이 있으며, 담즙 분비를 증가시켜주고, 담즙산의 기능을 증가시켜 콜레스테롤이 담즙에 침적되어 결석으로 되는 것을 방지할 수 있다.

[보충설명]

- 능금(임금(林檎)) : *Malus asiatica* Nakai의 열매. ≪본초강목≫에서 이시진은 "내(柰)와 임금(林檎)은 같은 부류의 다른 종으로(柰與林檎 一類二種也) 맛이 달아 새들을 숲으로 불러 모을 수 있다하여 임금, 내금이라는 이름이 붙었다고 기록하고 있다(此果味甘, 能來衆禽於林, 故有林檎, 來禽之名). 성미(性味)는 산감(酸甘), 평(平)하고 위(胃), 대장경(大腸經)으로 귀경한다. 생진지갈(生津止渴), 소적지리(消積止痢) 효능이 있어 소갈(消渴), 담음식적(痰飮食積), 곽란(癨亂), 사리복통(瀉痢腹痛)에 주로 이용된다.

[응용 예]

① 옥용단(玉容丹)

- 사과즙을 약한 불로 끓여 액이 엿과 같이 걸쭉하게 되면 약간의 꿀을 넣어 잘 섞어서 병에 냉장 보관하며, 필요할 때마다 식용한다. 건비익기(健脾益氣)시키고 심장을 자양하여 기분을 좋게 하는 효능이 있다.
- ≪전남본초(滇南本草)≫ : "사과를 끓여 만든 고(膏)를 옥용단(玉容丹)이라 하는데, 오장육부(五臟六腑)에 통하고 십이경락(十二經絡)에 행하고, 영양을 조절하고 정신을 통하게 하고, 온역(瘟疫)을 해소하고 한열(寒熱)을 그치게 한다."

② 허약체질, 식욕부진에

- 사과 한 개를 껍질과 씨를 제거하고 잘게 잘라 멥쌀 50g과 죽을 끓여 먹는다.

③ 가벼운 복통설사와 변비 치료에

- 사과를 갈아서 매일 50g씩 4회 수일간 먹는다. ≪식품적영양여식료(食品的營養與食療≫

[참고문헌]

1. ≪식료본초(食療本草)≫ : "主補中焦諸不足氣, 和脾, 卒患食後氣不通, 生搗汁服之."
2. ≪천금, 식치(千金, 食治)≫ : "益心氣, 耐飢."
3. ≪수식거음식보(隨息居飮食譜)≫ : "潤腸憘心, 生津開胃, 醒酒."

2) 배(梨 이) [名醫別錄]

[이명] 쾌과(快果), 옥유(玉乳), 밀부(蜜父), 감당(甘棠), 두리(杜梨) 등

[기원] 주로 장미과 식물인 백리(白梨) *Pyrus bretschneideri* Rehd, 사리(沙梨) *P. pyrifolia* (Burm.f) 혹은 Nakai, 추자리(秋子梨) *P. ussuriensis* Maxim 등 재배종의 신선한 과실

[성미] 감(甘), 량(凉)[한(寒)], 무독(無毒)

[귀경] 폐(肺)·위경(胃經)

[효능] 생진(生津), 윤조(潤燥), 청열(淸熱), 화담(化痰)

[주치] 열병상진(熱病傷津)이나 온열병 후기, 음허번갈(陰虛煩渴), 소갈(消渴), 조해(燥咳), 담열경광(痰熱驚狂), 열격(噎膈), 실성(失聲), 목적종통(目赤腫痛), 변비, 폐열(肺熱) 해수담다(咳嗽痰多)

[용법용량]

100~200g을 생으로 먹거나 즙을 내어 마신다. 또는 삶아서 먹는다.

[주의사항]

많이 먹으면 비위를 상하게 하고 음습(陰濕)하게 함으로 좋지 않다. 비위허한(脾胃虛寒), 구토청수(嘔吐淸水), 대변당설(大便溏泄), 복부냉통(腹部冷痛), 풍한해수(風寒咳嗽) 환자나 산부(産婦) 등은 복용하면 좋지 않다.

[해 설]

- 장미과에 속하고 서늘한 온대의 여러 지역에서 재배되고 있다. 가식부의 80% 이상이 수분이며, 당질은 과당이 대부분이고 포도당이 적다. 사과와 달리 유기산 함량이 높지 않아 신맛이 거의 나지 않는다. 연육(軟肉) 효소가 들어 있어 불고기나 육회 등에 배를 함께 이용하기도 한다. 대부분 생식하지만 통조림이나 잼, 주스 및 건강식품 등으로 가공하여 사용하기도 한다.
- 백부(百部), 전호(前胡), 행인(杏仁) 등의 약재와 함께 가공하면 거담이폐(祛痰利肺), 지해평천(止咳平喘) 등의 효능을 나타낸다. 배즙은 청열제번(淸熱除煩), 생진지해(生津止咳) 효능이 있어 열병번갈(熱病煩渴) 등에 사용하거나 주독(酒毒)을 푸는 데 사용한다. 고행인(苦杏仁), 혹은 연와(燕窩)를 넣고 배를 고아 먹으면 화담지해(化痰止咳), 청

열생진(淸熱生津), 윤폐평천(潤肺平喘)의 효능을 얻을 수 있다.

- 배는 여러 가지 영양성분을 함유하여 허약한 사람이나 노인에게 수분을 공급하는 데 좋다. 특히 간염 환자에게 보간(補肝) 작용이 있고 소화를 도우며 식욕을 촉진하여 준다. 또, 간양(肝陽)이나 간화(肝火)가 편성(偏盛)해서 오는 고혈압 환자가 배를 상복하게 되면 혈압도 내려가고, 폐열로 인한 오랜 기침이나 폐결핵, 인후염증 환자가 배를 상식하면 매우 좋다. 그러나 배는 성질이 차므로 속이 냉한 사람이 먹게 되면 설사하거나 배가 아프거나 소화가 안 된다.
- ≪보제방(普濟方)≫의 설리고(雪梨膏) : 배 500g(껍질과 속을 제거한 것), 백합 250g, 백설탕 250g을 함께 넣고 고르게 버무린 뒤 중탕(重湯)해서 고(膏)를 만든다. 설리고는 청열윤폐(淸熱潤肺), 화담(化痰)하는 효능이 있어서 폐열(肺熱)로 인해 가래 기침에 효과가 좋다. 폐열이 심할 경우에는 여기에 패모(貝母) 가루를 3g 정도 더 넣어서 복용하면 효과가 더욱 강해진다.

[응용 예]

① 음식불하(飮食不下), 구토(嘔吐)증에

- 신선한 배의 속(딱딱한 부위)을 제거한 부위에 정향 15개를 넣어서 축축한 종이로 4~5겹 정도 쌓은 뒤 구워 익힌 다음 배의 과육을 먹는다.

② 숙취 해소에

- 배즙 1컵에 식초 한 큰술을 넣어서 복용한다. 속이 냉한 사람에게는 좋지 않다.

③ 소아 기관지염

- 배 속을 파서 그 안에 패모가루 3g과 빙당(冰糖)을 채워 넣어서 중탕한 것을 즙을 내어 먹는다. 이삼일 먹게 되면 담이 삭고 기침을 그치게 한다. 어린아이들(특히 태음인)이 기관지염이 걸렸을 때, 열담(熱痰)으로 고생하는 경우, 열이 나고, 인후가 붓고, 가래가 누렇고 설태가 노랗고, 맥이 빠른 경우에 응용하면 매우 좋다.

[참고문헌]

1. ≪신수본초(新修本草)≫ : "主熱嗽, 止渴."
2. ≪본초강목(本草綱目)≫ : "潤肺凉心, 消痰降火, 解瘡毒, 酒毒."
3. ≪본초통현(本草通玄)≫ : "生者淸六臟之熱, 熟者滋五臟之陰."
3. ≪동의보감(東醫寶鑑)≫ : "性寒一云冷, 味甘微酸, 無毒. 除客熱, 止心煩, 消風熱, 除胸中熱結. 處處有之, 味甘性寒. 渴者宜之, 尤治酒渴. 然多食令人寒中, 金瘡産婦, 尤不可食."

3) 감(柿子 시자) [滇南本草圖說]

[이명] 미과(米果), 후조(猴棗)

[기원] 감나무과 식물인 감 *Diospyros kaki* Thunb.의 과실

[성미] 감(甘), 삽(澁), 량(凉)[한(寒)], 무독(無毒)

[귀경] 심(心)·폐(肺)·대장경(大腸經)

[효능] 청열(淸熱), 생진(生津), 윤폐(潤肺), 지해(止咳), 건비삽장(健脾澁腸), 소영(消癭)

[주치] 폐열해수(肺熱咳嗽), 토혈(吐血), 객혈(喀血), 열병구갈(熱病口渴), 구창(口瘡), 열리(熱痢), 변혈(便血), 치창(痔瘡) 등

[용법용량]

100~200g을 생으로 먹거나 곶감으로 먹거나 삶아서 먹는다.

[주의사항]

비위허한(脾胃虛寒), 담습내성(痰濕內盛), 외감해수(外感咳嗽), 비허설사(脾虛 泄瀉), 학질(瘧疾) 등과 공복 시에는 모두 먹지 않는 것이 좋다. 공복에 감을 먹게 되면 감의 탄닌 성분이 위산과 결합되어 위석(胃石)이 형성되어 소화장애를 일으킬 수 있으므로 되도록 빈속에 먹지 말고 식후에 먹는 것이 좋다.

≪본초도경(本草圖經)≫에 "감은 게와 함께 먹으면 안 되는데, 복통설사를 일으킨다."고 하였는데 꽃게와 감을 함께 먹으면 꽃게 살의 단백질과 감 성분이 결합되어 설사, 가스 등 여러 가지 부작용이 생길 수 있다. 감은 또 고구마와도 같이 먹으면 위장에 위석이 생길 수 있는데 고구마의 성분과 감의 성분은 위(胃)의 염산과 결합하기 쉽기 때문이다. 감은 몸이 허약하여 병이 많거나 산후, 감기 등에는 삼가는 것이 좋다.

[해 설]

- 감은 감나무과에 속하는 낙엽교목으로 우리나라, 중국, 일본 및 미국이 원산지이다. 중국의 가장 오래된 농업기술서 ≪제민요술(齊民要術)≫에 감나무의 재배에 대한 기록이 있고, 우리나라에도 ≪향약구급방(鄕藥救急方)≫에 경상도 고령(高靈)에서 감을 재배하였다는 기록이 있다. 감의 주성분은 당질로서 15~16%인데 포도당과 과당의 함유량이 많으며, 단감과 떫은감에 따라 약간의 차이가 있다. 과육의 색은 카로틴(carotene), 크립토산틴(cryptoxanthin)등의 카로티노이드(carotenoid)류의 색소를 많이 함유하고 있으며,

비타민 A의 함량은 330IU이다. 비타민 C는 함량이 많아서 30 mg% 이상이다.

- 성숙한 과실은 떫은맛이 나기 때문에 탈삽(脫澁)한 후 생것으로 먹는다. 감이 떫은 것은 탄닌을 함유하고 있기 때문이며, 탈삽(脫澁)이 되어 단맛이 나는 것은 탄닌 성분이 불용성이 되어 떫은맛을 나타내지 않기 때문이다. 감의 떫은맛은 40℃ 물에서 24~36시간 담가놓거나 소주 또는 에탄올을 분무하여 1주일 정도 밀봉해 놓으면 제거된다.
- 성숙한 과실은 곶감을 만들기도 하고 주식(主食)과 혼합하거나 캔디, 술, 식초를 가공하기도 한다. 성숙한 과실은 위열(胃熱), 인조(咽燥), 폐결핵 기침, 각혈, 심중번열(心中煩熱), 설리(泄痢) 등을 치료한다. 음주 후 얼린 감을 먹으면 술을 깨는 데 도움이 되고 위열(胃熱)을 해소하는 효과가 있다. 단, 술안주로 먹는 것은 좋지 않다. 감즙을 따뜻한 물에 타 마시면 갑상선종과 임파결종대 및 종기(無名腫毒)을 치료한다. 곶감은 다져서 밀가루와 함께 전병을 부쳐 먹으면 소아의 해수(咳嗽), 설사와 구토, 노인의 해천(咳喘), 담중대혈(痰中帶血) 등을 치료할 수 있고, 산약(山藥), 의이인(薏苡仁)과 함께 죽을 끓이면 청보비폐(淸補裨肺), 감윤익음(甘潤益陰) 효능을 얻을 수 있다. 감잎은 가공하여 차로 마시면 생진지해(生津止咳), 청열해독(淸熱解毒), 통리혈맥(通利血脈)과 혈압강하 효능이 있다.
- 감은 요오드 함유량이 높아서 단순갑상선종에 응용할 수 있으나 갑상선항진증에는 사용하면 안 된다.
- ≪본초강목≫에는 감의 일곱 가지 뛰어난 점(七絶)에 대해 언급하고 있는데 첫째가 오래 사는 것, 둘째가 그늘이 많이 지는 것, 셋째가 새 둥지가 없는 것, 넷째가 벌레가 꾀지 않는 것, 다섯째는 서리 내린 잎이 감상할 만하다는 것, 여섯째는 손님 접대하기 좋은 과일인 것, 일곱째는 잎이 두껍고 매끈해서 글을 쓰기 좋다는 것이다. 또한 이시진은 감이 비(脾)와 폐(肺)의 혈분(血分)에 작용하는 과일로 건비삽장(健脾澁腸)하고 치수지혈(治嗽止血) 효능이 있다고 했다.

[보충설명]

- 홍시(紅柿) : 감(甘), 평(平)하며, 비위(脾胃)를 보하고, 폐(肺)를 윤택하게 하며 삽장지사(澁腸止瀉)하는 효능이 있어서 변비 환자는 피한다.
- 곶감(시병(柿餠)) : 성미는 감평(甘平), 미온(微溫)하여 삽장(澁腸), 윤폐(潤肺), 지혈(止血), 화위(和胃) 등의 효능이 있고 주로 토혈(吐血), 각혈(咯血), 혈림(血淋), 장풍(腸風), 이질(痢疾), 치루(痔漏) 등을 다스린다.

- 시상(柿霜) : 성미는 감량(甘凉)하고 폐(肺), 심경(心經)으로 귀경한다. 윤폐지해(潤肺止咳), 생진이인(生津利咽), 지혈(止血) 효능이 있어 폐열조해(肺熱燥咳), 인건후통(咽乾喉痛), 구설생창(口舌生瘡), 토혈(吐血), 각혈(咯血), 소갈(消渴) 등을 치료하고, 외용하여 옹창(癰瘡)을 다스린다. 잘 익은 감을 취하여 껍질을 벗겨내어 햇볕에 말리면서 이슬을 맞게 하여 일 개월쯤 지난 뒤에 상자 안에 넣어서 다시 한 달 정도 지나면 곶감이 되는데 이 곶감의 표면에 생긴 백색 가루를 솔로 긁어모은 것이 바로 시상(柿霜)이며 주성분은 만니톨(mannitol)이다.
- 감잎(시엽(柿葉)) : 성미(性味)는 고한(苦寒)하고 폐경(肺經)으로 귀경한다. 지해정천(止咳定喘), 생진(生津), 지혈(止血)하는 효능이 있어 해천(咳喘), 소갈(消渴)과 각종 내장 출혈에 사용한다. 감잎에는 아스트라갈린(astragalin)과 미리스티신(myristicin)과 같은 혈관투과성 예방인자로 작용하는 플라보노이드 배당체를 함유하고 있어 동맥경화와 고혈압에 효과가 있다.
- 감꼭지(시체(柿蒂)) : 성미(性味)는 고삽(苦澁) 평(平)하고 위경(胃經)으로 귀경한다. 강역하기(降逆下氣) 효능이 있어 주로 애역(呃逆, 딸꾹질), 애기(噯氣, 트림), 반위(反胃)를 다스린다.

[응용 예]

① 딸꾹질에

- 감꼭지(시체(柿蔕))는 딸꾹질의 묘약이므로, 딸꾹질이 잘 안 그칠 때는 감꼭지를 끓여서 차로 마신다. 성질이 따뜻하고 맛이 쓰면서 떫다.

② 비타민 C 부족, 동맥경화에

- 감 잎사귀는 비타민 C가 많고 혈관을 확장해서 혈액 순환을 촉진해서 혈압을 낮춰주므로 건강차로 좋다.

③ 반위(反胃), 토식(吐食)에

- 홍시를 갈아서 술과 함께 먹는다.

④ 마른기침, 백일해에

- 가래가 별로 없고 마른기침만 있거나 고혈압 초기 또는 소아 백일해에 응용하면 좋다. 땡감 2kg을 꼭지 떼어내고 찧어 즙을 내어 끓여서 걸쭉하게 농축시켜 3L 정도의 벌꿀을 타서 병에 넣어 필요할 때 10mL 정도씩 매일 3차례 1~5주 정도 연복한다.

⑤ 비허(脾虛)로 인한 설사(泄瀉)에

• 곶감 한 개, 찹쌀 30g, 진피 3g을 죽으로 끓여 먹으면 비위를 튼튼하게 하고 장을 고삽하여 어린이들이 비허(脾虛)로 설사를 하거나 만성 장염이 있을 때 좋다.

⑥ 감잎주

• 신선한 감잎 200g과 껍질 벗긴 레몬 4개를 함께 넣고 고량주를 적당히 부어두었다가 일 개월쯤 지난 다음 건더기를 건져내고 술만 따라 두었다가 1~2주 후에 먹는다. 땡감 잎사귀가 단감 잎사귀보다 효과가 더 좋다. 동맥경화, 중풍, 고혈압 예방, 피로회복과 식욕 증진에 도움이 될 수 있다.

[참고문헌]

1. ≪명의별록(名醫別錄)≫ : "軟熟柿解酒毒, 止口乾, 壓胃間熱."
2. ≪일화자본초(日華子本草)≫ : "潤心肺, 止渴, 澁腸, 療肺痿, 心熱, 嗽, 消痰, 開胃. 亦治吐血."
3. ≪수식거음식보(隨息居飮食譜)≫ : "鮮柿, 甘寒養肺胃之陰, 宜于火燥津枯之體."
4. ≪본초강목(本草綱目)≫ : "世傳柹 有七絶, 一多壽, 二多陰, 三無鳥巢, 四無蟲蠹, 五霜葉可玩, 六嘉賓, 七落葉肥滑, 可以臨書也."

4) 귤(橘 귤) [神農本草經]

[이명] 황귤(黃橘), 귤자(橘子)

[기원] 운향과 식물인 귤 *Citrus reticulata* Blanco, 온주귤 *Citrus unshiu*, 당귤*Citrus tangerina* Hort. et Tanaka, 동정귤 *Citrus erythrosa* Tanaka 등 각종 귤의 성숙한 과실

[성미] 감(甘), 산(酸), 평(平)[량(凉)], 무독(無毒)

[귀경] 폐(肺)·위경(胃經)

[효능] 이기화위(理氣和胃), 윤폐생진(潤肺生津), 지소갈(止消渴), 개위(開胃)

[주치] 해수담다(咳嗽痰多), 흉민(胸悶), 소갈(消渴), 애역(呃逆), 오심구토(惡心嘔吐) 등

[용법용량]

적당량을 생으로 먹거나 꿀을 넣고 달여 먹는다. 또는 귤병(橘餠)을 만들어 먹는다.

[주의사항]

과식하지 말고 음허조해(陰虛燥咳)와 각혈(咯血), 토혈(吐血)이 있는 경우는 복용을 신중히 해야 한다.

[해 설]

- 상록성 소교목인 귤나무(*Citrus reticulata*), 온주귤, 온주밀감(*C. unshiu* M. 혹은 *Citrus reticulata* Blanco), 당귤(*C. tangerina*) 등의 열매를 말한다. 우리나라 유통되는 귤은 주로 온주귤이지만 ≪동의보감≫의 귤(橘) 항목에는 향약명을 '동뎡귤'이라고 기록하고 있다. 우리는 보통 귤을 감귤이라고 부르는데 ≪동의보감≫에서는 제주에서 청귤(靑橘), 유자(柚子), 감자(柑子)가 다 생산된다고 기록하고 있고, 청귤(靑橘, 프른귤), 유자(柚子. 유ᄌᆞ), 유감자(乳柑子. 감ᄌᆞ) 각각의 특성과 효능을 구분하여 수록하고 있다.
- 생식하거나 통조림, 잼, 주스, 술 등으로 가공하여 이용된다. 말린 귤정과는 관중하기(寬中下氣), 지해화담(止咳化痰)의 효능이 있다. 귤선고(橘線糕)는 건위(健胃), 소식(消食), 지해(止咳)의 효능이 있다. 귤피로 죽을 끓여 먹으면 순기(順氣), 건위(健胃), 화담(化痰), 지해(止咳)하며, 신선한 귤피와 대추를 함께 식전에 우려 마시면 건위소식(健胃消食)의 효능을 얻을 수 있다. 귤즙을 이용해 얼굴 마사지나 팩을 해도 좋다.
- 귤에는 시금치에서와 같은 수산(oxalic acid)이 들어 있어 신장에 영향을 끼친다. 귤에는 카로티노이드색소를 다량 함유하고 있어 장기간 과다 섭취하게 되면 피부가 노랗게 변하는 현상(carotenodemia)이 나타날 수 있으나 시간이 지나면 없어지고 다른 부작용은 없다.
- 귤은 과육 이외 잎(橘葉), 씨앗(橘核), 껍질(橘皮), 미성숙한 귤의 껍질(靑皮) 등 다양한 부위를 약용자원으로 사용하고 있다.
- 귤의 잎사귀(橘葉)는 소간(疎肝), 행기(行氣), 화담(化痰)시키면서 종기를 해소해 주는 작용이 있기 때문에 옆구리가 아프거나 유방 쪽이 안 좋거나 폐에 종양이 생겼거나 해수기침, 흉격 부위가 더부룩할 때 응용하면 효과가 있다.
- 귤의 씨(橘核)는 이기지통(理氣止痛)의 효능이 있어서 산기(疝氣)나 고환종통(睾丸腫痛), 유옹(乳癰), 요통(腰痛) 등에 사용한다.
- 귤껍질은 성미(性味)가 신고(辛苦), 온(溫)하고 비(脾), 폐경(肺經)으로 귀경한다. 이기(理氣), 건위(健胃), 조습화담(燥濕化痰) 등의 작용이 있어서 소화기계 병증과 호흡기질환에 널리 활용한다. 귤껍질은 오래될수록 좋아 묵혀서 쓰는데 이런 묵은 껍질을 진피(陳皮)라고 한다. ≪본초강목≫에서 이시진은 진피의 효능에 대해 "비(脾)는 원기(元氣)

의 어머니이고, 폐(肺)는 기(氣)를 통섭하는 자물쇠다. 귤피는 비, 폐경 두 경락의 기분(氣分)에 쓰이는 약으로, 그 배합하는 바에 따라 보(補)하기도 하고, 사(瀉)하기도 하고, 상승시키기도 하고, 하강시키기도 한다"고 했다. 귤껍질은 이러한 유연한 성격으로 인해 약용이나 식용으로 매우 다양하게 활용되는 약재 중 하나이다.

- 청피(青皮, 귤이 덜 익었을 때의 푸른색 껍질)는 진피(陳皮)에 비해 파기(破氣)시키는 작용이 강해서 진피에 비해 보편적이지는 않지만 적체(積滯), 적취(積聚), 간기가 울결되었을 때 유용하다. 비교적 강한 자궁수축 효능이 있어 임부(妊婦)에게는 사용하지 않는다.

표 3-1 귤의 부위별 약성 및 효능 분류

원재료명	학명	본초명	약용부위	성	미	귀경	효능
귤 (mandarin, tangerine)	*Citrus reticulata* *C. unshiu* *C. tangerina*	귤(橘)	과육	平	甘酸	肺胃	潤肺生津 理氣和胃, 止消渴, 開胃
		귤홍(橘紅)	껍질의 붉은 부위	溫	辛苦	肺脾	散寒燥濕 理氣化痰 寬中健胃
		귤백(橘白)	껍질의 흰 부위	溫	苦辛 微甘	脾胃	和胃化濕
		진피(陳皮)	성숙과의 묵은 껍질	溫	辛苦	脾肺	理氣健脾, 燥濕化痰
		청피(青皮)	미성숙과 또는 그 껍질	微溫	苦辛	肝膽	疏肝破氣 散結消痰
		귤엽(橘葉)	잎	平	苦辛	肝胃	疏肝行氣 化痰散結
		귤핵(橘核)	씨	平	苦	肝腎	理氣 散結 止痛

[보충설명] 기타 감귤류

- 광귤(*Citrus aurantium* L., 대대귤(玳玳橘), 대대원(玳玳圓)) : 한방에서는 광귤의 어린 열매를 지실(枳實), 거의 성숙한 열매의 껍질을 지각(地殼), 꽃봉오리를 대대화(玳玳花)라고 부른다. 우리나라에서는 탱자(枸橘, *Poncirus trifoliata* Rafin)의 어린 열매를 지실(枳實)로 대용한다. 광귤은 꽃봉오리(玳玳花)를 배건(焙乾)하여 차(茶)로 마신다. 꽃과

잎, 과피 등에서 정유(精油)를 채취하여 중요한 향료로 식품가공업에 다양하게 사용된다. 대대화(玳玳花) 5g, 춘사화(春砂花) 3g, 감초(甘草) 3g을 넣고 끓는 물에 우려서 자주 마시면 조기소간(調氣疏肝), 행기관흉(行氣寬胸), 개위지구(開胃止嘔) 등의 효능이 있다. 지각(枳殼)은 임신 중에 먹으면 부작용으로 복통, 경련 등이 일어날 수 있으므로 장기간 또는 대량 복용은 피해야 하며, 지실(枳實)은 파기(破氣)하여 낙태 유산의 우려가 많으므로 피한다.

- 당귤(첨등(甛橙), *Citrus sinensis*) : 광귤이 bitter orange인 것과 구분해 sweet orange라고 하고 본초명으로는 첨등(甛橙)이라고 한다. 중국유자인 포멜로(*Citrus maxiam*)와 감귤(*Citrus reticulata*)의 자연교배종으로 본다. 과실이 원형으로 크고 색이 노랗다. 과육은 액즙이 많고 새콤달콤하다. 생것으로 먹거나 주스, 통조림, 말린 과일, 술 등으로 가공하여 사용한다. 약용으로 쓰인 기록이 많지는 않다. 첨등(甛橙)의 껍질을 등피(橙皮)라고 한다. 행기건비(行氣健脾), 강역화담(降逆化痰)하여 비위(脾胃) 기체(氣滯)로 인한 완복창만(脘腹脹滿), 오심구토(惡心嘔吐), 식욕부진(食慾不振) 등과 담옹기역(痰壅氣逆)으로 인한 해수담다(咳嗽痰多), 흉격만민(胸膈滿悶), 매핵기(梅核氣) 등을 다스린다.
- 탱자(구귤(枸橘), *Poncirus trifoliata* Rafin / *Citrus trifoliata* L.) : 소간화위(疎肝和胃), 이기지통(理氣止痛), 소적화체(消積化滯) 등의 효능이 있어 주로 간울(肝鬱)로 인해 흉협부위가 창만(脹滿)하거나 완복부에 창통(脹痛)이 있거나, 유방(乳房)에 결괴(結塊, 멍울)이 있는 경우, 산기동통(疝氣疼痛)이 있거나 고환(睾丸) 종통(腫痛)이 있는 경우에 사용한다. 식적(食積)이나 변비, 자궁하수에도 쓴다. 우리나라에서는 탱자의 미성숙한 과실을 지실(枳實)로 대체 사용하기도 한다.
- 금귤(金橘, *Fortunella japonica* var. / *Citrus japonica*) : 금감(金柑), 동귤(童橘)이라고도 불린다. 이기해울(理氣解鬱), 화담(化痰), 성주(醒酒)의 효능이 있어 가슴 부위가 답답하고 억울되어 있을 때, 식체(食滯)로 답답할 때(痞滿), 주독(酒毒)으로 갈증이 있을 때 좋다. 그러나, 혀나 입이 아프고 염증이 있거나, 치은종통(齒齦腫痛), 음허화왕인 사람은 주의해야 한다. 금귤은 비타민 C(비타민 C의 80%가 껍질에 들어 있음)와 플라보노이드 성분(비타민 P)이 풍부해서 고혈압, 동맥경화, 관상동맥 질환에도 좋다.

표 3-2 기타 감귤류의 약성 및 효능 분류

원재료명	학명	본초명	약용부위	성	미	귀경	효능
광귤(산등(酸橙), bitter orange)	*Citrus aurantium*	지각(枳殼)	미성숙 과실	凉	苦辛	肺脾大腸	理氣寬胸, 行痰消積
		지실(枳實)	유과(幼果)	寒	苦辛酸	脾胃	破氣消積, 化痰散結
		대대화(玳玳花)	꽃	平	辛甘微苦	·	理氣寬胸, 和胃止嘔
당귤(sweet orange)	*Citrus sinensis*	첨등(甛橙)	성숙한 과실	微溫	辛微苦	肝	行厥陰滯塞之氣
		등피(橙皮)	과피	溫	辛苦	脾胃肺	行氣健脾, 降逆化痰
탱자	*Citrus trifoliata*, *Poncirus trifoliata* Rafin	구귤(枸橘)	과실	溫	辛苦	肝胃	疎肝和胃, 理氣止痛, 消積化滯
둥근금감	*Citurs japonica*, *Fortunella japonica*	금귤(金橘)	과실	溫	甘微酸辛	肝脾胃	理氣解鬱, 化痰, 醒酒

[응용 예]

① 감기에 걸려 기침이 날 때

- 진피, 생강, 소엽 각 9g을 탕기에 넣고 적량의 물을 부어 20~30분 끓여서 황설탕을 타서 먹는다.
- 또는 진피 5g, 감초 2g, 생강 3g을 넣고 끓여 먹거나, 진피 5g, 마른소엽 3g, 감초 1g, 생강 3g을 함께 넣고 끓여서 뜨거울 때 먹는다.

② 식욕이 없을 때

- 진피 10g, 생강 30g, 후추 3g을 붕어 250g(내장제거)의 배 속에 넣어 탕기에 적당량의 물을 붓고 조리하여 먹는다.

③ 만성기관지염에

- 진피 20~25g을 뜨거운 물에 우려 차로 마신다.

④ 생냉수과(生冷水果)의 식상(食傷)과 멈추지 않는 설사에

- 귤병(橘餠, 귤을 설탕에 절여 말린 것) 한 개를 얇게 잘라서 끓는 물에 넣고 뚜껑을 닫아 우려내어 먹는다. 한 개를 여러 번 사용할 수 있다. ≪경험광집(經驗廣集)≫

⑤ 흉민부적(胸悶不適)과 해수담다(咳嗽痰多)에

• 귤 2kg의 씨를 제거하고 즙을 내어 달여서 점액으로 만들고 여기에 꿀 1kg을 넣고 달여서 고(膏)로 만들어 차갑게 하여 먹는다. 20mL씩 수일간 먹는다. ≪식품적영양여식료(食品的營養與食療)≫

[참고문헌]

1. ≪일화자본초(日華子本草)≫ : "止消渴, 開胃, 除胸中膈氣."
2. ≪의림찬요(醫林纂要)≫ : "除煩, 醒酒."
3. ≪일용본초(日用本草)≫ : "止渴, 潤燥, 生津."
4. ≪본초강목(本草綱目)≫ : "時珍曰: 脾乃元氣之母, 肺乃攝氣之籥, 故橘皮爲二經氣分之藥, 但隨所配而補瀉升降也."
5. ≪동의보감(東醫寶鑑)≫ : "我國惟産濟州, 其靑橘柚子柑子皆産焉."

5) 중국유자(柚 유) [本草經集註]

[이명] 유자(柚子), 호감(胡柑), 뇌유(雷柚), 왕귤

[기원] 운향과 식물인 유자(柚子, 포멜로) *Citrus grandis* (L.) Osbeck, 또는 *C. maxima* (Burm.) Merr.의 과실

[성미] 감(甘), 산(酸), 량(凉), 무독(無毒)

[귀경] 폐(肺)·간경(肝經)

[효능] 건비소식(健脾消食), 화담지해(化痰止咳), 이인소염(利咽消炎), 성주(醒酒)

[주치] 소화불량, 위통, 음식적체(飮食積滯), 식욕부진, 임신오조(惡阻), 뱃멀미, 차멀미, 해수담다(咳嗽痰多), 인후양통(咽喉痒痛), 주취(酒醉) 등

[용법용량]

적당량을 생식한다.

[주의사항]

비위허한(脾胃虛寒), 대변당박(大便溏薄), 기허자(氣虛者)는 신중하게 먹는다.

[감 별]

• 중국산 유자(柚子, 포멜로)는 겨울에 많이 나는 과일로 과육을 식용한다. 문단류로 분류

되기도 한다. 우리나라에서는 제주도에서 재배한다. 말레이반도 원산이며, 주로 열대와 아열대에서 재배한다. 열매는 납작한 공 모양이고 지름 17cm 내외이다. 여러 종류의 귤 중에서 제일 크고 무게는 500~2,000g이며 과피는 두께 1.5~2cm이다. 과육은 달기 때문에 생으로 먹거나 설탕에 절이기도 한다. 과육은 빛깔이 연한 노란색인 것과 자줏빛인 것이 있으며, 겉모양이 서양배 모양인 것 등 품종이 다양하다. 과피(果皮)와 꽃도 식용한다. 과피는 채 썰어 돼지고기 혹은 닭고기 등과 함께 볶아 먹으면 보허(補虛), 이기(理氣), 자음(滋陰)의 효능을 볼 수 있으며, 당뇨병 환자의 건강식품으로도 사용할 수 있다. 유자꽃을 저두(豬肚, 돼지위)와 찜을 해 먹으면 건비(健脾), 행기(行氣), 난위(暖胃) 등의 효능이 있다. 유자 껍질을 설탕과 함께 절여 구토(嘔吐), 멀미 등의 치료에 쓸 수 있다. 잎, 꽃, 과피(果皮)에서 정유(精油)를 추출하여 향료(香料)로 쓰거나 과일 절임, 사탕, 제과, 제빵 등에 사용할 수 있다.

- 우리나라 유자나무의 학명은 *Citrus junos* Siebold ex Tanaka이고 그 열매(橙子)의 껍질이 울퉁불퉁한 데 비하여 중국산 유자나무의 학명은 *Citrus grandis* (L.) Osbeck인데 열매(柚子)가 국산 유자 보다 크고 껍질이 미끈하다. 국산 유자는 성미가 감산평(甘酸平)하며, 비폐경(脾肺經)으로 들어가 효능 주치가 다르다.
  우리나라에서 유자(*Citrus junos* Siebold ex Tanaka)라고 부르는 것을 중국에서는 등자(橙子)라고 하며, 등자피(橙子皮)는 등자(橙子) 껍질을 가리킨다. 다만, ≪본초강목≫의 유자나무(柚)에 대한 기록을 보면 유자의 열매가 크고 작은 두 종이 있는데, 작은 것은 감자(柑子, 귤), 등자(橙子, 오렌지)와 같고 큰 것은 과(瓜, 박)나 승(升, 됫박)만 하다고 하고 있다. 때문에 여러 본초 문헌에 유(柚)로 언급되어 있는 것에 대해 향후 좀 더 세심한 고증이 필요할 것으로 사료된다.

[해 설]

- ≪일화자본초(日華子本草)≫ : "임산부의 식소구담(食少口淡)을 치료하고, 위중(胃中)의 악기(惡氣)를 제거하며, 소식(消食)하고 장위(腸胃)의 가스를 제거하며, 주독을 해소하고 음주하는 사람의 입 냄새를 다스린다."
- 유자(柚子)는 건비소식(健脾消食), 화위지구(和胃止嘔), 이기화담(理氣化痰) 하는 효능이 있기 때문에 위통, 소화불량, 기관지염으로 가래가 많은 경우, 차멀미, 뱃멀미, 입덧에 효과가 있다. 다만 비위가 허한(虛寒)한 자와 대변이 당박(溏薄)한 사람은 삼가야 한다.
- 유자(柚子)는 플라바논류(헤스페리딘 등)를 함유하고 있어 심혈관 질환 특히 관상동맥

질환(冠心病) 환자가 식용하기에 적합하다. 심혈관을 보호하고 혈당을 내려주는 작용이 있어서 당뇨병, 심장병 환자, 고혈압, 비만증, 환자가 상식하면 좋다.

- 유자 껍질(柚子皮)도 진피와 마찬가지로 화담이기(化痰利氣), 소식(消食)하는 작용이 있다.

[응용 예]

① 딸꾹질하면서 기운이 올라오고 위 부위가 더부룩하면서 상쾌하지 않고 임신으로 입덧이 있거나 해수와 기침, 담이 많을 때

- 유자 5~8개를 껍질과 속(핵)을 제거하고 즙을 짜서 탕기에 넣고 걸쭉하게 달인 다음 벌꿀 500mL, 빙당 100g, 생강즙 10mL를 넣고 잘 섞어서 병 속에 담아 냉장 보관하면서 1일 2회 한 큰술씩 먹는다.

② 피부소양증이나 과민성 알러지 질환에

- 유자 반 익은 것 한 개를 껍질과(황녹색) 과육을 분쇄하여서 물 붓고 끓여서 피부를 씻으면 피부 과민성알러지 질환이나 원인을 알 수 없는 피부 질환 가려움증에 효과가 있다.

③ 음식정체(飮食停滯)와 주취(酒醉)에

- 유자 한 개를 껍질을 벗기고 길게 채 썰어 설탕에 일주일 동안 저장해 놨다가 15g씩 하루에 두세 차례, 이삼 일간 먹는다. ≪식품적영양여식료(食品的營養與食療)≫

④ 담기해수(痰氣咳嗽)에

- 씨를 제거하고 크게 잘라서 병에 넣고 술을 부어서 하룻밤 담가두었다가 삶아서 꿀과 잘 섞어서 수시로 먹는다. ≪본초강목(本草綱目)≫

[참고문헌]

1. ≪수식거음식보(隨息居飮食譜)≫ : "辟臭, 消食, 解酲."
2. ≪복건약물지(福建藥物志)≫ : "破積散氣, 止咳定喘."
3. ≪본초강목(本草綱目)≫ : "時珍曰 : 柚, 樹·葉皆似橙. 其實有大·小二種, 小者如柑·如橙; 大者如瓜·如升, 有圍及尺餘者, 亦橙之類也."

6) 유자(橙子 등자) [食性本草]

[이명] 등(橙), 황등(黃橙), 금등(金橙), 곡각(鵠殼)

[기원] 운향과 식물인 등자(橙子) *Citrus junos* Siebold ex Tanaka의 과실
[성미] 산(酸), 량(凉)[평(平)], 무독(無毒)
[귀경] 폐(肺)·위경(胃經)
[효능] 강역화위(降逆和胃), 이기관중(理氣寬中), 소영(消癭), 성주(醒酒), 해어독(解魚毒)
[주치] 오심구토(惡心嘔吐), 흉민(胸悶), 복창(腹脹), 영류(癭瘤) 주취구갈(酒醉口渴) 등

[용법용량]

적당량을 생으로 먹거나 달여 먹거나 염장(鹽藏)이나 꿀을 넣고 당장(糖藏)한다.

[주의사항]

- ≪개보본초(開寶本草)≫ : "많이 먹으면 간기(肝氣)를 상한다."

[해 설]

- 중국에서 등자(橙子)라고 부르는 것을 우리나라에서는 유자라고 부르며, 중국에서 유자(柚子)라고 부르는 것은 우리나라에서 포멜로라고 부르는 것이므로 혼동하지 않도록 주의해야 한다. 또, 등자(橙子)를 국내에서 오렌지로 번역한 경우가 있는데 중국에서 통속적으로는 오렌지를 등자(橙子)라고 부르기 때문이다. 그러나 학술적으로는 오렌지를 첨등(甛橙)이라고 부르므로 혼동하지 않도록 각별히 주의해야 한다. 따라서 우리나라에서 유자차의 원료로 쓰이는 것은 바로 등자피(橙子皮)이다.
- 유자는 간기울결증(肝氣鬱結症)에 쓰인다. 기체에 적합하고 기허에 맞지 않는다. 여성들의 간기울체(肝氣鬱滯)로 인한 유방창통(乳房脹痛), 매핵기(梅核氣), 편두통, 통경(痛經) 등에 상복(常服)하면 좋으며, 이 밖에 인후염, 기관지염, 복창, 협통, 유즙불통(乳汁不通) 등에 응용하면 좋다.
- 유자는 비타민 C, 비타민 P, 유기산이 풍부하게 들어 있어서 인체의 신진대사를 조절하는 작용이 있으며, 플라보노이드류 중 플라바논계(naringenin, hesperitin, eryodictiol) 색소로 인하여 모세혈관을 튼튼하게 만들어 출혈을 방지한다. 또한 음식이 소화기관을 통과할 때 콜레스테롤의 흡수를 억제해주고, 위장창만을 완화시켜주고, 기운을 나게 해주면서 소화를 도와주는 작용을 한다.
- 유자는 기름을 짜서 활용하게 되면 매우 향기가 좋아 조미용 정유로 쓸 수가 있다.

[보충설명]

- 등자피(橙子皮) : 우리나라에서의 유자차 원료로 쓰이는 것으로, 성미(性味)가 고(苦), 신(辛), 온(溫)하며, 쾌기이격(快氣利膈), 화담강역(化痰降逆), 소식화위(消食和胃), 성주(醒酒), 해어해독(解魚蟹毒)하는 효능이 있어서 흉격(胸膈) 기체(氣滯), 해수담다(咳嗽痰多), 음식불소(飮食不消), 오심구토(惡心嘔吐), 취주(醉酒) 등을 다스린다.
- 시트론(citorn, *Citrus medica*) : 운향과 귤속(橘屬)에 속하는 과실이다. 한약 자원으로는 둥근 모양을 가진 향연(香櫞)과 부처의 손을 닮았다고 이름 붙여진 불수감(佛手柑)이 활용되고 있다. 향연과 불수감 모두 이기(理氣) 효능이 있으나 향연은 주로 하기(下氣)하므로 흉복부(胸腹部) 번민과 흉협부 창만, 해수담다(咳嗽痰多)에 활용되고, 불수감은 소간해울(疏肝解鬱) 작용이 있어 주로 간기울결(肝氣鬱結)로 인한 흉협부 창만과 완복부 창만, 애기(噯氣), 구해(久咳) 등에 활용된다.

표 3-3 중국유자와 유자, 시트론의 약성 및 효능

한국명	학명	본초명	약용 부위	성	미	귀경	효능
포멜로 (유자 (柚子))	*Citrus grandis C. maxima*	유(柚)	과육	寒	甘酸	·	健脾消食, 化痰 醒酒
		유피(柚皮)	과피	溫	辛甘苦	脾肺腎	寬中理氣, 消食化痰, 止咳平喘
유자	*Citrus junos*	등자(橙子)	과육	凉	酸	脾胃	降逆和胃, 理氣寬中, 消癭, 醒酒
		등자피(橙子皮)	과피	溫	苦辛	·	快氣利膈, 化痰降逆, 消食和胃, 醒酒
시트론 (citron)	*Citrus medica*	향연(香櫞) / 구연(枸櫞)	과실	溫	辛苦酸	肝肺脾	理氣降逆, 寬胸化痰
		불수감(佛手柑)	과실	溫	辛苦	肝脾肺	疏肝理氣, 和胃化痰

[응용 예]

① 관중(寬中), 쾌기(快氣), 숙취 해소에

• 유자 1.5kg, 생강(生薑) 200g, 자감초(炙甘草) 분말 80g, 단향(檀香) 분말 20g. 유자와 생강을 함께 다진 후 감초 분말과 단향 분말을 넣어 납작하게 병(餠)을 빚어 배건(焙乾)한 후 분말을 내어 타 마시면 좋다. ≪양씨가장방(楊氏家藏方) 향등탕(香橙湯)≫

[참고문헌]

1. ≪옥추약해(玉楸藥解)≫ : "寬胸利氣, 解酒."
2. ≪본초강목습유(本草綱目拾遺)≫ : "橙子餠去頑痰, 降氣, 和中, 開胃, 寬膈, 健脾, 解魚蟹毒, 醒酒."

7) 레몬(檸檬 영몽) [嶺南採藥錄]

[이명] 의모자(宜母子), 여몽자(黎檬子), 여몽자(黎朦子), 의모과(宜母果), 리목자(里木子), 여몽건(黎檬乾), 영과(檸果) 등

[기원] 운향과 식물인 레몬 *Citrus limonia* Osbeck. 또는 서양레몬 *Citrus limon* Brum의 과실이다.

[성미] 감(甘), 산(酸), 량(凉)[평(平)], 무독(無毒)

[귀경] 폐(肺)·위경(胃經)

[효능] 생진(生津), 지갈(止渴), 거서(祛暑), 안태(安胎), 강지(降脂), 소염(消炎)

[주치] 서열상진(暑熱傷津), 중서번갈(中暑煩渴), 식욕부진, 완복비창(脘腹痞脹), 폐조해수(肺燥咳嗽), 임신오조(姙娠惡阻), 고지혈증 등

[용법용량]

적당량을 생즙이나 생으로 먹는다.

[주의사항]

레몬은 신맛이 매우 강해서 근육과 이가 손상되기 쉽다. 위·십이지장궤양 및 위산과다 환자와 당뇨환자 및 어금니가 아픈 사람은 복용을 피한다.

[해 설]

• 레몬은 비타민 C(45 mg%)와 구연산이 많기 때문에 신맛이 강하다. 레몬산은 위의 단백

질분해효소 분비를 촉진시켜 위장의 연동운동을 증가시킴으로써 소화를 돕고 자궁수축을 억제하여 안태(安胎)시킨다. 과피(果皮)에서 레몬유(油)를 짜서 음료 또는 레모네이드의 원료로 사용하고, 과즙은 상큼하고 향기가 좋아 음료나 식초, 화장품, 과자 등의 원료 또는 향료로 쓰인다. 과피를 설탕에 절여서 캔디를 만들기도 하고, 잘게 잘라서 케이크를 장식할 때 사용하기도 한다. 레몬 과즙에 설탕을 넣고 조려서 젤리를 만들고, 여기에 과육을 섞어서 마멀레이드를 만든다. 열매를 얇게 썰어서 새우튀김 요리, 홍차, 칵테일 등에도 쓴다.

- ≪식물고(食物膏)≫ : "즙을 마시면 목마른 것이 낫고, 더위를 물리칠 수 있다. 임산부가 먹기에 적합하며 안태(安胎)한다."
- ≪오어(奧語)≫ : "모자(母子)에게 적합하고 오렌지와 같으나 크기가 작다. 2, 3월에 익고, 노란색이며, 맛이 대단히 시어서(酸) 임산부가 간허(肝虛)하면 이것을 좋아하므로 모에 알맞다고 하였다. 익었을 때 구입해서 저장해두고 식초 대신 사용할 수 있다."
- 레몬에는 에리오딕티올(eryodictiol) 등 플라바논류 성분이 함유되어 있어 혈청콜레스테롤을 떨어뜨리는 작용이 있으므로 고지혈증, 비만증, 담석증 등 환자에게 적합하다.
- 레몬산이 칼슘이온의 응혈 작용을 감약시켜 혈소판의 응집을 방지하므로 고혈압과 심근경색을 예방한다. 레몬산은 또 피부의 색소침착을 제거하여 피부를 깨끗하게 해준다.

[응용 예]

① 식욕부진, 신체허약에

- 레몬 3개를 씨와 껍질을 발라내고 대추 열 개와 함께 물로 달여서 적당량의 설탕과 벌꿀을 넣어 저어서 1일 2회 나누어 먹는다.

② 얼굴 미용 팩에

- 레몬을 잘게 쪼개어서 잠자기 전에 얼굴 피부에 문질러주면 주름살을 제거하고, 얼굴에 광택을 증가시켜 피부의 색소침착, 기미 제거 등 미용 증진에 효과가 있다.

③ 작반(雀斑)과 황갈반(黃褐斑)에

- 레몬 네 개의 껍질을 벗기고 얇게 잘라서 사과 한 개(속을 제거하고 얇게 자른 것)와 곡주에 3개월 이상 담가 마신다. ≪대만청초약(臺灣青草藥)≫

④ 여름철 무더위와 식욕부진, 갈증에

- 레몬 껍질과 씨를 제거하고 즙을 짜서 찬물에 설탕을 타서 마신다. 임산부 입덧, 부종, 소변 잘 안 나올 때도 좋다.

⑤ 레몬차

- 레몬 신선한 것 250g을 껍질째로 잘게 썰어서 적당량의 설탕을 넣어 한 달 정도 재워 놓은 다음 사용할 때마다 레몬 5쪽에 물을 붓고 불려서 마시면 비위를 튼튼하게 하고 진액을 생하게 해서 고혈압, 동맥경화, 소화불량 등에 좋다

⑥ 눈이 침침할 때

- 레몬 종자 15g을 갈아서 가루로 만들어 3g씩 저녁에 물을 타서 마신다.

[참고문헌]

1. ≪식물고(食物考)≫ : "漿飮渴瘳, 孕婦宜食, 能辟暑."
2. ≪본초강목습유(本草綱目拾遺)≫ : "腌食, 下氣和胃."
3. ≪사천중약지(四川中藥志)≫ : "行氣健胃, 解暑, 用于脘腹氣滯脹痛. 暑天作淸凉飮料."

8) 산사(山楂 산사) [神農本草經]

[이명] 산사자(山楂子, 山查子), 양구(羊梂), 적과자(赤瓜子), 적조자(赤棗子), 서사(鼠楂), 구자(杦子), 산리과(山裏果), 산리홍과(山里紅果), 홍과(紅果), 당구자(棠梂子), 아가외, 아그배 등

[기원] 장미과 식물인 山楂 *Crataegus pinnatifida* Bge. 또는 山里紅 *Crataegus pinnatifida* Bge. var. major N. E. Br.의 성숙한 果實의 과실이다.

[성미] 산(酸), 감(甘), 미온(微溫), 무독(無毒)

[귀경] 비(脾)·위(胃)·간경(肝經)

[효능] 소식건위(消食健胃), 행기산어(行氣散瘀)

[주치] 육식적체(肉食積滯), 위완복만(胃脘腹滿), 사리복통(瀉痢腹痛), 어혈경폐(瘀血經閉), 산후어혈(産後瘀血), 심복자통(心腹刺痛), 산기동통(疝氣疼痛) 등

[용법용량]

3~10g을 달여 먹거나 환제나 산제로 이용한다.

[주의사항]

비위가 허약하고 적체(積滯)가 없는 자, 기운 없는 자, 임산부는 복용을 신중히 해야 한다.

[해 설]

- 장미과의 산사나무 열매를 말한다. 여러 품종과 변종들은 꽃과 붉은 열매를 많이 맺기 때문에 장식용 식물로도 애용된다. 국산 산사는 과육이 매우 적은 편이다. 산사편(山楂片), 캔디, 떡, 젤리, 당, 잼, 정과, 통조림, 술, 차, 생즙 등의 식품으로 가공하여 사용한다. 산사 가공 후 남은 찌꺼기에서 펙틴을 채취해 음료나 아이스크림을 가공하는데 천연 첨가제로 사용한다. 산사죽(山査粥), 산사연자탕(山楂蓮子湯), 산사은화탕(山楂銀花湯), 산사의이인음(山楂薏苡仁飮) 등은 소식개위(消食開胃)의 효능이 있다. 또한 산사를 이용한 음식은 고혈압이나 고지혈증 환자의 건강 음식으로 사용할 수 있으며 화식소적(化食消積) 효능도 있다. 비위가 허약한 경우는 신중하게 사용해야 한다. 소화기가 약한 사람이나 위산과다증이 있는 사람은 복용을 피해야 하며, 과다 복용하면 인체의 정기를 손상시키고 치아를 상하게 하는 부작용이 있다.
- 산사는 한약재 중 대표적인 소식약(消食藥)으로 맥아(麥芽), 신곡(神麯), 내복자(萊菔子) 등과 배합하여 소화불량에 사용된다. 특히 육적(肉積), 유체(乳滯)의 해소에 잘 쓰인다. ≪본초강목≫에서 이시진은 이에 대해 "늙은 닭이나 단단한 고기를 삶을 때 산사 몇 개를 넣으면 고기가 쉽게 문드러지는데 육적(肉積)을 삭이는 효능은 이것으로 미루어 알 수 있다"고 하였다.
- 산사는 비타민 C를 비롯해서 여러 가지 영양 성분을 많이 가지고 있는데 칼슘 함량이 아주 높기 때문에 노인이나 소아, 임신부에게 양호한 영양 가치가 있다. 그러나 맛이 시기 때문에 변비 환자나, 위산과다, 소화성궤양 환자는 주의해서 써야된다.
- 산사는 항균 작용이 있으며, 혈관을 지속적으로 확장시켜서 혈압을 내려주는 작용이 있고, 심장의 근육을 강화 조절하는 작용이 있기 때문에 심장병 환자나 심혈관계통 등의 질환에 응용할 수 있다. 특히 콜레스테롤을 잘 내려주어서 비만증 치료에 도움이 된다.

[응용 예]

① 산후복통에

- 산사 30g과 당귀 15g에 황설탕 적당량. 물과 술을 반반씩 넣고 끓여 먹는다.
- 부녀의 오로부진(惡露不盡)과 복중동통(腹中疼痛) 또는 아침작통(兒枕作痛)에 산사 110개를 빻아서 탕을 끓여서 가는 설탕을 조금 넣고 공복에 따뜻하게 하여 먹는다. **≪일용본초(日用本草)≫**

② 풍습성관절염에

- 산사 250g, 용안육 250g, 대추 30g, 황설탕 30g, 곡주 1L를 넣고 열흘 동안 불린 다음 잠자기 전에 30~60g씩 복용한다.
  양혈활혈통락(凉血活血通絡)해서 풍습성관절염이나 과로로 인한 기육(肌肉) 관절동통 등의 치료에 효과가 좋다(막걸리는 열흘간 담가 놓으면 변하니까 동동주나 도수가 높은 술이 좋다).

③ 설사나 이질에

- 산사탄(山査炭)을 갈아서 설탕을 섞어 먹거나 찻잎이나 생강과 같이 달여서 먹는다. ≪경험신편(經驗新編)≫

④ 고기 먹고 소화가 안 될 때

- 산사육 120g에 물을 부어 끓여서 먹는다. ≪간편단방(簡便單方)≫

⑤ 기체어혈동통(氣滯瘀血疼痛)에는

- 산사를 달여서 먹는다. ≪방맥정종(方脈正宗)≫

[참고문헌]

1. ≪일용본초(日用本草)≫ : "化食積, 行結氣, 健胃寬膈, 消血痞氣壞."
2. ≪수식거음식보(隨息居飮食譜)≫ : "多食耗氣, 損齒, 易飢, 空腹及羸弱人或虛病後忌之."
3. ≪본초강목(本草綱目)≫ : "時珍曰: 凡脾弱食物不克化, 胸腹酸刺脹悶者, 於每食後嚼二三枚, 絶佳. 但不可多用, 恐反克伐也. 按≪物類相感志≫言煮老雞·硬肉, 入山楂 數顆卽易爛. 則其消肉積之功, 蓋可推矣.

9) 비파(枇杷 비파) [名醫別錄]

[이명] 금환(金丸), 비파과(琵琶果)
[기원] 장미과 식물인 비파 *Eriobotrua japonica* (Thunb.) Lindl.의 과실이다.
[성미] 감(甘), 산(酸), 량(凉), 무독(無毒)
[귀경] 비(脾)·폐(肺)·[간경(肝經)]
[효능] 윤폐지해(潤肺止咳), 하기(下氣), 지갈(止渴)
[주치] 폐조(肺燥) 해수(咳嗽), 토역(吐逆), 번갈(煩渴), 위열구오(胃熱嘔惡) 등

[용법용량]

생으로 먹거나 30~60g을 달여서 먹는다. 통조림이나 과주(果酒), 잼 등으로 하여 사용한다.

[주의사항]

비허(脾虛)로 대변이 묽은 사람은 신중하게 복용해야 한다.

[해 설]

장미과의 상록 소교목으로 달고 새콤하다. 과육은 즙이 많아 90%의 수분을 가지며, 주요 성분은 포도당, 과당, 서당으로서 그 함량은 8.3~9.8%에 이른다. 윤폐지해(潤肺止咳)의 효능이 있다. 주로 생식하거나 잼이나 통조림 혹은 술을 빚는 데 쓰기도 한다. 과육은 요리나 제과 제빵에 이용하기도 한다.

[보충설명]

- 비파엽(枇杷葉) : 성미(性味)는 고(苦), 미한(微寒)하고 폐(肺), 위경(胃經)으로 귀경한다. 청폐지해(淸肺止咳), 강역지구(降逆止嘔) 효능이 있어 폐열(肺熱)로 인한 기침과 기역천급(氣逆喘急), 위열(胃熱)로 인한 구역(嘔逆)과 번열(煩熱), 구갈(口渴)을 다스린다. 뒷면에 솜털이 빽빽하게 덮여 있으므로 솜털을 제거하고 써야 한다. 지해화담(止咳化痰)에는 밀자(蜜炙)하여 쓰고, 화위강역(和胃降逆)에는 생용(生用)한다. 위한구토(胃寒嘔吐) 및 풍한해수(風寒咳嗽)인 경우는 복용하지 않는 것이 좋다.

[응용 예]

① 폐열해수(肺熱咳嗽)에

- 신선한 비파육 60g과 빙당(冰糖) 30g을 함께 달여서 먹는다. ≪복건약물지(福建藥物志)≫

② 구건(口乾), 구역(嘔逆), 식욕부진에

- 신선한 비파 100g을 껍질을 벗겨 과육과 핵을 같이 물에 넣어서 달인 후 수시로 2~3일간 먹는다. ≪식품영양여식료(食品營養與食療)≫

[참고문헌]

1. ≪식료본초(食療本草)≫ : "利五臟."
2. ≪본초원명포(本草元命苞)≫ : "除肺熱在上焦, 止吐逆于胸膈."
3. 최우석(崔禹錫) ≪식경(食經)≫ : "下氣, 止噦嘔逆."
4. ≪전남본초(滇南本草)≫ : "治肺痿癆傷吐血, 咳嗽吐血, 哮吼, 又治小兒驚風發熱."

10) 모과(木瓜 목과) [雷公炮炙論]

[이명] 모과실(木瓜實), 철각리(鐵脚梨), 선모과(宣木瓜), 천모과(川木瓜)

[기원] 장미과에 속하는 낙엽관목인 모과나무 *Chaenomeles sinensis* Koehne.와 명자꽃 *C. lagenaria* (Loisel) Koidz의 成熟 果實이다.

[성미] 산(酸), 온(溫)

[귀경] 간(肝)·비(脾)·[위경(胃經)]

[효능] 서근활락(舒筋活絡), 화습화위(化濕和胃), 거풍습(祛風濕)

[주치] 풍습비통(風濕痺痛), 근맥구련(筋脈拘攣), 요슬(腰膝)관절의 산중동통(酸重疼痛), 한습옹체(寒濕壅滯)로 인한 각기종통(脚氣腫痛), 토사(吐瀉) 곽란(霍亂), 복통 설사, 전근(轉筋) 등

[용량용법]

10~15g을 침포(浸泡)하거나 달이거나 끓이거나 고아서 사용한다. 혹은 환(丸)·산제(散劑)에 넣는다. 적당량을 달인 물로 훈세(熏洗)할 수 있다.

[주의사항]

음허(陰虛)로 인한 요슬산통(腰膝酸痛)과 위산과다가 있는 사람은 복용하면 좋지 않다. 많이 먹으면 치아와 뼈를 손상시킨다. 쇠에 닿지 않게 한다.

[해 설]

- 모과는 중국이 원산지이며 우리나라에는 조선시대 이전에 전해진 것으로 추정되는데 가을에 완숙되면 황색을 띠며 향기가 진해지고 울퉁불퉁해진다. 맛은 시고 떫으며 껍질이 단단해 날로 먹기는 어렵다. 표면에 정유 성분이 있어 끈끈한데 이것이 향과 효능을 더해준다. 꿀과 설탕에 재거나 잼, 음료로 가공하여 사용하며, 모과로 죽을 끓이면 건비(健脾), 거습(祛濕)의 효능이 있다. 설탕을 넣거나 꿀을 넣은 음료는 소화불량, 토사전근(吐瀉轉筋), 각기(脚氣) 등에 사용한다. 그 외 녹두 혹은 양고기 등과 탕을 끓이거나 혹은 갈치와 함께 요리하기도 한다.
- 태양인(太陽人)에게 적합한 과일이다.
- 모과를 약으로 쓸 때는 일반적으로 얇게 썰어 햇볕에 말려서 쓴다. ≪본초강목≫에는 오래 묵혀 목(木)의 기운을 없애고 쓰는 것이 좋다고 하였다. 또한 꿀에 절여 쓰거나, 씨를

제거하고 살이 무르도록 푹 찐 후 찧어서 꿀과 생강을 넣고 졸여 두었다가 겨울에 먹으면 좋다고 하였다.

[보충설명]

- 번모과(番木瓜) : 파파야(*Carica papaya* L.) 열매. 중국에서는 파파야의 일반명칭이 목과(木瓜)이기 때문에 우리나라의 모과(木瓜)와 혼동이 될 수 있으니 주의한다. 파파야의 본초명은 번모과(番木瓜)로 성미(性味)는 감평(甘平)하고, 소식(消食), 하유(下乳), 제습통락(除濕通絡) 효능을 가지고 있다. 주로 소화불량과 위·십이지장궤양으로 인한 통증, 유즙분비 적은 경우, 풍습비통(風濕痺痛)과 지체마목(肢體痲木) 등에 쓴다.

[응용 예]

① 부녀의 산후유소(産後乳少)에

- 생모과(生木瓜) 400g, 갈치 250g, 생강·파·식초·소금·간장·조미용 술·조미료 적당량. 갈치의 머리와 꼬리, 내장을 제거하고 깨끗하게 씻어서 3cm 길이로 잘라 준다. 모과는 껍질과 씨를 제거하고 길이 3cm, 두께 2cm로 잘라 둔다. 갈치와 모과를 냄비에 넣고 파, 생강, 식초, 소금, 간장, 조미용 술을 넣고 물을 부어 강한 불에서 끓인다. 다시 약한 불로 줄여서 생선이 익을 때까지 끓인다. ≪가정식료수책(家庭食療手册)≫

② 습열하주(脾濕下注)로 인한 하지종통(下肢腫痛), 마목불인(痲木不仁)에

- 모과 1kg, 양고기 1kg, 완두 300g, 쌀 500g, 설탕 200g, 초과 5g, 소금·조미료·후추 조금. 모과를 즙을 내어 준비하고 양고기는 잘게 잘라 둔다. 쌀, 초과, 완두는 양고기와 같이 탕기에 넣고 모과즙과 물을 부은 뒤 강한 불에서 끓여준다. 어느 정도 끓으면 약한 불로 줄여서 완두가 익을 때까지 다시 한번 끓인다. 복용에는 설탕, 소금, 후추가루를 넣어서 먹는다. ≪飮膳正要≫

[참고문헌]

1. ≪명의별록(名醫別錄)≫ : "主濕痹邪氣, 霍亂大吐下, 轉筋不止."
2. ≪본초정(本草正)≫ : "木瓜, 用此者用其酸斂. 酸能走筋, 斂能固脫, 得木味三正, 故專入肝, 益筋走血. 療腰膝無力, 脚氣, 轉筋所不可缺."
3. ≪동의보감(東醫寶鑑)≫ : "性溫, 味酸, 無毒. 主霍亂大吐下, 轉筋不止. 消食, 止痢後渴. 治奔豚及脚氣, 水腫, 消渴, 嘔逆, 痰唾. 强筋骨, 療足膝無力"

2. 핵과류(核果類)

1) 복숭아(桃子 도자) [日用本草]

[이명] 도실(桃實)

[기원] 장미과 식물인 복숭아 *Prunus persica* (L.) Batsch 또는 산복숭아 *P. davidiana* (Carr.) Franch.의 성숙한 과실이다.

[성미] 감(甘), 산(酸), 온(溫)[평(平)], 소독(少毒).
천도(天桃) 복숭아는 한량(寒凉)함

[귀경] 폐(肺)·대장경(大腸經)

[효능] 생진(生津), 윤장(潤腸), 활혈(活血), 소적(消積), 윤부색(潤膚色), 혈압 강하(降血壓)

[주치] 진상(津傷), 장조변비(腸燥便秘), 어혈종괴(瘀血腫壞), 기혈부족(氣血不足), 음허도한(陰虛盜汗), 폐경(閉經), 타박상 등

[용법용량]

생으로 먹거나 생즙을 내어 먹는다.

[주의사항]

성질(性)이 따뜻하여 많이 먹으면 복창(腹脹)하거나 옹절(癰癤)이 나기 쉽다. 복숭아씨는 약간의 독성이 있으므로 살짝 구워서 사용하는 것이 좋다. 자라(鱉肉)와는 먹지 않는다.

[해 설]

- 장미과의 낙엽소교목인 복숭아나무의 열매이다. 원산지는 중국 서부라고 하는데 우리나라에서도 사과, 배 다음으로 많이 생산되는 과실이다. 과즙이 많고 향기가 좋으며 맛이 달아 여름의 생식용 과일로 좋다. 주성분은 서당, 과당, 포도당이고 전 당량은 7.6~11.5%이다. 과육에는 아미노산이 유리상태로 30~35mg이나 들어 있고 특히 아스파라긴산이 많이 함유되어 있다. 주로 생식하고 정과나 말린 과일, 젤리, 잼, 통조림, 음료 등으로 가공해 사용한다.
- 월경불순과 생리통에 복숭아나 복숭아 말린 것이 좋다.

[보충설명]

- 도인(桃仁) : 복숭아씨. 성미(性味)는 고감(苦甘) 평(平)하고 심(心). 간(肝), 대장경(大

腸經)으로 귀경한다. 활혈거어(活血祛瘀), 윤장통변(潤腸通便) 효능이 있어 어혈(瘀血)로 인한 경폐(經閉), 통경(痛經) 등의 월경불순과 어혈종괴(瘀血腫塊), 타박상, 장조변비(腸燥便秘) 등에 사용된다.

- 도화(桃花) : 복숭아꽃. 성미(性味)가 고평(苦平)하고 심(心). 간(肝), 대장경(大腸經)으로 귀경한다. 이수통변(利水通便), 활혈화어(活血化瘀) 효능이 있어 주로 소변불리(小便不利), 수종(水腫), 담음(痰飮), 각기(脚氣), 변비, 징가(癥瘕), 기미(面鼾) 등에 쓴다.

[응용 예]

① 생리통에

- 복숭아 2개를 껍질 벗겨 도인 9g, 꿀 30g을 넣고 중탕한 즙을 1일 1회 먹는다. 생리통과 월경불순에 좋다.

② 변비에

- 복숭아씨(桃仁) 10g과 잣 10g을 달인 후 꿀 30g을 섞어 복용한다.

③ 산후 어혈복통, 월경통, 타박상으로 인한 어혈종통(瘀血腫痛)에

- 복숭아씨(桃仁) 15g, 대추 15g, 생강 3쪽, 동동주 30mL를 물과 함께 달여 1일 2회 복용한다.

[참고문헌]

1. ≪전남본초(滇南本草)≫ : "治蟲積, 通月經, 潤大腸, 消心下積."
2. ≪수식거음식보(隨息居飮食譜)≫ : "補心, 活血, 解渴, 充飢, 水蜜桃生津滌熱."
3. ≪전남본초도설(滇南本草圖說)≫ : "多食動脾助熱, 令人膨脹, 發瘡節."

2) 자두(李子 이자) [滇南本草]

[이명] 오얏, 이실(李實), 가경자(嘉慶子)
[기원] 장미과 식물인 자두 *Prunus salicina* Lindl.의 과실이다.
[성미] 감(甘), 산(酸), 평(平)[량(凉)], 무독(無毒)
[귀경] 간(肝)·신경(腎經)
[효능] 청열생진(淸熱生津), 양간(養肝), 사간(瀉肝)
[주치] 허로골증(虛勞骨蒸), 오심번열(五心煩熱), 간경음혈(肝經陰血) 부족, 부종, 소갈증, 구설생창(口舌生瘡) 등

[용법용량]

생것으로 먹거나 생즙을 짜서 먹는다.

[주의사항]

- ≪전남본초(滇南本草)≫ : “많이 먹으면 비위를 손상시킨다.” 비위허약(脾胃虛弱)한 자가 많이 먹으면 좋지 않다. 궤양병 및 급·만성위장병 환자는 복용을 금한다.

[해 설]

- 장미과의 낙엽교목인 자두나무의 과실로 ‘오얏’이라고도 한다. 살구, 대추, 복숭아, 밤과 함께 오과(五果) 중 하나에 속한다. ≪소문(素問)≫에서 자두(李)는 맛이 시고 간(肝)에 속하니 동방의 과일이라고 하였다.
- 자두는 수분함량이 많고 유기산이 1~2% 들어 있어 신맛이 강하다. 위장의 연동(蠕動) 운동을 증강시켜 소화를 돕는 작용을 한다. 주로 생식하고 말린 자두, 정과, 술 등으로 가공하며, 펙틴이 많이 들어 있어 잼과 젤리로도 많이 이용된다. 생즙은 골증로열(骨蒸勞熱)혹은 소갈(消渴) 등을 치료하는 데 이용되고, 설탕이나 꿀, 우유 등과 함께 만든 정과나 음료는 청간익위(淸肝益胃), 생진(生津) 등의 효능이 있다. 자두로 만든 침출주는 피로를 풀어주고 식욕을 촉진한다.
- 옛날에는 자두즙과 술을 함께 마시는 것을 “주색주(駐色酒)”라 불렀는데 여름철에 더위 먹는 것을 예방할 수 있었다. 자두는 양간파어(養肝破瘀) 작용이 있어 만성간질환 환자에게 좋다.
- 소화 효소와 위산 분비를 촉진시켜 위장의 연동 작용을 증가시켜주기 때문에 위산결핍으로 식후 복부창만, 대변불통에 적합하지만 급·만성위염, 궤양병 환자가 먹게 되면 오히려 비위를 손상하기 때문에 좋지 않다. 자두 먹은 뒤에 물을 많이 마시면 설사하기 쉽다.
- ≪본초강목(本草綱目)≫에서는 사람들이 자두를 소금에 절여 말리거나 설탕에 절여 저장하거나 꿀물에 졸여 정과를 만들기도 하는데 햇볕에 말린 백리(白李)가 가장 유익하다고 하였다. 그 방법은 여름철 자두색이 노랗게 되면 따서 소금과 함께 버무려 절였다가 물은 제거하고 소금과 함께 볕에 말린 다음 속씨를 제거하고 다시 햇볕에 말린다. 이것으로 술을 빚어도 좋고 그대로 저장해두어도 좋다고 기록되어 있다.

[응용 예]

① 골증노열(骨蒸勞熱), 소갈인음(消渴引飮)에

- 자두를 즙을 짜내어 차갑게 먹는다. ≪천주본초(泉州本草)≫

② 간경화복수(肝硬化腹水)

• 생자두를 먹는다. ≪천주본초(泉州本草)≫

[참고문헌]

1. ≪의림찬요(醫林纂要)≫ : "養肝, 瀉肝, 破瘀."
2. ≪동의보감(東醫寶鑑)≫ : "除骨節間勞熱及痼熱, 益氣. 但不可多食"
3. ≪본초강목(本草綱目)≫ : "今人用鹽曝·糖藏·蜜煎爲果, 惟曝乾白李有益. 其法, 夏李色黃時摘之, 以鹽挼去汁, 合鹽晒萎, 去核復晒乾, 荐酒·作飣皆佳."

3) 매실(青梅 청매) [寶慶本草折衷]

[이명] 매실(梅實), 청매(青梅), 매자(梅子), 생매자(生梅子), 오매(烏梅)
[기원] 장미과 식물인 매화 *Prunus mume* Sieb. et Zucc.의 과실이다.
[성미] 산(酸), 삽(澁), 평(平), 무독(無毒)
[귀경] 폐(肺)·위(胃)·대장경(大腸經)
[효능] 이인(利咽), 생진(生津), 삽장지사(澁腸止瀉), 이근맥(利筋脈)
[주치] 구해부지(久咳不止), 식욕부진, 구사하리(久瀉下痢), 담도회충증, 위장염 등. 외용으로는 악창궤양, 우피선(牛皮癬) 등

[용법용량]

6~9g을 달여서 먹거나 즙을 내서 먹으며 또는 환으로 만들어 먹는다.

[주의사항]

• 매실은 병의 초기나, 위산과다 시 복용하면 안 되고 많이 먹거나 오래 먹으면 치아가 손상된다.
• ≪수식거음식보(隨息居飮食譜)≫ : "많이 먹으면 이가 상하고 생담조열(生痰助熱)한다. 모든 담수(痰嗽), 감팽(疳膨), 비적(痞積), 창만(脹滿), 외감미청(外感未淸), 아직 초경(初經)을 하지 않은 여성 및 부녀의 월경기, 출산 전후에는 매실을 피한다."
• 황정(黃精, 둥굴레)과는 함께 쓰지 않는다.
• 매실청을 담글 때 씨앗은 빼고 사용한다.

[해 설]

- 매화나무의 열매로 원산지는 중국이며 3,000년 전부터 약재로 사용되었다. 우리나라에는 삼국시대에 정원수로 전해져 고려 초부터 약재로 사용된 것으로 추정된다. 매실은 만물이 추위에 떨고 있을 때, 꽃을 피워 봄을 가장 먼저 알려줌으로써 불의에 굴하지 않는 선비정신의 표상으로 삼았고, 늙은 몸에서 정력이 되살아나는 회춘(回春)을 상징하였다. 초여름에 나오는 과일로 생것은 신맛이 주로 나면서 약간의 단맛을 가지고 있다. 소만(小滿) 이전에 수확하여 충실하면서 쓴맛이 없는 것이 상품(上品)이다.
- 미성숙과인 청매(靑梅)는 술에 담가 여름철 장염이나 콜레라 등을 예방하는 데 쓰인다. 생매실로 고(膏)를 내어 아침저녁으로 10mL씩 3~7일간 복용하면 급성위장염, 만성설사 등을 치료할 수 있다. 또한 산매탕, 매실정과, 말린 매실 등으로 가공하여 먹으면 생진지갈(生津止渴), 제번안신(除煩安神)한다. 오매죽(烏梅粥), 매화죽(梅花粥)은 생진지갈(生津止渴), 건비위(健脾胃), 삽장지사(澁腸止瀉)한다. 대조오매음(大棗烏梅飮), 오매밀탕(烏梅蜜湯), 오매백당탕(烏梅白糖湯) 등은 온병구갈(溫病口渴), 음허도한(陰虛盜汗) 등에 이용된다. 진피매실(陳皮梅實)은 건위(健胃)하고 소화를 도우나 많이 먹으면 치아가 손상된다.
- 설탕에 절인 매실은 상큼하고 맛이 좋다. 한여름에는 하루에 한두 개씩 먹으면 생진해갈(生津解渴)하여 장도(腸道) 전염병을 예방한다. 소금물에 절인 매실을 입에 물고 있으면 매핵기(梅核氣) 등에 좋다.
- 매실 및 매실즙은 칼륨을 많이 함유하고 있으나 나트륨 함량은 비교적 적어 장기간 이뇨약을 복용하는 사람에게 적합하다.
- 매실침출주 담그는 법 : 상처가 없는 굵은 매실 30개, 술 2L, 황설탕 500g 정도를 잘 섞어서 병 속에 넣고 6개월 이후에 음용한다.
- ≪신농본초경(神農本草經)≫에서는 매실은 기운을 내리고 열을 제거하고 번만(煩滿, 번열이 있고 배가 더부룩한 것)을 그치게 하고 마음을 편안하게 해주며, 사지 지체가 아픈 것을 그치게 하고, 중풍 반신불수(半身不隨)가 되는 것을 예방하고, 검은 사마귀 반점이나 사마귀 같이 내민 것을 제거해준다고 했다.

[보충설명]

- 백매(白梅) : 미성숙한 매실을 소금물에 절인 것을 말한다. 성미(性味)가 산(酸), 삽(澁), 함(鹹)하고 평(平)하다. 후비(喉痺), 사리(瀉痢), 번갈(煩渴), 매핵기(梅核氣), 옹

저종독(癰疽腫毒) 등을 다스린다.

- 오매(烏梅) : 미성숙한 매실을 훈제하여 만든다. 색은 검고 성미는 산(酸), 삽(澁), 평(平)하고 간(肝)·비(脾)·폐(肺)·대장경(大腸經)으로 귀경한다. 염폐지해(斂肺止咳), 삽장지사(澁腸止瀉), 지혈(止血), 생진(生津), 안회(安蛔)의 효능이 있다.
  담낭(膽囊)을 수축하게 하여 담즙 분비를 촉진시키고 담도(膽道)의 회충 및 균리(菌痢)의 치료에 대해 상당한 효과가 있으며, 과민성알러지를 억제하는 작용이 있다.
  ≪본초강목≫에는 폐기(肺氣)를 수렴하고 장(腸)을 고삽(固澁)하며, 오랜 기침이나, 설사, 반위, 딸꾹질, 회충으로 인한 구토, 설사, 부종, 가래가 많이 끓는 데 좋으며, 생선독을 풀어주며 유황 독을 해소해 준다고 했다.
  오매를 한의원에서 쓸 때 어린아이들에게 약 한 첩에 한두 개를 쓰는데, 밥맛이 없고 소화가 잘 안 되거나 설사를 잘하거나 기침을 할 때 오매를 넣어서 활용한다.

[응용 예]

① 만성장염에

- 오매 500g, 벌꿀 1kg. 오매를 찬물에 담가 불린 후 씨를 제거하여 물을 붓고 달인다. 끓기 시작해서 20분간 달이고 물을 짜내기를 세 번 반복한 다음 달여 낸 물을 약한 불로 걸쭉할 때까지 농축시켜 꿀을 넣고 한두 번 끓여 냉각시킨다. 병 속에 보관하면서 매회 한 숟가락씩 하루에 세 차례, 1주일~10일 정도 음용한다.

② 백혈구 감소증에는

- 오매 10g, 당근 200g, 양간(羊肝) 20g을 넣고 달여 오매를 제거한 뒤에 하루에 한 차례씩 복용한다.

③ 설사에

- (물총 쏘는 듯한) 설사, 구토, 복통이 있을 때 매실에 소금을 뿌려 두면 나오는 매실즙에 자소엽을 넣고 가공한 매초(梅醋)를 하루에 한두 잔씩 복용한다.

④ 멀미에

- 차멀미, 뱃멀미에 매실을 입에 물고 있거나 배꼽 위에 올려놓으면 그친다.

[참고문헌]

1. ≪본초습유(本草拾遺)≫ : "止渴."
2. ≪본초성상(本草省常)≫ : "澁腸, 斂肺, 消腫解毒, 醒酒, 殺蟲."
3. ≪일용본초(日用本草)≫ : "生津液, 止焦渴."

4) 앵두(櫻桃 앵도) [吳普本草]

[이명] 함도(含桃), 주도(朱桃), 앵주(櫻珠), 산주앵(山珠櫻), 주과(朱果), 형도(荊桃), 가앵도(家櫻桃), 이수랏
[기원] 장미과 식물인 앵두 *Prunus tomentosa* Thunb. 혹은 *P. pseudocerasus* Lindl. 의 과실
[성미] 감(甘), 산(酸), 온(溫), 무독(無毒)
[귀경] 비(脾)·신경(腎經)
[효능] 보비익신(補脾益腎), 자윤피부(滋潤皮膚), 거풍습(祛風濕), 투진(透疹)
[주치] 비허설사(脾虛泄瀉), 신허요퇴동통(腎虛腰腿疼痛), 풍습요퇴동통(風濕腰腿疼痛), 빈혈, 유정(遺精), 탄탄(癱瘓), 사지불인(四肢不仁) 등

[용법용량]

30~150g을 달여서 먹거나 술을 담가 먹는다.

[주의사항]

앵두는 성질이 화(火)에 속하여 허열을 발생시킬 수 있으므로 열성병 환자 및 음허화왕자(陰虛火旺者)는 기식(忌食)한다.

[해 설]

- 앵두(cherry)의 원산지는 중국(동양종)과 유럽(서양종)으로 대개 동양종은 알이 잘고 품질이 그다지 좋지 않으므로 과수로서 재배 가치가 적은 반면, 서양종은 알이 비교적 굵고 품질이 좋은 것이 특색이다. 주성분은 포도당, 과당이고 전당량은 7.8~7.9%이다. 유기산은 주로 사과산으로 0.42~0.6%를 함유한다.
  과실은 주로 생식하는데 과즙이 많고 새콤달콤하다. 끓여 먹거나 술을 담그기도 하고, 잼이나 고(膏), 절임, 통조림 등으로 가공하고, 제과제빵에도 이용한다. 앵두는 영양이 풍부하고 익비위(益脾胃), 양간신(養肝腎)의 효능을 가지고 있다. 체질이 허약하거나 피부가 거칠거나 중풍후유증(中風後遺症)이 있는 사람이 앵두주를 마시면 좋다.
- 앵두 잎은 위냉(胃冷)에서 오는 식적(食積), 설사 치료에 효과가 있다.

[응용 예]

① 풍습성 지체관절 동통과 굴신불리(屈伸不利)에

- 앵두 1kg, 독활 50g, 위령선 30g을 잘게 썰어 고량주에 담가 1개월 후에 복용하거나 앵두 10알씩 매일 두 차례 식후에 복용한다.

② 병후 허약하고, 밥맛이 없으며 피곤하고, 기운이 없을 때

- 앵두 1kg을 즙을 짜서 약한 불로 30분 정도 고아 벌꿀 500g을 넣고 끓인 다음 냉각시켜 병 속에 보관하고 매일 두 차례 매회 10mL씩 복용한다.

③ 습관성유산에

- 하루 한 번 앵두 60g씩 장기간 복용한다. 음식으로 복용하기 때문에 약력이 약하여 한 번에 쓰는 용량을 많이 쓰고 장복해야 한다.

④ 인후질환의 예방치료에

- 앵두 500g을 달이거나 술을 담가 먹는다. 江西 ≪초약수책(草藥手册)≫

[참고문헌]

1. ≪오보본초(吴普本草)≫ : "主調中, 益脾氣, 令人好顏色."
2. ≪식료본초(食療本草)≫ : "補中益氣, 主水谷痢, 止泄精."
3. ≪전남본초(滇南本草)≫ : "治一切虛症, 能大補元氣, 滋潤皮膚. 浸酒服之, 治左癱右瘓, 四肢不仁, 風濕腰腿疼痛."
4. ≪동의보감(東醫寶鑑)≫ : "先百果而熟, 故古人多貴之, 以薦寢廟. 一名含桃. 此桃在三月末四月初熟, 得正陽之氣, 先諸果熟, 故性熱."

5) 살구(杏子 행자) [本草圖經]

[이명] 행실(杏實), 행자(杏子), 목락자(木落子), 고행인(苦杏仁), 솔고

[기원] 장미과 식물인 살구(杏) *Prunus armeniaca* L. var. ansu Maxim. [*Armeniaca vulgaris* Lam.]이나 山杏 *Armeniaca sibirica* Lam. 등의 과실

[성미] 산(酸), 감(甘), 온(溫)[평(平)], 무독(無毒)

[귀경] 폐(肺)·심경(心經)

[효능] 윤폐정천(潤肺定喘), 생진지갈(生津止渴), 지사(止瀉)

[주치] 폐조해수(肺燥咳嗽), 기천(氣喘), 급만성해수, 진상구갈(津傷口渴) 등

[용법용량]

6~12g을 달여서 먹거나 생으로 먹으며 또는 햇볕에 말려 포로 만들어 먹는다.

[주의사항]

- 생살구를 많이 먹으면 비위를 손상하고 설사를 하기 쉬우며, 소아가 과다하게 복용하면 이가 쉽게 상한다.
- ≪본초연의(本草衍義)≫ : "소아는 특히 먹지 말아야 하는데 많이 먹으면 창옹(瘡癰) 및 상격열(上膈熱)을 초래한다."

[해 설]

- 장미과의 낙엽소교목으로 원산지는 중국 북부이다. 성분은 포도당, 과당, 자당 등의 당분 함량이 많고 유기산으로는 구연산과 사과산이 1.5~3.5%나 들어있어 비교적 많은 샘이다. 주로 생것으로 먹거나 통조림이나 밀전(정과), 말린 과일, 잼, 술, 식초, 음료 등으로 가공해서 식용한다. 말린 살구나 살구정과는 생진(生津), 윤폐(潤肺), 지갈(止渴)의 효능이 있다. 살구는 한 번에 과식하면 염증을 성하게 하거나 절종(癤腫, 부스럼)이나 설사를 일으킬 수 있다.
- 살구나무 잎을 차처럼 끓여 마시면 눈을 밝게 하고 이뇨작용이 있어서 부종을 내려준다. 살구잎을 덖어 차로 마시면 구수하고 좋다.
- 살구꽃은 쓴맛이 나면서 성질이 따뜻하고 차로 마시면 보허화혈(補虛和血) 한다. 여성의 불임증, 손, 발이 저리면서 아픈 데 살구꽃차를 먹는다.

[보충설명]

- 행인(杏仁, 살구씨) : 성미(性味)는 고(苦), 미온(微溫)하고 폐(肺), 대장경(大腸經)으로 귀경한다. 강기(降氣) 지해평천(止咳平喘), 윤장통변(潤腸通便) 효능이 있어 기침(咳嗽), 천식, 흉만담다(胸滿痰多), 혈허진고(血虛津枯)로 인한 장조변비(腸燥便秘)에 주로 사용한다. 기침천식에 광범위하게 사용하는 요약(要藥)으로 열이 있는 경우엔 청열약(清熱藥)과 한(寒)이 있는 경우에는 온화약(溫和藥)과 표증(表證)이 있는 경우에는 해표약(解表藥)과 함께 쓴다. 허증으로 인한 기침에는 적합하지 않다.
- 행인은 시안화칼륨(KCN) 성분이 들어있는데 열을 받으면 파괴되므로 반드시 볶아서 사용해야 하고 장복과 과량 복용을 피한다. 영유아에게 사용할 경우에는 신중해야 한다. 식품공전 상 식용불가 재료에 속한다.

• 행인은 고행인(苦杏仁)과 첨행인(甛杏仁) 두 종으로 나누어 보기도 하는데 고행인은 성미가 고신(苦辛)하고 선폐(宣肺)하는 효능이 있어 외감(外感)으로 인한 폐실(肺實) 기침과 천식을 치료하는데 다용(多用)하고, 첨행인은 감평(甘平)하고 윤폐(潤肺)하는 효능이 있어 폐허(肺虛)로 인한 노수(勞嗽)에 다용(多用)한다고 본초학 교재에 수록되어 있다. 이러한 구분으로 중국에서는 첨행인을 약선재료로 매우 다양하게 활용하고 있으나 고행인과 첨행인의 구분에 대해서는 명확하게 언급되는 바가 없다. 이금산[37]의 연구에 의하면 현재 유통되는 첨행인(甛杏仁)은 아르메니아 살구씨인 남행인(南杏仁)이지만, 공정서에도 남행인을 고행인(苦杏仁)으로 분류하고 있어 맞지 않다고 했다. 이어 명말(明末)에서 청초(淸初)에 파단행인(巴旦杏仁, 아몬드)과 행인을 첨행인과 고행인으로 구분하였던 문헌 기록을 근거로 첨행인이 파단행인(巴旦杏仁)일 것으로 추정하고 있는데 저자도 이 견해가 합당할 것으로 판단한다.

[응용 예]

① 폐조건해(肺燥乾咳)와 대변건결(大便乾結)에

• 살구씨 50g과 돼지허파 250g을 넣고 적당히 물 붓고 탕을 끓여 소금으로 조미해서 일주일 정도 먹으면 좋다. ≪식품적영양여식료(食品的營養與食療)≫

② 폐조(肺燥)로 인한 해천증(咳喘症)에

• 행인 10g, 배 100g, 빙당(冰糖) 20g. 행인은 거피하여 부수고, 배는 다진 후 물을 넣고 달인 후 찌꺼기를 걸러내고 약액만 취하여 빙당을 녹여 마신다. ≪민간험방(民間驗方)≫

[참고문헌]

1. ≪수식거음식보(隨息居飮食譜)≫ : "潤肺生津."
2. ≪식물고(食物考)≫ : "曝脯去冷, 止渴益心."
3. ≪본초강목(本草綱目)≫ : "曝脯食, 止渴, 去冷熱毒. 心之果, 心病宜食之."

6) 은행(白果 백과) [日用本草]

[이명] 은행(銀杏), 백과인(白果仁), 백과육(白果肉), 초백과(炒白果), 압각자(鴨脚子), 영안(靈眼), 불지갑(佛指甲), 불지감(佛指柑)

37) 이금산. 행인(杏仁)의 본초학적 고찰. 韓藥情報硏究會誌. 2019;7(2):195-203.

[기원] 은행과 식물인 은행 *Ginkgo biloba* L.의 종인(種仁)
[성미] 감(甘), 고(苦), 삽(澁), 평(平), 소독(小毒)
[귀경] 폐(肺)·신경(腎經)
[효능] 염폐정천(斂肺定喘), 지대탁(止帶濁), 축소변(縮小便), 구충(驅蟲)
[주치] 효천담수(哮喘痰嗽), 백대(白帶), 백탁(白濁), 유정(遺精), 요빈(尿頻), 종기(無名腫毒), 사비(皶鼻), 선창(癬瘡) 등

[용법용량]

3~9g을 달여서 먹거나 찧어 즙을 내어 먹는다.

[주의사항]

- 실사(實邪)가 있는 경우는 복용을 피한다. 생식(生食)하지 않는다.
- ≪일용본초(日用本草)≫ : "많이 먹으면 옹기동풍(壅氣動風)한다." 은행의 미숙한 종자는 청산배당체를 함유하고 있으므로 많이 먹으면 두통, 구토, 설사, 복통, 호흡곤란, 전신의 긴장성경련 등을 일으키며, 날로 먹거나 과량을 복용해도 중독 증상이 나타난다. 특히 소아의 경우 잘못 먹고 중독되는 경우가 종종 있으므로 주의해야 한다.

[해 설]

- 열매가 살구와 비슷하게 생겼다 하여 살구 행(杏)자와 중과피가 희다 하여 은빛의 은(銀)자를 합하여 은행이라는 이름이 붙었다. 전분 함량이 31.5%이며, 아미노산 중에는 트립토판(tryptophane)이 풍부하고 약간의 에르고스테린(ergosterine)을 함유하고 있다. 그 외 비타민 A, C, 니아신(niacin) 등 영양성분을 함유하고 있다. 볶음이나 정과, 죽이나 육류 요리의 재료로 쓰인다.
- 은행죽이나 은행검실죽은 이수소종(利水消腫)의 효능이 있고, 은행과 표고나 오리, 닭고기, 돼지 안심 등과 같이 요리한 것들은 여성의 백대(白帶)나 남자의 유정(遺精), 활정(滑精) 및 소변빈삭(小便頻數) 등의 보조식으로 좋다. 은행잎차는 익심지사(益心止瀉) 효능이 있어 관상동맥질환으로 인한 심교통(心絞痛), 이질(痢疾), 장염(腸炎) 등에 좋다.
- ≪본초강목(本草綱目)≫ : "익혀서 먹으면 온폐익기(溫肺益氣)하고 해천(咳喘)을 안정시키고, 소변을 감소시키고, 백탁(白濁)을 그치게 한다. 생식하면 담을 내리고 소독살충한다. 얼굴이나 코와 손발에 바르면 기미 주근깨나 주름살, 개선(疥癬) 등을 제거해 준다.
- 은행은 약간 떫은맛(澁味)이 있어서 수렴작용이 있는데, 위로는 능히 폐기(肺氣)를 수렴

해서 천식을 그치게 하고, 아래로는 대하증을 그치게 해주어 만성 기관지염이나 백색 대하에 대해 예방, 치료 작용이 있다. 성질이 평화해서 한증, 열증 모두 쓸 수 있다.

- 은행은 포도상구균, 디프테리아균, 연쇄상구균, 탄저간균, 고초간균, 대장간균 등에 억제 작용이 있으며 피부진균에도 작용을 한다.
- 은행잎은 혈관 확장 작용이 있어서 동맥경화나 고혈압으로 인해 오는 관상동맥 혈액공급 장애 등으로 심장이 쥐어짜듯이 아프다거나, 심근경색증, 뇌혈전, 뇌혈관 경련 등의 병증에 효과가 좋다. 소변이 잘 나오게 하면서 유정, 몽정, 조루 등도 해결해 주면서 혈액순환을 도와주고, 피를 맑게 하는 작용이 강해서 노인들의 치매, 고혈압, 동맥경화를 예방, 치료하는 데 효과가 좋다, 대체로 10월 노란단풍이 들기 직전에 공해 오염이 없는 지역의 은행잎을 채취하여 차로 마신다.
- 은행나무 뿌리는 감(甘), 온(溫), 평(平)하다. 기운 나게 하고 허약한 것을 보해주므로 백색대하, 유정, 몸이 허약해서 오는 과로상(過勞傷) 등에 쓸 수 있다.

[응용 예]

① 소변백탁(小便白濁)에

- 은행 10알을 물을 넣고 갈아서 매일 한 차례씩 먹는데 효과가 나타나면 복용을 멈춘다. ≪빈호집간방(瀕湖集簡方)≫

② 적백대하와 하원허비(下元虛憊)에

- 은행, 연자육, 찹쌀 각 15g, 후추 4g을 함께 갈아서 오골계(1마리)의 배 속에 넣고 푹 고아 공복에 먹는다. ≪빈호집간방(瀕湖集簡方)≫

③ 몽유(夢遺)에

- 은행 3알에 술을 넣고 끓여서 4~5일간 먹는다. ≪호남약물지(湖南藥物志)≫

④ 소변빈삭(小便頻數), 유뇨(遺尿)에

- 은행 5알과 달팽이 3마리(구워 말린 것)를 갈아서 가루로 만들어 물에 타 마신다(沖服). ≪협감녕청중초약선(陝甘寧青中草藥選)≫

[참고문헌]

1. ≪본초품휘정요(本草品彙精要)≫ : "煨熟食之, 止小便頻數."
2. ≪본초강목(本草綱目)≫ : "熟食溫肺益氣, 定喘嗽, 縮小便, 止白濁. 生食降痰, 消毒殺蟲."
3. ≪본초종신(本草從新)≫ : "補氣養心, 益腎滋陰, 止咳除煩, 生肌長肉, 排膿拔毒, 消瘡疥疽瘤."

7) 대추(大棗 대조) [神農本草經]

[이명] 건조(干棗), 미조(美棗), 양조(良棗), 홍조(紅棗)

[기원] 갈매나무과 식물인 대추 *Zizyphus jujuba* Mill. var. inermis (Bge) Rehd.의 성숙한 과실

[성미] 감(甘), 온(溫), 무독(無毒)

[귀경] 심(心)·비(脾)·위경(胃經)

[효능] 보비위(補脾胃), 익기혈(益氣血), 안심신(安心神), 조영위(調營衛), 화약성(和藥性)

[주치] 비허체약(脾虛體弱), 기혈부족(氣血不足), 권태핍력(倦怠乏力), 식욕부진, 심번불매(心煩不寐), 신지불안(神志不安), 히스테리, 과민성자반(紫斑), 빈혈 등. 맹렬한 약성을 완화한다.

[용법용량]

9~15g을 전탕(煎湯)해서 먹는다.

[주의사항]

대추는 감온조습(甘溫助濕)하여 속이 더부룩하게 해주기 때문에 습(濕)이 성해서 완복(脘腹)이 창만(脹滿)한 사람, 소아감적(疳積), 담(痰)이 많아서 열이 옹체(壅滯)된 사람, 충적(蟲積), 치통 및 담열해수(痰熱咳嗽), 황달, 변비가 있는 사람은 기복(忌服)한다. 생파와 함께 먹지 않는다. 현삼(玄蔘), 백미(白薇)와는 복용을 금한다.

[해 설]

- 갈매나무과에 속하는 활엽교목인 대추나무의 열매로 중국에서 특히 많이 생산된다. 대추는 예로부터 우리나라의 중요한 과일 중의 하나로 식용과 약용으로 사용해 왔으며, 관혼상제와 손님 대접에 필수식품으로 쓰여 왔다. 대추는 수분함량이 비교적 낮고 탄수화물 중에서는 포도당과 과당이 주로 많다. 그 외 라이신(lysine), 류신(leucine) 등 필수아미노산이 골고루 들어있으며 철분과 칼슘의 좋은 급원이기도 하다. 맛이 달아 생식하거나 정과, 꿀대추, 건대추, 대추술, 대추고, 흑대추 등으로 가공해 사용하고, 술이나 식초, 각종 한과와 건강식품의 중요원료로 사용된다.
- 홍조탕(紅棗湯)은 안신익지(安神益智), 강조탕(薑棗湯)은 건비위(健脾胃), 고표익기(固

表益氣)하는 효능이 있으며, 대추와 양고기 혹은 토끼고기를 함께 넣고 푹 고아 먹으면 양심안신(養心安神), 보중익기(補中益氣), 양혈생혈(養血生血) 등의 효과를 거둘 수 있다.

- 대추는 예로부터 "오과(五果)" 중의 하나로 성질이 평화(平和)하여 비위(脾胃)를 보양하는 상용 식품이다. 대추는 감온(甘溫)하여 소식하면 건비(健脾)하지만 과식하면 비(脾)에 장애를 일으킨다.
- 대추에는 비타민 C(生대추에 62mg%)의 함량이 과일 중에 높은 편이고, 비타민 B_2 함량도 일반 과일보다 높다. 생대추의 당 함유량은 20~30%에 달하고, 건대추는 55~60%에 달하여 사탕수수나 사탕무보다 당 함량이 더 높다. 게다가 비타민 P 성분이 있어서 인체의 모세혈관을 보하고 혈압을 내려준다. 신체를 보익하고 특히 심혈관 계통 질환을 예방하는 데 도움이 된다.
- 면역능력 증강, 백혈구의 생성 촉진, 콜레스테롤 강하, 혈청단백을 높여주는 효과가 있고, 간보호 효과와 근력증강, 노화억제, 체질증강의 효과가 있다. 암 치료의 화학요법이나 방사선요법의 후유증(백혈구 및 혈소판감소증)을 예방하고 다스린다.
- 밤늦게 차를 많이 마셔 잠이 안 올 때 대추차를 마시면 잠을 편안히 잘 수 있다.
- 대추에다 생강을 같이 쓰면 배가 더부룩하고 창만할 수 있는 증상들을 예방할 수 있어서 대추 생강차를 먹으면 좋다.
- 대추를 까맣게 만든 것을 "흑조(黑棗)"라고 부르며 또 "남조(南棗)"라고 부르기도 한다. 그 효과는 대추와 비슷하며 자보작용(滋補作用)이 비교적 좋다.

[보충설명]

- 산조인(酸棗仁) : 묏대추(산조(酸棗), *Zizyphus jujuba* Mill. var. spinosa Hu ex H. F. Chou)의 성숙한 종자를 건조한 것. 성미(性味)는 감산(甘酸) 평(平)하고, 심(心), 간경(肝經)으로 귀경한다. 양심안신(養心安神), 염한(斂汗) 효능이 있어 주로 허번불면(虛煩不眠), 경계다몽(驚悸多夢), 체허다한(體虛多汗), 진상구갈(津傷口渴)에 쓴다. 대추는 씨를 빼고 과육을 쓰지만, 산조인은 씨를 볶아서 쓴다.

[응용 예]

① 불면(不眠)에

- 대추 열 개, 총백 5뿌리(통째로)를 함께 물에 끓여 잠자기 전에 차 대신 마신다.

② 기허(氣虛) 자한(自汗)에

- 대추 열 개, 황기 30g, 검은콩 30g을 같이 넣고 끓여 하루 한 차례씩 먹는다.

③ 만성기관지염에

- 대추 열 개, 생강 4쪽을 함께 넣고 잠자기 전에 끓여 마신다. 감기 잘 걸리는 사람, 속이 냉해서 통증이 있는 사람의 경우에도 좋다.

④ 저혈압에

- 대추 15g, 밤 150g, 닭 한 마리. 닭고기를 잘게 썰어 팬에 넣고 센 불로 볶다가 물을 붓고 대추와 밤을 넣고 익혀 먹는다.
- 대추 열 개, 황기 16g, 찹쌀 50g. 황기 달린 물로 대추죽을 끓여 매일 저녁 한 차례씩 두어 달 정도 먹는다.
- 계란 3개, 당귀, 황기, 대추 30g을 같이 끓여서 차처럼 마셔도 좋다. 삶아진 계란과 차를 함께 먹는다.
- 익지인 12g, 대추 열 개, 황설탕 20g을 같이 끓여 하루 두 차례 복용한다.

⑤ 관상동맥질환에

- 관상동맥질환으로 인해 가슴이 두근거리고, 숨이 가쁘면서 답답하고 흉통과 어지럼증, 이명(耳鳴), 불면다몽(不眠多夢) 증상이 있을 때 혹은 단순한 심교통(心絞痛)이 나타날 때, 대추 5개, 해삼 25~50g, 빙당 적당량을 넣고 달여 매일 아침 공복에 복용하면 좋다.
- 관상동맥경화로 가슴이 답답하고 아프며, 특히 밤에 발작이 많이 일어나며, 숨이 가쁘고 가슴이 두근거리며 헛땀이 나고, 추위를 타며, 손, 발바닥에 번열이 있는 등의 증상이 나타나는 경우 대추 7개와 생표고버섯 50g(마른 것은 25g)을 같이 넣고 끓여 먹으면 좋다. 또는 대추와 산사와 호도인 각각 30g을 함께 넣고 익혀 먹어도 좋다.

⑥ 철결핍성빈혈증에

- 대추 열 개, 돼지 살코기 50g, 계란 한 개. 먼저 탕기에 대추와 돼지고기를 함께 넣고 물을 부어 익힌 뒤에 계란을 같이 넣고 익혀서 먹는다.
- 대추 20개, 검은 목이버섯 20g, 계란 한 개를 함께 넣고 물을 붓고 끓여서 계란이 익으면 껍질을 벗겨 다시 넣고 끓여서 황설탕을 약간 가미하여 먹는다.
- 대추 열 개에 좁쌀 50g, 늙은 호박 200g, 황설탕 30g을 함께 넣고 죽을 쑤어 매일 한두 차례 복용한다.
- 대추 30개, 용안육, 팥(또는 검은콩) 각 50g을 물을 부어 약한 불로 끓여 황설탕을 약간 가미하여 먹거나, 멥쌀을 넣고 죽을 쑤어 먹어도 좋다.

⑦ 재생불량성빈혈증에

- 대추 20개, 찹쌀 300g, 팥과 생산약 각 30g, 연자육과 백편두 각 15g. 팥과 백편두를 먼저 끓이다 대추, 연자육, 찹쌀을 함께 넣고 죽을 끓인 뒤 마지막에 산약을 잘게 썰어 넣고 아침저녁으로 나누어 먹는다.
- 간신(肝腎) 음허형의 재생불량성빈혈에는 대추 15개, 검은 목이버섯 15g을 물에 불린 후 빙당 10g과 물을 붓고 중탕으로 한 시간 정도 끓여 먹는다.

⑧ 당뇨병에

- 대추 열 개, 갈근 30g, 녹두 30g. 갈근과 대추를 30분 정도 끓인 후에 갈근을 제거한 다음, 녹두를 넣어 다시 약한 불로 40~60분 정도 더 끓여 하루 두 번 나누어 먹는다.
- 대추 150g에 심을 제거한 연자육 100g, 돼지척추뼈 한 개(한 마리), 목향 3g, 감초 10g을(베보자기에 넣어서) 함께 탕기에 넣어 물을 붓고 약한 불로 4시간 정도 고아낸 후 탕액 위주로 먹는데 고기와 대추를 같이 먹을 수도 있다. 소갈증으로 자주 배가 고프거나 소변을 많이 보는 당뇨환자의 보조요법으로 좋다.

⑨ 신경쇠약증에

- 대추 7~8개, 구기자 20~30g, 계란 2개를 같이 넣고 끓여 계란이 익은 뒤에 껍질을 벗기고 알맹이를 다시 넣어 잠깐 끓여 양념하여 먹는다. 매일 또는 격일로 한 차례 먹으면 효과 좋다.

⑩ 도한(盜汗)이나 헛땀, 소아들이 밤중에 이불에 오줌 쌀 때

- 마른 대추 15개, 오매 5개를 함께 넣고 물을 부어 끓여 아침, 저녁으로 한 차례씩 이삼일 정도 먹는다.

⑪ 잠이 안 오고 입이 마르며 대변이 건조하고 마른기침을 할 때

- 대추 1kg을 깨끗이 닦아 씨를 제거하고 적당히 물을 부어 약한 불로 끓인 다음에 체에 내려 500g 정도의 벌꿀을 넣고 한소끔 끓인 뒤 잘 저어준 후 식힌다. 병에 넣어 냉장 보관하며 매일 2회 매회 15mL씩 물에 타 복용한다.

⑫ 몸이 허약하고, 기운이 없고, 잠이 안 오고, 밥맛도 없고, 대변이 묽을 때

- 대추만삼연자죽 : 대추 30g, 만삼 30g(혹은 인삼), 찹쌀 250g, 연자육 20g, 빙당 20g. 대추와 연자육과 만삼을 달여 낸 물에 찹쌀을 넣고 죽을 끓인 후 건져놓은 만삼, 대추, 연밥을 죽 위에다 올려놓고 빙당을 가미해서 먹는다.

⑬ 비위한습(脾胃寒濕)으로 인한 식욕부진, 오랜 설사, 완곡불화(完穀不化)에

• 백출 120g, 건강 60g, 계내금 60g, 대추육 300g. 백출과 계내금 생것을 불에 구워 익힌 다음 건강, 대추육과 함께 빻아서 떡처럼 만들어 구워서 말린 것을 공복과 점심에 간식으로 씹어 먹는다. ≪의학충중참서록(醫學衷中參西錄)≫

⑭ 과민성자전(紫癜)에

• 대추 60g을 깨끗하게 씻어서 물을 붓고 달여서 농탕(濃湯)이 될 때까지 끓인다. 대추는 먹고 탕은 마시며 아침저녁으로 각각 한 차례씩 2~4주간 먹는다. ≪식품적영양여식료(食品的營養與食療)≫

[참고문헌]

1. ≪신농본초경(神農本草經)≫ : "主心腹邪氣, 安中養脾, 助十二經. 平胃氣, 通九竅, 補少氣, 少津液, 身中不足, 大驚, 四肢重, 和百藥. 久服輕身延年."
2. ≪오보본초(吴普本草)≫ : "主調中益脾氣, 令人好顔色, 美志氣."
3. ≪식료본초(食療本草)≫ : "煮食補腸胃, 肥中益氣第一. 小兒患秋痢, 與蟲棗食, 良."

8) 여지(荔枝 여지) [食療本草]

[이명]	이지(離支), 단여(丹荔), 화산여(火山荔), 리지(麗枝), 늑여(勒荔)
[기원]	무환자과 식물인 여지 *Litchi chinensis* Sonn.의 과실
[성미]	감(甘), 산(酸), 온(溫), 무독(無毒)
[귀경]	간(肝)·비경(脾經)
[효능]	양혈건비(養血健脾), 행기소종(行氣消腫), 생진지갈(生津止渴), 온중(溫中), 강역(降逆)
[주치]	병후체약(病後體弱), 비허설사(脾虛泄瀉), 진상구갈(津傷口渴), 액역(呃逆), 나력(瘰癧) 등

[용법용량]

5~10알을 달여서 복용하거나 약성이 남도록 불에 태워(소존성(燒存性)) 가루 내어 술에 담가 먹는다.

[주의사항]

음허화왕(陰虛火旺)에는 신중히 먹는다. 몸 안의 당대사가 문란해질 수 있으므로 한 번에 많이 먹지 않는다.

[해 설]

- 여지는 무환자나무과의 상록교목인 여지나무의 열매로 중국 남부가 원산지이며 중국에서는 과수로 흔히 재배한다. 열매는 둥글며 지름 3cm 정도로서 겉껍질이 붉은색을 띄며 거북이 등처럼 우둘투둘하게 생겼으나 과육은 희고 부드럽고, 시고 달며 독특한 향기가 있다. 중국 남부에서는 과일 중의 왕이라고 한다.
- 생것으로 먹기도 하고 요리나 죽, 술, 음료, 통조림 등으로 가공하거나 말린 과일로 가공하여 이용한다. 생것으로 먹으면 위통(胃痛), 애역(呃逆), 인후종통(咽喉腫痛), 치통(齒痛), 구건(口乾) 등의 치료에 이용된다. 여지압(荔枝鴨)은 자보음허(滋補陰虛), 이기지통(理氣止痛)하고, 여지죽이나 여지산약대추죽은 익기(益氣), 건비(健脾), 익혈양간(益血養肝)의 효능이 있다. 여지음료는 생진지갈(生津止渴)하며 여지주(荔枝酒)는 장양(壯陽), 익기(益氣), 보혈(補血)의 효능이 있다. 신선한 여지육을 꿀과 함께 복용하면 피부를 윤택하게 하는데, 드물게 여지를 먹고 과민반응을 일으키기는 경우도 있다. 약한 경우 오심(惡心), 출한(出汗), 사지무력 등이 나타나고 심하면 두훈(頭暈), 혼미(昏迷) 등이 나타나기도 한다. 음허화왕(陰虛火旺)에는 많이 먹지 않도록 한다.
- ≪옥추약해(玉楸藥解)≫ : "여지는 감온자윤(甘溫滋潤)하여 비장, 간장의 정혈(精血)을 가장 보익하여 양패혈한(陽敗血寒)에 이것이 가장 적합하다. 효능은 용안육과 상동하나 혈열(血熱)에는 용안육이 알맞고 혈한(血寒)에는 여지가 알맞다. 말린 것은 맛이 떨어져 신선한 것만 못하나 기질이 화평(和平)하고 보익무손(補益無損)하며 화열(火熱)을 조장하지 않아 신선한 것보다 훨씬 낫다."
- ≪의림찬요(醫林纂要)≫ : "폐장을 보하고 심장을 편안하게 하며 비위의 기능을 좋게 하여 위완(胃脘)의 냉통(冷痛)과 기혈이 체해서 오는 통증을 다스린다.
- 여지는 과즙이 많고 맛이 달기 때문에 옛날에 양귀비가 많이 먹었다고 하며, 소동파는 "하루에 여지 300개 씩 먹을 수만 있다면 강남 사람이 된다 해도 사양하지 않겠다."고 말했다는데, 여지는 하루만 지나도 색깔이 변하고, 이틀이 지나면 맛이 변하고, 삼 일이 지나면 색깔과 맛과 향이 모두 변하므로 여지는 바로 따먹어야 본 맛을 알 수 있다.
- 여지는 한 번에 너무 많이 먹으면 부작용이 생긴다. 특히 어린아이들은 한 번에 너무 많

이 먹으면 머리가 어지럽고 힘이 쑥 빠지는 현상이 생기는데 이를 여지병(荔枝病)이라고 한다. 여지병이 발생하면 여지 껍질 부분을 끓여 마시면 된다. 또는 바로 환자에게 설탕물을 먹이거나 50% 포도당 40~60mL를 정맥 주사하면 증상이 대체로 제거된다.

- 한방에서는 여지보다는 여지핵을 많이 쓴다. 이기(理氣)시키는 약으로서 아랫배가 당기면서 아픈 산(疝)증에 많이 쓴다.

[응용 예]

① 당뇨, 야뇨, 불면, 건망증에

- 산약여지죽 : 여지를 건조시킨 것 20g, 생산약 100g, 용안육 10g, 오미자 3g, 멥쌀 30g을 탕기에 함께 넣고 물을 붓고 죽을 쒀서 설탕을 적당히 가미하여 아침, 저녁으로 두 차례씩 1~3주 정도 복용한다.

② 비허(脾虛)로 인한 오랜 설사에

- 여지과(말린 것) 7개와 대추 5개를 물을 붓고 달여서 먹는다. ≪전국중초약휘편(全國中草藥彙編)≫
- 말린 여지 15개, 산약 10g, 연자 15g을 달여낸 약액에 쌀 50g을 넣고 죽을 끓여서 하루에 두 번 4~5일간 먹는다. ≪화과료법(花果療法)≫

③ 딸꾹질이 그치지 않을 때

- 여지 7개를 껍질과 씨까지 약성이 남도록 불에 태워(燒存性), 가루 내어 뜨거운 물에 타 마신다. ≪의방적요(醫方摘要)≫

④ 노인의 오경사(五更瀉)에

- 말린 여지 5알과 빻은 쌀 1움큼을 넣고 물을 붓고 죽을 끓여서 세 차례 먹는다. 여기에 산약이나 연자를 같이 넣어서 끓이면 더욱 좋다. ≪천주본초(泉州本草)≫

⑤ 노년양위(老年陽痿)에

- 여지육(씨를 뺀 것) 1.2kg(2근)과 인삼(절편한 것) 37.5g(1냥)을 약주머니에 넣고 소주 3kg(5근)에 사흘간 담가두었다가 매일 아침저녁으로 한두 잔씩 먹는다. ≪동수록(同壽錄)≫

⑥ 부녀체약(婦女體弱)과 백대과다(白帶過多)에

- 말린 여지 20개, 연자 60g을 용기에 담아 물을 붓고 찜솥에서 중탕하여 먹는다. ≪중화양생약선대전(中華養生藥膳大典)≫

[참고문헌]

1. ≪의림찬요, 약성(醫林纂要, 藥性)≫ : "補肺, 寧心, 和脾, 開胃. 治胃脘寒痛, 氣血滯痛."

2. ≪옥추약해(玉楸藥解)≫ : "荔枝, 甘溫滋潤, 最益脾肝精血, 陽敗血寒, 最宜此味. 功與龍眼相同, 但血熱宜龍眼, 血寒宜荔枝. 乾者味減, 不如鮮者, 而氣質和平, 補益無損, 不至助火生熱, 則大勝鮮者."
3. ≪본초강목(本草綱目)≫ : "生津, 通神, 益智, 健氣, 益人顔色."
4. ≪전국중초약휘편(全國中草藥彙編)≫ : "益氣補血, 主治病後體弱, 脾虛久瀉."

9) 감람(橄欖 감람) [日華子本草]

[이명] 청람(靑欖), 청과(靑果), 청자(靑子), 황람(黃欖), 감람(甘欖) 등
[기원] 감람과 식물인 감람(橄欖) *Canarium album* (Lour.) Raeusch.의 과실
[성미] 감(甘), 산(酸), 삽(澁), 평(平)[량(凉)]
[귀경] 폐(肺)·위경(胃經)
[효능] 청폐이인(淸肺利咽), 생진지갈(生津止渴), 해독(解毒), 건위소식(健胃消食), 제번성주(除煩醒酒)
[주치] 폐열해수(肺熱咳嗽), 담혈(痰血), 인후종통(咽喉腫痛), 서열번갈(暑熱煩渴), 숙취(宿醉), 복어중독(河豚魚中毒), 소화불량 등

[용법용량]

6~15g(신선한 것이 더욱 좋으며 30~50g을 사용할 수 있다)을 달여서 복용하거나 매일 5~10알씩 씹어서 먹는다. 또는 오향감람, 정향감람, 감초감람 등으로 만들어 먹는다.

[보충설명]

감람나무의 열매인데 달걀 모양의 타원형으로 길이 3~4cm 정도 되는 핵과(核果)이다. 겉이 매끄러운 녹색이지만 익으면 백록색이 되어, 언뜻 보면 올리브의 열매와 비슷하다. 종자를 남인(欖仁)이라 하며 아몬드 비슷한 맛이 있어 날것으로도 먹으며 중국요리에 쓰인다. 감람은 칼슘과 비타민 C 등을 풍부하게 함유하고 있어 임부나 아동에게 좋다. 통조림으로 가공하거나 음료로 가공하여 사용한다. 생식하면 시고 짜고 단맛이 나며 약간 떫은맛도 난다. 상큼하면서 특유의 향이 있다. 말리거나 당지(糖漬), 염지(鹽漬)하여 사용한다.

[보충설명]

• 제돈과(齊墩果, *Olea europaea* L.) : 올리브. ≪본초강목(本草綱目)≫에 처음 언급되었

는데 윤장통변(潤腸通便), 해독염창(解毒斂瘡)하는 효능이 있어서 장조변비(腸燥便秘), 화상(火傷)을 다스리고, 최근에 고혈압, 고지혈증과 관상동맥질환을 예방하는 데 사용한다. 노화를 억제한다.

[응용 예]

① 숙취해소에

- 감람육 10개를 탕으로 끓여 먹는다. ≪본초휘언(本草彙言)≫

② 복어(河豚), 물고기, 자라 등의 중독에

- 감람을 찧어 즙을 내거나 탕으로 걸쭉하게 끓여서 먹는다. ≪수식거음식보(隨息居飮食譜)≫

[참고문헌]

1. ≪일화자본초(日華子本草)≫ : "開胃, 下氣, 止渴."
2. ≪본초강목(本草綱目)≫ : "生津液, 止煩渴, 治咽喉疼, 咀嚼咽汁, 能解一切魚鼈毒."
3. ≪전남본초(滇南本草)≫ : "治一切喉火上炎, 大頭瘟症, 能解濕熱, 春溫, 生津止渴, 利痰, 解魚毒, 酒, 積滯."

10) 용안육(龍眼肉 용안육) [開寶本草]

[이명] 익지(益智), 원육(元肉), 계원육(桂圓肉), 계원(桂圓), 용안건(龍眼乾), 용목(龍目), 원안(圓眼) 등

[기원] 무환자과(Sapindaceae)식물 용안 *Dimocarpus longan* Lour. [*Euphoria longan* (Lour.) Stend.]의 가종피(假種皮)

[성미] 감(甘), 온(溫), 무독(無毒)

[귀경] 심(心)·비경(脾經)

[효능] 보심비(補心脾), 익기혈(益氣血), 안신익지(安神益智)

[주치] 기혈양허(氣血兩虛), 면색무화(面色無華), 두훈안화(頭暈眼花), 심비양허(心脾兩虛), 심계정충(心悸怔忡), 건망(健忘), 허번불면(虛煩不眠), 빈혈, 신경쇠약, 월경불순 등

[용법용량]

10~15g을 달여서 먹는다. 대량으로 쓸 때는 30~60g을 사용할 수 있다. 술을 담아 먹거

나 고아서 고제로 사용한다.

[주의사항]

복창(腹脹), 담화(痰火), 습체정음(濕滯停飮) 등이 있는 사람은 복용을 피한다.

[해 설]

- 무환자나무과의 용안의 가종피이다. 용안(龍眼)은 말 그대로 용의 눈이란 뜻으로 열매가 동물의 눈처럼 생겼고 열매의 껍질에 해당하는 가종피가 두터워서 붙여진 이름이다. 중국, 일본, 대만, 인도 등 아열대지역에서 자생하거나 재배한다. 겉껍질은 황토색으로 두툼하고 매끈하며 벗겨내면 안에 있는 과육은 여지의 과육과 유사하게 생겼다. 과육은 질감이 연하면서 점착성이 있고 맛이 달고 독특한 향이 있어 생것으로 먹기도 하고 차로 우려 마시거나 탕, 죽을 끓여 자보강장(滋補强壯), 연년(延年)하는 데 이용된다.
- 용안육은 허증을 보익하는 약죽을 만들 때 많이 활용하는 식재료이다. 용안육은 품질이 하품은 흑갈색이 나면서 엿 같이 끈적끈적하고, 상품은 노란색~주황색으로 동글동글하며, 달짝지근하여 술안주로도 쓰고 어린아이들 간식으로도 쓴다.
- 용안육은 소화 흡수가 잘되는 단당(單糖)으로 되어있으며, 맛이 달면서 순평하고 심장과 비장으로 들어가서 보혈하며 정신을 안정시켜줄 뿐만 아니라 누구나 먹어도 부작용이 거의 없기 때문에, 보익약으로서 어린이들과 여성들에게 많이 쓰는 약재이다. 한방에서 정신을 안정시키고, 심장과 비장, 기혈을 함께 보하는 약으로 많이 쓰는 귀비탕(歸脾湯)에도 이용된다.
- 용안육은 철 함유량이 비교적 높고 비타민 B2도 풍부하여 자궁축소나 하수감(下垂感)을 줄여 보태(保胎) 작용을 한다.

[응용 예]

① 신경쇠약증에

- 용안육 9g, 산조인 9g, 연자육 15g, 검실(芡實) 9g을 함께 넣고 끓여서 2~4주 동안 매일 잠자기 전에 복용한다.
- 용안육 25~35g에 황설탕을 적당히 가미하여 먹는다.

② 병을 앓고 난 후 허약증으로 정신이 피곤하거나, 기운이 없고 건망실면증이 있을 때

- 용안육 1kg에 빙당 20g을 탕기에 넣어서 찌고 식히기를 4~6차례 반복하면 색이 변한다. 냉각시켜서 병 속에 넣어두고 매일 세 번, 매회 용안육 5개씩 연속해서 복용한다.

옥령고(玉靈膏) ≪수식거음식보(隨食居飮食譜)≫

③ 몸이 허약해져서 빈혈증이 있을 때

- 용안육 5개, 연자육 15g, 찹쌀 30g으로 죽을 쒀서 복용하거나, 용안육 9g, 땅콩 15g을 넣고 물로 끓여서 아침, 저녁으로 한 차례씩 복용한다.

④ 잠이 잘 안 오고 건망증이 있을 때, 잘 놀라고 가슴이 뛸 때

- 용안육 200g을 병 속에 넣고 고량주 400mL을 붓고 밀봉해서 매일 한 차례씩 흔들어 주고, 보름 후에 꺼내서 하루에 두 차례 매회 10~20mL씩 복용한다.

⑤ 비허(脾虛)하거나 얼굴색이 누렇고 밥맛이 없으며, 가슴이 두근거리거나 피가 부족할 때

- 용안육 250g과 대추 250g에 물을 넣고 약한 불로 끓여 7부 정도 줄어들었을 때 생강즙과 벌꿀 250g을 넣고 저어 식힌 뒤에 병 속에 밀봉 후, 용안육과 대추 6~8개 꺼내서 하루에 2~3차례 먹으면 좋다.

⑥ 산후조리에

- 출산 후에 잠을 못 자거나, 오로(惡露)가 다 나오지 않고 부어있을 때 용안육 15g, 생강 10g, 대추 15g을 함께 넣고 끓여서 일주일 정도 복용한다. ≪천주본초(泉州本草)≫

⑦ 어린아이가 병치레하고, 몸이 허약하거나 식은땀이 날 때, 양허자한(陽虛自汗)에

- 양고기 90g을 데친 후 찬물에 담가 양고기의 독특한 비린내를 제거한 뒤 탕기에 물을 붓고 용안육 10g, 산약 15g, 황기 90g을 함께 넣고 끓인 다음 적당히 조미하여 고기와 물을 같이 먹는다. 음허증이 심한 경우에는 오히려 역효과가 난다.

⑧ 산후에 기혈이 부족할 때

- 계란 2개와 용안육 50g을 배합, 계란을 먼저 익혀서 껍질을 벗겨내고 탕기에 용안육과 함께 넣고 같이 30분 정도 끓여 낸 다음 아침저녁으로 한 차례씩 먹는다.

[참고문헌]

1. ≪신농본초경(神農本草經)≫ : "主五臟邪氣, 安志, 厭食, 久服强魂魄, 聰明."

2. ≪개보본초(開寶本草)≫ : "歸脾而能益智."

3. ≪전남본초(滇南本草)≫ : "養血安神, 長智斂汗, 開胃益脾."

4. ≪득배본초(得配本草)≫ : "益脾胃, 補心血, 柔五臟, 治怔忡."

11) 구기자(枸杞子 구기자) [本經]

[이명] 구기자(苟起子), 첨채자(甛菜子), 홍채두(紅菜頭), 천정(天精), 지골(地骨), 선인장(仙人杖), 괴좃나모여름 등

[기원] 가지과 만생(蔓生) 관목(灌木)인 구기자나무 *Lycium chinensis* Mill. 또는 *L. barbarum* L. 등 기타 동속식물의 성숙한 과실

[성미] 감(甘), 평(平)

[귀경] 간(肝)·신경(腎經)

[효능] 자보간신(滋補肝腎), 익정명목(益精明目)

[주치] 폐열해수(肺熱咳嗽), 간신음허(肝腎陰虛), 요슬산연(腰膝酸軟), 두훈(頭暈), 목현(目眩), 목혼(目昏) 다루(多淚), 허로해수(虛勞咳嗽), 소갈(消渴), 유정(遺精) 등

[용법용량]

4~15g를 달여서 복용하거나 환(丸), 산(散), 고(膏), 주(酒) 등으로 가공하여 사용한다.

[보충설명]

- 봄에 채취한 구기자 잎은 천정초(天精草)라고 하고, 여름에 채취한 꽃을 장생초(長生草)라 하고, 가을에 채취한 열매를 구기자(枸杞子)라고 하고, 겨울에 채취한 뿌리껍질을 지골피(地骨皮)라고 한다. ≪본초강목(本草綱目)≫
- 성미(性味)가 감평(甘平)하여 한열(寒熱)의 치우침이 없어 음허(陰虛), 양허(陽虛) 모두 쓸 수 있다고 했으나 대개 음허(陰虛)에 쓰인다. 신장(腎臟)으로 들어가 생정(生精)하고 간장(肝臟)으로 들어가 양혈(養血), 명목(明目)하므로 보익간신(補益肝腎)의 요약(要藥)으로 쓰인다.

[보충설명]

- 지골피(地骨皮) : 구기자 뿌리껍질. 성미(性味)는 감한(甘寒)하고 폐(肺), 간(肝), 신경(腎經)으로 귀경한다. 량혈제증(凉血除蒸), 청폐강화(淸肺降火)하는 효능이 있어 음허조열(陰虛潮熱), 골증도한(骨蒸盜汗), 폐열해수(肺熱咳嗽), 각혈(咯血), 토혈(吐血), 내열소갈(內熱消渴) 등에 쓴다.
- 구기엽(枸杞葉) : 구기자의 잎. 성미는 고감(苦甘) 량(凉)하고 간(肝), 비(脾), 신경(腎經)으로 귀경한다. 보허익정(補虛益精), 청열명목(淸熱明目) 효능이 있어 주로 허로발

열(虛勞發熱), 번갈(煩渴), 목적동통(目赤疼痛), 장예(障翳) 야맹(夜盲), 붕루(崩漏), 대하(帶下) 등에 쓴다.

[응용 예]

① 금수전(金髓煎)

• 구기자가 붉게 익는 대로 따서 양에 상관없이 좋은 술에 담근 다음 밀랍으로 잘 밀봉한다. 두 달 후 꺼내 질그릇에 넣고 문드러지게 짓찧어 즙을 낸다. 이것을 술과 함께 은으로 된 솥에 넣고 약한 불로 계속 저어가며 졸인다. 엿처럼 되면 병에 담아 밀봉한 뒤 따뜻한 술에 타서 마신다. 100일이 지나면 몸이 가벼워지고 기가 왕성해진다. ≪본초강목(本草綱目)≫

② 얼굴에 기미와 주근깨가 생길 때

• 구기자 10근, 생지황 3근을 가루 내어 한 방촌(方寸匙. 약 2g 정도)씩 하루 세 번 먹는다. 오래 복용하면 얼굴이 아이처럼 된다. ≪성혜방(聖惠方)≫

③ 황정(黃精)과 배합하여 허로정휴(虛勞精虧)에 쓴다. (二精丸)

[참고문헌]

1. ≪동의보감(東醫寶鑑)≫ : "性寒一云平, 味苦一云甘, 無毒. 補內傷大勞噓吸, 堅筋骨, 强陰, 療五勞七傷, 補益精氣, 易顔色變白, 明目安神, 令人長壽."
2. ≪본초강목(本草綱目)≫ : "春采枸杞葉, 名天精草;夏采花, 名長生草;秋采子, 名枸杞子;冬采根, 名地骨皮."

3. 장과류(漿果類)

1) 포도(葡萄 포도) [神農本草經]

[이명] 포도(葡桃), 초용주(草龍珠), 보제자(菩提子), 보도 등

[기원] 포도과 식물인 포도 *Vitis vinigera* L.의 과실이다.

[성미] 감(甘), 산(酸), 평(平)[량(凉)], 무독(無毒)

[귀경] 폐(肺)·비(脾)·신경(腎經)

[효능] 익기보혈(益氣補血), 서근활락(舒筋活絡), 통리소변(通利小便), 안태(安胎), 제

번지갈(除煩止渴)

[주치] 기혈부족(氣血不足), 폐허해수(肺虛咳嗽), 심계도한(心悸盜汗), 번갈(煩渴), 풍습비통(風濕痹痛), 소변삽통(小便澁痛), 부종(浮腫) 등

[용법용량]

생으로 적당량 먹거나 건포도, 포도즙, 포도잼, 포도통조림, 포도주 등으로 가공한다.

[주의사항]

• 대변이 묽은 사람은 신용(愼用)해야 한다.
• 맹선(孟詵) : "포도를 너무 많이 먹으면 갑자기 가슴이 답답하고 눈이 어두워질 수 있다."

[해 설]

• 포도는 코카서스 지방과 카스피해 연안이 원산지로서 B.C. 3,000년 무렵부터 재배하여 최근엔 세계 과일 생산량의 1/3을 차지한다. 우리나라에는 고려시대에 중국에서 들여온 것으로 추측되며, ≪조선왕조실록≫ 등에 포도에 관한 기록이 실려 있다. 포도의 주요성분은 대부분 포도당, 과당으로 10~18.3%를 함유한다. 유기산의 총량은 0.41~0.95%로 주석산, 사과산이 주이고, 이밖에 미량의 구연산을 함유한다. 0.17~0.27% 함유되어 있는 탄닌 때문에 떫은맛이 약간 난다, 주된 색소는 안토시안(anthocyan)계의 시아니딘(cyanidin)이다.
• 포도는 매우 광범위하고 인기가 많은 과일로 생식하는 것 이외에 건포도, 포도젤리, 포도주스, 포도분말, 포도주 등으로 가공되어 이용된다. 건포도는 포도를 말린 것으로 당과 철분 함유량이 상대적으로 증가하여 아동, 여성 및 신체허약, 빈혈자의 자양식품으로 알맞다. 중국의 건포도는 우루무치 것이 유명하다. 식전에 건포도를 적당량 먹으면 비위허약(脾胃虛弱)으로 숨이 차고 기운이 없으며 식욕이 없는 증상 등을 개선시킬 수 있다.
• ≪본초강목(本草綱目)≫ : "술을 만들어서 사람들이 즐겨 마시고 편안하여 취하는 것이 예로부터 유명하였다. 동그란 것은 초용주(草龍珠)라고 하고, 긴 것은 마부포도라고 하고, 하얀 것은 수정(水晶)포도라고 하고, 검은 것은 자(紫)포도라고 한다."
• 포도는 당분함량이 높고, 색소 방향성분이 있어 포도주 제조에 적합하다. 유기산으로 주석산을 함유하며, 신장병을 예방하는 물질로 폴리페놀 물질로서 카테콜, 갈로카테콜, 레스베라트롤(resveratrol) 등을 함유하는데, 특히 레스베라트롤은 혈중 콜레스테롤 저하 및 항암 작용이 있다. 포도주는 전 세계적으로 생산량이 가장 많은 과일주 중의 하나로

매일 자기 전 10mL 정도를 마시면 건위강신(健胃强身), 활혈안신(活血安神) 등의 효능을 얻을 수 있다.

- 포도는 ≪신농본초경≫에 "근골의 습사로 인한 비증(痺症)을 다스리며, 기운을 더해주고 뜻을 강하게 해주며, 살이 찌고 튼튼하게 해주면서 배고픈 것과 풍한을 잘 견디게 해 준다. 장기간 복용하면 몸이 가벼워지며 늙지 않고 오래 살게 한다."고 했다.
- 포도와 포도뿌리는 태양인에게 주로 쓰이는 약재이다. 포도 뿌리를 물로 달여 먹으면 임신으로 인한 입덧이 있을 때 안태에 좋고, 청열해독하며 부종을 내려주는 이뇨 작용이 있다.
- 머루포도 덩굴도 이뇨시키고, 부기를 내려주고, 청열시키면서 습사를 제거하는 효능이 있다.
- 머루포도 덩굴은 항암 작용이 있고, 식도암, 유방암, 임파선에 종양이 생겼을 때 활용하면 좋고, 어린 포도덩굴의 액즙은 소화를 도우면서 열을 내리고 혈열을 식혀주는 작용이 있다.
- 포도덩굴 잎사귀는 맛이 약간 시고 떫으면서(酸澁) 단맛이 나며, 약성이 평(平)한데 습사가 몸에서 빠져나가지 않을 때 이수시켜서 부기를 내려주고 해독시키는 작용이 있다.

[응용 예]

① 가슴이 뛰고, 잘 때 식은땀이 나거나, 허리 대퇴부가 시큰거리고 아프고, 근골에 힘이 없고, 입이 마르고 목이 아플 때

- 포도 1,500g과 구기자 100g을 각각 즙을 짠 뒤 서로 섞어서 중탕으로 수분을 증발시켜 걸쭉하게 한 다음 벌꿀 250g을 넣고 일주일 정도 먹는다.

② 임신으로 인한 입덧에

- 머루포도 뿌리 30g을 달여 먹는다.

③ 만성신장염 초기에

- 건포도 20g, 오디 30g, 율무 20g과 멥쌀을 적당히 넣고 죽을 쑤어 하루에 2차례씩 나누어 먹으면 신장염을 빨리 회복하는 데 도움이 된다.

④ 소변불리(小便不利)에

- 포도즙 50mL와 연근즙 50mL를 섞어서 하루에 두 차례씩 마시면 열을 식혀주면서 소변이 잘 통하게 해주고 지혈을 시켜준다.

⑤ 요로결석으로 인한 소변삽통(小便澁痛), 또는 만성신장염에

- 요로결석으로 통증이 있고 피가 섞여 나올 때 건포도 30g, 대추 15g, 멥쌀 60g으로 죽

을 쑤어서 하루에 두 차례씩 복용한다. 태기가 불안정할 때도 좋다.

⑥ 병후 허약에

• 포도즙 10mL를 잠자기 전에 매일 마신다.

[참고문헌]

1. ≪신농본초경(神農本草經)≫ : "味甘, 平, 無毒. 治筋骨濕痹, 益氣, 倍力, 強志, 令人肥健, 耐饑, 忍風寒. 久服輕身, 不老, 延年. 可作酒."
2. ≪명의별록(名醫別錄)≫ : "逐水, 利小便.
3. ≪수식거음식보(隨息居飮食譜)≫ : "補氣, 滋腎液, 益肝陰, 強筋骨, 止渴, 安胎."
4. ≪육천본초(陸川本草)≫ : "滋補強壯, 補血, 強心利尿."

2) 무화과(無花果 무화과) [救荒本草]

[이명] 품선과(品仙果), 내장과(奶漿果), 품선과(品鮮果), 문선과(文仙果), 밀과(蜜果) 등

[기원] 뽕나무과 식물인 무화과(無花果) *Ficus carica* L.의 과실

[성미] 감(甘), 량(凉)[평(平)]

[귀경] 폐(肺)·위(胃)·대장경(大腸經)

[효능] 청열생진이인(淸熱生津利咽), 건비개위청장(健脾開胃淸腸), 해독소종(解毒消腫)

[주치] 인후종통(咽喉腫痛), 폐조해수(肺燥咳嗽), 성시(聲嘶), 식욕부진, 소화불량, 설사, 유즙부족 등

[용법용량]

9~15g을 달여서 먹으며, 대용량으로 쓸 때는 30~60g까지 사용한다. 또는 신선한 과실 한두 개를 생으로 먹는다.

[주의사항]

중초(中焦)가 한(寒)한 자는 기(忌)한다.

[해 설]

• 뽕나무과에 속하는 무화과나무의 과실로 열매의 생김새는 둥근 모양, 납작하면서 둥근 모양, 원뿔 모양 등이 있다. 과실의 껍질 색깔도 녹색, 노란빛을 띤 녹색, 노란색, 붉은빛을 띤 녹색, 자줏빛을 띤 갈색, 자줏빛을 띤 검은색 등 다양하다. 유럽과 미국에서는 건과

(乾果)로도 많이 쓰고 우리나라와 일본에서는 주로 날로 먹는다. 주요 성분으로는 당분(포도당과 과당)이 약 20% 들어 있어 단맛이 강하고 유기산으로는 사과산과 구연산을 함유하며, 단백질 분해효소인 피신(ficin)이 들어 있다. 그밖에 리파아제, 아밀라아제, 옥시다아제 등의 효소와 섬유질 및 단백질이 풍부하여 맛이 달고 부드러우며 소화를 돕기 때문에 육식 후의 과일로 적합하다.

- 끓여 먹거나 술을 담그거나 통조림, 정과, 말린 과일 등으로 가공하여 이용한다. 무화과의 건조는 끓는 소금물에 넣었다가 햇빛에 말리고 그늘에서 2차 건조한다. 과실과 돼지살코기를 함께 조리해 식도암을 예방, 치료하는 데 사용한다. 질긴 쇠고기 등과 섞어두면 연육 효과가 있다.

[응용 예]

① 폐열로 목이 쉬었을 때

- 무화과 말린 것 15g에 물을 붓고 달여서 빙당을 넣어 먹는다. ≪복건중초약(福建中草藥)≫

② 인통(咽痛)에

- 무화과 7개와 금은화 15g에 물을 붓고 달여서 먹는다. ≪산동중초약수책(山東中草藥手册)≫

③ 대변비결(大便秘結)에

- 무화과 적당량을 씹어서 먹거나 말린 것을 빻아서 탕으로 끓여 꿀을 적당량 넣어 공복에 따뜻하게 먹는다. ≪안휘중초약(安徽中草藥)≫

④ 위암, 대장암에

- 식후 신선한 무화가 5개를 먹거나 건조한 무화과 20g을 달여 먹는다.

[참고문헌]

1. ≪식물본초(食物本草)≫ : "開胃, 止泄痢."
2. ≪본초강목(本草綱目)≫ : "甘平, 無毒. 治五痔, 咽喉痛."
3. ≪수식거음식보(隨息居飮食譜)≫ : "淸熱, 潤腸."

3) 오디(桑椹子 상심자) [新修本草]

[이명] 상조(桑棗), 상실(桑實), 오심(烏椹), 흑심(黑椹), 심(葚) 등

[기원] 뽕나무과 식물인 뽕나무 *Morus alba* L.의 열매

[성미] 감(甘), 산(酸), 한(寒)[량(凉)], 무독(無毒)

[귀경] 간(肝)·신경(腎經) [심(心)]

[효능] 자음양혈(滋陰養血), 보간익신(補肝益腎), 생진(生津), 윤장(潤腸), 오수발(烏鬚髮)

[주치] 간신부족(肝腎不足)과 정혈휴손(精血虧損)으로 인한 두훈목현(頭暈目眩), 이명(耳鳴), 수발조백(鬚髮早白), 탈발(脫髮), 심계실면(心悸失眠), 장조변비(腸燥便秘), 진상구갈(津傷口渴) 등

[용법용량]

10~15g을 달여 먹거나 고아서 고제로 혹은 술을 담아 또는 환(丸)이나 산제(散劑)로 만들어 먹는다.

[주의사항]

비위허한(脾胃虛寒) 및 대변이 묽은 사람은 복용하지 않는 것이 좋다. 철기(鐵器)에 닿지 않도록 한다.

[해 설]

- 뽕나무 혹은 산뽕나무의 열매로 상실(桑實), 오들개라고도 한다. 지름 약 2cm로서 처음에는 녹색이다가 검은빛을 띤 자주색으로 익는다. 익으면 즙이 풍부해지며, 맛은 당분이 들어 있어 새콤달콤하고 신선한 향기가 난다. 성분으로는 포도당과 과당·구연산·사과산·타닌·펙틴을 비롯하여 비타민 A·B_1·B_2·D·칼슘·인·철 등 영양이 풍부하다. 생식하거나 잼, 술 등으로 가공하여 먹는다. 상복(常服)하면 보간익신(補肝益腎), 양혈명목(養血明目)할 수 있다. 찹쌀과 죽을 끓여 자보간신(滋補肝腎)하는 데 이용한다. 위장의 연동(蠕動) 운동도 증강시켜 노인들의 허약과 변비 환자들에게도 좋다.
- 오디는 약간 달고 신 과일로서 검게 익었을 때 먹으면 신장을 보익하고 약간 푸르스름할 때는 간장에 좋다. 오디는 간신(肝腎)을 보양하는데 상용하고 구기자와 배합하거나 하수오와 동용하여 신허수발조백(腎虛須發早白), 안목혼화(眼目昏花), 양위(陽萎), 유정(遺精), 불임(不姙) 등을 치료하는 데 쓰인다. 빈혈, 만성 간장, 신장 질환이 있는 경우는 오디나 오디꿀을 자주 복용하면 좋다.
- 뽕잎은 건강 기능성 차로 이용되며 분말로 밀가루 등과 혼합해 국수나 제빵에 이용한다.
- ≪전남본초(滇南本草)≫ : "신장을 보익해서 고정(固精)하므로, 오래 먹으면 머리를 검

게 하고 눈을 밝게 한다."

- 오디주 만드는 법 : 오디를 5kg을 즙을 내어 거른 것과 쌀 3kg을 반만 삶아 익힌 것을 잘 섞어서 다시 쪄주고 여기에 누룩을 적당량 부어서 다시 잘 섞어 항아리에 넣어서 따뜻한 곳에 두어 잘 발효시켜 만든다. ≪중국의학대사전(中國醫學大辭典)≫
- 수오연수단(首烏延壽丹) : 하수오(何首烏), 여정자(女貞子), 한연초(旱蓮草) 등 자보약(滋補藥)과 同用해서 오고(熬膏)하거나 분말해서 밀환(蜜丸)을 만들어 먹으면, 음휴혈허(陰虧血虛)로 인한 현훈(眩暈), 목현(目眩), 이명(耳鳴), 실면(失眠), 수발조백(鬚發早白) 등을 다스린다.
- 상심수오고(桑椹首烏膏) : 상심(桑椹), 하수오(何首烏) 각 30g, 봉밀(蜂蜜) 100g을 준비해서 먼저 상심과 하수오를 탕기에 넣고 물을 부어 30분간 끓인 뒤 꿀을 붓고 가열하여 고(膏)를 만들어 보관하며 먹는다. 매일 밤 한 번씩 한 달간 먹는다. 자음(滋陰), 보간신(補肝腎), 명목(明目)의 효능이 있어서 안목혼화(眼目昏花), 수발조백(鬚髮早白), 쇠력감퇴(衰力減退) 또는 유정(遺精) 등을 다스린다.

[보충설명]

- 상백피(桑白皮) : 뽕나무 뿌리껍질이다. 성미(性味)는 감(甘), 신(辛), 한(寒)하고 폐(肺)·비경(脾經)으로 귀경한다. 사폐평천(瀉肺平喘), 이수소종(利水消腫) 효능이 있다. 성질이 차고 이뇨 작용이 강해서 양기가 부족하고 속이 냉한 사람은 오히려 해를 본다. 폐열(肺熱)로 인한 기침이나 천식, 속에 열이 있어 얼굴이 불그스름하고 당뇨, 고혈압이 있는 사람이 차처럼 마시면 좋다.
- 상지(桑枝) : 뽕나무 가지다. 성미(性味)는 고(苦), 평(平)하고 간경(肝經)으로 귀경한다. 거풍습(祛風濕), 통경락(通經絡), 행수기(行水氣) 효능이 있어 풍습비통(風濕痺痛)이 있거나 혈액 순환이 잘 안 되고 신경통, 고혈압, 고지혈증이 있는 사람에게 좋다.
- 상엽(桑葉) : 뽕나무잎이다. 성미(性味)는 고(苦), 감(甘), 한(寒)하고 폐(肺)·간경(肝經으로 귀경한다. 소산풍열(疏散風熱), 청폐윤조(淸肺潤燥), 청간명목(淸肝明目)하므로 열성 감기에 주로 쓰인다. 혈압을 내려주고 혈당을 내려주기 때문에 속이 냉한 사람 아니라면 뽕잎차가 좋다.
- 상기생(桑寄生) : 뽕나무겨우살이다. 성미(性味)는 고감(苦甘) 평(平)하고 간(肝), 신경(腎經)으로 귀경한다. 거풍습(祛風濕), 보간신(補肝腎), 강근골(强筋骨), 양혈안태(養血安胎) 효능을 가지고 있다.

[응용 예]

① 머리카락이 빨리 휠 때

- 마른 오디 30g, 제하수오 30g을 달여서 매일 먹는다.

② 혈허(血虛)로 안색이 좋지 않고, 어지럽고, 눈에 헛꽃이 피고, 피곤할 때

- 마른 오디 30g과 용안육 30g을 함께 달여서 매일 먹는다.

③ 건망증, 불면증에

- 마른 오디 30g과 산조인 볶은 것 15g을 달여 매일 차처럼 마시면 좋다.

④ 간신음허(肝腎陰虛) 증에

- 머리가 어지럽고, 눈이 아찔하고, 허리가 시큰거리고, 무릎이 아프고, 유정(遺精)이 있을 때 상심(桑椹) 250g, 구기자 250g, 대추(씨를 제거한 것) 250g을 함께 넣고 물을 붓고 중탕해서 고(膏)를 만들어 냉장 보관하다가 먹을 때마다 10~15g씩 따뜻한 물에 타서 먹으면 좋다.

⑤ 부종이 있고 소변이 잘 안 나올 때

- 상백피(뽕나무 뿌리껍질)를 쓴다. 상백피는 주로 폐(肺) 부위에 있는 좋지 않은 수액(水液) 담음(痰飮)을 모아 소변으로 배출, 혈압을 내려주면서 혈당에 작용한다.

⑥ 폐결핵에

- 뽕나무 열매 60g, 지골피 15g, 빙당 15g을 함께 넣고 물로 끓여서 차처럼 마신다.

⑦ 변비, 빈혈증에

- 마른 상심 30g, 제(製)하수오 15g, 흑지마 15g을 함께 넣고 물을 부어 끓여서 매일 2차례 먹으면 효과가 있다.

⑧ 간신부족(肝腎不足)과 정혈휴소(精血虧少), 조쇠(早衰), 이명실총(耳鳴失聰), 시물혼화(視物昏花)에

- 오디즙을 매일 두세 차례 30~50mL씩 끓인 물에 섞어서 복용하거나 물을 부어서 따뜻하게 데워서 먹는다. ≪중국의학대사전(中國醫學大辭典)≫

⑨ 두훈뇌창(頭暈腦脹), 안화건삽(眼花乾澁), 시물모호(視物模糊)에

- 오디와 용안육 각 120g을 백주(白酒) 2L에 담가서 밀봉한 뒤 열흘이 지나면 개봉하여 음용한다. ≪양붕휘집(良朋彙集)≫ 상용주(桑龍酒)

⑩ 음휴혈허(陰虧血虛)로 인한 장조변비(腸燥便秘)에

- 통상 화마인(火麻仁), 하수오(何首烏), 흑지마(黑脂麻) 등과 배합해서 사용하면 그 치료 효과를 증강시킨다.

[참고문헌]

1. ≪신수본초(新修本草)≫ : "單食, 主消渴."
2. ≪전남본초(滇南本草)≫ : "益腎臟而固精, 久服黑髮明目."
3. ≪수식거음식보(隨息居飮食譜)≫ : "滋肝腎, 充血液, 祛風濕, 健步履, 熄虛風, 淸虛火."

4) 키위(獼猴桃 미후도) [開寶本草]

[이명]	참다래, 양다래, 양도(羊桃, 楊桃), 후자리(猴子梨), 금리(金梨), 미후리(獼猴梨)
[기원]	다래나무과 식물인 미후도(獼猴桃) *Actinidia chinensis* Planch의 과실
[성미]	감(甘), 산(酸), 한(寒), 무독(無毒)
[귀경]	위(胃), 간(肝)·신경(腎經)
[효능]	청열(淸熱), 지갈(止渴), 통림(通淋), 개위건비(開胃健脾), 항암(抗癌)
[주치]	번갈(煩渴), 소갈(消渴), 석림(石淋), 치창(痔瘡), 식욕부진, 구사구리(久瀉久痢), 대변출혈, 대하(帶下), 폐노해수(肺癆咳嗽), 음아(音啞), 구설생창(口舌生瘡), 요로감염, 치창(痔瘡)출혈, 습열황달(濕熱黃疸), 각종 소화관 암(癌), 고혈압, 심혈관병 등

[용법용량]

적당량을 생으로 먹거나 30~60g에 물을 넣고 달여서 먹는다. 또는 즙을 내어 먹는다.

[주의사항]

비위허한(脾胃虛寒)에는 복용을 신중히 한다.

[해 설]

- 다래나무과의 낙엽덩굴식물로 중국이 원산지이며 과수농가에서 재배하는 열매가 큰 것은 참다래 또는 양다래라고 한다. 과육의 가운데 부분은 크림색이고, 그 둘레는 연한 녹색이며 깨알 같은 종자가 있다. 비타민 C가 풍부하여 성인이 하루에 필요한 양이 열매 한 개에 충분히 들어 있다. 생식하거나 잼, 말린 과일, 통조림 등으로 가공하여 먹기도

하고 술을 담기도 한다. 미성숙 과실을 끓는 물에 데친 후 쇄건(曬乾)하거나 홍건(烘乾)하여 쓰기도 한다.

- 키위는 단백질 분해효소인 액티니딘(actinidine)을 함유하여 연육 작용이 있으며, 육류의 소화에 도움을 준다.
- 미후도는 비타민 C를 감귤류의 5~8배나 많이 함유하고 있는데 잘 익은 과실에는 더 많다. 다래즙은 아질산의 합성을 저지하여 위암을 예방하는 작용이 있으며, 콜레스테롤 강하 작용이 있다.
- 안에 열이 있어 입이 마르고 가슴이 답답하고 설사를 할 때 신선한 다래 50g을 껍질을 벗겨 생으로 먹으면 좋고, 암 예방, 고혈압, 심혈관 예방에도 좋다.

[보충설명]

- 연조자(軟棗子, *Actinidia arguta* (Siebold & Zucc.) Planch. ex Miq. var. arguta) : 다래. 낙엽덩굴인 다래나무의 열매이다. 머루와 함께 대표적인 야생과일의 하나로서 전국의 깊은 산골짜기에서 자란다. 잎과 줄기에는 사포닌과 플라보노이드가 많고 열매에는 탄수화물(4~10%), 유기산(0.8~2.5%), 단백질(2%), 지방(0.4%), 비타민 C, 색소, 탄닌질, 펙틴질 등이 들어 있다. 성미(性味)는 감(甘), 미산(微酸), 미한(微寒)하고 생진(生津), 지갈(止渴), 통림(通淋) 효능을 가지고 있다. 과실의 색, 향, 맛이 모두 좋아 생식하거나 통조림, 주스, 잼, 정과 등으로 가공하여 먹고 술을 빚어도 된다. 어린잎을 나물로 먹기도 하고, 꽃은 정유(精油)를 채취해 식품 가공에 사용한다. 과실로 잼을 만들면 소갈(消渴), 번열(煩熱) 등의 병증에 좋아 몸을 튼튼하게 하고 저항력을 높여 연년익수(延年益壽)하게 한다. 꿀과 함께 끓여도 좋다. 다래는 포도와 함께 태양인 식품이다.

[응용 예]

① 소갈번열(消渴煩熱)에

- 미후도 60g과 천화분 30g을 물에 함께 넣고 달여서 먹는다. ≪청도중초약수책(靑島中草藥手册≫

② 요도결석(尿道結石)에

- 미후도 15g을 달여서 먹는다. ≪광서본초선편(廣西本草選編≫

③ 소화불량에

- 미후도와 볶은 산사 각각 15g을 달여서 먹는다. ≪안휘중초약(安徽中草藥)≫

[참고문헌]

1. 최우석(崔禹錫) ≪식경(食經)≫ : "和中安肝, 治黃疸, 消渴."
2. ≪개보본초(開寶本草)≫ : "止暴渴, 解煩熱."
3. ≪식료본초(食療本草)≫ : "去煩熱, 止消渴."
4. ≪전국중초약휘편(全國中草藥彙編)≫ : "調中理氣, 生津潤燥, 解熱除煩. 治消化不良, 食慾不振, 嘔吐, 燒燙傷."

5) 석류(石榴 석류) [滇南本草]

[이명] 첨석류(甛石榴), 안석류(安石榴), 금앵(金櫻), 단약(丹若) 등
[기원] 석류과 식물인 석류 *Punica granatum* L.의 과실
[성미] 감(甘), 산(酸), 삽(澁), 온(溫), 무독(無毒)
[귀경] 비(脾)·폐(肺)·대장경(大腸經)
[효능] 생진지갈(生津止渴), 지해(止咳), 살충(殺蟲)
[주치] 인조(咽燥), 구갈(口渴), 구사구리(久瀉久痢), 폐로해수(肺癆咳嗽), 음아성시(音啞聲嘶), 구설생창(口舌生瘡), 인후염 등

[용법용량]

10~15g을 달여서 먹는다. 또는 술을 담가서 먹거나 고아서 고제로 하여 사용한다.

[주의사항]

많이 먹으면 폐가 쉽게 상하고 생담(生痰)하며 치아를 상하게 한다. 당뇨병자는 먹지 않는다. 석류 과피(果皮)는 독성이 있어 복용에 반드시 주의해야 한다.

[해 설]

• 석류과에 속하는 낙엽 소교목으로 페르시아가 원산이며 4,000년 전부터 재배되었다. 과실의 형태가 특이한데 납작하거나 둥근 원형으로 내부는 박막(薄膜)으로 된 격벽에 의해 여러 개의 방으로 나뉘어져 있고 방마다 반투명 붉은색 마노 혹은 백색 수정과 같은 과립이 들어 있다. 이란의 요리에서는 매우 중요하게 쓰이는 과일이다. 가식부는 20% 정도로 적고 주요 성분은 당질(포도당·과당)이 약 40%를 차지하며 유기산으로는 새콤한 맛을 내는 구연산이 약 1.5% 들어 있다. 껍질에는 탄닌, 종자에는 갱년기 장애에 좋은 천연식

물성 에스트로겐이 들어 있다. 과육은 맛이 달고 새콤하여 생식한다. 과즙은 빛깔이 고와 농축과즙을 만들어 음료나 제과에 이용하기도 한다. 단, 과량 복용하면 어지러움, 시야몽롱, 동공산대, 두통, 구토, 설사, 근무력, 사지경련 등의 증상이 나타나고, 폐기(肺氣)를 손상하기 쉬우므로 주의한다.

- 석류를 생으로 먹으면 "배고픔을 억제하고 갈증을 치료하며, 숙취를 푼다." 석류로 음료를 만들거나 술을 빚어 식초를 만들면 풍미가 특별하다.
- 석류가 우리나라에 많지 않고, 이란산 석류를 많이 쓰는데 이란산 석류는 맛이나 효능에 많은 차이가 있다.
- 석류 뿌리, 껍질은 이질균, 결핵균, 녹농간균, 상한간균, 진균 등의 세균 억제 작용과 항바이러스 작용이 있다.
- 석류피(石榴皮, 석류의 과피)는 맛이 시고 떫으며(酸澁) 성질이 따뜻하다. 석류피는 수렴작용이 강하여 구사구리(久瀉久痢), 하혈(下血), 탈항, 붕루, 대하 등을 다스린다.

[응용 예]

① 만성 세균성 이질에

- 석류 과피(果皮) 50g을 물로 달여서 황설탕을 적당히 가미해서 2차례 정도로 나누어 3~5일간 복용하면 효과가 있다.

② 오랜 설사가 낫지 않을 때

- 석류껍질을 말려 분말해서 매일 새벽 6시쯤에 흑설탕을 가미해서 숭늉으로 복용하면 좋다.

③ 소화불량 설사, 장염, 복통이 있을 때

- 신선한 석류껍질 1kg(말린 것은 500g)을 분쇄하여 적당히 물을 붓고 달여서, 30분쯤 지나 달인 물을 받아내고, 다시 물을 붓고 달여 30분쯤 지나 받아낸 물을 서로 섞어 약한 불로 농축시켜서 걸쭉해지면 벌꿀 30g 정도 넣고, 끓인 다음 불을 끄고 식혀서 병속에 넣고 매일 2회, 매회 1숟가락씩 뜨거운 물에 타서 복용하면 좋다.

④ 구사구리(久瀉久痢)와 대변출혈에

- 석류를 구워서 말려 가루로 내어 10~12g씩 미음에 넣어서 먹는다. ≪보제방(普濟方)≫

⑤ 붕루대하(崩漏帶下)에

- 석류 과피(果皮) 90g에 물을 붓고 달여서 꿀을 넣어 먹는다. ≪가정식료수책(家庭食療手册)≫

[참고문헌]

1. ≪본초강목(本草綱目)≫ : "止瀉痢, 下血, 脫肛, 崩中, 帶下."
2. ≪전남본초(滇南本草)≫ : "治日久水瀉……, 又治痢膿血, 大腸下血."

6) 오미자(五味子 오미자) [本經]

[이명] 미(菋), 치저(荎藸), 현급(玄及), 회급(會及) 등

[기원] 목련과에 속한 낙엽 목질등목(木質藤木)인 오미자 *Schisandra chinensis* (Turcz) Baill 또는 *S. sphenanthera* Rehd. et Wils 의 성숙한 과실

[성미] 산(酸), 감(甘), 온(溫)

[귀경] 폐(肺)·심(心)·신경(腎經)

[효능] 수렴고삽(收斂固澁), 익기생진(益氣生津), 보신영심(補腎寧心)

[주치] 폐허천해(肺虛喘咳), 구건구갈(口乾口渴), 자한(自汗), 도한(盜汗), 노상리수(勞傷羸瘦), 몽유(夢遺), 유정(遺精), 구사구리(久瀉久痢) 등

[용법용량]

2~8g를 달여서 복용하거나 환(丸), 산(散), 고(膏), 주(酒) 등으로 가공하여 사용한다.

[주의사항]

표사(表邪)가 있거나 실열(實熱)이 있는 경우, 해수(咳嗽) 초기나 발진 초기에는 금한다.

[보충설명]

- 껍질과 과육은 달고 시고, 씨는 맵고 쓰고 모두 짠맛이 있다. 이 다섯 가지 맛이 모두 갖춰져서 오미자(五味子)라고 한다. 약에 넣을 때 생것을 햇볕에 말리되 씨는 제거하지 않는다. ≪동의보감(東醫寶鑑)≫
- 염폐지해(斂肺止咳)하기 위해 쓸 때는 생용(生用)하고, 익신고정(益腎固精)에 쓸 때는 주초(酒炒)해서 쓰고, 수렴(收斂) 작용을 증강시켜 해수(咳嗽), 유정(遺精), 설사(泄瀉) 등 고탈(固脫)에 쓸 때는 초제(醋製)하여 쓴다.

[응용 예]

① 생맥산(生脈散)

- 열상원기(熱傷元氣)하여 팔다리에 힘이 없고 숨차고 말하기 귀찮으며 입이 마르고 목

이 마르며 식은땀이 멎지 않을 때 - 인삼 5錢, 오미자, 맥문동 각 3錢을 달여서 먹는다. ≪천금방(千金方)≫

② 오경설사(五更泄瀉)에

- 오미자 2兩, 산수유 5錢을 향이 날 때까지 볶은 후 분말을 낸다. 이 분말 2錢을 매일 묵은쌀미음(陳米飮)과 함께 먹는다.

[참고문헌]

1. ≪동의보감(東醫寶鑑)≫ : "皮肉甘酸, 核中辛苦, 都有醎味, 此則五味具也. 故名爲五味子. 入藥, 生暴不去子."
2. ≪충중참서록(衷中參西錄)≫ : "五味子, 其酸收之力, 又能固攝下焦氣化, 治五更泄瀉, 夢遺失精及消渴小便頻數, 或飮一洩一, 或飮一洩二"

7) 산수유(山茱萸 산수유) [本經]

[이명] 촉조(蜀棗), 촉산조(蜀山棗), 육조(肉棗), 기두(魃頭), 서시(鼠矢) 등

[기원] 층층나무과 낙엽교목인 산수유나무 *Cornus officinalis* Siebold et Zuccarini 의 성숙한 과실

[성미] 산(酸), 삽(澁), 미온(微溫)

[귀경] 간(肝)·신경(腎經)

[효능] 보익간신(補益肝腎), 삽정고탈(澀精固脫)

[주치] 현훈(眩暈), 이명(耳鳴), 요슬산통(腰膝酸痛), 양위(陽萎), 유정(遺精), 유뇨(遺尿), 요의빈삭(尿意頻數), 붕루(崩漏), 대하(帶下), 대한허탈(大汗虛脫), 내열소갈(內熱消渴) 등

[용법용량]

8~16g를 달여서 복용하거나 환(丸), 산(散) 등으로 가공하여 사용한다.

[주의사항]

명문화(命門火)의 치성(熾盛)으로 양강불위(陽强不痿)하거나, 평소 습열(濕熱)로 소변불리(小便不利)가 있는 경우는 기(忌)한다.

[보충설명]

- 과육은 원기(元氣)를 강하게 하고 정(精)이 새는 것을 막지만, 씨는 활정(滑精)하게 하므로 빼고 쓴다. 9, 10월에 따서 그늘에서 말린다. ≪동의보감(東醫寶鑑)≫
- 보신삽정(補腎澁精)하려면 주증(酒蒸)하여 쓴다.

[응용 예]

① 오종(五種) 요통(腰痛), 하초풍랭(下焦風冷)하고 각약무력(脚弱無力)할 때

- 우슬(牛膝) 1兩, 산수유 1兩, 계심(桂心) 3分을 가루 내어 매 식전(食前)에 따뜻한 술에 2錢을 타서 마신다. ≪성혜방(聖惠方)≫

② 간신부족(肝腎不足)으로 인한 현훈(眩暈), 이명(耳鳴), 요슬산연(腰膝酸軟) 등에

- 숙지황(熟地黃), 산약(山藥), 구기자(枸杞子) 등과 배합하여 쓴다. (右歸丸)

[참고문헌]

1. ≪동의보감(東醫寶鑑)≫ : "性寒一云平, 味苦一云甘, 無毒. 補內傷大勞噓吸, 堅筋骨, 强陰, 療五勞七傷, 補益精氣, 易顔色變白, 明目安神, 令人長壽."
2. ≪본초강목(本草綱目)≫ : "春采枸杞葉, 名天精草;夏采花, 名長生草;秋采子, 名枸杞子;冬采根, 名地骨皮."

8) 복분자(覆盆子 복분자) [別錄]

[이명] 결분(缺盆), 필릉가(畢楞伽), 대맥매(大麥莓), 오표자(烏藨子), 나모딸기 등

[기원] 장미과 낙엽 관목(灌木)인 복분자 *Rubus coreanus* Miquel의 과실 또는 *R. chingii* Hu.의 과실

[성미] 감(甘), 산(酸), 온(溫)

[귀경] 신(腎)·방광경(膀胱經)

[효능] 보간익신(補肝益腎), 고정축뇨(固精縮尿), 명목(明目)

[주치] 신허유뇨(腎虛遺尿), 소변빈삭(小便頻數), 양위조설(陽萎早泄), 유정활정(遺精滑精) 등

[용법용량]

8~16g를 달여서 복용하거나 환(丸), 산(散), 고(膏), 주(酒) 등으로 가공하여 사용한다.

[주의사항]

음허화왕(陰虛火旺), 소변단적(小便短赤)한 경우는 금한다.

[보충설명]

- 약용으로 사용하는 복분자는 덜 익은 것을 쓴다. 초여름 과실이 녹색에서 녹황색으로 변하는 시기에 채취하여 데치거나 술에 찐 후 햇볕에 말려서(晒乾) 사용한다. 이때 꼭지와 껍질은 제거하고 쓴다.
- 성미(性味)가 온(溫)하나 신열(辛熱)하지 않아 신양(腎陽)을 보(補)하면서도 상음(傷陰)하지 않는다. 수삽(收澁)하는 약으로 고탈(固脫)에 쓰지만 응체(凝滯)되지는 않아 신허(腎虛)로 인한 하초불고(下焦不固)에 좋은 재료가 된다.

[응용 예]

① 신허양위(腎虛陽痿), 유정(遺精), 조설(早泄)에

- 구기자, 토사자(免絲子), 오미자(五味子), 차전자(車前子) 등을 배합하여 익신삽정(益腎澁精)한다. (오자연종환(五子衍宗丸))

[참고문헌]

1. ≪동의보감(東醫寶鑑)≫ : "性平一云微熱, 味甘酸, 無毒. 療男子腎精虛竭, 女人無子. 主丈夫陰痿, 能令堅長. 補肝明目, 益氣輕身, 令髮不白."
2. ≪본초강목(本草綱目)≫ : "時珍曰 : 采得搗作薄餠, 晒乾密貯, 臨時以酒拌蒸尤妙."

4. 견과류(堅果類)

1) 연밥(蓮子肉 연자육) [本草經集註]

[이명] 연자육(蓮子肉), 우실(藕實), 수지단(水芝丹), 연실(蓮實), 연봉자(蓮蓬子), 연육(蓮肉), 연자(蓮子), 석연자(石蓮子)

[기원] 수련과 식물인 연 *Nelumbo nucifera* Gaertn.의 성숙된 종자

[성미] 감(甘), 삽(澁), 평(平), 무독(無毒)

[귀경] 심(心)·비(脾)·신경(腎經)

[효능] 보비지사(補脾止瀉), 익신고정(益腎固精), 양심안신(養心安神)

[주치] 비허구사(脾虛久瀉), 구리(久痢), 식욕부진, 신허유정(腎虛遺精), 활설(滑泄), 소변불금(小便不禁), 심신불녕(心神不寧), 경계(驚悸), 심계정충(心悸怔忡), 허번불면(虛煩不眠), 요산이명(腰痠耳鳴), 불면증, 습관성유산, 임산부 요통 등

[용법용량]

6~15g을 달여서 복용하거나 환제나 산제로 하여 먹는다.

[주의사항]

중만비창(中滿痞脹) 및 대변조결(大便燥結)에는 복용을 피한다.

[해 설]

연자는 연꽃의 성숙한 종자이며 일방성분 중 당질이 23%로 주로 전분이며 단백질이 8%이다. 연자는 거심(去心)해서 생으로 먹거나 말린 것을 끓이거나 떡을 쪄 먹기도 하고 탕이나 반찬, 제과제빵 등에 활용하기도 한다. 연자분말은 쌀과 함께 죽을 끓이면 보비신(補脾腎), 거병강신(祛病强身)한다. 찹쌀과 죽을 끓이면 여성의 요통과 대하(帶下), 심계(心悸), 실면(失眠) 등에 좋다. 자주 심신불녕(心神不寧), 심계(心悸), 설사(泄瀉), 유정(遺精), 대하(帶下)가 있는 사람은 상식(常食)한다.

[응용 예]

① 비허(脾虛) 설사(泄瀉)에

- 연자육 30g, 멥쌀 30g(누르스름하게 볶은), 산약 30g, 복령15g을 같이 빻아서 설탕 적당량을 섞어서 물에 타 죽처럼 만들어 아침, 저녁으로 복용한다.

② 심계(心悸), 불면(不眠), 건망(健忘), 식욕부진에

- 연실용안죽 : 연자와 용안육 각 30g, 대추 10g, 멥쌀 100g과 설탕을 죽을 쒀서 점심 대용으로 매일 한 차례씩 먹는다.

③ 유정, 활설(滑泄), 대하, 월경과다, 야뇨빈다(夜尿頻多) 등에

- 연자육과 검실 각 30g과 적량의 설탕을 함께 넣고 물을 부어 고를 내듯이 끓여서 매일 점심으로 먹는다. 건비익기(健脾益氣), 익신고정(益腎固精).

④ 소변백탁(小便白濁)과 몽유설정(夢遺泄精)에

- 연자육, 익지인, 용골(오색자)을 같은 양으로 분말로 만들어 6~10g씩 공복에 맑은 미음(米飮)과 같이 먹는다. ≪기효양방(奇效良方)≫ 蓮肉散

⑤ 허손(虛損)을 보익하고자 할 때

- 연자(껍질을 제거한 것)를 술에 하룻밤 담가두었다가 돼지 위(胃)에 넣고 물에 넣어 삶아서 꺼내어 말린다. 곱게 갈아서 술을 넣고 환으로 만들어 50~70알을 식전에 따뜻한 술과 같이 먹는다. ≪의학발명(醫學發明)≫ 水芝丸

[참고문헌]

1. ≪신농본초경(神農本草經)≫ : "主補中, 養神, 益氣力. 久服輕身耐老, 不饑延年."
2. ≪본초강목(本草綱目)≫ : "交心腎, 厚腸胃, 固精氣, 强筋骨, 補虛損, 利耳, 除寒濕, 止脾泄久痢, 赤白濁, 女人帶下崩中諸血病."
3. ≪수식거음식보(隨息居飮食譜)≫ : "凡外感前後, 瘧, 疸, 疳, 痔, 氣鬱痞脹, 溺赤便秘, 食不運化及新産後皆忌之."

2) 가시연밥(芡實 검실) [本草綱目]

[이명] 계두실(鷄頭實), 자련우(刺蓮藕), 계두과(鷄頭果), 자련봉실(刺蓮蓬實), 검실(芡實), 검실미(芡實米), 난능(卵菱), 계두(鷄頭) 등

[기원] 수련과 식물인 가시연 *Euryale ferox* Salisb.의 성숙한 종인(種仁)

[성미] 감(甘), 삽(澁), 평(平), 무독(無毒)

[귀경] 비(脾)·신경(腎經)

[효능] 고신삽정(固腎澁精), 건비지사(健脾止瀉), 제습지대(除濕止帶)

[주치] 대변설사(大便泄瀉), 유정활설(遺精滑泄), 조설(早泄), 백대(白帶), 백탁(白濁), 소변빈삭불금(小便頻數不禁) 등

[용법용량]

15~30g을 달여서 복용하거나 환제나 산제로 하여 먹는다. 또는 적당량을 죽으로 끓여서 먹는다.

[주의사항]

- 대소변불리(大小便不利)한 사람, 식체불화(食滯不化)한 사람은 신중히 복용해야 한다.
- ≪수식거음식보(隨息居飮食譜)≫ : "외감(外感) 전후, 학리감치(瘧痢疳痔), 기울비창(氣鬱痞瘡), 요적변비(溺赤便秘), 식운불화(食運不化)에는 검실을 피한다."

[해 설]

- 수련과에 속하는 일년생 수생식물인 가시연의 성숙한 종자이다. 우리나라에서 가시연에 관한 기록은 특산물로서 한약집성방에 약용으로 기록된 것이 처음이며, 잎을 검인엽, 열매를 검실 또는 계두실, 씨를 검인이라 하여 분쇄하거나 볶아서 주로 약용으로 사용하였다. 전초, 줄기 및 종자 속의 녹말가루는 식용하며, 직접 끓여 먹거나 통조림, 분말차 혹은 기타 부식 재료로 가공하여 사용한다. 전분으로 가공하여 사용하기도 하는데 색이 희고 맛이 좋아 중국요리의 류(溜)를 만드는 데 많이 사용된다. 검실을 깨서 설탕을 넣고 찐 후 냉각하여 효모를 넣고 발효시켜 술을 빚기도 한다. 검실의 지하경(地下莖)과 연한 잎을 채소로 먹기도 하고, 줄기와 꽃대를 껍질을 벗긴 후 피클을 만들어 먹기도 한다. 우리나라에서는 멸종위기의 식물이다.
- 검실은 성미가 감평(甘平)하여 비신(脾腎)을 보익하고, 삽미(澁味)가 있어서 고정지사(固精止瀉)하므로, 비신허손(脾腎虛損)으로 인한 하원불고(下元不固)를 다스리는 양약(良藥)이 된다.
- ≪본초구진(本草求眞)≫ : "맛이 달아서 비를 보하므로 능히 습을 잘 빠지게 하여 설사, 복통을 치료할 수 있다. 맛이 삽(澁)해서 신장을 견고하게 하므로 능히 정기가 새어나가지 않게 하여 유정이나 대하, 소변불금 등을 모두 낫게 해준다. 효능이 산약과 비슷하나 산약은 근본을 보하는 힘이 검실보다 낫고, 검실은 고삽(固澁)하는 힘이 산약보다 훨씬 낫다. 또 산약은 (脾腎과 함께) 肺陰을 보하는데, 검실은 비신(脾腎)을 보하는데 그치고 폐(肺)에는 미치지 못한다."
- 평소 몸이 마르고 약하며, 중기(中氣) 부족, 하함탈항(下陷脫肛), 백대(白帶), 유정(遺精) 등이 있는 경우에 좋다.
- 검실(芡實)과 연자(蓮子)는 모두 능히 보비지사(補脾止瀉), 익신고정(益腎固精)하여 비허(脾虛)로 인한 구사구리(久瀉久痢)와 신허(腎虛)로 인한 유정(遺精), 요빈(尿頻) 등에 많이 쓴다. 단 수렴작용은 검실이 연자보다 더욱 강하다. 검실은 고신삽정(固腎澁精)에 뛰어나서 신허로 인한 유정, 유뇨, 대하 과다 등에 많이 쓰고, 연자는 보비양심(補脾養心)에 뛰어나서 비허설사(脾虛泄瀉)와 심신불교(心腎不交) 등에 다용한다.

[응용 예]

① 비허(脾虛) 설사(泄瀉)에

- 검실, 연자육, 볶은 산약, 연뿌리 각 8g을 함께 넣고 버무려서 설탕을 적당히 넣어 물을

붓고 죽처럼 끓여 하루 세 차례씩 열흘간 계속 먹는다.

② 유정(遺精), 백탁(白濁)에

- 검실(芡實)을 빻아서 햇볕에 말려 분말로 만들어 놓고, 앵두는 씨를 제거하고 깨끗하게 씻어 병에 넣어 찌는데 이것을 3번 반복하여 즙을 걸러내어 냄비에 넣고 천천히 고아서 고제로 만든다. 여기에 미리 준비해 둔 검실분말을 넣고 환제로 만들어 소금을 약간 탄 따뜻한 물에 50알씩 먹는다. ≪홍씨집험방(洪氏集驗方)≫

③ 몽정(夢精)에

- 검실, 연예수(蓮蕊鬚, 연꽃 수술), 용골(볶은 것), 오매육(烏梅肉)(구워 말린 것) 각 40g을 곱게 분말한 후 산약분말로 만든 풀로 검실(芡實) 크기의 환을 만들어 1알씩 따뜻한 술이나 소금물로 공복에 먹는다. ≪양씨가장방(楊氏家藏方)≫

[참고문헌]

1. ≪본초강목(本草綱目)≫ : "止渴益腎, 治小便不禁, 遺精, 白濁, 帶下."
2. ≪본초구진(本草求眞)≫ : "味甘補脾, 故能利濕, 而使泄瀉腹痛可治; ……味澁固腎, 故能閉氣, 而使遺帶小便不禁皆愈. 功與山藥相似, 然山藥之補本有過于芡實, 而芡實之澁更有勝于山藥, 且山藥補肺陰, 而芡實則止于脾腎而不及于肺."

3) 밤(栗子 율자) [千金·食治]

[이명] 건률(乾栗), 황률(黃栗), 판율(板栗), 율실(栗實), 율과(栗果), 대율(大栗), 모판율(毛板栗), 풍율(風栗)

[기원] 참나무과 식물 밤나무 *Castanea crenata* var. dulcis, 板栗 *Castaned mollissima* Bl.의 종인(種仁)

[성미] 감(甘), 함(鹹), 평(平)[온(溫)], 무독(無毒)

[귀경] 비(脾)·신경(腎經)

[효능] 익기건비(益氣健脾), 보신강근(補腎强筋), 활혈지혈(活血止血)

[주치] 비허설사(脾虛泄瀉), 반위구토(反胃嘔吐), 요슬무력(腰膝無力), 근골의 절상종통(折傷腫痛)[38], 노년각약(老年脚弱), 토혈(吐血), 뉵혈(衄血), 변혈(便血)

38) 절상종통(折傷腫痛) : 골절 등으로 외상을 입어 붓고 아픈 것

[용법용량]

적당량을 생으로 먹거나 끓여서 먹는다. 또는 30~60g을 성질이 남아있게 태워(燒存性) 가루 내어 사용한다.

[주의사항]

식적정체(食積停滯)나 완복부 창만(脹滿), 비민(痞悶)한 자는 복용을 금한다. 비허(脾虛)로 소화가 잘 안 되거나 습열(濕熱)이 심한 경우 모두 먹지 말아야 한다. 외감(外感)이 아직 낫지 않았거나 비만감적(痞滿疳積), 학질나력(瘧疾瘰疬), 산후, 소아환자는 모두 많이 먹지 않는 것이 좋다.

[해 설]

- 참나무과에 속하는 낙엽활엽교목인 밤나무의 열매로 지중해 연안과 소아시아가 원산지로 알려져 있다. 밤은 다른 과일에 비해 오히려 곡류에 가까운 성분을 가지고 있다. 수분 함량이 56~66%, 전분은 27~33%이며 단백질이 2.3~2.8% 함유되어 있고 탄닌 성분이 약 0.4% 함유되어 있다. 생으로 먹거나 찌거나 볶거나 굽거나 끓여 먹는다. 각종 제과, 밥이나 죽 등에 많이 쓰이고 통조림으로 가공되기도 한다. 신허(腎虛), 요슬무력(腰膝無力) 등에 좋다.

  율무밤수프 등은 병후에 신체허약과 사지무력 등에 좋다. 밤죽, 밤복령죽, 밤계원죽 등은 비허설사(脾虛泄瀉)를 치료한다. 밤과 표고버섯, 소고기 등을 함께 조리하거나 밤과 배추볶음 등은 비위허약이나 체질허약, 해수담다(咳嗽痰多), 심번(心煩), 흉민(胸悶), 소변불리(小便不利), 수종(水腫) 등 환자의 치료식으로 좋다. 밤과 돼지고기를 함께 조리해 만성기관지염, 해수(咳嗽) 등을 치료하는 데 쓰인다. 밤으로 만든 이유식은 영유아의 설사를 치료하는 데 좋다.
- 밤은 식재료로 많이 쓰이지만 약재로 쓸 때는 주로 말려서 쓰기 때문에 건률(乾栗) 또는 황률(黃栗)이라고 하는데 말리게 되면 성질이 더 따뜻해지고 단맛이 증가하며, 떫은맛인 속껍질도 단맛을 띠게 된다.
- 밤은 노인들이 한꺼번에 많이 먹지 말고 한 두 개씩이라도 말린 것을 생으로 꾸준히 먹으면 좋다. 밤을 삶아 먹으면 퍽퍽해서 소화가 잘 안 될 수 있는데 1시간 정도 삶아 끓여서 물만 먹으면 그럴 염려가 별로 없다.
- 밤은 한 번에 너무 많이 먹으면 좋지 않다. 특히 요통이나 대퇴부 통증에는 굽지 않고 생으로 먹는 것이 좋다. 말려서 생으로 먹으면 더 좋다.

• 밤나무 껍질이나 가지를 잘라서 끓여서 그 즙을 벌레 물린데, 종기가 있는 곳에 바르면 효과가 좋다. 잎을 달여서 진하게 농축한 즙을 발라도 매우 좋다.

[응용 예]

① 비위가 허한해서 설사 하는 경우

• 알밤 30g, 대추 10g, 백복령 12g, 멥쌀 60g을 함께 죽을 쑤어 먹는다.

② 설사에

• 생밤 깎은 것 20개, 대추 열 개, 멥쌀 60g을 함께 죽을 쑤어 먹는다. 속이 냉해서 오는 경우에 더 좋다.

③ 신장기능을 돕고 뼈와 허리를 튼튼하게 할 때

• 밤 잘 말린 것 한두 개를 껍질을 벗겨(미리 깎아 말린 것도 괜찮음) 꼭꼭 씹어서 아침, 저녁으로 한 번에 한두 개 정도씩 몇 달 정도 먹게 되면 신장을 튼튼하게 하면서 뼈를 튼튼하게 해준다. 특히 노년기에 허리, 골반에 힘이 없어지고, 요통, 소변빈삭 등이 있을 때 응용하면 좋다. 노인들은 먹기 힘들므로 하루 전날 저녁에 물에 담가 불려 놓았다가 불린 밤을 생으로 씹어 먹는다.

④ 소아의 각약무력(脚弱無力)에

• 3~4세가 되었어도 잘 걷지 못하는 아이에게는 밤을 생으로 먹게 하면 좋다. 요가성(姚可成) ≪식물본초(食物本草)≫

[참고문헌]

1. ≪명의별록(名醫別錄)≫ : "主益氣, 厚腸胃, 補腎氣, 令人耐飢."
2. ≪전남본초(滇南本草)≫ : ""治山嵐瘴氣, 瘧疾, 或水瀉不止, 或紅白痢疾." "生吃止吐血, 衄血, 便血, 一切血症俱可用."
3. ≪수식거음식보(隨息居飮食譜)≫ : "外感未去, 痞滿, 疳積, 瘧, 痢, 産後, 小兒, 病人, 不饑便秘者, 幷忌之."

4) 잣(海松子 해송자) [開寶本草]

[이명] 해송자(海松子), 송자인(松子仁), 신라송자(新羅松子)

[기원] 소나무과 식물 홍송 *Pinus koraiensis* Sieb. et Zucc.의 종자

[성미] 감(甘), 온(溫), 무독(無毒)
[귀경] 간(肝)·폐(肺)·대장경(大腸經)
[효능] 윤폐(潤肺), 활장윤조(滑腸潤燥), 양혈(養血), 거풍(祛風)
[주치] 폐조건해(肺燥乾咳), 대변허비(大便虛秘), 제풍두현(諸風頭眩), 골절풍(骨節風), 풍비(風痹), 건성피부, 탈모 등

[용법용량]

10~15g을 달여서 복용하거나 환제나 고제(膏劑)로 하여 사용한다.

[주의사항]

- 잣은 변이 묽거나 정(精)이 잘 새고 습담(濕淡)이 옹성(壅盛)해서 오는 여러 가지 병증에는 복용을 하지 않는 것이 좋다.
- 곰팡이가 펴서 변질된 것은 금식(禁食)하고, 비위허약으로 인한 설사나 습담(濕痰)으로 인한 흉완창만(胸脘脹滿), 구토, 식욕부진 등에는 복용을 피한다.

[해 설]

- 소나무과에 속하는 상록교목인 잣나무의 열매로 잎이 솔잎과 비슷하나 좀 더 푸르고 굵다. 지질(68%)이 많아서 고열량 식품이지만 잣의 지방산은 대부분 불포화지방산으로 구성되어 있어 혈중 콜레스테롤을 낮추어준다. 비타민 B군이 풍부한 것이 특색이며, 인이 많고 칼슘이 적은 산성 식품이다. 9~10월경에 채취하여 생식도 하고, 볶아 먹거나 기름을 짜서 먹거나 혹은 술을 담가 먹는다. 제과용으로 많이 사용되며 잣죽은 보익(補益), 윤폐(潤肺), 통변(通便)의 효능이 있다.
- ≪본초강목(本草綱目)≫ : "잣을 오래 복용하면 몸이 가벼워지고 수명이 늘어나며 늙지 않는다."
- ≪본경봉원(本經逢原)≫ : "잣은 감윤익폐(甘潤益肺), 청심(淸心), 지수(止嗽), 윤장(潤腸)한다. 백자인(柏子仁), 마자인(麻子仁)의 효능을 겸하면서 온중익음(溫中益陰)의 효과가 있고, 심폐조담(心肺燥痰)으로 인한 해수(咳嗽)의 양약(良藥)이다."
- 잣은 음액을 자양(滋養)하면서 오장을 두루 윤택하게 보익하는 효능이 있기 때문에 보익식품으로서 아주 뛰어난 효과가 있다. 잣은 심혈관 질환을 예방하고 요퇴(腰腿)와 관절을 튼튼하게 한다.
- 잣은 지방을 풍부하게 함유하고 있어 윤장통변하고 완만하게 사(瀉)하여 정기를 상하지

않아서 특히 노인체약, 환후, 산후의 대변비결(大便秘結)에 식용하는 것이 적합하다. 잣은 불포화지방산과 다량의 무기질을 많이 함유하고, 맛이 달며 향기롭고 영양이 풍부하여 쌀과 함께 배합하여 죽을 쑤어먹으면 양생보건과 질병 치료의 보조식으로 좋다. 호도, 참깨와 함께 먹으면 윤장통변(潤腸通便) 효과가 강화된다.

[응용 예]

① 장조변비(腸燥便秘), 마른기침에

- 잣, 호도 각 30g을 갈아서 중탕으로 고처럼 만들어 꿀을 잘 섞은 뒤 매회 6g씩 하루 2회 1~3달 정도 연속 복용한다.

② 간신(肝腎) 부족으로 머리가 어지럽고 헛꽃(眼花)이 보일 때

- 잣, 흑지마, 구기자, 국화 각 9g을 함께 넣고 끓여 1일 2회 한두 달 복용한다.

③ 보양하는데

- 잣 300g과 벌꿀 한 컵을 좋은 술에 담가 잣술을 만들어 3개월 정도 뒤에 마신다.

④ 요슬관절동통에

- 잣 15g, 당귀 10g, 두충(초한 것) 10g을 잘게 썰어 넣고 황주(黃酒)와 물을 1:1 비율로 붓고 달여서 매일 2회씩 나누어 복용한다. 혈액을 보양하고 풍사를 몰아낸다. 약재에 술을 넣고 달이면 지용성 성분도 용출된다. 황주 대신 막걸리를 써도 된다.

[참고문헌]

1. ≪본초통현(本草通玄)≫ : "益肺止咳, 補氣養血, 潤腸止渴, 溫中搜風, 潤皮膚, 肥五臟. 陰虛多燥者珍爲神丹."
2. ≪본초재신(本草在新)≫ : "潤肺健脾, 斂咳嗽, 止吐血."
3. ≪수식거음식보(隨息居飮食譜)≫ : "潤燥, 補氣充饑, 養液熄風, 耐饑溫胃, 通腸辟濁, 下氣香身, 最益老人."

5) 호두(胡桃仁 호도인) [七卷食經]

[이명] 호도육(胡桃肉), 호도인(胡桃仁), 핵도인(核桃仁), 호도양(胡桃穰)

[기원] 호도과(胡桃科) 식물인 호두(胡桃) *Juglans regia* L.의 종인(種仁)

[성미] 감(甘), 삽(澁), 온(溫), 무독(無毒)

[귀경] 신(腎)·간(肝)·폐경(肺經)
[효능] 보신익정(補腎益精), 온폐정천(溫肺定喘), 윤장통변(潤腸通便), 윤기부(潤肌膚), 오수발(烏鬚髮)
[주치] 요통각약(腰痛脚弱), 요빈(尿頻), 유뇨(遺尿), 양위(陽痿), 유정(遺精), 구해천촉(久咳喘促), 장조변비(腸燥便秘), 창양나력(瘡瘍瘰癧) 등

[용법용량]

9~15g을 달여서 먹거나 10~30g을 씹어 먹는다. 또는 환제나 산제로 하여 먹는다. 정천지해(定喘止咳)에는 속껍질 채 사용하고, 윤장통변(潤腸通便)에는 속껍질을 벗기고 사용한다. 적당량을 갈아서 외용하기도 한다.

[주의사항]

담화적열(痰火積熱)과 음허화왕(陰虛火旺)으로 인한 대변 당설(溏泄)에는 복용을 금지한다. 또한 진한 차와 같이 복용하면 안 된다.

[해 설]

- 가래나무과의 낙엽교목인 호두나무의 열매로 우리나라에는 4세기 말에 중국에서 전파되었다. 지질이 50~60%로 많고 양질의 건성유에 속한다. 단백질(20~30%)은 전량의 약 60%가 글루테린(glutelin) 이고, 그 구성아미노산은 트립토판이 많아서 양질 단백질에 속한다. 비타민은 B_1이 특히 많고, 무기염류도 풍부하다. 호두는 열매가 성숙된 가을에 따서 물에 오랫동안 담가 두거나 한 자리에 쌓아 두어 썩힌 육질의 외과피를 제거하고 햇볕에 말린 뒤 딱딱한 내과피를 깨서 종자를 취한다. 생으로 먹거나 볶아 먹으며 여러 요리 등에 이용된다. 호도기름은 고급 식용유로 사용되고 장의 콜레스테롤 흡수를 감소시켜 동맥경화, 고혈압, 관상동맥질환 환자들에게 많이 쓰인다. 단, 설사나 변이 무른 사람들에게는 좋지 않다.
- ≪의학충중참서록(醫學衷中參西錄)≫ : "호두는 자보간신(滋補肝腎), 강건근골(强健筋骨)의 요약(要藥)이어서 요통(腰痛), 퇴통(腿痛), 모든 근골동통(筋骨疼痛)을 다스린다. 보신(補腎)의 기능이 있어 치아를 튼튼하게 하고, 수발(鬚髮)을 검게 하고, 허로천수(虛勞喘嗽), 기불귀원(氣不歸元), 하초허한(下焦虛寒), 소변빈삭(小便頻數), 붕루(崩漏), 대하(帶下) 등을 다스린다. 그 성질이 소견개어(消堅開瘀)하여 심복동통(心腹疼痛), 사림(砂淋), 석림(石淋)으로 인한 도색작통(堵塞作痛)을 다스린다."

- 허리, 무릎이 시큰거리고 힘이 없거나 머리카락이 빨리 희어지거나 잠이 안 오고 꿈이 많거나 할 때 매일 아침, 저녁으로 호두 한두 개씩 생으로 씹어 먹기를 오래 하면 효과가 좋다.
- 호두는 질이 부드럽고 영양이 있어서 노년체허(老年體虛), 병후진휴(病後津虧)로 인하여 초래되는 대변비결(大便秘結), 두훈이명(頭暈耳鳴) 등에 적합하다.
- 호두는 장수하는 과일이라 해서 장수과(長壽果)라는 미칭도 있다. 호두에는 비타민 E가 함유되어 있어서 과산화지질 생성을 억제하고 활성산소를 제거해서 검버섯 생성을 방지하고 노쇠를 억제하는 작용이 있다. 호두에 함유된 비타민 B_6는 손상된 심근의 세포재생을 촉진하고 자율신경의 영양을 공급하며, 엽산은 심장의 정상적인 대사 유지를 도와서 심장병의 예방치료에 도움이 되며, 우량단백질과 불포화지방산은 뇌세포의 중요한 구성 성분이므로 호두를 많이 먹게 되면 뇌가 튼튼해진다. 이 밖에도 종양이나 구리 독을 제거해준다.
- 호도유는 보신(補腎), 완하(緩下)하는 작용과 촌충을 구제하는 등의 효능이 있고 외용하면 피부염, 습진 및 외이도 절종(癤腫)을 치료할 수 있다.

[응용 예]

① 머리가 빨리 흰 경우

- 흑지마, 호도육(胡桃肉) 각 250g, 황설탕 500g. 먼저 황설탕에 물을 약간 부어 끓여 녹아내리면 볶은 흑지마와 호도육을 버무려 으깬 다음 항아리에 담아 냉장 보관하고 수시로 먹는다.
- 구기자, 제수오(製首烏) 각 60g, 호도육(胡桃肉) 30g, 검은콩 250g. 먼저 구기자와 제수오를 진하게 달여서 건더기를 제거하고 약즙을 만든다. 이 약즙에 볶은 호도를 으깨어 넣고, 검은콩도 넣어 호도가 익어 흐물흐물할 때까지 끓인다. 검은콩에 약즙이 다 흡수가 되면 검은콩을 꺼내 말려서 한 번에 50알 정도씩 1일 2회 공복에 먹는다.

② 습관성 변비가 있는 경우

- 호도 60g, 검은콩 30g을 함께 빻아 아침저녁으로 한 수저씩 먹어도 좋고, 호도, 잣, 참깨 각 25g을 함께 찧어 벌꿀과 함께 잘 개어서 아침, 저녁으로 공복에 1큰술씩 먹는다.

③ 신허이명(腎虛耳鳴)과 유정(遺精)에

- 호두 3개, 오미자 7알과 적당량의 꿀을 잠자기 전에 함께 씹어 먹는다. ≪귀주초약(貴州草藥)≫

④ 오랜 기침이 그치지 않을 때

- 호도육(胡桃肉) 50개, 인삼 150g, 행인(볶아서 껍질을 벗긴 것) 100g을 갈아서 꿀을 넣고 환으로 만들어 공복에 1알씩 씹어서 인삼탕으로 마시고 잠자기 전에 또 먹는다. ≪본초강목(本草綱目)≫에서 인용한 ≪소대윤방(蕭大尹方)≫

⑤ 폐신(肺腎) 부족으로 인한 기천(氣喘)에

- 호두육과 인삼 각 6g을 달여서 먹는다. ≪음식치료지남(飮食治療指南)≫

⑥ 장조변비(腸燥便秘)에

- 호도육 4~5개를 잠자기 전에 꿀과 함께 먹는다. ≪중약학(中藥學)≫

[참고문헌]

1. ≪본초강목(本草綱目)≫ : "補氣養血, 潤燥化痰, 益命門, 利三焦, 溫肺潤腸. 治虛寒喘嗽, 腰脚重痛, 心腹疝痛, 血痢腸風; 散腫毒, 發頭瘡, 制銅毒."
2. ≪의림찬요, 약성(醫林纂要, 藥性)≫ : "補腎, 潤命門, 固精, 潤大腸, 通熱秘, 止寒瀉虛瀉."
3. ≪본초경소(本草經疏)≫ : "肺家有痰熱, 命門火炽, 陰虛吐衄等證, 皆不得施."

6) 해바라기씨(向日葵子 향일규자) 汪連仕[採藥書]

[이명] 천규자(天葵子), 규자(葵子), 규화자(葵花子)
[기원] 국화과 식물인 해바라기 *Helianthus annuus* L.의 종자
[성미] 감(甘), 평(平), 무독(無毒)
[귀경] 간(肝)·대장경(大腸經)
[효능] 투진(透疹), 지리(止痢), 투옹농(透癰膿), 통변(通便)
[주치] 혈리구불유(血痢久不癒), 옹절농종(癰癤膿腫), 변비, 요충병, 만성골수염 등

[용법용량]

15~30g을 달여서 복용하거나 그냥 씹어서 먹는다.

[주의사항]

요충을 몰아낼 때는 반드시 생으로 먹어야 한다. 볶아서 먹으면 효과가 떨어진다.

[해 설]

- 국화과 일년생 초본인 해바라기의 종실이다. 해바라기는 양지바른 곳에서 잘 자라고 중

앙아메리카가 원산지이다. 우리나라에 전파된 것은 비교적 근래이며, 중국을 거쳐서 선교사에 의해서 들어온 것으로 추정하고 있다. 해바라기 기름은 종실에 기름이 24~40%, 종피를 벗긴 것에 40~45% 들어 있으며, 단백질은 20%, 섬유 30%, 가용성 무질소물이 28% 들어 있다. 종실은 식용 및 착유용으로 쓰이고 화초(花椒)나 팔각회향(八角回香) 등의 향신료를 넣고 볶아 간식용으로 가공해 먹기도 한다. 해바라기기름의 구성지방산은 리놀레산(Linoleic acid) 59%, 올레산(oleic acid) 34% 등 인체에 필요한 불포화지방산으로 인체 세포의 재생과 성장을 촉진하고 콜레스테롤이 혈관에 침적되는 것을 감소시킨다.

- 해바라기유 중의 리놀산은 혈전 생성을 억제하므로 해바라기씨를 적량 자주 먹으면 고지혈증 및 혈전형성을 예방하는 데 유익하다.
- 해바라기의 꽃받침(向日葵 花托) : 성미가 감온(甘溫)하고 거풍지통(袪風止痛)하는 효능이 있어서 두통, 치통, 위통, 생리통, 관절염, 고혈압 등에 효과가 있다.

[응용 예]

① 돼지고기 먹고 체한 데

- 해바라기씨나 해바라기잎은 돼지고기 먹고 체한 데 효과가 좋다. 해바라기 잎으로 돼지고기를 싸서 끓이면 돼지고기가 녹아진다고 한다.

② 종기에

- 해바라기씨의 껍질을 벗겨 기름을 짜서 바르면 종기에 효과가 있다.

③ 고혈압, 고지혈증, 요충방제

- 해바라기씨 50g의 껍질을 벗겨 매일 한 차례씩 먹는다.

④ 장조변비(腸燥便秘)에

- 해바라기씨 100g과 볶은 흑지마 100g을 함께 가루 내어 아침저녁으로 10g씩 설탕이나 꿀에 타서 먹는다. 혈허로 인한 어지럼증에도 효과가 있다.

[참고문헌]

1. ≪의림찬요(醫林纂要)≫ : "祛瘀, 行濕, 解熱, 亦能滑胎"

2. 汪連仕≪채약서(採藥書)≫ : "通氣透膿."

7) 비자(榧子 비자) [新修本草]

[이명] 비실(榧實), 옥산과(玉山果), 적과(赤果), 향비(香榧), 야삼자(野杉子)
[기원] 주목과 식물인 비자나무 *Torreyagrandis* Fort. ex Lindl.의 종자
[성미] 감(甘), 삽(澁), 평(平), 무독(無毒)
[귀경] 대장(大腸)·위(胃)·폐경(肺經)
[효능] 살충소적(殺蟲消積), 윤조지해(潤燥止咳)
[주치] 장도(腸道) 기생충병, 소아감적(小兒疳積), 폐조해수(肺燥咳嗽), 장조변비(腸燥便秘), 치창(痔瘡)에 사용한다.

[용법용량]

15~50g을 껍질 채 생으로 빻아서 탕에 넣어서 복용하거나 10~14알을 볶아서 껍질을 제거하고 종인(種仁)을 씹어서 먹는다. 또는 환제나 산제로 하여 먹는다. 구충제로 사용할 때는 한 번에 비교적 많은 양을 사용하는 것이 좋으며 변비나 치창에 소량을 상복(常服)하는 것이 좋다.

[주의사항]

비허설사(脾虛泄瀉) 및 장활(腸滑)로 인한 대변부실에는 복용을 신중히 한다.

[응용 예]

① 십이지장충, 회충, 요충 등에

- 비자(빻은 것) 30g, 사군자(使君子)(곱게 간 것) 30g, 마늘 30g을 탕기에 함께 넣고 물을 부어 끓여서 찌꺼기는 걸러내고 매일 세 차례 식전에 공복에 먹는다. ≪현대실용중약(現代實用中藥)≫

② 촌충(寸蟲)에

- 비자를 매일 7알씩 만 7일간 먹는다. ≪식료본초(食療本草)≫
- 비자, 빈랑(檳榔), 무이(蕪荑) 각각 같은 양으로 분말하여 섞어서 따뜻한 술에 8g씩 먹는다. ≪보제방(普濟方)≫

③ 치창(痔瘡), 산기(疝氣), 소변빈삭(小便頻數), 소아감적(小兒疳積), 야맹증 등에

- 매일 비자 7알을 씹어서 먹으면 효과가 있다. ≪식물중약여편방(食物中藥與便方)≫

[참고문헌]

1. ≪본초경집주(本草經集注≫ : “療寸白蟲.”
2. ≪식료본초(食療本草)≫ : “令人能食, 消穀, 助筋骨, 行營衛, 明目, 輕身.”
3. ≪현대실용중약(現代實用中藥)≫ : “爲緩和無毒之驅蟲藥, 能驅除十二指腸鉤蟲, 竝治胃腸病, 助消化, 增營養.”

8) 상수리(橡實 상실) [雷公炮炙論]

[이명] 상율(橡栗), 구(梂), 서율(芧栗), 상자(橡子), 조두(皂斗), 력자(櫟子), 력목자(櫟木子), 도토리 등

[기원] 참나무과 식물인 상수리나무 *Quercus acutissima* Carruth의 종자

[성미] 고(苦), 삽(澁), 미온(微溫), 무독(無毒)

[귀경] 비(脾)·대장(大腸)·신경(腎經)

[효능] 수렴고삽(收斂苦澁), 지혈(止血), 해독(解毒)

[주치] 설사(泄瀉), 이질(痢疾), 변혈(便血), 치혈(痔血), 탈항(脫肛), 소아탈장, 유선염, 고환염 등에 사용한다.

[용법용량]

3~10g을 달여 먹거나 환제나 산제로 하여 먹는다.

[주의사항]

습열초사(濕熱初瀉), 이질 초기에는 복용을 금한다.

[응용 예]

① 치창(痔瘡) 출혈에

- 상실분(橡實粉), 찹쌀가루 각 1승(升)을 노르스름하게 볶아 물을 넣고 쪄서 먹는다. ≪괴증기방(怪證奇方)≫

② 소아의 장허탈항(腸虛脫肛)에

- 노르스름하게 밀자(蜜炙)한 상실 반량(半兩), 겉만 타고 속은 타지 않을 정도로 태운 목적(木賊) 반량(半兩)을 세말하여 한 번에 한 돈(錢)씩 묵은 쌀로 쑨 미음에 타서 젖 먹기 전에 먹인다. ≪보제방(普濟方)≫ 歸腸散

③ 악창(惡瘡)이 오래도록 아물지 않을 때

• 상수리를 가루 내어 붙인다. ≪보제방(普濟方)≫

[참고문헌]

1. ≪신수본초(新修本草)≫ : "主下痢, 厚腸胃, 肥健人."
2. ≪일화자(日華子)≫ : "澁腸止瀉"
3. ≪옥추약해(玉楸藥解)≫ : "健脾消穀, 澁腸止痢, 暖胃固腸, 斷痔瘻失血, 糜涂癰疽堅硬不消."

5. 열대과일류

1) 바나나(香蕉 향초) [本草綱目拾遺]

[이명] 초자(蕉子), 초과(蕉果), 감초(甘蕉)

[기원] 파초과 식물인 바나나(香蕉) *Musa paradisiaca* L. var. sapientum Oktze., 大蕉 *Musa sapientum* L.의 과실이다.

[성미] 감(甘), 량(凉)[한(寒)], 무독(無毒)

[귀경] 폐(肺)·위경(胃經)

[효능] 청열(淸熱), 윤폐활장(潤肺滑腸), 해독(解毒)

[주치] 번갈(煩渴), 폐열조해(肺熱燥咳), 대변비결(大便秘結), 치창출혈(痔瘡出血) 등

[용법용량]

1~4개를 생으로 먹거나 삶아서 먹는다.

[주의사항]

비허(脾虛)로 대변이 묽은 사람은 사용에 주의할 것, 너무 많이 먹으면 위장기능 장애를 일으킬 수 있다. 바나나는 성질이 차갑고 칼륨 함량이 높아 만성 신염(腎炎)이나 고혈압, 수종환자는 섭취를 신중히 해야 하고, 당분을 많이 함유하고 있으므로 당뇨병환자는 적게 먹어야 한다.

[해 설]

• 파초과(芭蕉科)에 속하는 다년생 초목으로 열대 아시아인 말레이시아가 원산지이다. 열

매는 장과에 속하며, 과방(果房)에 계단 모양으로 달린다. 과육은 약 60%이고 수분이 비교적 적다. 수용성의 당이 많은데 가식부의 당질은 전분을 포함하여 60.4%이다. 향긋하고 부드러우며 영양이 풍부한 과일이다. 양식(糧食) 대용으로 사용할 수 있으며 여러 요리에 이용되기도 한다.

- 바나나는 위 점막의 자극을 완화시키고 과육 중에 함유된 5-hydroxy tryptamine은 위산을 낮추어주므로 일부 약물 등이 유발하는 위궤양에 대하여 보호 작용이 있다.
- 바나나에 함유된 멜라토닌 성분은 마음을 편안하고 기분 좋게 하여 심적 고통을 경감시켜주기 때문에 우울증 치료하는 데 보조 식품으로 사용할 수 있다.
- 바나나의 껍질은 피부가 가려운 증상에 효과가 있고 바나나 과육은 으깨어 손등 갈라진 부위에 몇 차례 문질러 주면 효과가 있다. 손발이 갈라진 데 바나나 껍질로 문질러도 효과가 있다.

[응용 예]

① 오랜 병으로 몸이 허약하고 밥맛이 없고 치질로 인해서 출혈이 있을 때

- 바나나 말린 것을 가루 내어 매일 아침, 저녁으로 30g 정도 물에 타서 1~3주 정도 마시면 효과 있다.

② 치창(痔瘡)과 변혈(便血)에

- 바나나 2개를 껍질을 벗기지 않고 삶아 익혀서 껍질까지 먹는다. ≪영남채약록(嶺南采藥錄)≫

③ 오래된 해수(咳嗽)에

- 바나나 1~2개를 빙당(冰糖)을 넣고 삶아서 매일 한두 차례 수일간 먹는다. ≪식물중약여편방(食物中藥與便方)≫

[참고문헌]

1. ≪일용본초(日用本草)≫ : "生食破血, 合金瘡, 解酒毒; 乾者解飢熱煩渴."
2. ≪본초강목(本草綱目)≫ : "生食, 止渴潤肺. 蒸熟晒裂, 舂取仁食, 通血脈, 塡骨髓.孟詵生食, 破血, 合金瘡, 解酒毒. 乾者, 解肌熱煩渴.吳瑞 除小兒客熱, 壓丹石毒"
3. ≪본초구원(本草求原)≫ : "止渴, 潤肺, 解酒, 淸脾滑腸."

2) 파인애플(鳳梨 봉리) [中醫藥膳學]

[이명] 번리(番梨), 노두자(露兜子), 지파라(地菠蘿), 초파라(草菠蘿), 봉리(鳳梨) 등

[기원] 파인애플과 식물인 파인애플(鳳梨) *Ananas comosus* (L.) Merr.; *Bromelia comosa* L.; A. *sativ us* Schult. et Schult f.의 과실

[성미] 감(甘), 미산(微酸), 평(平)

[귀경] 폐(肺)·위(胃)·신경(腎經)

[효능] 생진지갈해번(生津止渴解煩), 익기(益氣), 소육성주(消肉醒酒)

[주치] 소화불량, 복사(腹瀉), 상서(傷暑), 구갈(口渴) 등

[용법용량]

적당량을 생으로 먹거나 즙을 내어 먹는다.

[주의사항]

단백질 분해효소인 브로멜린(bromelin)을 함유하고 있어 육류연화를 도우므로 후식으로는 적합하지만 식전 과일로는 적합하지 않다. 덜 익거나 추숙(追熟)[39]이 불충분한 열매에는 많은 양의 산과 수산석회 등이 들어 있어서, 구강점막에 자극이 강하므로 주의한다. 특히 어린 아이들은 피가 나는 수도 있다. 이런 과민반응을 방지하기 위해서는 먹기 전에 소금물에 담가두면 된다.

[해 설]

파인애플과의 다년생초본으로 연평균기온 20℃ 이상의 열대의 평지로부터 해발고도 800m까지의 바람이 잘 통하고 배수가 잘 되는 기름진 사양토에서 잘 자란다. 열매는 즙이 많고 설탕 10%, 구연산 1%가량이 들어 있으며 상쾌한 신맛과 단맛이 있다. 비타민 C는 100g 중에 60mg이 들어 있다. 일반적으로 열매를 수확한 뒤 2~3일 후숙(後熟)하면 단맛이 강해진다. 생으로 혹은 즙을 내어 먹거나 통조림으로 가공하고 다양한 요리재료로 이용된다. 생파인애플에는 단백질 분해효소인 브로멜린(bromelain)이 들어 있어서 육류의 소화를 돕는다.

[보충설명]

- 파라밀(菠蘿蜜) : *Artocarpus heterophyllu* Lam. 잭푸르트(jackfruit) ≪본초강목(本草

39) 추숙(追熟) : 제때보다 일찍 수확하여 뒤에 익히는 것

綱目)≫ 卷31 과부(果部)에 파라밀(婆羅蜜)로 수록되어 있다. 성미(性味)는 감산(甘酸) 평(平)하고, 생진제번(生津除煩), 해주성비(解酒醒脾)한다. 파인애플과 혼동하지 않도록 한다.

[응용 예]

① 위내적체(胃內積滯)와 소화불량에

- 파인애플 250g을 생으로 매일 두 차례 3~5일간 먹는다. ≪식품적영양여식료(食品的營養與食療)≫

② 고혈압에

- 신선한 파인애플의 껍질을 제거하고 즙을 내어 30mL씩 매일 두세 차례 끓여 식힌 물에 타서 먹는다. ≪식품적영양여식료(食品的營養與食療)≫

3) 망고(杧果 망과) [嶺南采藥錄]

[이명] 망고(杧果), 암나과(庵羅果), 향개(香盖), 망고(望果) 등

[기원] 옻나무과 식물인 망고(芒果) *Mangifera indica* L. [M. aust ro-yunnanensis Hu]의 과실

[성미] 감(甘), 산(酸), 평(平)[량(凉)]

[귀경] 폐(肺)·비(脾)·위경(胃經)

[효능] 익위생진(益胃生津), 지구(止嘔), 지해(止咳)

[주치] 구갈(口渴), 구토(嘔吐), 식소(食少), 해수(咳嗽) 등

[용법용량]

적당량을 생으로 먹거나 말려서 먹는다.

[주의사항]

포식한 후에는 복용을 신중히 하고, 과민성 체질에는 복용하지 않는 것이 좋다.

[해 설]

- 망고는 옻나무과의 상록교목인 망고나무의 열매로 핵과(核果)로서 5~10월에 익으며, 넓은 달걀 모양이고 길이 3~25cm, 나비 1.5~10cm인데, 품종마다 차이가 크다. 과피는

단단하고 얇으며 완숙하면 노란빛을 띤 녹색이거나 노란색 또는 붉은색을 띠며, 과육(果肉)은 노란빛이고 즙이 많다. 과육 안에 단단하고 큰 편압(扁壓)된 종자가 한 개 들어 있는데, 원기둥꼴의 양끝이 뾰족한 모양이며 약으로 쓰거나 갈아서 식용한다. 과육 중의 수분함량은 80.8% 내외로서 단백질 0.6%, 지질 0.1%, 당질 17.6%, 섬유 0.5%, 회분 0.4%가 함유되어 있으며, 특히 비타민 A가 4,800IU로 많이 들어 있다. 비타민 C는 유과기(幼果期)에는 300mg% 이상으로 매우 많지만 성숙함에 따라 감소되어 20mg% 내외로 되는 것이 특징이다. 생식하기도 하고 정과나 말린 과일, 통조림, 술 등으로 가공하여 이용되며, 미성숙한 과실을 이용해 잼이나 식초, 피클 등을 만들어 먹는다.

- 생것은 생진개위(生津開胃)의 효능이 있고, 생으로 먹거나 달인 전탕액을 음료로 마시면 뱃멀미로 인한 구토에 효과적이다. 망고 달인 물을 차 대신으로 마시면 만성인후염과 목이 쉰 것을 치료한다. 망고씨와 황피핵탕(黃皮核湯)은 고환종대(睾丸腫大)를 치료한다. 망고레몬즙은 자음윤조(滋陰潤燥), 생진지갈(生津止渴)의 효능이 있고, 망고 달인 물에 흑설탕을 넣어 온복(溫服)하면 여성의 경맥불통(經脈不通)을 치료할 수 있다. 망고빙당음(芒果氷糖飮)은 건위(健胃), 생진(生津), 화담(化痰)하며, 망고와 닭고기를 함께 끓여 먹으면 익기보신(益氣補腎)한다.
- 성숙(成熟)한 망고의 과육은 주황빛을 띠는 노란색으로 맛이 달콤하고 진액이 많으며 향기와 맛이 좋아 비위경(脾胃經)에 들어가며, 밥맛이 없고 기운이 없을 때나 감기 후유증 등으로 기침이 나고 숨이 가쁠 때 먹으면 좋다.

[응용 예]

① 배멀리, 차멀미에

- 망고를 먹으면 좋다. ≪본초습유(本草拾遺)≫

② 만성 인후염과 음아(音啞)에

- 적당량의 망고를 끓여서 차 대신 마신다. ≪식품적영양여식료(食品的營養與食療)≫

③ 해수담다(咳嗽痰多)와 기천(氣喘)에

- 신선한 망고의 과육과 과피를 같이 먹는다. 한 개씩 하루에 세 차례 먹는다. ≪가정식료소전서(家庭食療小全書)≫

[참고문헌]

1. ≪식물고(食物考)≫ : "淸胃生津."

2. ≪본초습유(本草拾遺)≫ : "止船暈."
3. ≪복건약물지(福建藥物志)≫ : "潤腸, 利濕. 治急性肝炎, 壞血病, 脚氣病."

4) 야자(椰子 야자) [海藥本草]

[이명] 월두왕(越頭王), 야율(耶栗), 서야(胥耶) 자장(椰子醬), 야주(椰酒), 수두주(樹頭酒)

[기원] 종려과 식물인 야자 *Cocos nucifera* L.의 과실

[성미] 미감(微甘), 신(辛), 평(平)
야자액(椰子漿) : 감(甘), 량(凉)
야자속(椰子瓤) : 감(甘), 평(平)

[귀경] 심(心)·비경(脾經)

[효능] 보비익신(補脾益腎), 최유(催乳)
야자액(椰子漿) : 생진(生津), 이뇨(利尿), 지혈(止血)
야자속(椰子瓤) : 익기건비(益氣健脾), 살충(殺蟲), 소감(消疳)

[주치] 비허권태(脾虛倦怠), 수종(水腫), 요슬산연(腰膝酸軟), 유즙부족(乳汁不足)
야자액(椰子漿) : 구건(口乾), 번갈(煩渴), 수종(水腫), 토혈(吐血)
야자속(椰子瓤) : 감적(疳積), 기생충(촌충, 姜片蟲)

[용법용량]

종자는 6~16g을 달여서 복용하고 속은 75~100g을 생으로 먹거나 즙을 내어 먹는다. 즙은 75~100g을 음용한다.

[주의사항]

- ≪해약본초(海藥本草)≫ : "많이 먹으면 기를 동한다."대변이 묽은 사람은 야자육을 되도록 금기할 것.

[해 설]

- 종려목(棕櫚目) 야자나무과 열대식물인 야자나무의 열매이다. 중과피는 섬유질이고 내과피는 딱딱하며 안에 한 개의 종자가 들어 있다. 배젖은 우유 같은 액체로서 야자유라고 하며, 가장자리의 딱딱한 배젖은 코프라라고 한다. 중과피의 섬유를 코아(coir)라고 하며

중요한 섬유자원이다. 내과피는 연료, 탕기 및 고급 탄재로 한다. 야자유는 청량음료로 쓰이는데 달고 맛있어 청서해갈(淸暑解渴)하는 효능이 있다. 코프라에서 만든 가루는 우유 대용품으로서 비타민이 들어 있다.

- 새로 자라는 순은 샐러드 또는 채소로 하고 수피에는 수지가 들어 있으며, 뿌리는 약용으로 하는 등 하나도 버릴 것이 없다. 잎과 싹은 천연첨가물 중 카나우바왁스로 사용된다. 과육을 분쇄, 압착하여 야자유를 만드는데 야자유는 향이 좋아 식용하거나 분유를 만드는 원료와 기타 음료의 조미제로 사용하며, 포화지방산의 함량이 많아서 산화안정성이 높고 바삭하게 튀겨주어 식감을 좋게 할 뿐만 아니라 값이 저렴하고 담백한 풍미가 있어서 가공식품에 다용한다. 그러나 고지혈증, 동맥경화증 등 심혈관계 질환을 유발하거나 악화시킬 수 있으므로 주의해야 한다.
- 꽃이 필 때 화서(花序)의 종축(縱軸)에 상처를 내어 액즙을 내기도 하는데 안에 당분이 있어 음료로 사용할 수 있다. 이것을 종려즙(棕櫚汁)이라고 한다. 이 종려즙을 증발시켜 가공한 것이 종려당(棕櫚糖)이다. 이것을 발효시켜서 술이나 식초로 사용하기도 한다.

[응용 예]

① 서열상진(暑熱傷津)과 발열성 질병으로 인한 상진구갈(傷津口渴)과 심번(心煩), 요적심황(尿赤深黃)의 치료에

- 신선한 야자즙을 적당량 수시로 음용한다. ≪식품적영양여식료(食品的營養與食療)≫

[참고문헌]

1. ≪해약본초(海藥本草)≫ : "主消渴, 吐血, 水腫, 祛風熱."
2. ≪본초구원(本草求原)≫ : "消疳積白蟲, 小兒清瘦, 和蜜食."
3. ≪중국약용식물도감(中國藥用植物圖鑑)≫ : "滋補, 淸暑, 解渴."

5) 파파야(番木瓜 번목과) [現代實用中藥]

[이명] 목과(木瓜), 만수과(萬壽果), 번과(番瓜), 면과(緬瓜)
[기원] 파파야과 소교목인 파파야 *Carica papaya* L. 성숙과(成熟果)의 과육
[성미] 감(甘), 평(平)
[귀경] 위(胃)·대장경(大腸經)
[효능] 소식하유(消食下乳), 제습통락(除濕通絡), 윤장통변(潤腸通便), 혈압강하(降血

壓), 구충(驅蟲)

[주치] 소화불량, 위·십이지장 궤양, 풍습비통(風濕痺痛), 습진, 고혈압, 유즙분비부족, 질타종통(跌打腫痛), 기생충병, 오공교상(蜈蚣咬傷), 변비

[용법용량]

9~15g을 생식하거나 전탕해서 먹는다.

[해 설]

• 초본성 교목인 파파야나무의 열매로 열대 아메리카 원산이다. 열매는 공 모양, 달걀을 거꾸로 세워놓은 모양, 긴 달걀 모양 등이고 무게는 0.2~3kg이다. 빛깔은 녹색을 띤 노란색에서 붉은색을 띤 노란색으로 변하고, 과육은 짙은 노란색 또는 자줏빛을 띤 빨간색이며 두껍고 콩알만 한 많은 종자가 젤리 같은 것에 싸여있다. 파파야 과실은 생식하거나 끓여 먹으며, 설탕이나 과즙, 잼, 말린 과일, 통조림 등으로 가공하기도 한다. 미성숙한 과실은 껍질과 씨를 제거하고, 납작하게 썰어 식초에 담가 피클을 만들거나 채로 썰어서 샐러드를 만들어 먹으며 연한 잎은 볶아 먹기도 한다. 파파야에 들어있는 파파인은 단백질 분해효소로 육류의 소화를 돕거나 기생충의 구충에도 유용하다. 미성숙한 과실과 어린잎을 육류와 함께 조리하면 육질을 연하게 한다. 유즙은 사탕이나 다른 당과류의 가공배합재료로 사용된다.
• 단백질 분해효소인 파파인(papain)을 함유하고 있어서 육류 소화에 도움을 준다.

[응용 예]

① 유즙부족에

• 생파파야와 부추 또는 돼지족발과 적당량을 함께 끓여서 먹는다. ≪전국중초약회편(全國中草藥匯編)≫

② 소화불량에

• 파파야 생과(生果)는 60g, 건과(乾果) 30g씩 매일 두 번 먹는다.

[참고문헌]

1. ≪강목습유(綱目拾遺)≫ : "治驚瘕, 解食毒水毒."

제4장

버섯류

분류학상 버섯은 균류계 중에서 진균류에 위치하며 대부분 담자균류(Basidiomycetes)에 속한다. 버섯은 미세하고 실 같은 균사의 집합체인 균사체(mycelia)가 모여서 자실체(fruiting body, 버섯)라는 것을 형성하는데 이 자실체 모양이 갓모양이나 귀모양 등 다양한 버섯의 형태를 나타낸다. 버섯류는 고등식물과 달라 엽록소가 없기 때문에 광합성을 하지 못하는 종속영양 미생물로서 다른 식물과 공생하는 활물(活物) 기생과 식물체나 토양에 있는 유기물에서 필요한 영양분을 섭취하는 사물(死物) 기생으로 구분할 수 있다. 식용, 약용버섯은 고대로부터 특별하게 취급되어 왔는데 최근에는 건강에 대한 관심이 높아지면서 기능성식품으로 알려진 식용버섯에 대한 연구가 활발하게 진행되고 있다.

신선한 버섯은 수분이 80~90%를 차지하고 건물(乾物)일 경우 단백질 함량이 17~35%로서 곡류에 부족한 라이신, 메티오닌, 트립토판 등의 필수아미노산이 다량 함유되어 있고, 소화율도 74% 정도로 양호한 편이다. 특히 버섯류에 함유된 β글루칸 성분의 일종인 렌티난(lentinan)은 면역기능을 강화하고 에이즈 바이러스의 증식억제 작용이 있으며, 에리타데닌(eritadenine) 성분은 혈중 콜레스테롤 농도를 조절하는 작용이 있는 것으로 보고되고 있다.

버섯(食用菌類)의 경우 약성(藥性)이 감평(甘平)하거나 감량(甘凉)한 것이 많고 대개 자양폐위(滋養肺胃), 자음보허(滋陰補虛)하는 효능을 갖는다.

1) 표고버섯(香菇 향고) [隨息居飮食譜]

[이명] 향심(香蕈), 동고(冬菰), 향신(香信), 대균(臺菌), 석심(石蕈), 국화고(菊花菇)
[기원] 느타리과 식물 표고버섯 *Lentinus edodes* (Berk.) Sing.의 자실체
[성미] 감(甘), 평(平), 무독(無毒)

[귀경] 간(肝)·위경(胃經)

[효능] 부정(扶正), 익기개위(益氣開胃), 투진(透疹), 화담(化痰), 강혈지(降血脂), 항암(抗癌), 비타민 D 보충

[주치] 허약체질, 정기쇠약, 피로, 식욕부진, 소화불량, 복통, 빈혈, 고혈압, 고지혈증, 구루병, 담마진(蕁麻疹), 수종(水腫), 독버섯중독 및 암(癌) 등

[용법용량]

6~9g(신선한 것 15~30g)을 달여서 먹는다.

[주의사항]

사두(痧痘) 후, 산후, 병후에는 야생 표고버섯의 복용을 피한다. 속이 냉하면서 체기가 있는 경우(脾胃寒濕氣滯)에는 기용(忌用)한다.

[해 설]

- 느타리과의 식용균류로 참나무류에서 기생한다. 생표고는 수분함량이 70~95%로 쉽게 변질되므로 건조시켜 저장한다. 생표고는 단백질 1.5%, 지방 0.4%, 탄수화물이 6% 정도가 들어 있고 비타민 B_1, B_2도 상당량 함유하고 있다. 표고버섯은 향기롭고 맛이 있어 식욕을 증진할 수 있고, 건강식품 중 이상적인 식품이라 "버섯 중의 황후"라는 별명이 있으며, 특유의 향미가 있어 육류 요리나 전, 솥밥, 수프, 전골 등에 널리 이용되고, 중국요리에는 없어서는 안 되는 재료이다. 표고버섯을 닭고기나 붕어, 돼지족과 함께 조리해 먹으면 보기익신(補氣益腎), 양혈(養血), 최유(催乳)하는 효과를 얻을 수 있다.
- 표고버섯은 콜레스테롤 강하효과가 뛰어나 고지혈증, 동맥경화, 고혈압 환자에게 적합한 건강식품으로 애용되고 있으며, 표고버섯 다당성분은 일정한 면역향상작용과 항암작용이 있어서 암 예방에도 좋다. 또, 표고버섯은 비타민 D와 칼슘, 인을 비교적 많이 함유하고 있어서 천연적인 항(抗)구루병 식품으로 유명하다.
- 표고버섯에는 특히 렌티난(lentinan)과 에리타데닌(eritadenine), 렌티오닌(lentiodine) 등의 성분이 많이 함유되어 있어서 면역기능을 강화하고 혈중 콜레스테롤 농도를 조절하는 작용이 있는 것으로 보고되고 있다.

[응용 예]

① 기혈이 부족하여 피로하고 혈색이 없는 경우에

- 표고버섯 250g, 흑목이 100g, 닭고기 500g 정도를 함께 넣고 적당히 물을 부어 약한

불로 조리하여 사흘에 한 번 정도씩 먹는다. 건비익신(健脾益腎), 보기혈(補氣血).

- 표고버섯 50g과 쇠고기 100g을 함께 넣고 적당히 물을 붓고 끓여 익혀 조미(調味)해서 먹으면 건비익기(健脾益氣)하여 오래도록 몸이 허약하고 식욕이 부진한데 좋다.

② 요슬산연(腰膝痠軟), 기운이 없고 밥맛이 없을 때

- 생표고버섯 60g, 돼지콩팥 150g. 먼저 표고버섯을 익힌 다음 돼지 콩팥을 센 불로 볶아 익혀서 혼합한 후 양념하여 먹는다. 익신장양(益腎長陽), 개위진식(開胃進食)한다.

[참고문헌]

1. ≪본초강목(本草綱目)≫ : "益腸胃, 化痰理氣."
2. ≪식물고(食物考)≫ : "開胃, 通秘, 破血, 引毒."
3. ≪본초구원(本草求原)≫ : "香蕈, 祛風行血, 香能散故也. 其治濕熱腫脹, 亦香能運胃之功."
4. ≪본초구진(本草求眞)≫ : "香蕈, 味甘性平, 益胃助食, 治小便不禁."

2) 목이버섯(木耳 목이) [神農本草經]

[이명] 흑목이(黑木耳), 수계(樹鷄), 목아(木蛾), 심이(蕈耳), 목균(木菌), 운이(雲耳), 이자(耳子)

[기원] 목이과 식물인 목이 *Auricularia auricula* (L. ex Hook.) Underw.의 자실체

[성미] 감(甘), 평(平), 무독(無毒)

[귀경] 폐(肺)·비(脾)·간(肝)·대장경(大腸經)

[효능] 보기양혈(補氣養血), 윤폐지해(潤肺止咳), 지혈(止血), 혈압 강하(降血壓), 항암(抗癌)

[주치] 기허혈휴(氣虛血虧), 폐허구해(肺虛久咳), 해혈(咳血), 뉵혈(衄血), 혈리(血痢), 혈림(血淋), 치창출혈(痔瘡出血), 부녀붕루(婦女崩漏), 고혈압, 안저출혈(眼底出血), 자궁경부암, 질타상통(跌打傷痛) 등

[용법용량]

3~10g을 달여서 먹거나 탕을 끓여 먹는다. 또는 약성이 남도록 불에 태워(燒存性) 가루내어 사용한다.

[주의사항]

허한(虛寒)으로 인한 설사에는 복용을 피한다.

[해 설]

- 목이버섯은 온대에 널리 분포하며 여러 가지 활엽수에 연중 계절을 가리지 않고 생장한다. 목이의 자실체는 귀(耳) 모양이고, 폭이 2~6cm 정도이며, 맥상의 주름이 있다. 습한 때에는 전체가 반투명의 우무질로서 부드럽고 탄력성이 있으며 질긴 편이나 건조하면 피혁상으로 된다. 목이에는 검은색의 목이버섯과 흰색의 백목이가 있는데, 중국에서는 백목이를 장수불로(長壽不老)하는 귀한 버섯으로 여겨 왔다. 중국요리에는 표고 다음으로 많이 쓰인다. 우리나라에서도 표고나 송이 다음으로 많이 식용하고 있다. 우수한 식용진균류 식재로 신선한 목이를 쓰거나 건조한 목이를 물에 불려 다른 채소나 육류, 어류 등과 함께 조리하며 약선의 재료로도 빈용된다. 두부와 함께 끓여 혈관경화, 변비, 치창출혈(痔瘡出血) 등 환자의 건강 음식으로 활용하고, 표고와 죽순, 닭살고기 등과 함께 볶아 자보(滋補)하거나 혈중지질을 강하하는 데 이용한다. 그 외 원추리나물과 볶거나 소라, 붕어 등과 함께 조리하여 보양식으로 활용한다.
- 목이는 칼슘과 철 함유량이 비교적 높고, 지방 중에는 레시틴과 세팔린이 함유되어 있어서 자보강신(滋補强腎)의 요리로 쓰일 뿐 아니라 빈혈, 변혈, 변비 등을 치료하는 약으로도 쓰인다.
- 목이(木耳)는 콜레스테롤의 상승을 억제하고 동맥조직에 지방이 침적되는 것을 억제하여 체내 콜레스테롤의 분해를 촉진하고 혈전 형성과 혈소판 응집을 억제해서 고혈압, 관상동맥경화, 죽상동맥경화를 완화, 예방시켜주므로 심혈관질환자에게 좋다. 목이는 또 장(腸) 중의 유독 성분을 제거하는 효능이 있기 때문에 대장에 가스가 차고 변비가 있을 때 응용하면 좋다.

[응용 예]

① 신허요통(腎虛腰痛), 해수(咳嗽), 각혈(咯血) 등에

- 흑목이 50g을 끓여서 빙당을 넣고 상식한다.
- 흑목이 10g과 백목이(銀耳 은이) 10g을 함께 끓여서 빙당을 적당히 넣고 장기간 복용한다. 고혈압이나 관상 동맥 질환, 안저출혈에도 좋은 효과가 있다.

② 빈혈증, 허약증에

- 흑목이 30g, 대추 30개에 빙당 조금을 넣고 끓여서 상복하면 보신익혈(補腎益血)한다.

[참고문헌]

1. ≪신농본초경(神農本草經)≫ : "益氣不飢, 輕身强志."
2. ≪음선정요(飮膳正要)≫ : "利五臟, 寬腸胃, 不可多食."
3. ≪수식거음식보(隨息居飮食譜)≫ : "補氣耐飢, 活血. 治跌仆傷, 凡崩漏血痢, 痔患腸風, 常食可瘳."

3) 흰목이버섯(銀耳 은이) [中國藥學大辭典]

[이명] 설이(雪耳), 백목이(白木耳), 백이(白耳), 상아(桑鵝), 오정지(五鼎芝), 백이자(白耳子)

[기원] 흰목이과 식물인 흰목이 *Tremella fuciformis* Berk.의 자실체

[성미] 감(甘), 담(淡), 평(平), 무독(無毒)

[귀경] 폐(肺)·위(胃)·신경(腎經)

[효능] 자음윤폐(滋陰潤肺), 익위생진(益胃生津), 보신건뇌(補腎健腦), 연년익수(延年益壽)

[주치] 폐허해수(肺虛咳嗽), 담중대혈(痰中帶血), 변비, 구갈, 허번불매(虛煩不寐), 부녀백대(婦女白帶), 노인성 만성기관지염, 폐결핵 등

[용법용량]

3~10g을 달여 먹거나 육류 등과 함께 푹 고아서 먹는다.

[주의사항]

풍한해수(風寒咳嗽), 습열생담(濕熱生痰), 외감구건(外感口乾)에는 복용을 피한다.

[해 설]

• 여름과 가을에 각종 활엽수의 죽은 나무 또는 나뭇가지에서 자란다. 자실체는 크기가 3~8×2~5cm이지만 건조해지면 작아지면서 단단해진다. 전체가 순백색의 반투명한 젤리 모양이며, 기부에서 겹꽃 모양 또는 닭 볏 모양을 하고 있다. 은이(銀耳)는 귀중한 식용균류로 산성 다당을 함유하고 있으며 인체 면역력 증강과 항암 효능을 가지고 있다. 은이주(銀耳酒), 빙당은이(氷糖銀耳), 은이죽(銀耳粥), 은이연자탕(銀耳蓮子湯) 등은 자음익기(滋陰益氣), 윤폐생진(潤肺生津), 보뇌강심(補腦强心)의 효능이 있다. 은이(銀

耳)를 달걀, 새우, 두부 등과 함께 조리하면 보익비위(補益脾胃), 건신영심(健身寧心)하므로 폐열(肺熱), 변비, 소화불량, 소아감적(小兒疳積) 등에 좋은 효과가 있다.

- 은이는 황백색으로 송이가 크고 광택이 나고 육질이 두꺼운 것이 좋은 것이다. 고혈압, 혈관경화, 변비, 월경과다한 사람에게 좋다.
- 은이 중의 다당류 물질은 인체의 면역력을 강화하고 임파세포를 조정하여 백혈구의 기능을 강화시킨다.
- 백목이 버섯이 검게 변질된 것은 식후에 중독 증상을 일으킬 수 있기 때문에 복용하지 않는다.

[응용 예]

① 병약(病弱)한 데

- 은이 10g, 대추 30개, 설탕 적량. 상복하면 건비생진(健脾生津)해서 오랜 병으로 몸이 허약한 데 좋다.

② 기력이 없고 잠을 잘 못 잘 때

- 은이 50g, 인삼가루 30g을 함께 달여 먹는다. 기운이 없고 갈증이 나며 밥맛이 없고 어질어질하며, 불면에 효과가 좋다.

③ 허로해수(虛勞咳嗽)와 담중대혈(痰中帶血), 음허구갈(陰虛口渴)에

- 마른 은이(銀耳) 6g, 찹쌀 100g, 빙당(冰糖) 10g을 함께 가열하여 죽을 끓여 먹는다. ≪식료죽보(食療粥譜)≫

[참고문헌]

1. ≪본초종신(本草從新)≫ : "潤肺滋陰."
2. ≪음편신참(陰片新參)≫ : "淸補肺陰, 滋液, 治勞咳."
3. ≪중국약용진균(中國藥用眞菌)≫ : "强精, 補腎, 滋陰, 潤肺, 生津, 止嗽, 淸熱, 潤腸, 益胃, 補氣, 和血, 强心, 壯身, 補腦, 提神. 治肺熱咳嗽, 肺燥乾咳, 産後虛弱, 久咳喉痒, 月經不調, 肺熱胃炎, 大便秘結, 大便下血, 新久痢疾, 雀斑."
4. ≪증정위약조변(增訂偉藥條辨)≫ : "治肺熱肺燥, 乾咳痰嗽, 衄血, 咯血, 痰中帶血."

4) 양송이버섯(蘑菇 마고) [醫學入門 本草]

[이명] 마고(蘑菰), 마고(麻菰), 계족마고(鷄足蘑菇), 마고초(蘑菇草), 육심(肉蕈)
[기원] 蘑菇科 진균(眞菌) 雙孢蘑菇 *Agaricus bisporus* (Lange) Sing. 및 四孢蘑菇 *Agaricus campestris* L. ex Fr.의 자실체(字實體)
[성미] 감(甘), 평(平)
[귀경] 위(胃)·폐(肺)·간경(肝經)
[효능] 건비개위(健脾開胃), 평간제신(平肝提神)
[주치] 음식불소(飮食不消), 납매(納呆), 유즙부족, 고혈압, 신권욕면(神倦欲眠) 등

[용법용량]

6~9g(신선한 것은 150~180g)을 달여서 먹는다.

[주의사항]

비위가 한습(寒濕)하여 기체(氣滯)한 사람은 복용을 신중히 한다.

[해 설]

양송이는 유럽이 원산지로 우리나라에서는 1965년부터 본격적으로 재배하기 시작했다. 단백질과 무기질이 풍부하며 섬유질은 극히 적으며 소화효소가 들어 있어 음식물의 소화를 돕는다. 저열량·고단백 식품으로 향기와 맛이 좋아 세계적으로 즐겨 먹는 버섯이다. 주로 통조림으로 가공하여 이용된다.

[응용 예]

① 소화불량에

- 신선한 양송이버섯 150g을 볶아서 먹거나 삶아서 먹는다. ≪중국약용진균(中國藥用眞菌)≫

② 고혈압에

- 신선한 양송이버섯 180g을 삶아서 두 차례 나누어 먹는다. ≪중국약용진균(中國藥用眞菌)≫

③ 급·만성 간염에

- 신선한 양송이버섯을 달여서 복용하거나 반찬으로 만들어 먹는다. ≪가정식료수책(家庭食療手册)≫

[참고문헌]

1. ≪의학입문, 본초(醫學入門, 本草)≫ : "憘神, 開胃, 止瀉, 止吐."
2. ≪전국중초약휘편(全國中草藥彙編)≫ : "消食, 淸神, 平肝陽. 主治消化不良, 高血壓, 哺乳期乳汁分泌減少, 毛細血管破裂, 牙床出血, 貧血等證."

5) 노루궁둥이버섯(猴頭菌 후두균) [全國中藥匯編]

[이명] 위균(猬菌), 자위균(刺猬菌), 소자후두(小刺猴頭), 후고(猴菇), 후두고(猴頭菇)

[기원] 齒菌科 진균인 후두균(猴頭菌) *Hericium erinaceus* (Bull. ex Fr.) Pers, 珊瑚狀 猴頭菌 *Hericium coralloides* (Scop. ex Fr.) Pers.의 자실체(字實體)

[성미] 감(甘), 평(平)

[귀경] 비(脾)·위경(胃經)

[효능] 건비양위(健脾養胃), 안신(安神), 항암(抗癌)

[주치] 체력핍력(體力乏力), 소화불량, 실면(失眠), 위·십이지장궤양, 만성위염, 소화관 종류(腫瘤) 등

[용법용량]

10~30g(신선한 것 30~100g)을 달여서 복용하거나 닭과 함께 조리해 먹는다.

[주의사항]

맛이 달고 성질이 평하여 보허건위(補虛健胃)의 효능이 있어 특별히 피할 것이 없다.

[해 설]

버섯 모양이 원숭이 머리와 비슷하다고 해 중국에서는 '후두고(猴頭菇)'라고 한다. 여름에서 가을까지 졸참나무·떡갈나무 등 활엽수의 줄기에 한 개씩 자란다. 지름이 약 5~20cm로 대부분 공 모양 또는 달걀형 공 모양이며, 윗면에는 털이 있고 옆면과 아랫면에는 무수한 바늘이 늘어져 있다. 자실체는 부드럽고 향긋하며 영양이 풍부한 귀한 식재료이다. 여러 가지 조리가 가능하다. 닭고기, 황기 등과 함께 탕을 끓여 기혈양허(氣血兩虛) 혹은 암환자들의 건강 음식으로 많이 쓰인다.

[응용 예]

① 소화불량에

- 후두버섯 60g을 물에 넣어 부드럽게 한 후 얇게 잘라서 달여서 매일 두 차례 황주와 같이 먹는다. ≪전국중초약휘편(全國中草藥彙編)≫

② 신경쇠약, 신체허약에

- 후두버섯(말린 것 150g)을 절편해서 닭과 함께 삶아서 매일 한 차례 복용하거나 혹은 닭 육수와 삶아서 먹는다. ≪전국중초약휘편(全國中草藥彙編)≫

③ 만성 간염에

- 신선한 후두버섯 75g을 삶아서 매일 아침저녁으로 두 차례 삶은 물과 버섯을 같이 먹는다. 이것을 한 달 반에서 두 달간 먹는다. ≪인인건강(人人健康)≫

[참고문헌]

1. ≪전국중초약휘편(全國中草藥彙編)≫ : "利五臟, 助消化. 治消化不良, 神經衰弱, 身體虛弱."
2. ≪중국약용진균(中國藥用眞菌)≫ : "利五臟, 助消化, 滋補, 抗癌, 治胃潰瘍."

6) 기타 버섯류

(1) 송이버섯(松蕈 송심, Pine mushroom, Tricholoma matsutake I.)

[성미] 감(甘), 평(平)
[효능] 이뇨별탁(利尿別濁)
[주치] 소변임탁(小便淋濁)

(2) 느타리버섯(側耳 측이, Oyster mushroom, Pleurotus ostreatus F.)

[성미] 신(辛), 감(甘), 온(溫)
[효능] 추풍산한(抽風散寒), 서근활락(舒筋活絡)
[주치] 풍한습비(風寒濕痺), 요퇴동통(腰腿疼痛), 수족마목(手足痲木)

(3) 팽이버섯(冬菇 동고, Enoki mushroom, Flammulina velutipes.)

[성미] 함(鹹), 미고(微苦), 한(寒)
[효능] 이간(利肝), 양장위(養腸胃), 항암

(4) 석이버섯(石耳 석이, Manna lichen) ≪일용본초(日用本草)≫

[성미] 감(甘), 량(凉)
[효능] 양음윤폐(養陰潤肺), 양혈지혈(凉血止血), 미용(美容), 연년(延年)
[주치] 폐허로소(肺虛勞嗽), 토혈(吐血), 뉵혈(衄血), 붕루(崩漏), 탈항(脫肛)

제5장

식육류(食肉類)

식육(食肉, meat)이란 식품으로 사용하기에 적합한 동물의 조직을 말하며 이들 조직을 이용하여 만들어진 모든 제품이 식육에 포함된다. 식육류는 크게 수육류(獸肉類, meats)와 금육류(禽肉類, 鳥肉類, poultry meats)로 분류할 수 있으며, 좁은 의미에서는 식육 생산을 목적으로 사육된 축육류(畜肉類)와 가금류(家禽類)의 가식부(加食部)를 말하는데 정육(精肉) 이외에 염통, 콩팥, 허파, 간, 위 등의 내장육(內臟肉)도 포함된다.

일반적으로 식육류는 질이 높은 단백질과 지방, 그리고 무기질과 비타민의 양호한 급원체이다. 특히 식육류의 단백질은 인간의 건강 유지와 발육 및 성장, 그리고 효소, 호르몬, 항체의 생성 등에 필요한 필수아미노산을 많이 함유하고 있다. 육류 식품의 화학성분과 인체조직의 화학조성은 매우 근접한데 특히 필수아미노산의 조성은 인체의 조성과 거의 흡사하여 체내 흡수율과 이용률이 모두 높고 맛도 좋으므로 인류 생존에 빠뜨릴 수 없는 식품이다.

한의학에서는 동물도 사람처럼 혈육(血肉)과 감정을 가지고 있으므로 식육류를 보통 혈육유정지품(血肉有情之品)이라고 하여 곡식, 과일, 채소 등 식물성 식품의 보익(補益)작용보다 강하고 영양 가치가 높다고 여겼다. 따라서 식육류는 종류에 따라서 한열온량(寒熱溫凉)의 차이는 있으나 이장보장(以臟補臟)의 원칙에 따라 대개 자보강장(滋補强壯), 익기보허(益氣補虛)하는 효능을 가지고 있다. 이 때문에 축육의 영양학적 가치는 매우 높으며 음양기혈(陰陽氣血)을 모두 보(補)하므로 선천적, 후천적으로 부족하거나 또는 모든 허손(虛損)한 자에게 사용한다.

특히 금육(禽肉)의 육질은 가늘고 부드러우며 영양이 매우 풍부한데 특히 단백질을 많이 함유하고 지방은 적어서 콜레스테롤 함량이 낮으며, 또 결체조직이 적고 비타민이 많이 함유되어 있어서 먹은 후에도 돼지고기 등의 다른 축육(畜肉)에 비해 소화 흡수가 잘 되므로 맛이 좋은 반찬이나 죽으로 만들어 먹는다. 병후(病後)나 산후(産後), 노인과 유아에게 모두 좋으며, 비만증, 당뇨병, 관상동맥질환(冠心病) 환자가 먹어도 좋다. 그러나 수육류(獸肉類)를 과식하게 되면 지방질이 많고 열량이 높아서 고지혈증, 당뇨병 등이 발생하기 쉬우므로 비허(脾虛), 비습(脾濕)한 사람은 복용에 신중을 기해야 한다. 육류는 대개 요리 등의 주재료로 많이 이용되며 햄, 소시지, 육포 등의 가공식품으로 이용되기도 한다.

1. 수육류(獸肉類)

1) 소고기(牛肉 우육) [名醫別錄]

[기원] 소과 동물 황소 *Bos taurus domesticus* Gmelin 또는 물소 *Bubalus bubalis* Linnaeus.의 고기

[성미] 감(甘), 온(溫)[평(平)], 무독(無毒). [水牛 凉, 黃牛 溫]

[귀경] 비(脾)·위경(胃經)

[효능] 보비위(補脾胃), 익기혈(益氣血), 강근골(降筋骨)

[주치] 비위허약(脾胃虛弱), 기혈부족(氣血不足), 구병체허(久病體虛), 신피핍력(神疲乏力), 허로리수(虛勞羸瘦), 요슬산연(腰膝酸軟), 소갈토사(消渴吐瀉), 중기하함(中氣下陷), 기단(氣短), 면색위황(面色萎黃), 대변설사(大便泄瀉), 수족궐냉(手足厥冷), 수술 후 수술 부위가 아물지 않을 때 등

[용법용량]

적당량을 삶아서 먹거나 탕으로 끓여 먹는다. 또는 환제로 하여 먹는다.

[주의사항]

화열(火熱)의 증이 있을 때에는 복용을 피한다. 부추와 동식(同食)를 피한다.

[해 설]

- ≪한씨의통(韓氏醫通)≫ : "황소고기는 보기(補氣)하는 것이 황기(黃芪)와 효능이 같다."
- ≪의림찬요(醫林纂要)≫ : "소고기는 미감(味甘)하여 비토(脾土)를 전적으로 보한다. 비위(脾胃)는 후천기혈(後天氣血)의 근본이므로 이것을 보하면 보하지 못하는 것이 없다."

[보충설명]

표 5-1 소고기 부위별 약성 및 효능주치

본초명	약용부위	성	미	귀경	효능	주치(主治)
우간(牛肝)	소간	平	甘	肝	보간(補肝) 양혈(養血) 명목(明目)	혈허위황(血虛萎黃), 허로리수(虛勞羸瘦), 시력감퇴, 야맹증, 근시 등
우두(牛肚)	소위(천엽)	溫	甘	脾胃	보허(補虛) 건비(健脾)	병후 허약, 기혈부족, 소갈(消渴), 풍현(風眩), 수종(水腫)
우혈(牛血)	소피	平	鹹	–	건비보중(健脾補中) 양혈활혈(養血活血)	비허리수(脾虛羸瘦), 경폐(經閉), 혈리(血痢), 변혈(便血)
우수(牛髓)	소 골수	溫	甘	腎心脾	보신전정(補腎塡精) 윤폐(潤肺) 지혈(止血), 지대(止帶)	정혈휴손(精血虧損), 허로리수(虛勞羸瘦), 소갈(消渴), 토뉵(吐衄), 변혈(便血), 붕루(崩漏), 대하(帶下)

[응용 예]

① 수술 후에

- 소고기 100g과 홍대추 열 개를 탕기에 함께 넣고 물을 부어 끓여 먹으면 보중익기(補中益氣), 조기생장(助肌生長)하여 수술 부위의 유합(愈合)을 촉진한다. 소고기 단백질은 필수아미노산을 많이 함유하고 있고, 영양 가치가 매우 높다.

② 비위허한(脾胃虛寒), 불사음식(不思飮食)에

- 소고기 1500g(기름을 제거하고 크게 잘라 놓은 것)에 후추 15g, 필발(蓽茇) 15g, 진피 6g, 초과(草果) 6g, 축사(縮砂) 6g, 고량강(高良薑) 6g을 분말로 만든 것과 생강즙 5홉과 파즙 1홉, 소금 120g을 넣고 잘 섞어서 2일간 재워놨다가 불에 구워서 포를 만들어 먹고 싶을 때 먹는다. ≪음선정요(飮膳正要)≫ 牛肉脯

③ 비허(脾虛)로 인한 오랜 설사나 대병(大病) 후에 몹시 허약하다거나 모든 허손증을 전치(專治)한다.

- 하천고(霞天膏) : 소고기를 장시간 고아서 만든다.

[참고문헌]

1. ≪명의별록(名醫別錄)≫ : "主消渴, 止啘泄, 安中益氣, 養脾胃."

2. ≪본초습유(本草拾遺)≫ : "消水腫, 除濕氣, 補虛, 令人强筋骨. 壯健."補益腰脚."
3. ≪전남본초(滇南本草)≫ : "水牛肉, 能安胎補血."

2) 돼지고기(猪肉 저육) [本草經集註]

[이명] 돈육(豚肉), 체육(彘肉), 시육(豕肉), 희육(豨肉)
[기원] 돼지과 동물인 돼지 *Sus scrofa domestica* Brisson의 고기이다.
[성미] 감(甘), 함(鹹), 미한(微寒)[량(凉)], 무독(無毒)
[귀경] 비(脾)·위(胃)·신경(腎經)
[효능] 보신자음(補腎滋陰), 윤조(潤燥), 익기양혈(益氣養血)
[주치] 신허리수(腎虛羸瘦), 혈조진고(血燥津枯), 조해무담(燥咳無痰), 소갈(消渴), 변비, 허종(虛腫), 납중독, 진폐증 예방 등

[용법용량]

30~60g을 익혀 먹는다.

[주의사항]

- 습열(濕熱)이 안에 쌓였거나 담탁(痰濁)이 조체(阻滯)되었거나, 식체(食滯) 또는 설사를 하는 사람은 모두 복용을 신중히 해야 한다.
- ≪본초강목≫ : "오매, 길경, 황련, 호황련을 같이 먹게 되면 설사를 하게 된다. 창이자와 같이 먹게 되면 풍이 동하게 된다. … 메밀과 돼지고기를 같이 먹게 되면 머리카락이 빠지고 풍병을 앓게 된다. 아욱과 같이 먹게 되면 기운이 떨어지게 되고, 백화채(白花菜), 오수유와 같이 먹게 되면 치질이 생긴다. 양고기나 계란, 붕어와 같이 먹게 되면 기가 울체된다. 거북이나 자라와 같이 먹게 되면 사람을 손상하게 한다.[40)]

[해 설]

- 돼지고기는 자보영양(滋補營養) 작용이 있으나 너무 많이 먹으면 안 된다. 특히, 과식하면 비만해져서 혈장 콜레스테롤의 증가를 일으키고, 고혈압, 관상동맥질환을 유발하는

40) ≪본초강목(本草綱目)≫ : "反烏梅, 桔梗, 黃連, 胡黃蓮, 犯之令人瀉利. 及蒼耳令人動風. … 合蕎麥食, 落毛髮, 患風病; 合葵菜食, 少氣; 合白花菜, 吳茱萸食, 發痔疾; … 合羊肝, 鷄子, 鯽魚食, 滯氣; 合龜鼈食, 傷人."

기회를 증가시킨다.

- 한약을 먹을 때 돼지고기를 금기하는 경우가 많은데 대부분은 약물의 소화 흡수를 방해하거나 설사를 일으킬 가능성이 있기 때문이고, 부자(附子)나 초오(草烏) 등은 약력(藥力)을 감약(減弱)시켜서 약효를 떨어뜨리기 때문이다.
- ≪본초비요≫에 "돼지고기를 먹으면 장위(腸胃)를 윤택하게 하고 정액(精液)을 생해주며 살을 찌게하고 피부를 윤택하게 한다. 많이 먹게 되면 열을 조장하고 담을 생기게 해서 풍을 일으킬 수 있고 습을 성하게 한다. 풍한병이나 감기가 심해서 병이 나으려고 할 때 돼지고기를 먹으면 안 된다."고 했는데 "많이 먹게 되면 열을 조장하고 담을 생기게 해서 풍을 일으킬 수 있고 습을 성하게 한다."고 한 것은 현대과학의 입장에서 보면 돼지고기를 많이 먹으면 혈중 콜레스테롤 수치가 높아져서 고지혈증, 고혈압, 동맥경화 등이 야기되어 중풍이 발생될 수 있다는 것을 말한 것으로 볼 수 있다.

[보충설명]

- 저부(豬膚) : 돼지껍질. 저피(猪皮). 성미가 감(甘), 량(凉)하며, 신경(腎經)으로 귀경한다. 자음청열(滋陰淸熱), 청심제번(淸心除煩), 소종이인(消腫利咽)하는 효능이 있어서 상한(傷寒), 소음병하리(少陰病下痢), 인통(咽痛), 흉만(胸滿), 심번(心煩) 등을 다스린다. 또한 돼지껍질에는 교원 단백질이 많이 있어서 인체의 피부 조직과 세포의 저수(貯水) 기능을 개선시켜 피부 건조를 막고, 피부의 탄력성을 증가시키며 피부 세포의 노화를 억제해서 피부가 매끄럽고 고와진다. 돼지껍질은 풍열담습(風熱痰濕)이 비교적 심한 경우에는 먹지 않는 것이 좋다. ≪수식거음식보(隨息居飮食譜)≫에 "한활하리(寒滑下痢)한 경우에는 식용하면 안 된다."고 하였다.
- 저장(猪腸) : 돼지곱창. 성미(性味)가 감(甘), 량(凉)하고 대장경(大腸經)으로 귀경한다. 보허윤장(補虛潤腸), 이대장(利大腸)의 효능이 있어 변혈(便血), 혈리(血痢), 치창(痔瘡), 탈항(脫肛) 등을 다스린다. 창자로 창자를 보하므로 장 환자가 식용하는 것이 적합하다. 외감(外感), 비허활설(脾虛滑泄)에는 식용을 피한다. ≪본초강목(本草綱目)≫에 "윤장치조(潤腸治燥)하고, 혈리장독(血痢臟毒)을 조절한다."라고 하였다.
- 저이(猪胰) : 돼지이자. 성미는 감(甘), 평(平)하며, 비(脾)·폐경(肺經)으로 귀경한다. 익폐(益肺), 건비(健脾), 윤조(潤燥)하는 효능이 있어서 만성기관지염, 폐결핵, 폐허해천(肺虛咳喘), 비허설사, 유즙불통, 피부군렬(皮膚皸裂), 당뇨병 등을 다스린다.
- 저골(豬骨) : 돼지 뼈. 성미(性味)가 감(甘), 온(溫)하며, 신경(腎經)으로 귀경한다. 보

허익골(補虛益骨)하는 효능이 있어서 소아, 임산부 및 병후 체약자(體弱者)를 보익하며, 골증노열(骨蒸勞熱), 소갈, 창양종독(瘡瘍腫毒), 골격성장발육불량, 하리(下痢) 등을 다스린다. 돼지뼈는 폐결핵에 걸려 허로열(虛勞熱)이 있을 때, 골격의 성장 발육이 불량하거나 골절이 있을 때 끓여 먹으면 좋다.

- 저혈(豬血) : 돼지피. 성미가 감(甘), 평(平)하며, 간(肝)·심경(心經)으로 귀경한다. 보혈양심(補血養心), 거두풍(祛頭風), 지현훈(止眩暈), 이대장(利大腸)하는 효능이 있어서 빈혈, 두혼(頭昏), 두훈(頭暈), 경풍(驚風), 비위허약, 병후체허(病後體虛) 등을 다스린다. 돼지피는 소화가 잘 안되므로 식체했거나 체질이 극도로 허약한 경우에는 복용을 피한다.

  돼지피에는 18종의 아미노산이 들어 있는데 그 중 인체 내에서 합성할 수 없는 필수아미노산이 8종이나 되며 그 함량도 상당히 많다. 따라서 보신(補身), 보양(補養)하는데 선지국을 먹으면 좋다. 돼지피의 철 성분은 양호한 보혈작용을 하며, 함유된 미량원소 중 크롬은 동맥경화 예방에 좋고 코발트는 악성종양의 성장을 억제한다. 돼지피의 혈장단백은 인체 내의 위산과 소화액 중의 효소에 의해 분해된 뒤에 일종의 정장(淨腸)물질을 생성하여 장도(腸道) 속의 독성물질을 흡수 배출한다.

[응용 예]

① 몸이 허약하고 헛땀이 흐르고 잠잘 때 식은땀이 날 경우

- 돼지 살코기 200~250g, 흑대두 250g, 부소맥 50g(혹은 밀). 베주머니에 부소맥을 담고 돼지고기와 검은콩을 함께 끓인 후 고기가 익으면 간을 한 후 고기와 국물을 함께 먹는다. 자음익기(滋陰益氣), 보음지한(補陰止汗)한다.

② 간신의 음기가 부족해서 오는 어지럼증, 눈에 헛꽃이 피는 것 같고 허리가 시큰거릴 때

- 돼지 살코기 100~200g과 구기자 50g을 함께 물을 붓고 구기자가 문드러질 정도로 끓여서 1일 2회 먹는다.

③ 신체허약, 빈혈증에

- 돼지 살코기 500g, 당귀 50g을 함께 끓여서 탕으로 먹는다. 자음보혈(滋陰補血)한다.

④ 여러 원인에 의한 부종이 차도가 없을 때

- 돼지고기 500g과 쌀 반 되에 콩즙을 넣고 죽을 끓여서 생강, 후추, 파 등을 곁들여서 공복에 먹는다. ≪식의심경(食醫心鏡)≫

⑤ 소갈(당뇨병)에

- 돼지이자를 익혀 얇게 썰어 먹거나, 돼지이자 한 개와 산약 30g을 배합해서 먹는다. 돼지이자를 삶아 썬 후 살짝 볶아 분말을 낸 산약 가루를 찍어 먹는다. 자음윤조(滋陰潤燥)한다.
- 돼지이자 한 개와 옥수수수염 30g을 넣고 끓여서 하루에 두 번에 나누어 먹는다. 자음윤조지갈(滋陰潤燥止渴)한다.

⑥ 재생 불량성 빈혈이 있을 때

- 돼지뼈, 양뼈 각 250g, 구기자 15g, 검은콩 30g, 대추 20g을 함께 충분히 끓여서 조미해서 먹는다.

⑦ 혈허로 인한 변비에

- 돼지피 150g과 시금치 250g을 함께 끓여서 먹는다.

⑧ 소변이 빈삭하면서 피가 섞여 나올 때

- 부추와 돼지피 각 250g을 함께 끓여서 먹는다. 하루에 2차례 나누어서 복용하면 좋다.

[참고문헌]

1. ≪천금, 식치(千金, 食治)≫ : "凡豬肉, 宜腎, 補腎氣虛竭." "頭肉, 補虛乏氣力, 去驚癎, 寒熱, 五癃."
2. ≪본경봉원(本經逢原)≫ : "精者, 補肝益血."
3. ≪수식거음식보(隨息居飮食譜)≫ : "强肌肉, 補腎液, 充胃汁, 滋肝陰, 潤肌膚, 利二便, 止消渴, 起尫羸.

3) 돼지족(猪蹄 저제) [千金 食治]

[이명] 저각조(猪脚爪), 저사족(猪四足)
[기원] 돼지과 동물인 돼지 *Sus scrofa domestica* Brisson.의 발이다.
[성미] 감(甘), 함(鹹), 평(平), 무독(無毒)
[귀경] 위경(胃經)
[효능] 보기혈(補氣血), 윤기부(潤肌膚), 통유즙(通乳汁), 탁창독(托瘡毒)
[주치] 체허이수(體虛羸瘦), 기혈부족(氣血不足)으로 인한 산후유소(産後乳少), 면추소화(面皺少華), 옹저창독(癰疽瘡毒) 등

[용법용량]

적당량을 탕을 끓여 먹거나 삶아서 먹는다.

[주의사항]

유지(油脂)를 많이 함유하므로 동맥경화, 고혈압 환자 등은 적게 먹어야 하고 담습이 성하거나 식체에는 금기해야 한다.

[해 설]

- 《수식거음식보(隨息居飮食譜)》 : "신정(腎精)을 채우고 요각(腰脚)을 튼튼하게 하고 위액을 자양(滋養)하여 피부를 윤활하게 하고 근육을 자라게 하며, 누양(漏瘍)을 낫게 하고 혈맥을 도와 유즙을 채우는데 돼지고기보다 더 보한다."
- 산후에 젖이 잘 안 나올 때 돼지족발에 통초(通草)를 넣어 쓰면 좋다. 우리나라에서는 통초를 구하기 어려워서 으름덩굴(木通)이나 등칡(關木通)을 쓰는데 등칡은 유독하고 발암물질이 들어있으므로 사용하면 안 된다.
- 돼지족발은 교원단백질을 포함, 칼슘, 마그네슘, 인, 철 및 비타민 A, D, E, K 등 영양성분을 함유하고 있어 피부 건강에 좋다.

[응용 예]

① 산후에 젖이 잘 안 나오거나 피가 부족할 때

- 암퇘지 앞발 2개를 살이 완전히 익을 때까지 끓인 뒤 흑지마 20~50g을 넣어 가열해서 죽처럼 되면 황설탕을 적당히 넣고 조미해서 먹는다. 음혈을 보익하고 간신을 보익해서 젖을 잘 나오게 한다.
- 돼지족 1개를 푹 고아 다닌 후 쌀을 넣고 죽을 끓여 소금, 간장, 차, 후추, 생강 등을 넣고 간을 해서 먹는다. 《식의심감(食醫心鑑)》
- 돼지족(암퇘지) 2개와 통초 12g을 함께 넣고 푹 고아 먹는다. 《경효산보(經效産寶)》

② 혈우병, 코피, 잇몸출혈, 자전(紫癜)에

- 돼지족 1개와 대추 10~15개를 무르도록 푹 고아 하루 1번 먹는다. 《산동약용동물(山東藥用動物)》

[참고문헌]

1. 《명의별록(名醫別錄)》 : "主傷撻諸敗瘡, 下乳汁."
2. 《본초도경(本草圖經)》 : "主行婦人乳脈, 滑肌膚, 去寒熱."

3. ≪수식거음식보(隨息居飮食譜)≫ : "塡腎精而健腰脚, 滋胃液以滑皮膚, 長肌肉可愈漏瘍; 助血脈, 能充乳汁. 較肉尤補."

4) 돼지위(猪肚 저두) [本草經集註]

[이명] 저위(猪胃)
[기원] 돼지과 동물 돼지 *Sus scrofae domestica* Brisson.의 위(胃)이다.
[성미] 감(甘), 평(平), 무독(無毒)
[귀경] 비(脾)·위경(胃經)
[효능] 보허손(補虛損), 건비위(健脾胃), 지갈(止渴)
[주치] 허로이수(虛勞羸瘦), 해수, 비허식소(脾虛食少), 소갈(消渴), 소변빈삭(小便頻數), 설사, 수종(水腫), 각기(脚氣), 유정(遺精), 부인의 적백대하(赤白帶下), 산후허약(産後虛弱), 소아감적(小兒疳積), 위하수, 위궤양병 등

[용법용량]

적당량을 삶거나 환으로 만들어 먹는다.

[주의사항]

외감미청(外感未淸)이나 흉복비창(胸腹痞脹)에는 복용을 피한다.

[해 설]

돼지 위는 이장보장(以臟補臟)의 원칙으로 위장을 보익한다. 돼지 위를 사용할 때는 깨끗이 씻어서 내벽에 부착되어 있는 불순물과 냄새를 줄여야 한다. 돼지 위를 탕기에 넣고 물을 부어 끓여서 문드러지도록 잘 익힌 후에 작게 잘라서 식초에 담가 먹으면 소화 흡수가 잘 된다.

[응용 예]

① 비위의 기운이 부족해서 오는 설사, 몸이 메마르고 기운이 없을 때

- 돼지위(胃) 200g, 산약 50g, 멥쌀 200g. 멥쌀과 산약을 함께 끓여 죽을 만든 후 생강, 소금을 적당히 넣어 조미한 다음 돼지위를 넣고 쌀이 문드러질 때까지 충분히 익혀 끓여 먹는다. 돼지위와 산약은 건비익기(健脾益氣)시키고 멥쌀은 보중(補中)해서 비위를 튼튼히 하는 효능이 증가된다.

② 비위가 허한(虛寒)해서 오는 상복통(上腹痛)에

- 돼지위 한 개에 흰후추를 가루로 빻아서 9~15g을 넣어 실로 묶어서 물을 붓고 약한 불로 익힌 다음 조미하여 2~3일에 한 번 탕과 고기를 먹는다. 위·십이지장궤양을 다스리는 데 도움이 된다. 후추가 속을 따뜻하게 하고 돼지위가 위장을 보익하는 작용을 한다.

③ 윗배가 더부룩하고 몸이 나른하고 기운이 없고 밥맛이 없고 몸이 마를 때

- 사인 3g, 볶은 지각 10~12g을 돼지위 속에 넣어 묶은 다음 충분히 익을 때까지 끓여 탕과 고기를 먹는다. 비위를 튼튼히 하고 소화를 도와주고 더부룩한 것을 해소해서 체력을 증강시키는 약선이다.

④ 속이 차서 아플 때 신물이 올라오고 구토를 할 때

- 돼지위(胃) 속에 생강 250g을 얇게 썰어 넣은 다음 실로 묶어 돼지위가 문드러질 정도로 충분히 익힌 다음 생강은 꺼내고 고기와 국물을 먹는다.

⑤ 여성이 백대하가 있을 때

- 돼지위에 은행 20g을 넣어 실로 묶어서 충분히 끓인 후 조미하여 먹는다.

⑥ 비한(脾寒痛)으로 오는 심하좌우(心下左右)의 통증에

- 돼지위 한 개, 연자육 30g, 대추 30g, 육계 3g, 소회향 3g, 찹쌀 1홉. 돼지위를 깨끗하게 씻은 후 약재를 넣고 삶아서 간장소스 등에 찍어 먹는다. ≪관아외편(串雅外編)≫ 蓮花肚

⑦ 물 같은 설사(水泄)에

- 돼지위 한 개를 깨끗하게 씻고 근막을 제거한 후 위가 찰 때까지 마늘을 채워 넣어서 아침부터 저녁까지 돼지위와 마늘이 풀어져 고(膏)가 될 때까지 달인 다음 평위산을 같이 넣어서 환으로 만들어 30알씩 따끈한 소금물이나 미음으로 같이 공복에 먹는다. ≪세의득효방(世醫得效方)≫ 肚蒜丸

[참고문헌]

1. ≪명의별록(名醫別錄)≫ : "補中益氣, 止渴利."
2. ≪일용본초(日用本草)≫ : "補脾胃, 益氣力, 止消渴, 治泄痢, 殺疳蟲."
3. ≪식물고(食物考)≫ : "補虛勞瘦, 益胃扶脾, 澤膚肉厚."

5) 돼지콩팥(猪腎 저신) [名醫別錄]

[이명] 저요자(猪腰子)
[기원] 돼지과 동물 돼지 *Sus scrofa domestica* Brisson.의 콩팥
[성미] 함(鹹), 평(平), 무독(無毒)
[귀경] 신경(腎經)
[효능] 보신익음(補腎益陰), 이수(利水), 강요슬(强腰膝)
[주치] 신허제증(腎虛諸症), 신허이농(腎虛耳聾), 요통(腰痛), 유정조설(遺精早泄), 도한(盜汗), 이명이롱(耳鳴耳聾), 신면부종(身面浮腫), 소변불리, 산후허약 등

[용법용량]

15~150g을 달이거나 삶아 먹는다.

[주의사항]

오래 먹지 않는다. 오수유(吳茱萸), 백화채(白花菜)와는 함께 먹지 않는다.

[해 설]

돼지콩팥은 일체의 신허요통(腎虛腰痛)에 널리 활용할 수 있는데 콩팥을 사용할 때는 콩팥 안의 내막을 제거하고 사용해야 한다. 저신탕(豬腎湯)은 노인들의 오래된 설사에 비교적 이상적인 식품이다.

[응용 예]

① 신허요통(腎虛腰痛)에

- 돼지콩팥 2개를 쪼개어 신우(腎盂) 안에 있는 신(腎) 근막을 제거한 뒤 호도육 10g과 산수유(혹은 보골지) 10g을 함께 끓여 탕과 고기를 같이 먹는다. 돼지콩팥은 보신하고 호도육은 보신하면서 정기를 충실히 해주고 산수유는 간신을 보하면서 정을 수렴, 고정시켜주는 역할을 한다.
- 돼지콩팥(신우내막을 제거한 뒤 썬 것), 촉초(蜀椒) 또는 산초, 식염을 적당히 넣어 2시간 정도 재운 후 두충가루 5g에 버무려 익혀 먹는다. 보신(補腎), 강근골(强筋骨)한다. 신양부족(腎陽不足)한 사람에게 적합하다.
- 돼지콩팥 2개, 구기자 15g을 같이 끓여 적당히 조미해서 먹는다.
- 돼지콩팥 2개, 호도육 50g, 검은콩 100g을 함께 끓여서 적당히 조미해서 먹는다.

• 돼지콩팥 1~2개와 홍합 50g을 함께 끓여 국물과 건더기를 함께 먹는다.

② 소화를 도우면서 건비(健脾), 보신(補腎)하는 데

• 요화죽(腰花粥) : 찹쌀 뜨물과 닭을 넣고 센 불로 가열하여 끓기 시작하면 약한 불로 30분 정도 더 끓인다. 손질한 돼지콩팥 2개를 닭을 끓여낸 탕에 넣고 3분 정도 더 끓인 다음 위에 뜬 거품을 제거하고 먹는다. 잘 익은 돼지 콩팥에다 부추를 넣어 묽은 죽을 만든 다음 3분 정도 더 익혀 적절히 조미해서 먹는다.

③ 오랜 기침이 낫지 않을 때

• 돼지콩팥 2개는 잘게 썰고, 건강(乾薑) 60g은 분말을 내어 물 7승(升)을 붓고 푹 끓여 자기 전 먹고 약간 땀을 낸다. ≪고금의통(古今醫統)≫ 豬腎粥

[참고문헌]

1. ≪명의별록(名醫別錄)≫ : "和理腎氣, 通利膀胱."
2. ≪식료본초(食療本草)≫ : "主人腎虛."
3. ≪일화자본초(日華子本草)≫ : "補水臟, 暖腰膝, 補膀胱. 治耳聾."

6) 돼지간(猪肝 저간) [千金 食治]

[기원] 돼지과 동물 돼지 *Sus scroae domestica* Brisson.의 간장
[성미] 감(甘), 고(苦), 온(溫), 무독(無毒)
[귀경] 간(肝)·비경(脾經)
[효능] 보간명목(補肝明目), 양혈건비(養血健脾)
[주치] 빈혈, 폐결핵, 간허목혼(肝虛目昏), 야맹(夜盲), 안구건조증, 소아감적(小兒疳積), 각기부종(脚氣浮腫), 수종(水腫), 구리탈항(久痢脫肛), 대하(帶下) 등

[용법용량]

60~150g을 삶아서 먹거나 달여서 먹는다. 또는 환제나 산제로 하여 먹는다.

[주의사항]

• ≪본초강목(本草綱目)≫ : "물고기회와 함께 먹으면 옹저(癰疽, 종기)를 나게 하고, 잉어탕이나 물고기알과 같이 먹으면 신(神)을 손상하고, 메추라기고기와 같이 먹으면 얼굴에 주근깨가 생긴다."

[해 설]

돼지간은 빈혈증을 다스리는 데 주로 쓰는 약선재료이다. 그러나 돼지간에는 콜레스테롤이 상당히 많이 함유되어 있기 때문에 고지혈증, 동맥경화증, 고혈압 환자에게는 마땅하지 않다.

[응용 예]

① 간에 음혈이 부족해서 오는 야맹증이나 빈혈증에

- 돼지간 100g, 시금치 150~200g, 생강 약간. 돼지간을 잘게 썰어 시금치, 생강과 함께 넣고 물을 부어 익혀서 조미하여 모두 먹는다.
- 돼지간 100g, 멥쌀 100~150g, 돼지뼈 적당량. 먼저 돼지뼈를 물을 부어 1시간쯤 끓여 우려낸 국물에 쌀을 넣어 죽을 쑨 다음 거기에 돼지간을 썰어 넣고 익혀 먹는다. 간신(肝腎)을 보익한다.

② 머리가 어지럽고 눈에 헛꽃이 피고 야맹증이나 빈혈증이 있을 때

- 돼지간 100g, 구기자 15~20g, 계란 한 개. 구기자를 20분 정도 끓인 다음 돼지간을 썰어 넣고 끓기 시작하면 계란을 넣어서 생강과 소금으로 간을 해 먹는다. 계란은 깨어서 넣어도 되고 삶아서 넣어도 된다. 보혈명목(補血明目) 한다.

③ 간장허약(肝臟虛弱), 원시무력(遠視無力)에

- 돼지간 한 개(얇게 썰어 근막을 제거한 것), 총백 한 움큼(수염을 제거하고 절편한 것)에 콩즙을 넣어 국을 끓이다가 계란 3개를 깨서 넣어 잘 섞어서 먹는다. ≪태평성혜방(太平聖惠方)≫ 猪肝羹

[참고문헌]

1. ≪본초강목(本草綱目)≫ : "補肝明目, 療肝虛浮腫.
2. ≪본초구원(本草求原)≫ : "治肝虛目暗, 目赤, 雀目. 休息痢, 脫肛, 中蠱腹痛, 牙疳, 陰痒, 打傷靑腫, 勞悴, 日晩寒熱, 驚悸煩渴, 久瀉帶下."

7) 돼지염통(猪心 저심) [名醫別錄]

[이명] 돼지과 동물인 돼지 *Sus scrofa domestica* Brisson.의 염통
[기원] 감(甘), 함(鹹), 평(平), 무독(無毒)

[성미] 심경(心經)
[귀경] 보혈양심(補血養心), 안신진경(安神鎭驚)
[효능] 심혈부족(心血不足), 경계정충(驚悸怔忡), 자한(自汗), 실면다몽(失眠多夢), 심화항성(心火亢盛), 신지황홀(神志恍惚), 전(癲), 광(狂), 간(癎), 히스테리에 사용

[용법용량]

적당량을 삶아서 먹거나 환제로 하여 먹는다.

[주의사항]

오수유(吳茱萸)와 함께 먹으면 안 된다.

[해 설]

일반적으로 심기허약(心氣虛弱)하거나 심허불면(心虛不眠), 심허자한(心虛自汗)한 경우에는 돼지염통을 많이 먹는 것이 좋다. 심근을 영양하여 심근의 수축력을 강화시킨다.

[응용 예]

① 심허로 다한(多汗)하거나 잠이 잘 안 올 때

- 인삼 6g, 만삼 15g, 당귀 10g을 함께 50분 정도 끓인 다음 다시 물을 더 부은 뒤 돼지염통을 넣고 삶아서 그 탕액과 염통을 같이 먹는다. 보기혈(補氣血), 강심(强心)한다.
- 돼지염통 한 개를 쪼개서 인삼 10과 당귀 10g을 염통 안에 넣고 삶은 후 약제는 제거하고 염통만 먹는다. ≪증치요결(證治要決)≫

② 간질이 있는 경우

- 돼지염통 한 개를 황토로 쌓아서 불에 구어 낸 뒤 황토를 제거하고 분말을 해서 패모가루 10g, 수비(水飛)한 주사(朱砂)가루 10g과 섞어서 하루에 두 차례씩 한달 정도 복용한다. 주사(朱砂)는 수은 성분이 들어있어서 반드시 수비(水飛)한 것을 써야 하며 함부로 많이 먹으면 안 된다.

[참고문헌]

1. ≪명의별록(名醫別錄)≫ : "主驚邪憂恚."
2. ≪천금, 식치(千金, 食治)≫ : "主虛悸氣逆, 婦人産後中風, 聚血氣悸恐."
3. ≪본초도경(本草圖經)≫ : "主血不足, 補虛勞." "不可多食, 能耗心氣. 又不與吳茱萸合食."

8) 돼지허파(猪肺 저폐) [千金 食治]

[기원] 돼지과 동물 돼지 *Sus scrofa domestica* Brisson.의 허파
[성미] 감(甘), 평(平)[미한(微寒)], 무독(無毒)
[귀경] 폐경(肺經)
[효능] 보폐지해(補肺止咳), 지혈(止血)
[주치] 폐허해수(肺虛咳嗽), 각혈(咯血), 담천(痰喘), 폐결핵, 폐위(肺痿) 등

[용법용량]

적당량을 삶아서 먹거나 환제로 하여 먹는다.

[주의사항]

콜레스테롤 함량이 많기 때문에 고지혈증, 관상동맥경화증 환자는 삼가는 것이 좋다. 백화채(白花菜, 콜리플라워)와 함께 먹으면 토사(吐瀉)가 발생하기 쉽고, 이당(飴糖)과 함께 먹으면 발저(發疽)하기 쉽다.

[해 설]

폐허를 치료하는데 돼지허파를 삶아서 먹거나 쌀과 함께 죽으로 끓여서 먹는다.

[응용 예]

① 만성폐기관지질환, 해수(咳嗽), 해담(咳痰) 등에
- 돼지허파에 행인을 넣어 함께 끓여 먹는다.

② 숨이 찰 때
- 돼지허파 전체 한 개, 천패모(川貝母) 10g, 흰후추 0.3g, 계란 생것 2개. 천패모와 흰후추를 분말한 뒤 계란 2개의 노른자에 개어서 저폐(猪肺)의 기관지 속에다 넣고 실로 입구를 묶은 다음 물을 넣고 끓여 익혀서 얇게 썰어 1주일 정도 먹는다.
- 돼지허파 한 개, 행인 40g, 벌꿀 125g, 생강즙 적당량. 먼저 살구씨, 벌꿀, 생강즙을 폐기관지에 넣고 실로 묶은 뒤 탕기에 넣고 적당히 물을 붓고 약한 불로 충분히 익힌 다음 맘대로 먹는다. 평소에 늘 자주 먹어야 효과가 있다.

③ 해수, 기관지 천식 있을 때
- 돼지허파 250g과 동충하초 10~15g을 함께 끓여서 탕과 함께 먹는다. 폐신(肺腎)을 보익한다.

④ 폐허해수(肺虛咳嗽)에

• 돼지허파 한 개를 편(片)을 내어 참기름을 넣고 볶은 후 죽을 끓여 먹는다. ≪증치요결류방(證治要訣類方)≫

⑤ 해수폐위(咳嗽肺痿), 토혈기천(吐血氣喘)에

• 돼지허파 한 개(깨끗이 씻어 피를 제거한 것)에 환자의 나이에 따라 은행 한 개씩(껍질을 제거한 것)을 준비하여 먼저 허파를 죽도(竹刀)로 편을 내고 은행을 한 개씩 넣어 실로 고정시킨 후 사기그릇에 넣고 중탕하여 삶아 익힌다. 행인은 제거하고 허파만 먹는다. ≪만병회춘(萬病回春)≫

[참고문헌]

1. ≪본초강목(本草綱目)≫ : "療肺虛咳嗽. 又治肺虛嗽血."
2. ≪수식거음식보(隨息居飮食譜)≫ : "治肺痿, 咳血, 上消諸症."
3. ≪본초도경(本草圖經)≫ : "能補肺, 得大麻仁良."

9) 훈제돼지다리(火腿 화퇴)

[이명] 훈제(熏蹄), 남퇴(南腿), 란훈(蘭熏)

[기원] 돼지과 동물 돼지 *Sus scrofa domestica* Brisson.의 다리를 절여서 만든 것으로 일종의 수제(手製) 생(生) 햄

[성미] 감(甘), 함(鹹), 온(溫), 무독(無毒)

[귀경] 비(脾)·심(心)·신(腎)·대장경(大腸經)

[효능] 건비개위(健脾開胃), 자신익정(滋腎益精), 보기양혈(補氣養血)

[주치] 식욕부진, 허로정충(虛勞怔忡), 비위허약(脾胃虛弱), 식소(食少), 소화불량, 허리구설(虛痢久泄), 창양구불유합(瘡瘍久不癒合) 등

[용법용량]

적당량 굽거나 삶아서 먹는다.

[주의사항]

외감미청(外感未淸), 습열내련(濕熱內戀), 적체미정(積滯未淨), 창민미소(脹悶未消)한 경우에는 모두 복용을 피한다.

[해 설]

- 화퇴(火腿)는 보비개위(補脾開胃)하여 식욕이 좋지 않고, 소화불량인 사람이 먹기에 적합하다. 후추햄탕은 만성 구사한설(久瀉寒泄)을 다스린다.
- 화퇴(火腿)는 보익하는 작용이 강하기 때문에 밥맛도 나게 하고 허로(虛勞), 정충(怔忡)과 허증으로 인한 오랜 이질 설사를 치료하고, 종양이 잘 유합되지 않을 때 새살을 돋게 한다.

[응용 예]

① 오래된 설사에

- 탕기에 훈제돼지다리 한 개를 물에 하루 동안 담궈 두었다가 끓여서 뭉글뭉글해지면 국물과 함께 먹는다. ≪구생고해(救生苦海)≫

② 하기(下氣), 열격(噎膈), 복통에

- 훈제돼지다리를 달인 탕에 천초(川椒)를 넣고 탕 위에 뜬 기름을 제거하고 따뜻할 때 탕을 마신다. ≪본초강목습유(本草綱目拾遺)≫

③ 식적(食積)을 치료하는데

- 훈제돼지다리를 까맣게 될 때까지 태워 가루 내어 매회 9g씩 먹는다.

[참고문헌]

1. ≪장약비결(藏藥秘訣)≫ : "生津, 益血脈, 固骨髓, 壯陽, 泄瀉, 虛痢, 褥勞, 怔忡, 開胃安神."
2. ≪수식거음식보(隨息居飮食譜)≫ : "補脾開胃, 滋腎生津, 益氣血, 充精髓, 治虛勞怔忡, 止虛痢泄瀉, 健腰脚, 愈漏瘡."

10) 멧돼지고기(野豬肉 야저육) [食療本草]

[기원] 돼지과 동물 멧돼지 *Sus scrofa* Linnaeus의 고기
[성미] 감(甘)[함(鹹)], 평(平), 무독(無毒)
[귀경] 폐(肺)·비(脾)·위(胃)·대장경(大腸經)
[효능] 자보오장(滋補五臟), 윤양기부(潤養肌膚), 거풍해독(祛風解毒), 지변혈(止便血)
[주치] 허약리수(虛弱羸瘦), 전간(癲癇), 장풍변혈(腸風便血), 치창출혈(痔瘡出血), 산후 유즙부족 등

[용법용량]

50~250g을 끓여서 먹는다.

[주의사항]

파두(巴豆)를 먹는 자는 멧돼지고기를 금한다.

[해 설]

멧돼지 쓸개를 곰쓸개 대용으로 쓰기도 한다. 멧돼지는 전간증(癲癎症)을 다스리고 피부를 좋게 하고 오장을 보익한다.

[응용 예]

① 기혈부족에

- 멧돼지고기 200g, 만삼 15g, 당귀 10g. 먼저 멧돼지고기를 썰어서 탕기에 넣고 적당히 조미한 뒤 약재를 넣고 물을 부어 끓인 다음 만삼, 당귀는 제거하고 탕과 고기를 같이 먹는다.
- 멧돼지고기 200g, 황정 15g, 구기자 15g, 두충 10g을 적당한 조미료와 같이 탕기에 넣고 끓여 고기와 탕을 먹는다. 황정, 구기자, 두충은 베주머니에 넣어서 따로 끓이는 것이 좋다. 간신을 보익하면서 간신허로 인해 머리가 어지럽고 눈이 침침하며, 허리 대퇴부위가 시큰거리고 아플 때나 힘이 없을 때 응용하면 좋다.

② 오래된 치질로 하혈(下血)이 그치지 않을 때

- 멧돼지고기 1,000g을 썰어서 후추, 소금, 파를 넣어 구워서 공복에 먹는다. ≪식의심경(食醫心鏡)≫

[참고문헌]

1. ≪식의심경(食醫心鏡)≫ : "主久痔. 下血不止, 肛邊痛."
2. ≪식료본초(食療本草)≫ : "主癲癎, 補肌膚, 令人虛肥. 肉色赤者, 補人五臟, 不發風虛氣也. "
3. ≪일화자본초(日華子本草)≫ : "主腸風泄熱. …"

11) 사슴고기(鹿肉 녹육) [名醫別錄]

[기원] 사슴과 동물 꽃사슴 *Cervus Nippon* Temminck 또는 말사슴 *C. elaphus* Linnnaeus 의 고기

[성미] 감(甘), 온(溫), 무독(無毒)
[귀경] 비(脾)·신경(腎經)
[효능] 익기조양(益氣助陽), 양혈(養血), 거풍(祛風), 하유즙(下乳汁)
[주치] 허로리수(虛勞羸瘦), 기혈휴허(氣血虧虛), 요슬산연(腰膝酸軟), 양허지냉(陽虛肢冷), 양위(陽萎), 산후무유(産後無乳), 중풍 등

[용법용량]

적당량을 삶아서 먹거나 탕으로 끓여서 먹거나 고아서 고제로 하여 먹는다.

[주의사항]

사슴고기는 성(性)이 온(溫)하여 양성(陽盛)하거나 또는 음허(陰虛)로 열(熱)이 있는 사람, 토혈(吐血) 또는 상기증(上氣症)이 있는 사람은 먹으면 안 된다. 꿩고기나 새우와 동식(同食)하면 창양(瘡瘍)이 생기기 쉽다.

[해 설]

- ≪본초강목(本草綱目)≫ : "사슴의 몸 전체는 모두 사람에게 이롭다. 끓이거나 찌거나 말려서 술과 함께 먹으면 좋다. 대체로 사슴은 순수한 양기의 음식물이어서 독맥을 통하므로 그 고기나 뿔이 모두 유익하고 손해가 없다."
- 사슴고기는 겨울철 보양식품으로 연로체약(年老體弱), 신양부진(腎陽不振), 신기(腎氣)가 허약한 자가 먹기에 적합하다. 1회에 150g 이상 먹으면 코피가 나거나 몸이 조열(燥熱)하게 되므로 주의해야 한다.
- 녹혈(鹿血, 사슴뿔을 자르면 나오는 피)을 콜라, 사이다, 술과 함께 먹는 경우가 많은데 보양하며 정혈을 함께 보익하는 효능은 강하나 생혈을 먹는 것은 기생충이나 병원균에 감염될 수 있으므로 주의해야 한다.
- 사슴뿔은 보양(補陽)하고 정혈을 보익하는 좋은 약재로 태음인에게 좋다. 사슴의 뼈도 근골을 보익하면서 튼튼하게 하는 작용이 있다.
- 사슴의 골수, 뇌수(腦髓), 척수(脊髓)는 보양(補陽), 익음(益陰)하면서 정기를 보하고 수(髓)가 메마른 것을 윤택하게 해주기 때문에 허로증, 양위증, 또는 폐기가 약해서 오는 기침이나 피가 부족한 증상에 응용할 수 있다.
- 사슴은 독맥이 발달한 짐승이기 때문에 사슴의 생식기(鹿腎, 녹신) 역시 구신(狗腎, 개의 생식기)과 마찬가지로 보신(補腎), 장양(壯陽), 익정(益精)하는 효능이 뛰어나 양기가

부족하거나 임포, 자궁이 냉해서 임신이 안 될 때 응용하면 좋다. 대신 인후가 건조하거나 발기가 잘되거나 변비, 감기로 인한 실열(實熱)엔 먹으면 안 된다.

[응용 예]

① 산후 유즙(乳汁) 부족에

- 사슴고기(깨끗하게 씻어서 잘라 놓은 것) 120g과 물 3그릇을 부어서 삶아서 조미한 후 먹는다. ≪수친양노서(壽親養老書)≫

② 신양허(腎陽虛)로 인한 양위(陽痿), 요통(腰痛), 파냉(怕冷) 등의 증상에

- 사슴고기 120~150g과 육종용(肉蓯蓉) 30g을 준비하여 먼저 사슴고기를 깨끗하게 씻어 놓고 육종용은 물에 담가 두었다가 절편하여 두 가지 재료들을 같이 넣고 삶아서 생강, 파, 소금 등을 넣고 끓여서 탕은 마시고 고기는 먹는다. 이것을 며칠간 연속해서 먹는다. ≪식품적영양여식료(食品的營養與食療)≫

[참고문헌]

1. ≪명의별록(名醫別錄)≫ : "補中, 强五臟, 益氣力."
2. ≪식물고(食物考)≫ : "祛風養血."
3. ≪식료본초(食療本草)≫ : "補虛羸瘦弱, 利五臟, 調血脈."
4. ≪의림찬요(醫林纂要)≫ : "補脾胃, 益氣血, 補助命門火, 壯陽益精."

12) 양고기(羊肉 양육) [本草經集註]

[기원] 소과 동물 산양 *Capra hircus* L. 또는 면양(綿羊) *Ovis aries* L.의 고기

[성미] 감(甘), 열(熱)[온(溫)], 무독(無毒)

[귀경] 비(脾)·위(胃)·신경(腎經)

[효능] 온중난신(溫中暖腎), 익기양혈(益氣養血)

[주치] 비위허한(脾胃虛寒), 납소반위(納少反胃), 기혈휴허(氣血虧虛), 허로이수(虛勞羸瘦), 신양휴허(腎陽虧虛), 요슬산연(腰膝酸軟), 양위조설(陽痿早泄), 한산(寒疝), 산후 허리소기(虛羸少氣), 결유(缺乳) 등

[용법용량]

125~250g을 삶아서 먹거나 탕을 끓여 먹는다. 또는 환제로 하여 먹는다. 양기름은 녹는

점이 44~55℃로 입안에서는 녹기 어렵기 때문에 냉식용(冷食用)으로는 부적당하며 뜨겁게 해서 먹어야 한다.

[주의사항]

유행성 외감(外感)이나 체내에 묵은 열이 있는 사람은 복용을 피한다. 임산부는 다식(多食)하면 좋지 않다. 호박, 하수오, 반하, 창포와 동식(同食)를 금한다.

[해 설]

- ≪본초강목(本草綱目)≫ : "양고기는 보중익기(補中益氣)하고, 성미가 달고 대열(大熱)하다."고 했고, 이고(李杲)는 "양고기는 감열(甘熱)하여 능히 혈(血)의 부족을 보하며, 유형지물(有形之物)이라 유형(有形)한 기육(肌肉)의 기를 보한다."고 했다.
- 양고기는 성미가 감열(甘熱)하여 예로부터 좋은 보양(補陽, 補養) 식품으로 알려져 있으며 열량이 소고기보다 높아서 겨울철에 혈액순환을 촉진하고 온기를 증가시켜 한기를 막아 준다. 노인, 체약자, 양기가 허하여 수족이 따뜻하지 않은 자에게 좋다.
- 양고기는 근섬유가 가늘고 조직이 단단하지 않기 때문에 고기질이 연하고 소화가 잘되며 맛이 좋아 돼지고기 대용으로 많이 사용되나 특유의 향이 있어 조리 시에 향신료 등을 많이 사용한다. 생후 1년 미만인 어린 양을 램(lamb)이라 하고 1년이 넘으면 머턴(mutton)이라고 하는데 램의 경우 양고기 특유의 냄새가 거의 없다. 해삼, 죽순, 밤, 무 등과 함께 먹으면 더욱 좋고, 호도, 당근과 함께 끓이거나, 된장을 넣어 끓이거나, 무, 생강, 감초 등을 함께 넣고 끓이면 누린내가 안 난다.
- 양의 간, 콩팥, 위(胃)도 이장보장(以臟補臟)의 원리에 근거해서 활용해 쓸 수 있다.
- 양의 콩팥은 신장의 기운을 보하고 정수(精髓)를 보익하기 때문에 신허로 해서 오는 여러 가지 증상인 허리가 아프고 다리나 무릎에 힘이 없는 증상, 귀에 소리가 잘 안 들리는 증상, 양위(陽痿), 소변빈삭 등에 응용할 수 있다.
- 양의 정강이뼈는 보신(補腎), 보혈(補血)하는 작용이 있어서 신허로 인한 요슬산연(腰膝酸軟), 유정(遺精), 치아가 잘 흔들거릴 때 또는 재생불량성 빈혈, 혈소판 감소성 자전(紫癜) 등에 응용할 수 있다.

[응용 예]

① 심혈부족으로 가슴이 뛰면서 불안할 때

- 양고기 50g, 마, 황설탕, 동동주 각 30g을 함께 물을 적당히 붓고 끓여서 고기와 탕을 하루에 1~2차례 나누어 먹는다.

② 비위허약으로 밥맛이 없거나 속이 냉해서 헛구역질이 날 때

- 양고기 250g을 잘게 썰어서 멥쌀 또는 좁쌀 120g과 함께 죽을 쑤어서 소금, 생강 또는 천초(산초가루)를 적당히 넣어 하루에 2~3차례 나누어서 먹는다. 속을 따뜻하게 하면서 밥맛도 나게 하고 비위도 튼튼하게 한다.

③ 발기부전, 요슬산연(腰膝痠軟), 요실금 혹은 야뇨빈삭에

- 양고기를 잘게 썬 것 250g과 찧은 마늘 15g을 같이 익혀 기름과 소금을 적당히 넣고 조리해서 수시로 먹는다.

④ 산후에 피가 부족하고 속이 냉해서 오는 복통, 혈맥에 찬 기운이 들어서 오는 월경통에

- ≪금궤요략(金匱要略)≫의 당귀생강양육탕(當歸生薑羊肉湯) : 당귀 15~18g, 양고기 150~250g, 포건강(炮乾薑)[41] 10~12g. 먼저 양고기를 끓여 익힌 탕즙에 당귀와 포강을 넣고 1시간 정도 끓여서 탕과 양고기를 먹는다. 건강이 속을 따뜻하게 하는 작용이 더 강하므로 냉증이 심할 때는 건강을 쓰지만 그렇지 않은 경우에는 생강을 써도 된다.

⑤ 신양허증(腎陽虛證)에

- 양콩팥 2개, 두충 15g, 호도육 10g을 함께 끓여 먹는다.

⑥ 비위허증(脾胃虛證)에

- 양위(胃)는 비위를 보익하기 때문에 비위가 허약하거나 냉해서 오는 식욕 부진에 응용할 수 있고, 당삼(만삼), 산약, 인삼을 적당히 가미하면 기운을 보익하면서 비위를 튼튼하게 하는 효과가 있다.

⑦ 신허요통(腎虛腰痛)에

- 양의 콩팥(지막을 제거하고 씻은 것) 2개, 검은콩 60g, 두충(볶은 것) 10~12g, 소회향 3g, 생강 9g. 검은콩, 두충, 회향, 생강을 먼저 끓인 다음 양의 콩팥을 썰어 넣어 먹는다. 양의 콩팥과 검은콩에 의해서 신기(腎氣)를 보하며 익정(益精)하고 두충은 간신(肝腎)을 보하여 요슬을 튼튼히 하고 소회향과 생강은 속을 따뜻하게 해주기 때문에 전체적으로 보신보양강요(補腎補陽强腰) 작용을 한다.

[참고문헌]

1. ≪식료본초(食療本草)≫ : "主臟氣虛寒."

41) 포강(炮薑) : 건강을 포(炮)한 것, 건강을 축축한 창호지나 진흙 또는 밀가루로 싸서 구워낸 것을 포강(炮薑)이라고 한다. 건강을 물에 적셔 팬에 볶아서 대신 쓸 수도 있다.

2. ≪천금, 식치(千金, 食治)≫ : "主暖中止痛, 利産婦."
3. ≪일화자본초(日華子本草)≫ : "開胃肥健."

13) 양골(羊骨 양골) [名醫別錄]

[기원] 소과 동물인 山羊 *Capra hircus* L. 또는 면양(綿羊) *Ovis aries* L.의 골격(骨骼)
[성미] 감(甘), 온(溫), 무독(無毒)
[귀경] 신경(腎經)
[효능] 보신(補腎), 강근골(强筋骨), 지혈(止血)
[주치] 허로리수(虛勞羸瘦), 이롱치요(耳聾齒搖), 요슬산연(腰膝酸軟), 근골연통(筋骨攣痛), 백탁고림(白濁膏淋), 월경과다(月經過多) 등

[용법용량]

탕을 끓이거나 죽을 끓여 먹는다. 또는 술을 담가 먹거나 약성이 남도록 불에 태워(燒存性), 환제나 산제로 먹는다.

[주의사항]

평소 체질이 화(火)가 성하거나 양(陽)이 성(盛)한 사람은 복용을 신중하게 한다.

[응용 예]

① 허손(虛損)으로 귀가 잘 안들릴 때

- 양꼬리뼈에 물 5그릇을 붓고 양이 반으로 줄어들 때까지 끓인 후 여기에 총백 5뿌리, 형개 한 움큼, 진피 30g을 넣고 끓여서 그 즙을 취하여 밀가루를 잘 섞어서 병(餠)을 만들고 양고기 120g과 같이 삶아서 맛을 내어 먹는다. ≪본초강목(本草綱目)≫

② 허로(虛勞), 요슬무력(腰膝無力)에

- 양골 1부(전체를 빻은 것), 진피 6g(껍질을 벗긴 것), 고량강 6g, 초과 2개, 생강 30g, 소금 약간을 준비하여 물 54L(약 3말)를 붓고 천천히 고아서 즙을 취하여 걸러서 죽을 만들거나 국을 끓여서 먹는다. ≪음선정요(飮膳正要)≫ 羊骨粥

③ 혈소판 감소성 자전(紫癜), 재생불량성 빈혈에

- 산양(山羊)의 경골(脛骨) 1~2개(두드려 빻은 것)에 대추 10~20개와 찹쌀을 넣어서 죽을 끓여 매일 2~3차례 나누어 먹는다. 15일 이상 먹는다. ≪식물중약여편방(食物中藥與便方)≫

[참고문헌]

1. ≪명의별록(名醫別錄)≫ : "脊骨: 主虛勞, 寒中, 羸瘦."
2. ≪음선정요(飮膳正要)≫ : "尾骨: 益腎明目, 補下焦虛冷."
3. ≪본초강목(本草綱目)≫ : "脛骨: 主治脾弱腎虛, 不能攝精, 白濁, 除濕熱, 健腰脚, 固兒齒."

14) 토끼고기(兎肉 토육) [名醫別錄]

[이명] 동북의 토끼는 초토(草兎), 토토(土兎), 흑토자(黑兎子), 산도자(山跳子)라고 부른다. 몽고토끼는 초원토(草原兎), 도묘(跳猫)라고 부르며 화남토끼는 단이토(短耳兎), 조모토(粗毛兎), 경모토(硬毛兎) 등이라고 부른다.

[기원] 토끼과 동물 몽고토끼 *Lepus tolai* Pallas, 동북토끼 *Lepus mandschuricus* Radde, 고원토끼 *Lepus oiostolus* Hodgson, 집토끼 *Oryctolagus cuniculus* domesticus (Gmelin) 등의 고기이다.

[성미] 감(甘), 한(寒)[량(凉)], 무독(無毒)

[귀경] 비(脾)·간(肝)·대장경(大腸經)

[효능] 건비익기(健脾益氣), 양혈해독(凉血解毒)

[주치] 병후 비허체약(脾虛體弱), 기혈부족, 영양부족, 식욕부진, 체권핍력(體倦乏力)과 기음부족(氣陰不足)으로 인한 허열, 허화, 음허양항(陰虛陽亢), 위열소갈(胃熱消渴), 반위토식(反胃吐食), 장열변비(腸熱便秘), 장풍변혈(腸風便血), 습열비증, 기부건조(肌膚乾燥) 등

[용법용량]

50~150g을 삶거나 국을 끓여서 먹는다.

[주의사항]

- 비위가 허한(虛寒)한 사람은 복용을 금한다. 토끼고기는 닭의 염통이나 간, 수달 고기, 겨자, 귤 등과 함께 복용하면 좋지 않다.
- ≪본초습유(本草拾遺)≫ : 생강과 동식하면 심통을 일으킨다.

[해 설]

- 토끼고기는 근육 섬유가 가늘고 성기며 수분이 많아서 육질이 연하다. 돼지고기보다 소

화 흡수가 잘 되고, 그 영양 가치와 맛도 닭고기보다 좋으며, 지방이 적은 것이 특징이다. 사람을 살지게 하지 않아 비만, 당뇨병, 관상동맥 질환자에게 이상적인 육류식품이다. 고기를 이용하기 위하여 도살할 때는 8개월 전후의 것을 쓰며, 닭고기와 외관이 유사하고 닭고기와 혼합하면 닭고기 맛이 난다.

- 토끼고기는 음허(陰虛) 또는 기음부족(氣陰不足)에서 오는 병증에 응용할 수 있으나, 양기가 부족해서 오는 병증에는 적합하지 않다.
- 토끼고기는 서늘하고 보음하는 식품이기 때문에 동지 후 춘분까지 음기가 가장 성할 때 먹으면 사람의 기운을 손상하게 한다. 임신부나 양기가 부족한 사람은 더욱 안 좋다.
- 집토끼와 들토끼(산토끼)가 효능은 비슷하겠지만 산토끼가 자연 속에서 운동을 많이 하니 육질과 약효가 훨씬 뛰어날 것으로 본다.
- 토끼간은 눈을 밝게 하고 간혈허(肝血虛)로 인해서 오는 어지럼증이나 야맹증, 눈이 침침하거나 눈이 꺼풀같이 씌울 때, 눈이 건삽(乾澁)한(안구건조증) 경우에 응용할 수 있다.

[응용 예]

① 당뇨병(갈증 있는 당뇨병)으로 몸이 수척하고 소변을 자주 볼 때

- 토끼고기 500g을 잘게 썰어 산약 60g, 천화분(한울타리뿌리) 60g과 함께 끓여서 목이 마를 때 마다 마신다.
- 토끼 한 마리를 껍질과 발톱, 내장 등을 제거하고 물 1말반(1斗半)을 넣고 삶아 고기가 푹 익어 뼈와 분리되면 고기와 뼈를 건져내고 5되(5升)가 되도록 달여 면보에 걸러 식힌 후 갈증이 날 때 마신다. ≪해상집험방(海上集驗方)≫

② 자궁경부암에

- 솥에 건강한 수컷 토끼 한 마리를 손질하여 천패모 (川貝母) 9~15g과 흑설탕을 함께 넣고 삶아 익혀서 탕을 아침저녁으로 각각 1차례씩 먹는다. ≪광서약용동물(廣西藥用動物)≫

③ 비약기허(脾弱氣虛)에

- 토끼고기 200g, 산약 50g, 구기자 16g, 당삼 16g, 황기 16g, 대추 10알을 같이 탕을 끓여서 먹는다. ≪현대영양지식대전(現代營養知識大全)≫

[참고문헌]

1. ≪명의별록(名醫別錄)≫ : "無毒." "補中益氣."
2. ≪천금, 식치(千金, 食治)≫ : "止渴."
3. ≪본초강목(本草綱目)≫ : "性寒, 味甘" "凉血, 解熱毒, 利大腸"

4. ≪본초봉원(本草逢原)≫ : "治胃熱嘔逆, 腸紅下血."

15) 말고기(馬肉 마육) [名醫別錄]

[기원] 말과 동물 말 *Equus caballus orientalis* Noack의 고기이다.
[성미] 감(甘), 산(酸), 미한(微寒)
[효능] 강근장골(强筋壯骨)
[주치] 위비(痿痺), 근골(筋骨) 무력(無力), 독창(禿瘡) 등

[용법용량]

적당량을 끓여 먹는다.

[주의사항]

하리자(下痢者)는 먹지 않는다. 창양(瘡瘍)이 있는 자는 먹지 않는다. 푹 익혀서 먹어야 하며 많이 먹지 않는다. 창이자, 생강과는 함께 쓰지 않는다.

[해 설]

- 말고기는 근섬유가 가늘고 결합조직이 비교적 많다. 쇠고기와 비슷하고 글리코겐을 함유하여 단맛이 있으므로 육회로도 이용된다. 특유의 냄새가 있고 가온하면 심해지며, 쇠고기와 유사한 조리법으로 이용된다.
- 말고기독으로 가슴이 답답한 증상이 나타날 때는 노근(蘆根)즙을 마시거나 행인을 씹거나 혹은 감초탕을 마시면 해독된다.

[응용 예]

① 두창백독(頭瘡白禿)에

- 말고기를 끓인 국물로 환부를 씻는다. ≪성혜방(聖惠方)≫

[참고문헌]

1. ≪명의별록(名醫別錄)≫ : "無毒." "補中益氣."
2. ≪천금, 식치(千金, 食治)≫ : "止渴."
3. ≪본초강목(本草綱目)≫ : "性寒, 味甘" "凉血, 解熱毒, 利大腸"
4. ≪본초봉원(本草逢原)≫ : "治胃熱嘔逆, 腸紅下血."

2. 금육류(禽肉類, 鳥肉類)

1) 닭고기(鷄肉 계육) [神農本草經]

[이명] 단웅계(丹雄鷄), 촉야(燭夜)
[기원] 꿩과 동물인 닭 *Gallusgallus domesticus* Brisson의 고기
[성미] 감(甘), 온(溫), 무독(無毒)
[귀경] 비(脾)·위경(胃經)
[효능] 온중익기(溫中益氣), 보정전수(補精塡髓), 건비위(健脾胃), 강근골(强筋骨)
[주치] 허로수약(虛勞瘦弱), 병후허약(病後虛弱), 식소(食少) 납매(納呆), 비허설사(脾虛泄瀉), 소갈(消渴), 수종(水腫), 소변빈삭(小便頻數), 산후허리(虛羸), 유소(乳少), 신피핍력(神疲乏力) 등

[용법용량]

끓여 먹거나 푹 고아서 먹는다.

[주의사항]

- 외감발열(外感發熱) 실증(實證)이나 사열(邪熱)이 깨끗하게 제거되지 않은 경우, 간염, 신염, 담낭염, 담석증 등에는 닭고기를 먹지 않는 것이 좋다. 닭고기를 과식하면 열이 나고 풍(風)이 동할 수 있다.
- ≪의림찬요(醫林纂要)≫ : 자라, 잉어, 붕어, 토끼고기, 새우와는 동식하지 않는다.

[해 설]

- ≪일화자본초(日華子本草)≫ : "황계(黃鷄)는 노열(勞熱)을 그치게 하고 정수(精髓)를 보하며, 양기를 도와 소장을 따뜻하게 하고, 설정(泄精)을 그치게 하며, 수기(水氣)를 보한다."
- 닭고기는 육류 중에서는 지방 함량이 적고 포화지방산이 적으면서 단백질은 풍부하게 함유하여 노인과 심혈관 질병 환자에게 비교적 좋은 단백질 식품이다. 허약체질, 병후, 산후의 허약, 기혈부족, 영양부족 등으로 인한 일체의 허손병에 좋다. 노계(老鷄)나 오골계가 특히 좋다.
- 닭고기는 성질이 따뜻해서 감기로 열이 나거나 사열(邪熱)이 물러나지 않았을 때 과식을

하게 되면 풍열을 생하게 하고 황달, 간화(肝火), 고혈압, 두통, 어지럼증 등이 생기거나 눈이 충혈되고 건조하게 될 수 있다.

- 닭날개와 닭다리는 모두 동풍(動風), 생담(生痰), 조화(助火)하므로 간양상항(肝陽上亢)이나 고혈압 환자는 안 먹는 것이 좋다.
- 닭창자는 신기(腎氣)를 보익하는 효능이 있어서 신기부족으로 인한 유정(遺精), 백탁(白濁), 소변빈삭 증에 응용할 수 있다.
- 닭꽁지 부위엔 임파기관 같은 게 있는데 각종 세균이나 암세포가 뭉쳐져 있는 것이므로 먹지 않도록 한다.

[응용 예]

① 몸보신하면서 면역기능을 제고시키고 항암 작용을 증강시키고자 할 때

- 닭고기 특히 오골계 100g, 동충하초 5g, 산약 30g을 함께 물을 붓고 끓여 익혀서 고기와 탕을 먹는다.

② 몸이 허약하고 가슴이 뛰거나 숨이 차고, 기운이 없고, 식욕이 부진할 때

- 암탉 1마리, 황기 60g, 당귀 30g, 작약 30g, 대추 30g을 탕기에 넣고 적당히 물을 붓고 동동주를 약간 넣어 중탕해서 푹 익혀서 닭고기와 탕을 여러 차례 나누어 먹으면 건비익기(健脾益氣), 양혈(養血)하여 병후나 산후에 몸보신하는 데 매우 좋다.

③ 비허식소(脾虛食少), 권태무력, 기허(氣虛) 자한(自汗), 잦은 감기 등에

- 암탉 1마리(1kg 정도), 황기 30g, 소금, 맛술, 파, 생강. 손질한 닭 배속에 얇게 편으로 썬 황기를 채워 넣고 찜기에 넣어 생강, 파, 맛술, 육수, 소금 등을 넣고 뚜껑을 꼭 막고 1시간 반에서 2시간가량 찐 후 황기를 제거하고 공복에 먹는다. ≪수원식단(隨園食單)≫ 黃芪蒸鷄

④ 혈허기약(血虛氣弱)으로 인한 어지럼증, 심계(心悸) 등에

- 당귀, 만삼 각 15g, 암탉 1.5kg, 생강, 파, 소금 등. 당귀와 만삼을 손질해 닭 배 속에 넣고 파, 생강, 맛술 등을 넣어 푹 고아서 먹는다. ≪건곤생의(乾坤生意)≫

⑤ 허약, 노상(勞傷), 심복사기(心腹邪氣)에

- 검은 수탉 1마리를 토막 내어놓은 것과 진피 3g, 고량강(高良薑) 3g, 후추 6g, 초과(草果) 2개를 파, 식초, 장과 같이 넣고 삶아 익혀서 공복에 먹는다. ≪음선정요(飮膳正要)≫ 烏鷄湯

[참고문헌]

1. ≪신농본초경(神農本草經)≫ : "丹雄鷄: 主婦人崩中漏下, 赤白沃, 補虛, 溫中, 止血, 殺毒."
2. ≪수식거음식보(隨息居飮食譜)≫ : "暖胃, 强筋骨, 續絶傷, 活血調經, 拓癰疽, 止崩帶, 節小便頻數, 主娩後虛羸."
3. ≪식료본초(食療本草)≫ : "黃雌鷄: 主腹中水癖, 水腫, 補丈夫陽氣, 治冷氣…, 烏雌鷄: 主除風寒濕痺, 治反胃, 安胎及腹痛, 骨折骨疼, 乳癰."

2) 오골계고기(烏骨鷄 오골계) [本草綱目]

[이명] 오계(烏鷄), 약계(藥鷄), 무산계(武山鷄), 흑각계(黑脚鷄), 융모계(絨毛鷄) 등

[기원] 꿩과 동물인 오골계(烏骨鷄) *Galllusgallus domesticus* Brisson의 털과 내장을 제외한 전체

[성미] 감(甘), 평(平), 무독(無毒)

[귀경] 간(肝)·신(腎)·폐경(肺經)

[효능] 보간익신(補肝益腎), 보기양혈(補氣養血), 퇴허열(退虛熱)

[주치] 허로리수(虛勞羸瘦), 골증노열(骨蒸癆熱), 유정활정(遺精滑精), 소갈(消渴), 구사(久瀉), 붕중(崩中), 대하(帶下)에 사용한다.

[용법용량]

적당량을 삶아서 먹거나 환제나 산제로 하여 먹는다.

[주의사항]

오골계(烏骨鷄)는 감모로 발열하거나 가래 기침이 많거나 급성세균성장염의 초기에는 기식(忌食)한다.

[해 설]

- ≪본초강목(本草綱目)≫ : 오골계는 털이 흰 것과 검은 것, 알록달록한 것이 있으며, 뼈와 살이 모두 검은 것과 살은 희나 뼈가 검은 것이 있다. 닭의 혀를 보아 검은 것은 살과 뼈가 모두 검은데 약에 쓰면 좋다.
- 오골계(烏骨鷄)는 부인과의 일체 허손 병증과 붕루, 대하에 좋다. 옛사람들이 말하기를

오골계는 음분(陰分)에 작용하기 때문에 특히 여성들한테 좋다고 했다.

- 암환자가 오골계를 상식(常食)할 경우 자보강신(滋補强身)하고 면역력을 증강시켜 암세포의 생장, 발전, 전이 등을 억제하여 생존 기간을 연장한다.

[응용 예]

① 적백대하 및 유정백탁(遺精白濁), 하원허비(下元虛憊)에

- 은행(白果), 연자육, 찹쌀 각각 15g, 후추 3g을 분말 내어 손질한 오골계 배 속에 넣고 끓여서 공복에 먹는다. ≪본초강목(本草綱目)≫

② 비허활설(脾虛滑泄)에

- 오골계 암탉 한 마리를 깨끗이 씻어 육두구 30g, 초과(草果) 2알을 약성이 남도록 불에 태워(燒存性), 분말로 만든 것을 배 속에 넣고 잘 봉합해서 삶아 공복에 먹는다. ≪본초강목(本草綱目)≫

③ 비신(脾腎)이 허해서 흰색 대하, 소변 백탁, 유정(遺精) 등이 있을 때

- 오골계 1마리에 심을 제거한 연자육 15~20g, 검실 15g, 찹쌀 150g을 함께 배 속에 넣고 끓여서 국물과 고기를 먹는다.

[참고문헌]

1. ≪본초강목(本草綱目)≫ : "補虛勞羸弱, 治消渴中惡, 鬼擊心腹痛, 益産婦, 治女人崩中帶下, 一切虛損諸病, 大人小兒下痢噤口."
2. ≪본초통현(本草通玄)≫ : "補陰退熱."
3. ≪본초구원(本草求原)≫ : "補肺脾以滋肝血, 治遺濁, 脾虛滑."

3) 오리고기(白鴨肉 백압육) [名醫別錄]

[이명] 압육(鴨肉), 목육(鶩肉)
[기원] 오리과 동물 집오리 *Anas domestica* L.의 고기
[성미] 감(甘), 함(鹹), 평(平), 무독(無毒)
[귀경] 폐(肺)·비(脾)·신경(腎經)
[효능] 자음보허(滋陰補虛), 이수소종(利水消腫), 해독(解毒)
[주치] 노열골증(癆熱骨蒸), 폐로각혈(肺癆咯血), 허약, 식소변건(食少便乾), 수종(水腫), 도한(盜汗), 유정(遺精), 월경부조, 인건구갈(咽乾口渴) 등

[용법용량]

적당량을 굽거나 삶아서 먹는다.

[주의사항]

- ≪일용본초(日用本草)≫ : "장풍하혈(長風下血)한 경우에는 먹으면 안 된다."
- ≪수식거음식보(隨息居飮食譜)≫ : "다식체기(多食滯氣), 활장(滑腸), 양허비약(陽虛脾弱), 외감미청(外感未淸), 비창(痞脹), 각기(脚氣), 변사(便瀉), 장풍(腸風)에는 모두 피한다.

[해 설]

- ≪전남본초(滇南本草)≫ : "늙은 오리는 돼지족발과 함께 삶아 먹으면 기를 보하고, 몸을 살지게 한다. 닭과 함께 삶아 먹으면 혈훈두통(血暈頭痛)을 다스린다."
- ≪본초회(本草匯)≫ : "자음(滋陰)하여 골증을 제거하고, 허담(虛痰)을 삭여주며 해수(咳嗽)를 그치게 한다."
- 유황을 먹은 오리는 오리의 해독 작용에 의해서 유황의 독성성분은 없어지고 우리 몸에 좋은 유기유황의 형태로 변화된다고 알려져 있다.
- 닭과 오리를 비교하였을 때 닭은 대체로 몸이 허한(虛寒)해서 오는 병증을 보익할 목적으로 응용하고, 오리는 음허열(陰虛熱)이나 허로열(虛勞熱)이 있을 때 보음익기(補陰益氣)하는 목적으로 쓸 수 있다. 토끼와 오리고기 모두 기음부족으로 인한 허열 등에 같은 목적으로 사용할 수 있다.
- 청둥오리도 집오리와 효능은 비슷한데 약효는 약간 강하다. 청둥오리는 목이버섯과 호도하고 같이 먹으면 안 된다.

[응용 예]

① 여름철에 더위가 심할 때 먹는 보양식

- 오리 1마리, 돼지고기 100g, 동아 500g(껍질을 제거하지 않은 것), 해삼 50g, 검실 50g, 율무쌀 50g, 연잎 1장. 탕기에 함께 넣고 물을 부어 오리고기가 익을 때까지 끓여서 적당히 조미해서 먹는다. 건비보허(健脾補虛), 청서(淸暑)하므로 서습(暑濕)이 있을 때 허약한 자가 먹으면 좋다.

② 만성신염과 수종에

- 3년 이상 된 오리 한 마리를 손질한 후 마늘 4~5쪽을 넣고 삶아서(이때 소금이나 설탕

을 넣지 않는다) 고기와 마늘은 먹고 탕을 마신다. ≪식물중약여편방(食物中藥與便方)≫

③ 병후 부종에

- 늙은 오리 세 마리에 후박을 넣고 쪄서 먹으면 효과가 좋다. 단, 체허(體虛)자가 아니면 복용을 금한다. ≪화타신의비전(華佗神醫秘傳)≫

④ 병후 허손, 신체허약으로 몸이 마르고, 요통, 양위(陽萎), 유정(遺精), 구해(久咳) 등이 있을 때

- 동충하초 5마리, 오리 1마리, 파, 술, 생강, 후추, 간장, 소금 적당량. 오리 배 속에 동충하초를 넣고 간장과 술 등 양념을 넣은 후 푹 익혀 먹는다. ≪본초강목습유 (本草綱目拾遺)≫ 蟲草焞老鴨

⑤ 여러 원인에 의한 부종에

- 청둥오리 1마리, 초과(草果) 5개, 팥 반 되. 재료를 오리 배 속에 넣고 양념을 해서 공복에 먹는다. ≪음선정요(飮膳正要)≫ 靑鴨羹

[참고문헌]

1. ≪본초휘언(本草彙言)≫ : "補虛羸, 治勞熱骨蒸."
2. ≪명의별록(名醫別錄)≫ : "補虛除熱, 利臟腑, 利水道."
3. ≪식료본초(食療本草)≫ : "補虛, 消毒熱頭生瘡腫. 又和葱豉作汁飮之, 去卒煩熱."

4) 꿩고기(雉 치) [名醫別錄]

[이명] 치육(雉肉), 야계(野鷄), 치계(雉鷄)

[기원] 꿩과(雉科) 동물인 꿩 *Phasianus colchicus* (Linnaeus)

[성미] 감(甘), 산(酸), 온(溫), 무독(無毒)

[귀경] 비(脾)·위(胃)·간경(肝經)

[효능] 보중익기(補中益氣), 생진지갈(生津止渴)

[주치] 비허설리(脾虛泄利), 흉복창만(胸腹脹滿), 소갈(消渴), 소변빈삭(小便頻數), 담천(痰喘)

[용법용량]

50~120g에 물을 붓고 달여서 먹거나 소존성(燒存性)하여 분말을 낸 후 3~6g을 먹는다.

[주의사항]

- 고질이 있는 사람은 신용(愼用)한다.
- ≪식료본초(食療本草)≫ : "9월~10월에 먹으면 보익하는 작용이 있지만 다른 달에는 오치(五痔)나 창개(瘡疥)를 일으킬 수 있다."

[해 설]

- 꿩고기는 육질이 닭고기보다는 거칠고 독특한 맛이 있어 식욕을 증진한다.
- 꿩고기는 성질이 따뜻하고 맛이 달면서 보중익기(補中益氣)하고 간을 보하면서 눈을 밝게 하는 효능이 있다. 눈이 침침하고 야맹증이 있거나 기운이 부족하거나 소변빈삭증이 있을 때 비위가 허약하고 소화가 잘 안 될 때 응용하면 좋다.

[응용 예]

① 소갈(消渴)로 물을 많이 마시고 소변을 자주 보며, 구건갈(口乾渴)이 심할 때

- 꿩 한 마리를 잘게 썰어서 소금을 넣고 된장을 넣어서 국을 끓여 먹는다. ≪중약대사전(中藥大辭典)≫

② 비위기허로 인한 하리(下痢)가 계속될 때

- 꿩 1마리에 귤피, 화초(花椒), 파, 소금, 간장 등으로 조미(調味)하여 만두를 만들어 먹는다.

[참고문헌]

1. ≪명의별록(名醫別錄)≫ : "補中益氣力, 止泄痢, 除蟻瘻."
2. ≪의학입문(醫學入門)≫ : "止渴, 治益消渴."

5) 거위고기(鵝肉 아육) [名醫別錄]

[이명] 가안(家雁), 서안(舒雁)

[기원] 오리과 동물인 거위 *Anser cygnoides domestica* Brisson의 고기

[성미] 감(甘), 평(平), 무독(無毒)

[귀경] 비(脾)·간(肝)·폐경(肺經)

[효능] 익기보허(益氣補虛), 화위지갈(和胃止渴)

[주차] 비위허약(脾胃虛弱), 중기부족(中氣不足), 권태핍력(倦怠乏力), 소식허리(少食虛羸), 소갈(消渴), 기단(氣短) 등

[용법용량]

적당량을 삶아서 고기를 먹거나 탕을 마신다.

[주의사항]

거위고기는 과식하면 소화가 안 될 수 있고, 습열이 안에 쌓여 있는 경우와 피부에 창독(瘡毒)이 있는 경우에는 먹지 않는 것이 좋다.

[해 설]

- 기음양허(氣陰兩虛)를 보익(補益)하고 소갈(消渴)을 치료하는 데에 매우 좋다.
- ≪수식거음식보≫에 거위는 오장의 음을 자양하고 허로열(虛勞熱)을 식혀주며 보혈행수(補血行水), 난위생진(暖胃生津)하고, 기침을 그치게 하며 경기를 가라앉게 한다고 하였다.

[응용 예]

① 중기부족(中氣不足), 소수핍력(消瘦乏力), 식소(食少)에

- 거위 1마리를 털을 제거하고 황기, 당삼, 산약 각각 30g을 같이 삶아서 먹는다. ≪가정식료수책(家庭食療手册)≫

② 기음부족(氣陰不足), 핍력(乏力), 기단(氣短), 납소(納少)에

- 거위고기 250g과 돼지살코기 500g, 산약 30g, 북사삼 15g, 옥죽(玉竹) 15g을 같이 삶아서 먹는다. ≪보약화보품(補藥和補品)≫

[참고문헌]

1. ≪명의별록(名醫別錄)≫ : "利五臟."
2. ≪일용본초(日用本草)≫ : "補中氣, 和臟腑, 滑肌膚."
3. ≪수식거음식보(隨息居飮食譜)≫ : "補虛益氣, 暖胃生津. 性與葛根相似, 能解鉛毒."

6) 비둘기고기(鴿 합) [嘉祐本草]

[이명] 발합(鵓鴿), 비노(飛奴)

[기원] 비둘기과 동물 비둘기 原鴿 *Columbia livia* Gmelin, 家鴿 *C. livia domestica*, 또는 岩鴿 *C. rupestris* Pallas의 고기

[성미] 함(鹹), 평(平), 무독(無毒)

[귀경] 폐(肺)·간(肝)·신경(腎經)

[효능] 자신익기(滋腎益氣), 거풍해독(祛風解毒), 조경지통(調經止痛)
[주치] 허로리수(虛勞羸瘦), 소갈(消渴), 여성의 혈허경폐(血虛經閉), 악창(惡瘡), 개선(疥癬)에 사용한다.

[용법용량]

적당량을 삶아서 먹는다.

[주의사항]

많이 먹으면 좋지 않다.

[해 설]

비둘기고기는 영양작용이 닭고기와 비슷하지만 닭고기보다는 소화 흡수가 잘되고 지방이 적기 때문에 노인들이나 오랜 병으로 몸이 허약해 있는 사람들에게 좋다.

[응용 예]

① 소갈(消渴)에

• 비둘기 1마리를 작게 토막 내어 토소(土蘇)와 같이 달여서 먹는다. ≪식의심경(食醫心鏡)≫

② 위통에

• 비둘기 1마리(깨끗하게 씻어 토막 낸 것)를 생강과 소주를 넣고 고아서 먹는다. ≪동물약험방집성(動物藥驗方集成)≫

③ 노년의 체허(體虛)에

• 비둘기 1마리(털과 내장을 제거한 것)와 구기자 24g, 황정 30g을 같이 삶거나 쪄서 먹는다. ≪보약화보품(補藥和補品)≫

[참고문헌]

1. ≪본경봉원(本經逢原)≫ : "久患虛羸者, 食之有益."
2. ≪가우본초(嘉祐本草)≫ : "主解諸藥毒, 及人, 馬久患疥."
3. ≪사천중약지(四川中藥志)≫ 1960년판 : "治婦女乾血勞, 月經閉止, 截瘧, 療腸風下血."

7) 메추라기고기(鵪鶉 암순) [崔禹錫 食經]

[이명] 순조(鶉鳥), 나순(羅鶉), 홍면암순(紅面鵪鶉)

[기원] 꿩과 동물 메추라기 *Coturnix coturnix japonica* Temminck et Schlegel의 고기 또는 몸체
[성미] 감(甘), 온(溫)[평(平)], 무독(無毒)
[귀경] 비(脾)·신경(腎經)
[효능] 보중익기(補中益氣), 강장근골(强壯筋骨), 지사리(止瀉痢)
[주치] 비위허약, 설사하리(泄瀉下痢), 체허핍력(體虛乏力), 소아감적(小兒疳積), 풍습비통(風濕痺痛) 등

[용법용량]

1~2마리를 삶아서 먹거나 약성이 남도록 불에 태워(燒存性), 분말로 만들어 먹는다.

[주의사항]

외감(外感), 담열미청(痰熱未淸) 시에는 먹지 않는다. 돼지고기, 저간(猪肝), 버섯류와의 동식(同食)을 금한다.

[해 설]

• ≪본초강목(本草綱目)≫ : "오장(五臟)을 보양하고 중기(中氣) 더하여 이어지게 하며, 근골을 실하게 하고 한서(寒暑)를 견디게 하며, 열결(熱結)을 해소한다."
• 메추라기는 훌륭한 보익(補益) 식품으로 영양 가치가 닭고기보다 좋아서 "동물인삼"이라 칭한 사람도 있다. 지방함량이 적어서 느끼하지 않고 육질이 좋으며 소화 흡수가 쉬워 임산부, 노인체약자가 식용하기에 적합하다. 또한 고지혈증, 고혈압, 관상동맥경화증, 비만증 환자에게도 양호한 식품이다.
• 메추라기는 신체 허약에 보익하는 작용이 강하고 특히 소화기계를 보익하는 데 좋다.

[응용 예]

① 배에 가스가 차고 식욕이 없을 때
• 메추라기 1마리, 대추 5개, 산사 9g, 만삼 15g, 산약 9g을 함께 끓여서 적당히 조미하여 고기와 탕을 먹는다.

② 허리를 튼튼히 하고자 할 때
• 메추라기 1마리, 구기자 15g, 두충 10g을 함께 끓인 뒤에 구기자와 두충 건더기는 버리고 탕과 메추라기 고기를 먹는다. 간신(肝腎)을 보익하고 요골(腰骨)을 튼튼히 해준다.

[참고문헌]

1. ≪광서약동물(廣西藥動物)≫ : "利水消腫, 治小兒疳積."
2. ≪식료본초(食療本草)≫ : "補五臟, 益中續氣, 實筋骨, 耐寒暑, 消結氣.
3. ≪중국동물약(中國動物藥)≫ : "止瀉, 止痢, 止咳. 治久病體弱."
4. ≪식료본초(食療本草)≫ : "不可共豬肉食之, 令人多生瘡."

8) 참새고기(雀肉 작육) [名醫別錄]

[이명] 마작(麻雀), 가작(家雀), 빈작(賓雀), 마화작(麻禾雀) 등
[기원] 참새과 동물 참새 *Passer montanus saturatus* Stejneger의 고기 또는 몸체
[성미] 감(甘), 온(溫), 무독(無毒)
[귀경] 신(腎)·폐(肺)·방광경(膀胱經)
[효능] 보신장양(補腎壯陽), 익정고삽(益精固澁), 난요슬(暖腰膝), 축소변(縮小便)
[주치] 신허(腎虛) 요슬산연(腰膝酸軟), 양위(陽痿), 유정(遺精), 조루(早漏), 빈뇨(頻尿), 붕루(崩漏) 등

[용법용량]

적당량을 굽거나 쪄서 먹는다. 또는 고아서 고제로 하거나 술을 담가서 먹으며 분말로 하여 환제나 산제로 하여 사용한다.

[주의사항]

• 음허화왕(陰虛火旺)에는 복용을 피한다. 도홍경(陶弘景)은 "백출(白朮)을 복용하는 사람은 참새를 피한다."고 하였다. 양기가 너무 항성해서 내열이 있는 경우와 발기가 너무 잘 되는 사람(陽强易擧) 또한 피한다.
• ≪수식거음식보(隨息居飮食譜)≫ : "음허내열(陰虛內熱) 및 임산부는 식용을 피한다."

[해 설]

• 맹선(孟詵) ≪식료본초(食療本草)≫ : "참새고기는 10월 이후에서 정월 이전까지 먹는다. 오장의 부족한 기를 보충하며, 양도(陽道)를 도와 정수(精髓)를 보익한다."
• ≪일화자본초(日華子本草)≫ : "장양익기(壯陽益氣)하고, 요슬(腰膝)을 따뜻하게 하며, 소변을 줄여주고 혈붕(血崩), 대하(帶下)를 다스린다."

• 참새는 온보신양(溫補腎陽)하여 남성양위(男性陽痿), 조설(早泄), 성기능부전, 불육증(不育症), 여자 음냉(陰冷), 불임을 치료하는 식품으로 겨울철에 먹는 것이 적합하다. 참새알도 양위증, 정기 부족증, 피부족 등에 같이 응용할 수 있다.

[응용 예]

① 신허양위(腎虛陽痿), 소변빈삭, 허리와 무릎이 시큰거리고 힘이 없거나 몸이 나른하고 기운이 없을 때

• 참새 5마리와 좁쌀 200~300g에 파뿌리를 약간 넣고 조리한다. 먼저 참새고기를 참기름이나 일반 식용유로 볶아서 익힌 후 쌀 술(청주) 한 잔을 붓고 끓이다 적량의 물을 붓고 좁쌀과 함께 죽을 쑤어 파뿌리, 소금, 기름, 산초가루 등을 적당히 넣고 간을 해 빈속에 여러 날 먹는다.

② 양위증, 조루증, 유정, 소변빈삭 등의 증상 있을 때

• 토사자 15g과 구기자 15g을 베보자기에 넣은 후 참새 2마리와 함께 끓여서 토사자와 구기자는 제거하고 고기와 탕을 먹는다.

• 참새 5마리, 토사자 15g, 육종용 15g을 알코올 도수 40~50%의 쌀 술 1L에 1주일 이상 담가 놓고 한 잔씩 반주로 먹으면 좋다.

• 매일 3~5마리의 참새고기를 삶아서 먹는다. ≪산동약용동물(山東藥用動物)≫

• 참새 10마리를 털과 내장을 제거한 후 구워 말려서 50도 이상의 술에 일 개월 동안 담가놓았다가 15~30g씩 먹는다. ≪광서약용동물(廣西藥用動物)≫

• 참새 5마리와 익지인 5g, 총백 3개에 물을 넣고 끓여서 국물은 마시고 고기는 먹는다. 매일 2차례 먹는다. ≪중국동물약(中國動物藥)≫

③ 성기능 감퇴, 정액이 적거나 정충이 적거나 정충의 활력이 떨어져 임신이 잘 안될 때

• 참새 12마리를 잘게 썰어 동충하초 6g(양식한 것은 20g), 생강 2g을 함께 센 불로 끓이다가 약한 불로 줄여서 참새가 문드러질 정도로 끓인 다음 탕과 고기를 함께 먹는다.

[참고문헌]

1. ≪식료본초(食療本草)≫ : "其肉十月以後, 正月以前食之, 續五臟不足氣, 助陰道, 益精髓."

3. ≪중국동물약(中國動物藥)≫ : "補腎壯陽, 苦澁益精. 治陽痿遺精, 小便頻數, 崩漏帶下."

제6장

유제품과 난류(卵類)

유제품과 난류(卵類)는 수육류(獸肉類)의 유류(乳類) 식품과 금육류(禽肉類)의 난류(卵類) 식품을 말한다. 이를 통칭하여 내단류(奶蛋類)라고 하는데 영양이 풍부하고 필수 아미노산이 풍부한 질 좋은 단백질을 함유하고 있으며 소화 흡수가 잘 되고 특히 영유아의 성장에 중요한 작용을 한다.

상용하는 내류(奶類) 즉, 유류(乳類)로는 우유와 양유(羊乳)가 있는데 우유는 성미가 달고 평하여 평보(平補)하는 감윤(甘潤)한 식품이 되고, 양유는 성미가 달고 따뜻하여 온보(溫補)의 작용을 하는 식품이다. 양유는 우유와 작용이 유사하지만 허한체질(虛寒體質)의 사람에게 더욱 좋다.

단류(蛋類) 즉, 난류(卵類)에는 계란, 오리알, 거위알, 메추리알, 비둘기알 등이 있다. 이 중 계란은 성미가 달고 평하며 자음윤조(滋陰潤燥), 양혈안태(養血安胎)의 효능이 있다. 오리알은 성미가 달고 차가우며 청폐지해(淸肺止咳), 자음평간(滋陰平肝)의 효능이 있다. 거위알은 달고 따뜻하여 보중익기(補中益氣)의 효능이 있다. 비둘기알은 달고 짜며 평(平)하여 익기보신(益氣補腎)의 효능이 있다. 단류 식품은 단백질 외에도 칼슘, 인, 철과 비타민 등을 함유하고 있는데, 특히 지방은 노른자에 들어 있고 액상(液狀)을 띠고 있어서 소화 흡수가 잘 된다.

1) 우유(牛乳 우유) [本草經集註]

[기원] 소과 동물인 황소 *Bos taurus domesticus* Gmelin 또는 물소 *Bubalus bubalis* L.의 유즙(乳汁)

[성미] 감(甘), 미한(微寒), 무독(無毒)

[귀경] 심(心)·폐(肺)·위경(胃經)

[효능] 보허손(補虛損), 보기양혈(補氣養血), 익폐위(益肺胃), 양혈(養血), 생진윤조(生津潤燥), 해독(解毒)
[주치] 허약노손(氣虛勞損), 반위열격(反胃噎膈), 소갈(消渴), 변비(便秘), 영양불량 등

[용법용량]

적정량을 끓여 마신다.

[주의사항]

비위허한(脾胃虛寒)으로 인한 설사나 담습수정(痰濕水停), 적체자(積滯者)는 신중히 먹는다.

[해 설]

- 우유는 영양학적으로 후세를 양육하기 위해서 만들어지는 물질이기 때문에 거의 완전식품으로 알려져 있어서 훌륭한 식재료 또는 약선 재료가 된다. 자연 상태에서 방목한 젖소에서 짠 우유는 거의 완전식품이라고 할 수 있겠으나 현재 시중에 유통되고 있는 우유는 그러하질 못하므로 우유의 품질과 작용에 대한 논란이 매우 많아서 심한 경우에는 우유를 건강의 적으로 생각하는 사람들도 있다. 우유는 그냥 삼키면 소화 흡수가 덜 되므로 (다른 음식과 함께 먹든지 해서) 충분히 씹어서 타액을 섞어 먹어야 소화 흡수가 잘 된다.
- 우유는 영양이 풍부하여 지방, 단백질, 탄수화물 및 비타민을 함유하고 있는 것 외에도 판토텐산, 미오이노시톨, 오로트산 등을 함유하고 있다. 우유의 단백질은 주로 인단백질인 카세인과 알부민, 글로불린을 함유하고 있는데 이 3종 단백질은 모두 필수아미노산을 함유하고 있다. 우유의 지방은 주로 팔미트산, 스테아르산의 글리세리드이고 소량의 콜레스테롤도 함유하고 있는데, 우유지방 중의 콜레스테롤 함량은 고기, 알류보다 낮아서 노인에게 매우 적합한 영양식품이라 할 수 있다.

[보충설명]

- 소(酥) : 신선한 우유를 소가죽부대나 용기에 넣고 계속 흔들어 기름과 우유가 분리된 후 얻어진 유지를 말하는 것으로 버터라고 볼 수 있다. 성미(性味)가 감(甘), 미한(微寒)하고 비(脾)·폐(肺)·대장경(大腸經)으로 귀경한다. 양음청열(養陰淸熱), 익기화혈(益氣和血) 효능이 있어 음허노열(陰虛癆熱)과 기침, 소갈, 변비 등에 이용한다.
- 낙(酪) : 요구르트. 우유를 끓이다 주걱으로 좌우로 잘 저어주고 통에 담은 후 위에 뜬 막을 걷어내고 구락(舊酪)을 조금 넣고 밀봉하여 두면 만들어지는 것으로 요구르트라고

볼 수 있다. 성미(性味)는 감(甘), 산(酸), 미한(微寒)하고 자음(滋陰), 청열(淸熱), 윤조(潤燥) 효능이 있어 번열, 구갈, 장조변비, 피부 건조 등에 이용한다.

[응용 예]

① 연년익수(延年益壽)에

• 우유 1병과 말린 산약(가루 낸 것) 120g, 무회(無灰) 황주 1큰컵, 동자소변(童子小便) 1컵(소변의 처음과 끝 부분을 뺀 것)을 함께 넣고 중탕하여 끓여 부용물을 제거한 후 1작은 통씩 따뜻하게 데워서 하루에 3차례 먹는다. ≪노부금방(魯府禁方)≫ 神仙不老丹

② 노인의 보익(補益)에

• 생우유 1컵을 준비하여 먼저 쌀을 넣고 죽을 끓인 후 반쯤 익으면 물을 따라내고 준비한 우유를 넣어 익을 때까지 기다렸다가 그릇에 담고 연유를 한 숟가락 넣어 먹는다. ≪조섭류편(調燮類編)≫

③ 열격반위(噎膈反胃)에

• 우유 한 잔과 구채(韭菜) 즙 60g에 생강즙 15g을 넣고 따뜻하게 데워서 먹는다. ≪단계심법(丹溪心法)≫

④ 소갈(消渴), 심비중열(心脾中熱), 하초허냉(下焦虛冷), 소변다(小便多), 점점 수척해질 때

• 양유(羊乳)와 우유를 갈증이 날 때 3~4합씩 마신다. ≪광리방(廣利方)≫

[참고문헌]

1. ≪명의별록(名醫別錄)≫ : "補虛羸, 止渴."
2. ≪본초습유(本草拾遺)≫ : "黃牛乳, 生服利人, 下熱氣; 冷補, 潤膚, 止渴. 和酥煎三五沸食之. 去冷氣, 痃癖, 羸瘦."
3. ≪수식거음식보(隨息居飮食譜)≫ : "善治血枯便燥, 反胃噎膈, 老年火盛者宜之."
4. ≪일화자본초(日華子本草)≫ : "潤皮膚, 養心肺, 解熱毒."
5. ≪본초강목(本草綱目)≫ : "治反胃熱, 補益勞損, 潤大腸, 治氣痢, 除黃疸, 老人煮粥甚宜."

2) 양유(羊乳 양유) [本草經集註]

[기원] 소과 동물인 산양 *Capra hircus* L. 또는 면양 *Ovis aries* L.의 유즙(乳汁)이다.
[성미] 감(甘), 미온(微溫), 무독(無毒)

[귀경] 심(心)·폐경(肺經)

[효능] 보허윤조(補虛潤燥), 화위(和胃), 해독(解毒)

[주치] 허로리수(虛勞羸瘦), 소갈(消渴), 반위구역(反胃嘔逆), 구창(口瘡), 영양불량, 변비 등

[용법용량]

적정량을 끓여 마신다.

[주의사항]

담습적음(痰濕積飮)이 있는 경우는 신중히 복용하여야 한다.

[해 설]

- ≪식료본초(食療本草)≫ : "폐신기(肺腎氣)를 보하고, 소장(小腸)을 화(和)하게 하여 소갈(消渴), 허로(虛勞)를 다스리고 정기(精氣)를 보익한다."
- ≪본초강목(本草綱目)≫ : "어른들의 건구(乾嘔), 반위(反胃)와 소아들의 딸꾹질, 설종(舌腫)을 다스리는데 시시로 따뜻하게 복용하면 된다."
- 산양유(山羊乳)는 독특한 천연 항생물질로써 폐렴과 기타 호흡기 질환에 좋은 예방치료 효과가 있다.
- 양유(羊乳)는 단백질 함량이 5.6%로 우유(3.2%)에 비해 높은 편이며, 인체에 필요한 여러 가지 필수아미노산이 풍부해서 매일 1L 정도의 양젖을 마시게 되면 성인이 하루 동안 필요로 하는 필수아미노산을 모두 섭취할 수 있다. 불포화지방산이 높고 양호한 유화상태를 이루고 있기 때문에 우리 인체에서 흡수하기가 아주 좋다. 어린아이들이나 노인들 또는 병약한 사람에게 영양 공급하기에 양젖이 아주 우수한 재료다. 다만 국내에서는 양을 키우는 경우가 많지 않기 때문에 양젖을 구하기 어려운 문제가 있다.

[응용 예]

① 구갈(口渴), 반위(反胃), 요산(腰酸)에

- 양유 500mL와 산약 30g을 준비하여 먼저 산약이 노릇노릇하게 볶아서 분말을 낸 후 끓인 양유에 넣고 잘 섞어서 하루에 한 번씩 먹는다. ≪식품적영양여식료(食品的營養與食療)≫

[참고문헌]

1. ≪약성론(藥性論)≫ : "潤心肺, 治消渴."

2. ≪명의별록(名醫別錄)≫ : "補寒冷虛乏."
3. ≪본초구원(本草求原)≫ : "潤腸胃燥."

3) 달걀(鷄子 계자) [神農本草經]

[이명] 계단(鷄蛋), 계란(鷄卵)
[기원] 꿩과 동물 집닭 *Gallusgallus domesticus* Brisson의 알
[성미] 감(甘), 평(平)
달걀흰자 : 감(甘), 량(凉)
달걀노른자 : 감(甘), 평(平), 무독(無毒).
[귀경] 심(心)·비(脾)·폐(肺)·신경(腎經)
[효능] 자음윤조(滋陰潤燥), 양혈안태(養血安胎), 양심안신(養心安神)
달걀흰자(鷄子白) : 청폐이인(淸肺利咽), 청열해독(淸熱解毒)
달걀노른자(鷄子黃) : 자음양혈(滋陰養血), 윤조식풍(潤燥熄風)
[주치] 번열(煩熱), 조해성아(燥咳聲啞), 목적인통(目赤咽痛), 산후구갈(産後口渴), 태동불안, 소아감리(小兒疳痢), 탕상(燙傷), 허인리약(虛人羸弱), 영양불량 등

[용법용량]

1~3개를 끓이거나 볶아서 먹는다.

[주의사항]

비위허약자와 관상동맥 질환자는 많이 먹지 않는 것이 좋다. 담음(痰飮)이나 적체(積滯), 숙체(宿滯)가 있거나 비위허약(脾胃虛弱)한 사람은 다용(多用)하면 좋지 않다.

[해 설]

- 달걀의 단백질은 필수아미노산의 함량이 매우 풍부하고 소화흡수율이 높으며 여러 가지 무기질이 풍부하며 철의 함량은 우유보다 높다. 달걀에는 다량의 인지질이 함유되어 있어서 뇌를 튼튼하게 하고 기억력 증강에 도움을 준다. 따라서 계란은 노인, 아동, 임산부 및 병약(病弱)한 환자에게 이상적인 식품이다.
- 달걀에 콜레스테롤이 많이 들어있지만 하루에 계란 2개를 식용해도 인체의 콜레스테롤 수치에 나쁜 영향을 끼치지는 않는다.

- 계란을 날것으로 먹는 경우 영양분의 흡수가 50% 떨어지고 생계란의 단백질 중에는 trypsin inhibitor(트립신 작용 억제 인자)인 ovomucoid와 비오틴과 결합해서 비오틴 결핍증을 일으키는 아비딘이 있고, 병원균(특히 살모넬라균)이나 기생충에 감염되어 있을 수도 있기 때문에 좋지 않다. 완전히 익혀서 먹는 경우에는 굉장히 퍽퍽해서 위장에서 3시간 머물며 소화기 능이 약한 사람, 기운이 부족한 사람은 체할 수가 있으므로 반숙해서 먹는 것이 좋다.
- 계란껍질은 탄산칼슘이 많아서 제산(制酸) 작용과 지혈 작용이 있으므로 위산과다나 토혈(吐血), 각혈에 쓸 수 있다.
- 병아리가 부화하기 전의 상태를 시단이라고 하는데 몸을 보하고 양기를 북돋우며 어지럼증을 다스리는 데 좋다.

[응용 예]

① 임산부의 태동불안에

- 계란 한 개와 아교(阿膠(볶아서 건조시킨 것)) 30g을 준비하여 청주 1되에 아교를 넣고 약한 불로 달여서 아교가 풀어져 없어지면 계란 한 개와 소금 3g을 넣고 3번에 나누어 먹는다. ≪성제총록(聖濟總錄)≫ 鷄子羹

② 물 설사와 제복동통(臍腹疼痛)에

- 계란 3개를 깨서 식초를 넣어 볶아 익힌 후 밀가루를 약간 넣어 병(餠)을 만들어 구워 공복에 먹는다. ≪성제총록(聖濟總錄)≫ 鷄子餠

③ 허손리수(虛損羸瘦)에

- 밀가루 120g에 계란 120g, 양고기 120g을 함께 볶은 후 고깃국을 끓인다. ≪태평성혜방(太平聖惠方)≫ 鷄子索餠

[참고문헌]

1. ≪일화자본초(日華子本草)≫ : "鎭心, 安五臟, 止驚, 安胎. 治懷妊天行熱狂走, 男子陰囊濕痒及開喉聲失音. 醋煮, 治久痢. 和光粉炒乾, 止小兒疳痢及婦人陰瘡. 和豆淋酒服, 治賊風麻痺. 醋浸令壞, 傅疵䵟. 作酒, 止産後血運, 竝暖水臟, 縮小便, 止耳鳴."
3. ≪수식거음식보(隨息居飮食譜)≫ : "多食動風, 阻氣, 諸外感及瘧, 疸, 疳, 痞, 腫滿, 肝鬱, 痰飮, 脚氣, 痘疹, 皆不可食."

4) 오리알(鴨卵 압란) [本草經集註]

[이명] 압란(鴨卵), 압자(鴨子)
[기원] 오리과 동물인 집오리 *Anas domestica* L.의 알
[성미] 감(甘), 량(凉), 무독(無毒)
[귀경] 심(心)·폐(肺)·대장경(大腸經)
[효능] 자음평간(滋陰平肝), 청폐지해(淸肺止咳)
[주치] 흉격결열(胸膈結熱), 간화상항(肝火上亢) 두통(頭痛), 현훈(眩暈), 인후동통(咽喉疼痛), 치통(齒痛), 인건(咽乾), 폐조해수(肺燥咳嗽), 구갈 등

[용법용량]

끓여서 혹은 끓는 물에 타서 1~2개 먹는다.

[주의사항]

비양(脾陽) 부족, 한습하리(寒濕下痢) 및 식후에 기체비민(氣滯痞悶)한 경우에는 먹지 않는 것이 좋다.

[해 설]

- ≪의림찬요(醫林纂要)≫ : "보심청열(補心淸熱)하여 열해(熱咳)를 멈추게 하고, 후통(喉痛), 치통(齒痛)을 다스린다. 백비탕(白沸湯)에 타 먹으면 폐화(肺火)를 식혀주고 양명열결(陽明熱結)을 해소한다."
- 오리알은 성이 량(凉)하여 자음(滋陰), 청열(淸熱) 작용이 있다.
- 오리알은 아미노산 총량이 비교적 높아 소화가 잘 되고 영양 가치가 높으나 비타민 함량은 적은 편이다.

[응용 예]

① 고혈압에

- 고혈압, 이명(耳鳴), 현운(眩暈) 환자가 오리알 한 개와 섭조개 가루 적량을 매일 저녁 먹는다.

[참고문헌]

1. ≪본초비요(本草備要)≫ : "能滋陰."
2. ≪일화자본초(日華子本草)≫ : "治心腹胸膈熱."

5) 메추리알(鵪鶉蛋 암순단) [山東藥用動物]

[기원] 꿩과 동물 메추라기 *Coturnix coturnix japonica* Temminck et Schlegel의 알
[성미] 감(甘), 담(淡), 평(平), 무독(無毒)
[귀경] 비(脾)·위경(胃經)
[효능] 보익기혈(補益氣血), 강신건뇌(强身健腦)
[주치] 비위허약(脾胃虛弱), 영양불량, 발육부진, 기관지천식, 폐로(肺勞), 실면(失眠), 건망(健忘) 등을 예방하고 다스린다.

[용법용량]

적당량을 삶아서 먹는다.

[주의사항]

메추리알은 보익작용을 하므로 외감미청(外感未淸)으로 인해 담열(痰熱), 담습(痰濕)이 심한 경우에는 먹기에 적합하지 않다.

[해 설]

메추리알은 영양 가치가 높고, 라이신, 시스틴 함유량이 달걀보다 높으며, 특히 세팔린, 레시틴 등을 풍부하게 함유하고 있다.

[응용 예]

① 폐로(肺勞), 해수(咳嗽), 해혈(咳血)에

- 메추리알 한 개와 백급분(白芨粉) 10g을 같이 삶아서 매일 아침에 먹는다. ≪가정식료수책(家庭食療手册)≫

② 만성위염에

- 메추리알 한 개와 우유 250ml를 함께 끓여 먹는다.

[참고문헌]

1. ≪상견동물약(常見動物藥)≫ : "補虛健胃."
2. ≪광서약용동물(廣西藥用動物)≫ : "可治胃病, 肺病, 神經衰弱和心臟病."
3. ≪중국동물약(中國動物藥)≫ : "治失眠."

6) 참새알(雀卵 작란) [名醫別錄]

[이명] 마작란(麻雀卵), 작단(雀蛋)

[기원] 참새과 동물인 참새 *Passer montanus saturatus* Stejneger의 알

[성미] 감(甘), 산(酸)[함(鹹)], 온(溫), 무독(無毒)

[귀경] 신경(腎經)

[효능] 보신양(補腎陽), 익정혈(益精血), 조충임(調衝任)

[주치] 남자 양위정소(陽痿精少), 여자 대하(帶下), 붕루(崩漏), 산기(疝氣), 여자혈고(女子血枯) 등

[용법용량]

적당량을 삶아서 먹거나 환제로 하여 먹는다.

[주의사항]

음허화성(陰虛火盛) 경우에는 복용을 피한다.

[해 설]

참새알은 신허(腎虛)로 인한 양위(陽痿), 조설(早泄), 활정(滑精)과 정혈(精血)부족으로 인한 경폐두훈(經閉頭暈), 안혼(眼昏) 등에 쓰인다.

[응용 예]

① 신허(腎虛)로 인한 양위(陽痿), 조설(早泄), 활정(滑精)에

- 참새알을 삶아서 1일 3회, 매회 한 개를 먹는다.
- 새삼가루(菟絲子) 1근과 봄 2~3월에 채취한 참새알 500개의 흰자만 이용하여 환으로 만들어 공복에 염탕(鹽湯)이나 술로 80알씩 먹는다. ≪본초술(本草述)≫ 雀卵丸
- 참새알 2~3개를 새우살 20~25g과 함께 끓여 먹는다. ≪보품보약여보익양방(補品補藥與補益良方)≫
- 참새알 열 개와 새삼(菟絲子) 10g, 구기자 5g, 소금 약간. 먼저 참새알을 삶아서 껍질을 벗긴 후 토사자, 구기자, 소금, 물을 넣고 천천히 약한 불에 20분 동안 끓인 후 국물과 참새알을 먹는다. ≪중국식료대전(中國食療大典)≫ 雙子雀卵

[참고문헌]

1. ≪명의별록(名醫別錄)≫ : "主下氣, 男子陰痿不起, 強之令熱, 多精有子."

2. ≪본초구원(本草求原)≫ : "達肝氣, 以化生精血, 治血枯, 起陰痿, 治帶下疝瘕."
3. ≪약성통고(藥性通考)≫ : "益男子陽道, 常能固閉, 補陰扶陽之妙藥. 然亦必在人蔘, 白朮, 杜冲, 蛇床子之內, 卽有功."

7) 거위알(鵝卵 아란) [食療本草]

[이명] 아단(鵝蛋), 아탄(鵝彈)
[기원] 오리과 동물인 거위 *Anser Cygnoides domestica* Brisson의 알
[성미] 감(甘), 온(溫), 무독(無毒)
[귀경] 비경(脾經)
[효능] 보오장(補五臟), 보중기(補中氣)
[주치] 허리(虛羸), 소갈(消渴)에 사용한다.

[용법용량]

적당량을 소금에 절여두었다가 삶아서 먹는다.

[주의사항]

- 본품은 다식(多食)하면 상위기체(傷胃氣滯)를 일으키기 쉽다.
- ≪본초성상(本草省常)≫ : "창종(瘡腫), 고질(痼疾)에 자라와 함께 먹으면 죽을 수도 있다."

[응용 예]

① 중기의 부족과 신체소수(身體消瘦), 식욕부진, 지체핍력(肢體乏力) 등의 증상에
- 거위알 한 개에 황기, 당삼, 산약 각 30g을 같이 넣고 삶아서 알은 먹고 탕은 마신다. 하루에 한 번 먹는다. ≪경험방(經驗方)≫

[참고문헌]

1. ≪식료본초(食療本草)≫ : "補五臟, 亦補中氣."
2. ≪일용본초(日用本草)≫ : "多食傷胃滯氣."

8) 비둘기알(鴿卵 합란) [本草綱目]

[이명] 합단(鴿蛋)

[기원] 비둘기과 산비둘기(原鴿) *Columba liviagmelin*, 집비둘기(家鴿) *C. livia domestica* 의 알

[성미] 감(甘), 함(鹹), 평(平), 무독(無毒)

[귀경] 신(腎)·폐경(肺經)

[효능] 익기보신(益氣補腎), 해창두독(解瘡痘毒)

[주치] 신허(腎虛)와 기허(氣虛)로 인한 요슬산연(腰膝酸軟), 피핍무력(疲乏無力), 심계(心悸), 두혼(頭昏), 창개두진(瘡疥痘疹)에 사용한다.

[용법용량]

적당량을 삶아서 먹는다.

[응용 예]

① 신허(腎虛)로 인한 요슬산연(腰膝酸軟)과 유정(遺精) 등에

- 비둘기알 2개와 용안육, 구기자 25g, 오미자 1g을 함께 끓여 설탕을 넣어 맛을 낸 후 먹는다. ≪중국식료학(中國食療學)≫

[참고문헌]

1. ≪본초강목(本草綱目)≫ : "解瘡毒, 痘毒."
2. ≪사천중약지(四川中藥志)≫1960년판 : "補腎益氣, 解瘡毒."

제7장

수산류(水産類)

식용 수산물은 그 종류 따라 어류, 패각류(貝殼類), 갑각류, 연체동물류, 파충류, 포유류와 조류(藻類) 등으로 나눌 수 있고, 수생(水生) 환경에 따라 담수산류(淡水産類)와 해수산류(海水産類)로 나눌 수 있다. 동물성 수산물로 어류는 잉어, 가물치 같은 담수어류와 조기, 갈치 같은 해수어류로 나눌 수 있고, 패각류(貝殼類)는 다슬기, 우렁이 같은 담수 패류와 전복, 꼬막 같은 해수 패류가 있으며, 갑각류로는 새우, 게 등, 연체동물류로는 오징어, 문어 등과 파충류로는 자라, 거북이 등이 있고, 포유류로는 고래가 있다. 또한 식물성 수산물인 조류(藻類)에는 다시마, 김, 미역 등이 있다.

수산류는 인류의 영양물질의 주요한 공급원으로서[42] 그중 대부분의 동물성 수산류 식품은 근육 섬유질이 가늘고 부드러우며 맛이 좋고 소화하기가 쉽다. 또한 풍부한 비타민과 무기질, 인체 필수아미노산과 불포화지방산 등을 함유하고 있어서 많이 먹어도 콜레스테롤이 축적될 염려가 별로 없으므로 건강식품으로 선호되고 있다.

대체로 수산품은 성질이 평(平)하거나 량(凉)한 경우가 많고, 미(味)는 감담(甘淡)하거나 감함(甘鹹)한데 해산품의 경우 대부분 함미(鹹味)를 가지고 있다.

수산품의 단백질 함량은 매우 풍부하며, 어육의 화학조성과 인체 근육의 화학조성이 흡사하므로 소화 흡수가 잘된다. 특히 어육의 지방은 일반적으로 액체 상태로 나타나는데 오메가3 계열의 불포화지방산이 풍부하여 콜레스테롤을 떨어뜨리는 작용을 한다. 또한 수산품 중에는 요오드, 구리, 칼슘 및 각종 비타민 등이 함유되어 있어서 각종 양생보건작용이 나타난다. 예로, 청어, 잉어는 이뇨(利尿)하고, 붕어는 통유(通乳)하고, 갈치, 조기는 개위(開胃)하고, 새우는 보신장양(補腎壯陽)하고, 드렁허리는 거풍(祛風)한다. 해산물은 또 요

42) 곡류를 주식으로 하는 우리나라에서 어패류는 동물성단백질의 70% 이상을 충당하고 있다. 어패류의 가식부에 해당하는 근육의 일반 화학조성은 수분 70~85%, 단백질 15~22%, 지방질 0.5~25%, 당질 1% 이하, 회분 1~2%로 육상동물과 비슷하다.

오드를 비교적 많이 함유하고 있어서 요오드 결핍으로 인한 질병에 응용하면 좋다. 특히 거북고기와 자라고기는 자음(滋陰) 작용이 뛰어나 음허화왕(陰虛火旺) 체질의 사람이 복용하면 매우 좋다. 그러나 결핵환자가 이소니아지드를 복용하는 기간에는 식용에 신중을 기해야한다. 또, 어육(魚肉)은 퓨린류를 함유한 경우가 많아서 통풍환자에게는 신중을 기해야 한다. 생선이나 새우 등을 먹고 중독된 경우에는 생강이나 자소(紫蘇, 차조기)를 달여서 먹으면 해독된다.

이외에도 수산류는 그 종류가 매우 다양하기 때문에 치료 작용 또한 다양하다. 담수산류는 대개 성미(性味)가 감평(甘平)하고 비위경(脾胃經)으로 들어가 익기보혈(益氣補血), 이수거습(利水袪濕)하는 효능을 갖는 경우가 많은데 그 성질이 보(補)하되 불체(不滯)하므로 병후(病後)의 허약(虛弱)이나 산후 허로(虛勞)로 인한 설사(泄瀉), 모유부족, 탈항(脫肛), 자궁하수 등과 수종(水腫), 복수(腹水), 풍습비통(風濕痺痛) 등에 이용된다. 대체로 담수어 중 비늘 있는 고기(有鱗魚)와 두렁허리는 성질이 평(平)하거나 약간 따뜻하여 체질이 차가운 사람들이 복용하면 좋지만 창절(瘡癤), 마진(痲疹)과 열병 후의 환자가 많이 먹으면 좋지 않다. 비늘이 없는 고기(無鱗魚)는 성질이 평하고 약간 차가워서 몸에 열이 있는 사람이 복용하면 좋다.

해산물은 대개 성미(性味)가 감함량(甘鹹凉)하며 간신경(肝腎經)으로 들어가 자음청열이습(滋陰淸熱利濕)하므로 음허로열(陰虛勞熱), 도한(盜汗), 소갈(消渴), 현운(眩暈), 황달(黃疸), 임증(淋證), 수종(水腫) 등에 응용된다.

1. 어류(魚類)

1) 잉어(鯉魚 이어) [神農本草經]

[이명] 적리어(赤鯉魚), 정리(赬鯉), 이괘자(鯉拐子), 이자(鯉子)

[기원] 잉어과 동물 잉어 *Cyprinus carpio* L.의 살 또는 몸체

[성미] 감(甘), 평(平), 무독(無毒).

[귀경] 비(脾)·신(腎)·위(胃)·담경(膽經)

[효능] 건비화위(健脾和胃), 이수소종(利水消腫), 하기통유(下氣通乳), 안태(安胎), 지해평천(止咳平喘)

[주치] 각종 수종(水腫), 각기(脚氣), 위통, 설사, 소변불리(小便不利), 습열황달(濕熱黃疸), 태동불안(胎動不安), 해수기천(咳嗽氣喘), 유즙불통(乳汁不通) 등

[용법용량]

100~240g을 탕을 끓여서 먹거나 익혀 먹는다.

[주의사항]

- 풍열(風熱)이 있는 사람은 복용을 신중히 한다.
- ≪식료본초(食療本草)≫ : "잉어는 등 위의 두 힘줄 및 흑혈(黑血)을 제거해야 하는데 독이 있기 때문이다."
- 간성(肝性) 혼수 경향이 있거나 요독증(尿毒證) 환자에게는 사용을 피한다. 간디스토마 유충이 있으므로 생으로 먹으면 절대 안 된다.
- 잉어알은 돼지간하고 함께 먹으면 안 된다.

[해 설]

- ≪본초강목(本草綱目)≫ : "잉어는 그 효능이 소변을 이롭게 하여 종창(腫脹), 황달(黃疸), 각기(脚氣), 천수(喘嗽), 습열(濕熱)을 제거한다."
- 갑자기 전신이 붓고 소변량이 적어졌을 때 술을 넣고 잉어를 달여 먹으면 간경화의 부종과 복수 증상이 가시고 병세가 호전된다.
- 임산부의 대사부전이나 혈액 부족 등으로 야기되는 부종을 다스리며, 태동(胎動)[43]이 있을 때 태아를 안정시킨다.
- 잉어의 안구 망막에는 비타민 A가 풍부하여 민간에서는 잉어 눈을 많이 먹어 눈을 밝게 하는 데 사용하였다. 또한 잉어의 눈을 성질이 보존될 정도로 불로 태워서 종기 난 곳에 바르면 농즙이 잘 나온다. 잉어 기름은 전간(癲癎)에도 좋다.
- 잉어비늘은 산혈(散血), 지혈(止血)의 효능이 있어서 토혈(吐血), 뉵혈(衄血), 붕루대하(崩漏帶下), 어체복통(瘀滯腹痛), 치루(痔漏), 생선뼈가 목에 걸린 것 등을 다스린다.
- 잉어쓸개(膽)는 성미가 고한(苦寒)하여 청열명목(淸熱明目), 산예소종(散翳消腫)의 효능이 있어서 목적종통(目赤腫痛), 청맹예장(靑盲翳障), 인후종통 등에 쓰인다.
- 잉어의 피는 소아의 부스럼에 바르면 즉효가 있으며, 결핵의 특효약으로 알려져 있다.

43) **태동(胎動)** : 임신 중 하복통이나 요통이 있으면서 약간의 자궁출혈이 있는 경우를 말함.

또한 구안와사가 온 부위에 바르거나 소아의 단독에 바르면 효과가 있다. 그러나 이를 바로 받아 마시면 간디스토마에 걸리기 쉬우므로 각별히 주의해야 한다.

- 잉어의 뇌는 성질이 따뜻하여 죽을 쑤어 상식하게 되면 전간증(癲癎症 : 간질), 어지럼증을 다스리는 데 효과가 있다.

[응용 예]

① 부종에

- 잉어 1마리(비늘과 내장을 제거한 것 500g 이상), 팥 50g. 먼저 팥을 끓여서 팥이 익으면 잉어를 넣고 푹 익을 때까지 고아서 적절히 조미하여 먹는다. ≪외대비요(外臺秘要)≫

② 만성신염이나 부종이 잘 빠지지 않을 때

- 잉어 1마리(500g 정도)를 비늘을 제거하지 말고 창자와 아가미만 제거하고 잉어 배 속에 마늘 20~30g을 집어넣고 두터운 종이(습지나 두터운 창호지)로 잘 싸서 면실로 묶어 바깥쪽에 황토 진액을 발라 약한 뽕나무 장작불 위에 익힌 후 진흙과 종이를 제거한 후 잉어 살코기만 발라 먹으면 만성 신염이나 부종에 좋다.

③ 산후에 몸이 붓고 기운이 없으며, 헛땀이 많이 날 때

- 잉어탕 : 잉어 1kg 이상(1마리), 황기 20g, 만삼 6g, 당귀 4g, 대추 15g, 생강 15g, 파, 마늘, 국간장, 정종, 식용유, 후추 등. 잉어의 내장과 비늘을 제거하고 잘 손질해서 황기, 인삼, 당귀, 대추, 생강을 배 속에 넣고 적량의 물을 붓고 끓여서 잉어가 푹 익으면 나머지 재료를 넣고 조미해서 한소끔 끓인 뒤에 붕어와 국물을 먹는다. 소화가 잘 안 될 경우에는 사인, 맥아, 산사를 각 4g씩 더한다.

④ 산후 유즙부족(乳汁不足)에

- 탕기에 잉어 200g과 모과 250g을 함께 넣고 탕을 끓여 먹는다. ≪상견약용동물(常見藥用動物)≫

[참고문헌]

1. ≪본초습유(本草拾遺)≫ : "主安胎. 胎動, 懷妊身腫, 爲湯食之."
2. ≪본초강목(本草綱目)≫ : "煮食, 下水氣, 利小便; 燒末, 能發汗, 定氣喘咳嗽, 下乳汁, 消腫, 止反胃及惡風入腹."
3. ≪의림찬요, 약성(醫林纂要, 藥性)≫ : "和脾養肺, 平肝補心."

2) 붕어(鯽魚 즉어) [新修本草]

[이명] 부(鮒), 즉과자(鯽瓜子)

[기원] 잉어과 동물 붕어 *Carassius auratus* (L.)의 살 또는 몸체

[성미] 감(甘), 온(溫)[평(平)], 무독(無毒)

[귀경] 비(脾)·위(胃)·대장경(大腸經)

[효능] 건비화위(健脾和胃), 이수소종(利水消腫), 통혈맥(通血脈), 통유(通乳)

[주치] 식욕부진, 소화불량, 반위구토, 산후유소(産後乳少), 사지무력, 각종 수종복수(水腫腹水), 이질 등

[용법용량]

삶아서 먹거나 환제나 산제로 하여 먹는다.

[주의사항]

- 닭, 양, 개, 사슴 고기와 동식(同食)하면 열이 생기기 쉽다.
- 양성(陽盛)으로 내열이 있는 사람이 먹으면 열이 나고 창이 생기기 쉽다.
- 맥문동, 사삼, 후박과 함께 사용해서는 안 되며, 설탕, 갓과 함께 먹어도 안 된다.
- 기생충과 비타민 B_1 분해효소인 타미나제가 있으므로 날것으로는 먹지 말고 반드시 익혀 먹어야 한다.

[해 설]

- 붕어는 칼슘과 철분 함량이 많아 발육기 어린이나 빈혈로 어지러운 증상이 있는 여성들에게 좋다. 소화력이 약한 사람, 특히 손발이 차고 아랫배가 냉하면서 설사를 잘하는 사람에게 좋다. 선천부족이나 후천실조(後天失調), 또는 산후, 수술 후, 병후에 체질이 허약해진 사람이 붕어를 상복하면 건강을 회복하는 데에 유익하다.
- 붕어는 이뇨작용이 좋아 복수, 만성신장염, 임신부종, 산후 부종 등에 모두 좋다. 산모가 수유할 때 붕어에 물을 붓고 끓여 탕이 유백색이 조금 나타날 때 먹으면 좋다.

[응용 예]

① 산후부종이나 젖이 잘 안 나올 때

- 붕어 250g에 검은콩과 팥 300g을 넣어 끓여 먹는다.
- 붕어 1마리와 돼지 앞다리 한 개로 탕을 끓여서 먹는다. ≪중국음식보건학(中國飮食保健學)≫

② 기운이 부족해서 오는 탈항(脫肛), 자궁탈수(子宮脫垂), 위하수(胃下垂) 등에

- 붕어(아가미와 비늘, 내장을 제거한 것) 150g, 황기 15~30g, 지각 9g(볶은 것). 먼저 황기, 지각을 30분간 달인 뒤 붕어와 생강, 소금, 조미료를 넣고 붕어가 완전히 익을 때까지 끓인 다음 붕어 살코기와 탕을 먹는다. 연이어서 여러 제를 먹으면 황기와 붕어는 기운을 더하여 끌어올려 주고 지각은 중기를 조화시켜서 아래로 빠지는 항문, 자궁을 위로 들어 올려준다.

③ 비위허한으로 인한 만성 설사나 이질에

- 붕어 500g 정도 2마리를 비늘이나 아가미를 제거하고 배를 5cm 정도 길이로 갈라 내장을 제거하고 깨끗이 씻은 다음 붕어 배 속에 진피 5g, 사인 5g, 필발 5g, 마늘 10g, 호도 5g, 산초 5g, 파, 소금을 넣어 옹기에 넣고 푹 고아 물고기 배 속에 든 약물은 제거하고 붕어고기와 국물만 먹는다. 진피는 주로 이기(理氣)시키는 작용이 있고 사인, 필발, 마늘, 산초는 속을 따뜻하게 하면서 소화를 돕는다.

④ 전신수종(全身水腫)에

- 신선한 붕어 1마리, 사인(砂仁)가루 6g, 감초(甘草)가루 3g을 준비하여 먼저 붕어의 비늘과 내장을 제거한 후 깨끗하게 씻어서 약재 가루를 배 속에 넣어 끈으로 잘 묶은 후 쪄서 3차례 나누어 반찬으로 먹는다(소금이나 장을 20일간 삼간다.) ≪길림중초약(吉林中草藥)≫

[참고문헌]

1. ≪식료본초(食療本草)≫ : "平胃氣, 調中, 益五臟, 和蒓作羹食良."
2. ≪전남본초(滇南本草)≫ : "和五臟, 通血脈, 殺蟲消積."
3. ≪의침찬요, 약성(醫林纂要, 藥性)≫ : "和胃健脾, 祛濕殺疳, 治疸消腫."

3) 장어(鰻鱺魚 만려어) [名醫別錄]

[이명] 백선(白鱔), 사어(蛇魚), 백만(白鰻), 만어(鰻魚), 풍만(風鰻)

[기원] 뱀장어과 동물 뱀장어 *Anguilla japonica* Temminck et Schlegel의 몸체 또는 살

[성미] 감(甘), 평(平)[온(溫)], 소독(小毒)[44]

[귀경] 간(肝)·신(腎)·비경(脾經)

[효능] 건비보폐(健脾補肺), 익신고충(益腎固冲), 거풍제습(祛風除濕), 해독살충(解毒殺蟲)

[주치] 오장허손(五臟虛損), 빈혈, 허로골증(虛勞骨蒸), 소아감적(疳積), 대하(帶下), 양위(陽痿), 요슬냉통, 장풍하혈(腸風下血), 풍습비통(風濕痺痛), 각기, 풍진(風疹), 치창(痔瘡), 악창, 백전풍, 야맹증 등

[용법용량]

100~250g을 끓여 먹거나 혹은 구워서 분말을 먹는다.

[주의사항]

- 환후(患後) 비신허약(脾腎虛弱)으로 설사가 있거나, 담다설사(痰多泄瀉)인 경우에는 복용을 피한다.
- ≪본초성상(本草省常)≫ : 형개(荊芥), 개고기와는 함께 먹지 않는다. 하수오(何首烏)를 복용하고 있는 자는 장어를 금한다.
- ≪수식거음식보(隨息居飮食譜)≫ : "많이 먹으면 조열(助熱)하여 病이 생기므로 임산부와 감기에 걸린 사람은 뱀장어를 피한다.
- 갯장어의 경우 콜레스테롤의 함량이 높은 편이므로 고혈압, 고지혈증, 동맥경화 질환자는 되도록 복용하지 않는 것이 좋다.

[해 설]

만성 소모성 질환인 폐결핵에 좋으며, 기타 임파결핵, 만성 궤양 환자와 풍습성 관절염으로 인하여 팔다리가 저리고 아픈 증상에 좋다.

[응용 예]

① 폐결핵으로 인한 신체허약에

- 뱀장어 250g, 산약 30g, 백합 30g을 옹기에 넣고 물을 부어 중탕 형식으로 익혀 여러 가지 양념해서 먹는다. 건비보폐健脾補肺). 폐결핵이 오래 낫지 않는 경우 또는 신체가 허약하거나 폐결핵으로 미열이 있으면서 번조하고 밥맛이 없고 신경 쇠약증 질환이 있을 때 쓰면 좋다.
- 뱀장어를 성질이 남아있도록 태워서 고운 가루를 내어 1일 2회, 매회 3~6g을 복용하거

44) 小毒이 있는데 배 아래에 흑반(黑班)이 있는 것은 독이 심하다.

나 뱀장어를 맑은 물에 넣어 2~3시간 동안 끓여서 뱀장어 기름이 수면 위에 뜨면 기름을 취하여 응결시켜 두었다가 1일 2회, 매회 반 숟갈씩 식후에 먹는다.

② 남녀 일체 허로(虛勞)에

• 장어를 잘 손질하여 연잎에 싼 후 찜기에서 찐다. 이것을 머리와 꼬리, 뼈를 제거하고 다져 살짝 볶은 산약가루를 넣고 오자대(梧子大) 크기로 환을 지어 말린 후 용기에 넣고 박하를 넣어 밀봉한다. 공복에 3~4돈(錢)씩 박하 달인 물이나 술로 복용한다. ≪경험광집(經驗廣集)≫ 鰻魚丸

[참고문헌]

1. ≪본초경소(本草經疏)≫ : "骨蒸勞瘵及五痔瘡瘻人常食之有大益也."
2. ≪식요본초(食療本草)≫ : "療濕脚氣·腰腎間濕風痹."

4) 미꾸라지(泥鰍 니추) [滇南本草]

[이명] 추(鰍), 추어(鰍魚), 추어(鰌魚)

[기원] 미꾸라지과 동물 미꾸라지 *Misgurnus anguillicaudatus* (Cantor)의 살 또는 몸체

[성미] 감(甘), 평(平)[온(溫)], 무독(無毒)

[귀경] 비(脾), 간(肝)·신경(腎經)

[효능] 보익비신(補益脾腎), 이수(利水), 해독소염(解毒消炎)

[주치] 비허(脾虛) 설사, 소갈(消渴), 소아도한(盜汗), 부종, 소변불리(小便不利), 황달(黃疸), 양위조설(陽痿早泄), 체허핍력(體虛乏力), 치창(痔瘡), 개선(疥癬), 만성궤양이 오래도록 유합되지 않을 때 등

[용법용량]

100~250g을 삶아서 먹거나 약성이 남도록 불에 태워(燒存性), 환제나 산제로 6~10g씩 먹는다.

[주의사항]

• 간성 혼수 경향이 있는 환자는 먹지 않는다.
• ≪본초성상(本草省常)≫ : 형개(荊芥), 개고기와는 함께 먹지 않는다. 하수오(何首烏)를

복용하고 있는 자는 장어를 금한다.

- 미꾸라지의 미끄러운 성분에는 세균번식이 잘 되기 때문에 산채로 소금을 뿌려 거품과 해감을 토해내게 한 뒤에 미끄러움을 씻어내고 조리해야 한다.

[해 설]

- 미꾸라지는 생후 2~3년생을 주로 식용하며, 10~11월에 가장 많이 잡히는데 우수한 단백질 공급원으로 칼슘, 비타민 A, B_2, D를 많이 함유한다.
- 임상에서 보면 미꾸라지는 이담작용(利膽作用)을 하며 간병(肝病), 담낭질병(膽囊疾病), 당뇨병, 비뇨계통 질병을 치료 보조하는 비교적 좋은 식품이다.
- 미꾸라지는 정력증강의 강장식품으로도 유명한데, 실제로 미꾸라지는 뱀장어보다도 단백질, 칼슘, 인, 철분, 비타민 B_1, B_2 등의 성분이 더 많이 함유되어있다. 더욱이 미꾸라지는 뼈까지 먹을 수 있기 때문에 칼슘 섭취에 더 유리하다.
- 미꾸라지는 또 맛이 달고 성질이 따뜻하여 소화력이 약한 사람이 먹으면 위장 기능을 강화시켜주고 기운이 나게 한다. 붕어나 미꾸라지는 소음인 체질에 특히 좋고 뱀장어는 태음인 체질에 좋다.

[응용 예]

① 신양허(腎陽虛)로 인한 발기부전에

- 살아 있는 미꾸라지 250g과 생새우 150g을 깨끗이 씻어 함께 끓인 후 갖은양념을 하여 상용한다.

② 황달(黃疸)과 소변불리에

- 추어를 삶아서 두부와 먹는다. ≪천주본초(泉州本草)≫

③ 영양불량성 수종(水腫)에

- 추어 90g과 마늘 2개를 강한 불에 삶아서 소금을 넣지 않고 수차례 먹는다.

④ 소갈(消渴)로 물을 계속 마실 때

- 그늘에 말린 미꾸라지 10마리를 머리와 꼬리를 제거하고 태워 고운 분말로 만들고 연잎도 말려 분말을 낸다. 두 재료를 동량으로 섞어 2돈씩 맑은 물에 타 목이 마를 때 마신다. ≪성제총록(聖濟總錄)≫ 沃焦散

[참고문헌]

1. ≪전남본초(滇南本草)≫ : "健胃補脾. 主治五勞, 五熱, 小兒脾胃虛弱, 瘡癬. 通血脈而大

補陰分."
2. ≪본초강목(本草綱目)≫ : "暖中益氣, 醒酒, 解消渴, 調中收痔."
3. ≪식물고(食物考)≫ : "興陽事, 止痢."
4. ≪의학입문(醫學入門)≫ : "補中, 止泄."
5. ≪사천중약지(四川中藥志)≫ : "治小便不利, 皮膚瘙痒, 疥瘡發痒."

5) 가물치(鱧魚 예어) [神農本草經]

[이명] 흑어(黑魚), 오어(烏魚), 흑리어(黑鯉魚), 오봉(烏棒), 여(鱺), 동어(鮦魚), 흑예어(黑鱧魚), 현예(玄鱧), 문어(文魚), 마어(馬魚), 흑화자두어(黑火柴頭魚), 사피어(蛇皮魚)
[기원] 가물치과 동물 가물치 *Ophicephalus argus* Cantor의 살 또는 몸체
[성미] 감(甘), 량(凉)[한(寒)], 무독(無毒)
[귀경] 비(脾)·위(胃)·폐(肺)·신경(腎經)
[효능] 보비익위(補脾益胃), 이수소종(利水消腫), 거풍(祛風)
[주치] 수종(水腫), 산후 부종 및 빈혈, 습비(濕痺), 만성신염, 각기(脚氣), 산후 유즙부족, 습관성 유산, 위장 창만(脹滿), 치창(痔瘡), 개선(疥癬) 등

[용법용량]

250~500g을 끓이거나 불에 구워 먹는다. 분말로 만들어 10~15g을 먹기도 한다.

[주의사항]

가물치는 성질이 차서 비위가 허한(虛寒)한 사람이 먹을 때에는 생강, 후추류의 조미료를 첨가하여 먹는 것이 좋다. 또, 하기시키는 작용이 있으므로 많이 먹는 것은 바람직하지 않다. 종기 있는 환자가 먹는 것도 좋지 않다.

[해 설]

• 가물치는 소화가 잘되는 질 좋은 단백질과 칼슘이 많이 들어있고 이수작용이 뛰어나 산후 빈혈과 유즙부족 및 부종에 효과가 좋기 때문에 산후조리용으로 많이 먹는다. 그러나 성질이 차기 때문에 소양인이나 열태음인에게 적합하고, 속이 냉한 소음인 체질은 오히려 더 역효과가 날 수 있다. 따라서 산후나 임신 중에 부기가 있을 때는 가물치보다 일반

적으로 잉어가 더 좋다. 단, 평소 열이 많은 사람이라면 가물치가 더 좋다. 젖(乳)은 피와 같은 것이기 때문에 잘 먹어서 영양공급이 잘 되면 대체로 잘 나오는데 영양공급이 잘 안 되거나 기혈 순환이 잘 안 되는 경우에는 젖이 잘 안 나올 수 있다.

• 민간에서는 생가물치의 담낭(膽囊)을 안질(眼疾) 치료에 사용한다.

[응용 예]

① 여러 가지 수기병(水氣病)에

• 가물치 1마리와 동과 250g, 총백 적당량을 넣고 탕을 끓여 먹는다. ≪식의심경(食醫心鏡)≫

② 장치(腸痔)와 대변을 볼 때마다 피가 비칠 때에

• 가물치를 회 쳐서 생강과 파와 같이 먹는다. 이때 차갑고 독이 있는 음식은 피한다. ≪외대비요(外臺秘要)≫

[참고문헌]

1. ≪신농본초경(神農本草經)≫ : "主濕痹, 面目浮腫, 下大水."
2. ≪본초도경(本草圖經)≫ : "主妊娠有水氣."
3. ≪본초구진(本草求眞)≫ : "補脾利水."

6) 쏘가리(鱖魚 궐어) [開寶本草]

[이명] 석계어(石桂魚), 계어(桂魚), 금인어(錦鱗魚), 모저각(母猪殼)
[기원] 농어과 동물인 쏘가리 *Siniperca chuatsi* (Basilewsky)의 살
[성미] 감(甘), 평(平), 무독(無毒)
[귀경] 비(脾)·위경(胃經)
[효능] 보기혈(補氣血), 건비위(健脾胃)
[주치] 허로리수(虛勞羸瘦), 식욕부진, 병후체약(病後體弱), 신피(神疲), 장풍하혈(腸風下血)

[용법용량]

적당량을 쪄 먹거나 구워 분말을 내어 먹는다.

[주의사항]

• ≪본초품회정요(本草品匯精要)≫ : "한습(寒濕)이 성한 사람은 먹으면 안 된다."(단, 생

강, 파를 가미하면 괜찮다) 효천(哮喘) 병자에게도 되도록 피한다.

[해 설]

- 쏘가리는 허로(虛勞)를 다스리는 좋은 식품이라, 병후 또는 산후 보신용으로 먹거나 폐결핵 환자가 먹으면 매우 좋다. 쏘가리는 봄철에 가장 살이 찌고 맛이 좋다.
- 쏘가리의 쓸개는 이담효과가 있어서 소화력이 약한 사람의 소화제로도 좋다.

[응용 예]

① 병후의 체약 및 노년의 체약(體弱)에

- 쏘가리 1마리를 비늘과 내장을 제거하고 황기, 당삼 각각 15g, 회산약 30g, 당귀신(當歸身) 12g. 약재를 먼저 달여낸 후 그 물에 쏘가리를 넣고 끓여 먹는다. ≪중국식료대전(中國食療大全)≫

② 비위기허(脾胃氣虛)에

- 쏘가리 250g과 백합 30g, 의이인 30g을 쪄서 익힌 후 돼지기름과 소금으로 간을 한 후 먹는다. ≪상해중의약보(上海中醫藥報)≫

[참고문헌]

1. ≪식료본초(食療本草)≫ : "補勞, 益脾胃."
2. ≪일화자본초(日華子本草)≫ : "益氣, 治腸風瀉血."
3. ≪수식거음식보(隨息居飮食譜)≫ : "養血, 補虛勞, 殺癆蟲, 消惡血, 運飮食."

7) 드렁허리(鱔魚 선어) [雷公炮炙論]

[이명] 황선(黃鱔)

[기원] 드렁허리과 동물인 드렁허리(黃鱔) *Monopterus albus* (Zuiew)의 고기 또는 전체

[성미] 감(甘), 온(溫), 무독(無毒)

[귀경] 간(肝)·비(脾)·신경(腎經)

[효능] 익기혈(益氣血), 보간신(補肝腎), 강근골(强筋骨), 거풍습(祛風濕)

[주치] 허로(虛勞), 감적(疳積), 양위(陽痿), 요통(腰痛), 요슬산연(腰膝酸軟), 풍한습비(風寒濕痹), 구리농혈(久痢膿血), 치루(痔瘻), 염창(臁瘡) 등

[용법용량]

100~250g을 삶아서 먹거나 빻아서 환제로 만들거나 분말로 만들어 먹는다.

[주의사항]

- 허열(虛熱)이 있거나 외감병(外感病) 환자는 신중히 복용한다.
- 형개(荊芥)와 공용을 금하고 하수오를 복용하는 자도 복용을 금한다.

[응용 예]

① 풍한습비(風寒濕痹)에

- 두렁허리 한 마리를 술을 넣고 푹 고아서 먹는다. ≪중국음식보건학(中國飮食保健學)≫

② 내치출혈(內痔出血)에

- 두렁허리로 탕을 끓여 먹는다. ≪편민식료(便民食療)≫

③ 허로해수(虛勞咳嗽)에

- 두렁허리 250g과 동충하초 3g을 함께 끓여 먹는다. ≪상견약용동물(常見藥用動物)≫

[참고문헌]

1. ≪본초습유(本草拾遺)≫ : "主濕痹氣, 補虛損, 婦人産後淋瀝, 血氣不調, 羸瘦, 止血, 除腹中冷氣腸鳴."
2. ≪일용본초(日用本草)≫ : "治婦人産後諸虛, 胎前百病."
3. ≪수식거음식보(隨息居飮食譜)≫ : "通血脈, 利筋骨."

8) 자라고기(鱉肉 별육) [名醫別錄]

[이명] 갑어(甲魚), 수어(水魚), 단어(團魚), 원어(圓魚)

[기원] 거북목 자라과의 자라 *Trionyx sinensis* (Wiegmann) 혹은 *Amyda maakii* Brandt.의 고기

[성미] 감(甘), 평(平), 무독(無毒)

[귀경] 간(肝)·신경(腎經)

[효능] 자음보신(滋陰補腎), 청퇴허열(淸退虛熱), 산결(散結)

[주치] 허로(虛勞), 골증노열(骨蒸勞熱), 징하(癥瘕), 나력(瘰癧), 구리(久痢), 자궁하수, 붕루(崩漏), 대하(帶下), 탈항 등

[용법용량]

250~500g을 끓여 먹거나 혹은 환제로 만들어 먹는다.

[주의사항]

- 기름지므로 과식하지 말며, 특히 비위양허(脾胃陽虛), 소화불량, 임신부, 산후 설사, 실면 등에 사용을 금한다.
- ≪본초비요(本草備要)≫ : 비름나물(莧菜), 달걀(鷄子)과 함께 쓰지 않는다.

[해 설]

- 자라는 맛이 좋고 영양이 매우 풍부하여 수산물 중에서도 으뜸이 된다. 자라고기는 간혈(肝血)을 보충해주는 정력증강 식품으로 알려져 있다. 특히 질 좋은 단백질이 풍부하여 몸이 수척하고 연약한 사람이 먹으면 살이 찌고 기운이 난다. 필수아미노산과 비타민 B_1, B_2가 풍부하여 자양보신제로 노약자나 병후 영양식으로 많이 이용되며, 허로골증(虛勞骨蒸), 갑상선기능항진증 등에 좋다.
- 내장과 껍데기를 제거한 자라를 유지에 싸서 짚을 태운 불 속에 묻어 구워 익혀 먹거나 자라탕을 해서 먹는다. 자라고기의 비린내는 생강이나 술로 없앤다.

[보충설명]

- 별갑(鱉甲) : 성미가 함한(鹹寒)하며 간(肝)·신경(腎經)으로 들어가 자음잠양(滋陰潛陽)하여 허열(虛熱)을 내리고, 연견산결(軟堅散結)하여 음허발열(陰虛發熱), 골증조열(骨蒸潮熱), 도한(盜汗), 경폐(經閉), 징하적취(癥瘕積聚) 등을 다스린다.

[응용 예]

① 간신(肝腎) 부족으로 인한 요통, 유정(遺精), 두훈(頭暈), 목화(目花)에

- 자라 1마리, 여정자 15~20g, 구기자 30g. 자라를 뜨거운 물에 데쳐 내장과 머리 부분을 제거하고 잘라서 여정자, 구기자와 함께 탕기에 넣고 물을 부어 끓여서 하루에 2~3차례에 나누어 고기와 탕을 먹는다. 여정자는 성질이 차기 때문에 속에 열이 많지 않으면 빼버리고 자라에다 구기자만 넣고 끓여 먹는 것이 더 좋다.

② 요슬(腰膝) 산통무력(痠痛無力), 유정(遺精), 양위(陽痿), 조설(早泄), 사지무력, 치창(痔瘡), 월경부조, 백색대하 등에

- 자라 1kg, 동충하초 10g, 대추 20g, 요리술 30g, 소금, 파, 마늘에 닭 끓인 탕 1L를 넣고 같이 익히고 적절히 조미해서 수회 나누어서 먹는다.

③ 신허요통에

• 자라 500g과 두충 15g을 약한 불로 3시간 정도 고아서 고기와 탕을 먹는다.

[참고문헌]

1. ≪명의별록(名醫別錄)≫ : "主傷中, 益氣, 補不足."
2. ≪일용본초(日用本草)≫ : "補勞傷, 壯益氣, 大補陰之不足."
3. ≪수식거음식보(隨息居飮食譜)≫ : "滋肝腎之陰, 淸虛勞之熱, 主脫肛, 崩漏, 瘰癧, 癥瘕."
4. ≪일화자본초≫ : "益氣調中, 婦人帶久, 治血瘕腰痛."

9) 거북고기(龜肉 귀육) [名醫別錄]

[이명] 금귀(金龜), 원서(元緖)

[기원] 거북과 동물인 烏龜 *Chinemys reevesii* (Gray)의 肉

[성미] 감(甘), 함(鹹), 평(平)

[귀경] 폐(肺)·신경(腎經)

[효능] 익음보혈(益陰補血)

[주치] 노열골증(勞熱骨蒸), 구수각혈(久嗽咯血), 구학(久瘧), 혈리(血痢), 장풍하혈(腸風下血), 근골동통(筋骨疼痛), 노인의 요빈뇨급(尿頻尿急) 등

[용법용량]

1/2~1마리를 삶아서 먹거나 환제나 산제로 하여 먹는다.

[주의사항]

위(胃)에 한습(寒濕)이 있는 경우는 복용을 삼간다.

[응용 예]

① 노채골증(勞瘵骨蒸)에

• 거북이와 산약, 구기자를 적당량 넣고 약한 불에서 푹 고아 먹는다. ≪중국음식보건학(中國飮食保健學)≫

② 이질(痢疾)과 사혈(瀉血)에

• 거북이에 설탕을 넣어서 삶아 먹는다. ≪보제방(普濟方)≫

[참고문헌]

1. ≪일용본초(日用本草)≫ : "大補陰虛, 作羹, 截久瘧不愈."
2. ≪본초강목(本草綱目)≫ : "治筋骨疼痛及一二十年寒嗽, 止瀉血, 血痢."
3. ≪의림찬요, 약성(醫林纂要, 藥性)≫ : "治骨蒸勞熱, 吐血, 衄血, 腸風血痔, 陰虛血熱之證."

10) 갈치(帶魚 대어) [本草從新]

[이명] 편어(鞭魚), 도어(刀魚), 대유(帶柳), 군대어(裙帶魚)
[기원] 갈치과 동물인 갈치 *Trichiurus haumela* (Forskal)의 살이다.
[성미] 감(甘), 평(平)[온(溫)], 무독(無毒)
[귀경] 위경(胃經)
[효능] 보허(補虛), 해독(解毒), 지혈(止血)
[주치] 식욕부진, 병후 허약, 기단핍력(氣短乏力), 신권(身倦), 산후유소(産後乳少)

[용법용량]

적당량을 삶거나 찜 등으로 조리해서 먹는다.

[주의사항]

- 갈치는 발물(發物)이라 알레르기 체질에는 신중히 복용하여야 한다.
- 농종(膿腫), 창개(瘡疥)를 앓는 자도 먹지 않는 것이 좋다.
- 효천(哮喘), 중풍(中風), 창양(瘡瘍)이 있는 사람은 많이 먹지 않는 것이 좋다.

[해 설]

- 갈치에 들어있는 레시틴(인지질) 성분과 EPA와 DHA는 혈전 생성을 막아주고 머리를 좋게 하며, 얼굴과 피부를 곱게 해준다.
- 갈치 비늘은 은백색으로 되어 있는데 더러운 비늘이나 기름으로 여겨서 칼로 제거하는데 레시틴의 유용한 성분들을 많이 가지고 있는 부분이므로 제거할 필요가 없다. 은백색의 비늘 부분을 깨끗한 물로 씻어내는 정도로 해서 음식을 조리해서 먹어야 제대로 된 효과(기억력 증강 및 노인성 치매 예방의 효과)를 거둘 수 있다. 갈치 비늘에 있는 유지(油脂)에 함유되어 있는 여러 가지 불포화 지방산은 피부 표피세포에 활력을 증강시켜주고

피부를 매끄럽고 곱고 부드럽고 윤이 나게 만들어 주는 미용 효과가 있다. 따라서 갈치 비늘은 되도록 제거하지 않고 요리하는 것이 건강 양생에 도움이 된다.

[응용 예]

① 비위허한(脾胃虛寒)으로 인한 음식감소(飮食減少)에

• 갈치 500g(토막 낸 것), 두시(豆豉) 6g, 생강 3편, 진피 3g, 후추 1.5g을 준비하여 탕기에 먼저 두시를 삶고 나서 생강, 진피, 후추를 넣고 끓인 뒤 갈치를 넣고 삶아서 익혀 먹는다. ≪중국약선학(中國藥膳學)≫

② 산후 유즙부족에

• 갈치 200g과 모과 250g을 함께 끓여 먹는다.

③ 간염에

• 신선한 갈치를 쪄서 익힌 후 상층의 기름을 취하여 먹는다. 이때 양의 제한은 없다. ≪중국약용해양생물(中國藥用海洋生物)≫

[참고문헌]

1. ≪수식거음식보(隨息居飮食譜)≫ : "暖胃, 補虛, 澤膚."
2. ≪중국약용해양생물(中國藥用海洋生物)≫ : "養肝止血. 用于肝炎, 外傷出血, 瘡癤, 癰腫."
3. ≪약성고(藥性考)≫ : "多食發疥."

11) 조기(石首魚 석수어) [食性本草]

[이명] 황어(黃魚), 황화어(黃花魚), 석두어(石頭魚), 굴비

[기원] 조기과 동물 부세 *Pseudosciaena crocea* (Rich.) 또는 참조기 *Pseudosciaena polyactis* Bleeker의 살

[성미] 감(甘), 함(鹹), 평(平)[온(溫)]

[귀경] 비(脾)·위(胃)·간(肝)·신경(腎經)

[효능] 익기양위(益氣養胃), 보신(補腎), 명목(明目)

[주치] 구병체허(久病體虛), 소기핍력(少氣乏力), 면황리수(面黃羸瘦), 납식감소(納食減少), 복사하리(腹瀉下痢), 신허요통(腎虛腰痛), 유즙부족, 수종(水腫) 등

[용법용량]

100~250g을 찌거나 삶아서 먹는다.

[주의사항]

- 체질에 따라 두드러기가 날 수 있으므로 풍질(風疾)이나 담질(痰疾) 및 창양(瘡瘍)이 있는 경우는 신중하여야 한다.
- ≪본초회언(本草匯言)≫ : "동풍발기(動風發氣)하고, 기담조독(起痰助毒)한다."
- ≪수식거음식보(隨息居飮食譜)≫ : "많이 먹으면 발창조열(發瘡助熱)한다." 따라서 얼굴이 벌건 사람은 많이 먹지 않는 것이 좋다.

[해 설]

- 조기의 부레를 볶아서 교질을 만들고 다시 약한 불에 노랗게 구워 진주같이 만든 것을 어표교주(魚鰾膠珠)라 부르는데, 진원(眞元)을 크게 보하며 기혈을 조리(調理)하는 특효가 있어서 실혈(失血)을 많이 했거나 원기(元氣)가 크게 허(虛)한 데에 쓰면 뚜렷한 효과가 있다. 임상에서 소화성궤양, 폐결핵, 신결핵, 재생불량성빈혈, 맥관염 등을 치료하는데 두루 쓰인다.
- 조기 부레는 고점성의 교질 단백과 뮤코 다당이 함유되어 있어서 지혈작용을 한다.
- 조기 머리에 들어있는 어뇌석(魚腦石)은 이수작용이 있어서 소변불리의 증상과 방광결석에 효과가 좋다.

[응용 예]

① 체허식소(體虛食少)에

- 조기 한 마리를 쌀과 같이 죽을 끓여서 먹는다. ≪중국식료대전(中國食療大全)≫

② 식소핍력(食少乏力) 또는 비허하리(脾虛下痢)에

- 조기 한 마리와 생강 5편, 생파 5뿌리를 같이 삶아서 며칠간 먹는다. ≪중국식료대전(中國食療大全)≫

③ 유즙부족(乳汁不足)에

- 큰 조기 한 마리에 통초(通草) 30g과 물을 넣고 삶아서 고기는 먹고 국물은 마신다. ≪해미영양여약용지남(海味營養與藥用指南)≫

[참고문헌]

1. ≪최씨식경(崔氏食經)≫ : "主下利, 明目, 安心神."

2. ≪개보본초(開寶本草)≫ : “開胃益氣.”

3. ≪수식거음식보(隨息居飮食譜)≫ : “多食發瘡助熱.”

12) 병어(鯧魚 창어) [本草拾遺]

[이명] 창어(鯧魚), 백창(白鯧), 은창(銀鯧), 창후어(昌侯魚), 창서(昌鼠)

[기원] 병어과 동물 병어 *Pampus argenteus* (Euphrasen)[*Stromateoides argenteus* (Euphrasen)]의 살

[성미] 감(甘), 평(平), 무독(無毒)

[귀경] 위(胃)·간경(肝經)

[효능] 익기양혈(益氣養血), 서근이골(舒筋利骨), 충정(充精)

[주치] 비위허약(脾胃虛弱), 소화불량, 빈혈, 혈허심계(血虛心悸), 두훈안화(頭暈眼花), 실면건망, 신피핍력(神疲乏力), 근골산통(筋骨酸痛), 사지마목(四肢麻木), 족연무력(足軟無力) 등

[용량용법]

탕으로 끓여 먹거나 찜으로 조리해 먹는다.

[주의사항]

- 병어 새끼는 일반적으로 먹지 않는다.
- ≪본초습유(本草拾遺)≫에서 “배 속에 있는 새끼는 유독하여 설사하게 한다.”고 하였다.
- ≪수식거음식보(隨息居飮食譜)≫ : “병어를 많이 먹으면 옴이 생기고 풍이 동한다.”

[해 설]

- 왕사웅(王士雄) : “뼈가 적고 배에 살이 많아서(骨少肉腴), 특별히 풍미를 즐길 수 있는데 작은 수컷이 좋다. 말리거나 젓갈로 담을 수 있다.”
- 병어의 산란기는 5~8월로 여름철 제철 생선이다.

[응용 예]

① 산후 기혈부족에

- 병어 250g에 청주 또는 동동주나 막걸리를 적당히 붓고 푹 익혀서 수시로 먹는다.

② 소화불량, 비허설사(脾虛泄瀉), 빈혈에
- 병어 30g, 백작약 9g, 백출 9g을 함께 끓여 먹는다.

③ 근골산통(筋骨酸痛), 사지마목(四肢麻木)에
- 병어 60g, 신근초(伸筋草) 30g, 당귀 9g을 함께 끓여 먹는다.

[참고문헌]

1. ≪본초습유(本草拾遺)≫ : "令人肥健, 益氣力."
2. ≪행림춘만집(杏林春滿集)≫ : "健脾補腎, 興陽."
3. ≪修飾居飮食補≫ : "骨少肉腴, 別饒風味, 小而雄者勝, 可脯可鮓."

13) 상어(鯊魚肉 사어육) [中國動物藥]

[이명]	교어(鮫魚), 사어(鯊魚), 사어(沙魚), 교사(鮫鯊)
[기원]	연골어강 악상어목에 속하는 상어 *Mustelus manazo* Bleeker의 고기
[성미]	감(甘), 함(鹹), 평(平)
[귀경]	비(脾)·폐경(肺經)
[효능]	보허(補虛), 건비(健脾), 이수(利水), 거어소종(祛瘀消腫)
[주치]	구병(久病)으로 인한 허약, 허로(虛勞) 제증(諸症), 비허(脾虛) 부종, 상처 부위 유합(癒合)지연, 외치(外痔), 어혈종통 등

[용법용량]

100~200g을 끓여 먹는다.

[주의사항]

감초(甘草)와는 함께 쓰지 않는다. 몸이 냉한 사람이나 과민성 체질에는 사용하지 않는 것이 좋다.

[해 설]

- 상어는 오장육부를 튼튼히 하는 식품으로 과로와 스트레스를 많이 받는 사람, 피로를 쉽게 느끼는 사람에게 좋다. 상어는 놀라운 면역력을 가지고 있어서 상어의 복부를 절개하고 바닷물 속에 놓았다가 한 달 후에 잡아 올려서 검사해보니 조금도 괴사된 흔적이 없었다고 한다. 백혈구감소증 환자에게 좋다.

• 상어는 연골어류로 상어의 뼈는 경골어에 비해 인산칼슘이 적고 콜라겐이나 콘드로이틴 황산이 많아서 식용이나 약용으로 사용할 수가 있다.

[보충설명]

• 상어지느러미(사어시(鯊魚翅)) : 맛이 달고 성질이 평(平)하며, 익기개위(益氣開胃), 보허(補虛)하는 효능이 있어 허로(虛勞), 위허(胃虛), 설사 등을 다스리는 데 좋다. 산후, 병후에 건강의 회복을 위해 먹으면 좋다. 또, 물고기 먹고 체한 것을 풀어준다.

[응용 예]

① 구병(久病)으로 인한 허약, 비허(脾虛) 부종에

• 상어고기 100g, 백출 30g, 진피(陳皮) 15g을 함께 넣고 고기가 푹 무르도록 고아서 고기와 국물을 하루 2번 연이어 일주일 정도 먹는다.

② 상처 부위를 빨리 아물게 할 때

• 상어고기에 식초를 적당량 넣고 볶아 먹으면 수술 자리를 빨리 아물게 한다.

[참고문헌]

1. ≪식료본초≫ : "補五臟."
2. ≪의림찬요≫ : "消腫祛瘀."

14) 기타 어류

(1) 고등어(鮐魚 태어, Scomber japonicus Houttuyn)

[성미] 감(甘), 함(鹹), 온(溫)
[귀경] 신(腎)·폐(肺)·비경(脾經)
[효능] 보익강장(補益强壯)
[주치] 폐로(肺癆)허손, 만성소화기질환, 신경쇠약 등

(2) 삼치(馬鮫魚 마교어, Scomberomorus niphonius (Cuvier et Valenciennes))

[성미] 감(甘), 온(溫)
[효능] 강장(强壯), 제신(提神), 노화방지

[주치] 피로, 산후허약, 신경쇠약, 개창(疥瘡)

(3) 복어(河豚 하돈, 검복 Fugu vermicularis (Temminck et Schlegel), 황복 F. obscurus(Abe) 등)

[성미] 감(甘), 온(溫), 유독(有毒)
[귀경] 간(肝)·신경(腎經)
[효능] 자보간신(滋補肝腎), 거습지통(祛濕止痛).
[주치] 양위(陽痿), 유뇨(遺尿), 현운(眩暈), 요슬산연(腰膝汕軟), 풍습비통(風濕痺痛), 피부소양(皮膚瘙痒)

(4) 연어(大馬哈魚 대마합어, Oncorhynchus keta (Walbaum))

[성미] 감(甘), 미온(微溫)
[효능] 자보(滋補), 이수(利水), 건위(健胃)
[주치] 소화불량, 흉중창만(胸中脹滿), 부종

(5) 민어(鮸魚 면어, Nibea imbricata MATSUBARA, Miichthys miiuy (Basilewsky) 등)

[성미] 감(甘), 평(平)
[효능] 보중익기(補中益氣)

(6) 대구(鱈魚 설어, Gadus macrocephalus Tilesius)

[성미] 고(固), 함(鹹), 평(平)
[귀경] 심(心)·신경(腎經)
[효능] 활혈(活血), 소종지통(消腫止痛)
[주치] 질타(跌打) 골절(骨折)

2. 기타 수산류(水產類)

1) 해삼(海蔘 해삼) [食物本草]

[이명] 해서(海鼠), 요삼(遼參), 해남자(海男子)

[기원] 해삼과 동물 해삼 *Stichopus japonicus* Selenka[*Apostichopus japonicus* (Selenka)] 또는 기타 해삼 종류의 몸체

[성미] 함(鹹), 평(平), 무독(無毒)

[귀경] 폐(肺)·신경(腎經)

[효능] 보신익정(補腎益精), 양혈윤조(養血潤燥), 지혈소염(止血消炎), 조경양태리산(調經養胎利產)

[주치] 정혈휴손(精血虧損), 허약허겁(虛弱虛怯), 양위(陽痿), 몽유(夢遺), 소변빈삭(小便頻數), 장조변비(腸燥便秘), 폐허(肺虛)로 인한 해수각혈(咳嗽咯血), 장풍변혈(腸風便血), 외상출혈(外傷出血), 폐결핵, 재생불량성 빈혈 등

[용법용량]

15~30g을 달여 먹거나 삶아서 먹는다. 또는 9~15g을 환제나 산제로 하여 먹는다.

[주의사항]

- 급성장염이나 세균성 이질에는 먹지 않는다.
- ≪본초구원(本草求原)≫ : "사리유활(瀉痢遺滑)한 사람은 해삼을 피한다. 삽미(澁味)와 배합하여 쓰는 것이 적합하다."
- ≪수식거음식보(隨息居飮食譜)≫ : "비약불운(脾弱不運), 담다변활(痰多便滑), 객사미진(客邪未盡)이 있는 경우는 모두 식용하면 안 된다."

[해 설]

- 해삼은 보양(補養) 음식으로 해삼 외에 매화삼, 사목니삼, 화해삼, 녹해삼 등도 효능이 비슷하므로 함께 쓴다. 해삼을 요리할 때 식초를 넣으면 영양가가 떨어지므로 주의해야 한다.
- ≪수식거음식보(隨息居飮食譜)≫ : "자음(滋陰), 보혈(補血), 건양(健陽), 윤조(潤燥), 조경(調經), 양태(養胎), 이산(利產)하고, 산후, 병후에 두루 식용할 수 있다. 화퇴(火腿)나 돼지고기, 양고기와 함께 구워 먹으면 좋다."

- 평상시에 신허(腎虛)로 인한 양위(陽痿), 조설, 유정(遺精), 소변빈삭(小便頻數) 등과 각종 실혈(失血) 후의 빈혈에 사용되고, 장조(腸燥) 변비, 폐결핵, 신경쇠약이 있는 사람도 식용한다. 신양(腎陽)이 부족해서 오는 발기불능, 정허(精虛)로 인한 허리 무릎 통증과 여러 가지 부인과 질환에 효과가 있다. 해삼은 폐결핵이나 각혈, 재생불량성빈혈, 고혈압, 당뇨, 피부 보호를 필요로 하는 증상에도 널리 쓰일 수 있다.
- 해삼은 최고의 강장, 강정제 중의 하나이다. 칼슘이나 철분 등이 풍부하여 성장기 골격 형성기 어린이들이 먹으면 발육을 촉진하여 준다. 해삼 연골에 콘드로이틴 성분이 많이 들어있어 내장을 보호하고 주독(酒毒)을 중화시켜주고 피부노화를 예방하는 작용이 있다. 해삼은 매우 부드럽기 때문에 치아가 부실한 노인들한테 육류 대신에 사용할 수 있는 영양식으로서 효과가 좋다.
- 해삼은 단백질 함량이 아주 높고 철분, 요오드 등의 미량 원소 등이 풍부하기 때문에 고지혈증과 관상동맥질환이 있는 사람들에게 특히 이상적인 식품이다.
- 해삼에 함유되어 있는 다당은 우리 몸의 면역능력을 현저하게 증강시키고 암세포 생장을 억제하는 효능이 있기 때문에 암 환자에게 좋다.

[응용 예]

① 양위(陽痿), 야뇨빈삭(夜尿頻數), 또는 추위를 많이 탈 때

- 해삼 30g, 홍합 30g, 양고기 120g을 함께 끓여서 소금, 생강 등의 조미료를 적절히 넣어 요리해서 몇 주 먹는다.

② 요슬산연(腰膝痠軟), 두훈(頭暈), 이명(耳鳴), 유정(遺精), 조루(早漏) 등에

- 말린 해삼 20~30g을 물에 충분히 불려 멥쌀 100g을 넣고 죽을 쑤어 먹는다. 보신익정(補腎益精), 양혈익간(養血益肝).

③ 산후, 병후에 몸이 허약해졌을 때

- 해삼과 돼지살코기를 같이 끓인 다음 적절히 조미하여 먹는다.

④ 유뇨(遺尿), 고혈압, 동맥경화증에

- 해삼 30g을 끓여 빙당을 적량 넣고 매일 1차례씩 공복에 먹는다.

⑤ 음허혈조(陰虛血燥), 장조변비(腸燥便秘)에

- 해삼 30g, 돼지대장(내벽을 소금으로 깨끗이 씻은 것) 50~100g, 목이버섯 15g 정도를 함께 넣고 불려서 같이 끓인 뒤 적당한 조미해서 먹는다. 보신(補腎), 양혈(養血), 윤조(潤燥)

⑥ 폐결핵 각혈에

- 해삼 500g, 백급(白芨) 250g, 구판(龜板. 炙) 120g을 분말을 낸 후 합쳐 매번 15g씩 하루 3번 복용한다.

[참고문헌]

1. ≪본초종신(本草從新)≫ : "補腎益精, 壯陽療痿."
2. ≪식물고(食物考)≫ : "降火滋腎, 通腸潤燥."
3. ≪췌금구본초술록(萃金裘本草述錄)≫ : "治陰虛勞瘦, 喉燥咳血, 腸風下血. 熄風淸熱, 和胃養陰."

2) 해파리(海蜇 해철) [食物本草會纂]

[이명] 수모(水母), 석경(石鏡), 수모(水母), 해절(海折)
[기원] 해파리과 동물인 해파리 *Rhopilema esculenta* Kishinouye의 촉수 부분
[성미] 함(鹹), 량(凉)
[귀경] 폐(肺)·간(肝)·신경(腎經)
[효능] 평간청열(平肝淸熱), 화담소적(化痰消積), 윤장(潤腸)
[주치] 폐열해수(肺熱咳嗽), 담열효천(痰熱哮喘), 담음해수(痰飮咳嗽), 급만성기관지염, 식적비창(食積痞脹), 대변조결(大便燥結), 고혈압 등

[용법용량]

30~60g을 끓여 먹는다. 또는 염건한 것을 살짝 데쳐서 차갑게 무쳐서 먹는다.

[주의사항]

- ≪본초구원(本草求原)≫ : "비위(脾胃)가 허한(虛寒)한 경우는 먹으면 안 된다." 생으로 먹으면 소화가 어려우므로 과량을 복용하지 않는다. 해파리는 설탕을 이용해 당장(糖藏)하면 안 된다.

[해 설]

- ≪의림찬요(醫林纂要)≫ : "심폐를 보익하고 자음(滋陰) 화담(化痰)하여 뭉쳐 있는 것을 제거하고 습사를 제거하여 술을 잘 깨게 해주면서 기침을 그치게 하고 번열을 그치게 한다."
- 해파리는 담식(淡食)을 삭이되 정기(正氣)를 상하지 않고, 음혈(陰血)을 자양하되 사기

(邪氣)를 머무르게 하지 않으며, 외용하면 해독소종(解毒消腫)하는 효능이 있다. 절강동부 연해에서는 하지(下肢) 종독(腫毒)의 외치(外治)에 상용한다.

- 해파리는 무기질 가운데 요오드 함량이 많고, 혈압을 안정시키는 작용을 하며 소화 기능을 촉진하고 장운동을 활발하게 하여 변비를 해소시킨다. 또한 한천질이 많고 지방질이 거의 없으며 저칼로리는 식품이기 때문에 비만증, 고혈압, 당뇨병 등의 성인병의 예방, 치료에 좋다.
- 해파리는 인체의 관절과 연골, 피부에 존재하는 생리활성물질인 콘드로이틴을 함유하는데 이 콘드로이틴은 뮤코다당체로서 관절 활액이 연골에 머물도록 도와주며, 각 조직에 수분, 영양분을 축적하는 역할을 한다.
- 해파리는 매실, 고추냉이와 궁합이 잘 맞는다.

[보충설명]

- 해파리 껍질(해철피(海蜇皮)) : 해파리의 우산같이 생긴 부분으로, 미(味)는 함삽(鹹澁)하고 성질은 평(平)하다. 화담(化痰), 소적(消積), 거풍(祛風), 제습(除濕)하는 효능이 있으며, 비괴(痞塊), 두풍(頭風), 백대(白帶), 풍습(風濕), 이름 없는 종독(腫毒) 등을 다스린다.

[응용 예]

① 폐열(肺熱) 해수(咳嗽)에 가래가 누렇고 끈끈한 경우에

- 해파리와 올방개(荸薺) 적당량을 함께 끓여 상복한다.

② 풍습성 관절통에

- 해파리 껍질을 무릎 관절 부위에 부착시키고 붕대를 감아놓으면 효과가 있다.

③ 음허담열(陰虛痰熱), 변비에

- 해파리 30g과 올방개 4개를 함께 끓여 먹는다. ≪고방선주(古方選注)≫ 설갱탕(雪羹湯)

④ 오랜 기침이나 만성기관지염이 있을 때

- 해파리 80g을 씻어 무 60g을 잘게 채 썬 것과 함께 탕기에 넣고 물 3대접을 붓고 끓여서 반으로 졸여서 하루 두 번 분복하기를 두 주일 계속하면 좋은 효과를 거둘 수 있다.

⑤ 해수, 천식에

- 해파리 120g과 돼지피 120g을 같이 탕기에 넣고 적당히 물을 붓고 끓여 조리해서 먹으면 화담평천(化痰平喘)해서 해수, 천식에 효과가 있다.

[참고문헌]

1. ≪의림찬요(醫林纂要)≫ : "補心益肺, 滋陰化痰, 去結核, 行邪濕, 解渴醒酒, 止嗽除煩."
2. ≪식물중약여편방(食物中藥與便方)≫ : "有降血壓, 軟堅化痰之功."
3. ≪중국동물약(中國動物藥)≫ : "(乾燥全體)治熱疾, 口燥咽乾, 陰虛便秘, 淋巴結結核, 高血壓, 矽肺等."

3) 민물새우(蝦 하) [名醫別錄]

[이명] 청하(青蝦), 하춘(蝦春), 하(蝦)

[기원] 징거미새우과 동물 징거미새우 *Macrobrachium nipponense* (De Haan) 등 여러 종류의 민물새우의 몸체 또는 살

[성미] 감(甘), 온(溫), 무독(無毒)

[귀경] 간(肝)·위(胃)·신경(腎經)

[효능] 보신장양(補腎壯陽), 통유(通乳), 탁독(托毒), 거풍담(祛風痰)

[주치] 신허양위(腎虛陽痿), 요슬산연, 유즙불하(乳汁不下), 단독(丹毒), 옹저, 염창(臁瘡), 풍담옹색(風痰壅塞) 등

[용법용량]

적당량을 끓이거나 볶아 먹는다.

[주의사항]

- 습열사리(濕熱瀉痢), 옹종열통(癰腫熱痛), 소양(瘙痒) 있는자는 신중히 복용한다.
- ≪식료본초(食療本草)≫ : "동풍(動風)하고, 창개(瘡疥)를 발한다." 따라서 평소에 과민성 알러지가 있는 사람은 새우를 금하는 것이 좋다. 음허화왕자(陰虛火旺者)는 피한다.

[해 설]

- 새우는 종류가 많으나 민물, 바다 새우는 효능이나 영양 성분에 큰 차이가 없다. 새우는 단백질과 칼슘이 풍부한 강정 식품이며 스테미너 식품으로 뛰어나다. 특히 말린 새우에는 60%가 단백질로 되어 있다. 칼슘의 함량은 육류보다 매우 풍부해 칼슘의 보고로 알려져 있다. 청록색의 새우 껍질에 열을 가하면 빨간색으로 변하는데 이는 색소에 결합되어 있는 단백질이 열변성하기 때문이며, 먹어도 소화가 잘 안 된다. 또한 셀레늄이라는

미량 원소를 많이 함유하여 암 예방, 치료에도 도움이 된다.

- 새우는 머리 윗부분이 발달 되어 있고 꼬부라져 있으며 등 부위(독맥)가 발달하여 번식력이 강하다. 따라서 보신장양(補腎壯陽)하여 양위(陽痿), 조설(早泄), 성욕 감퇴, 요슬산연, 권태 무력 등을 다스린다. 새우는 하춘(蝦春)이라고도 불리는데 고단백을 함유하고 있어 조양(助陽)하고 혈맥을 통하며, 부녀의 산후유즙 결핍에도 좋다.
- 새우는 종기에도 좋은 것으로 되어있는데 대부분의 종기는 혈액이 탁하고 영양 성분이 부족하거나 면역력이 떨어져서 혈액 속의 노폐물이나 병원균이 배출되기 위해 생긴다. 따라서 몸을 보익하는 성질을 가지고 있는 것과 해독하는 것들이 종기에 효과가 있다.

[응용 예]

① 신양이 부족해서 추위를 많이 타거나 허리가 아프거나 양위(陽痿) 증상이 있을 때

- 살아있는 생새우 60g을 씻어 뜨겁게 데운 술 반 잔에 넣은 후 새우가 죽으면 새우를 건져 먹고 술도 마신다. 하루 1번 7일간 먹는다.
- 새우 200~300g을 동동주 500g에 담가 10~15분 후에 꺼내어 구워 먹거나 새우 술을 담가 먹는다.

[참고문헌]

1. ≪본초강목(本草綱目)≫ : "作羹, 治鱉瘕, 托痘瘡, 下乳汁, 法製壯陽道, 煮汁吐風痰, 搗膏敷蟲疸."

4) 참새우(對蝦 대하) [本草綱目]

[이명]	명하(明蝦), 대하(大蝦), 해하(海蝦)
[기원]	참새우과 동물인 참새우 *Penaeus orientalis* Kishinouye[*Penacus chinensis* (Osbeck)의 몸체 또는 살
[성미]	감(甘), 함(鹹), 온(溫), 무독(無毒)
[귀경]	간(肝)·신경(腎經)
[효능]	보신장양(補腎壯陽), 자음식풍(滋陰熄風), 익기개위(益氣開胃)
[주치]	신허양위(腎虛陽痿), 음허동풍(陰虛風動), 수족휵익(手足搐搦), 중풍 반신불수(半身不隨), 근골동통(筋骨疼痛), 유창(乳瘡), 비허식소(脾虛食少) 등

[용법용량]

15~30g을 끓이거나 술에 담가 먹거나 새우젓을 담가 먹는다.

[주의사항]

풍화(風火)가 쉽게 동하므로 음허화왕(陰虛火旺), 창종(瘡腫), 피부병 환자는 피한다.

[해 설]

- 대하는 짝을 지어 있는 경우가 많아서 대하(對蝦)라고 한다. 참새우는 크기가 크고 육질이 두툼하고 맛있으며 영양이 풍부하다. 대개 수컷은 길이가 10~13cm이고 무게가 30g, 암컷은 길이가 16~18cm이고 무게는 50~70g 정도인데 큰 것은 200g에 달하는 것도 있다. 효능은 새우와 비슷하지만 익기개위(益氣開胃), 강장영양(强壯營養) 작용이 있다.
- 대하의 가식부는 100g을 기준으로 했을 때 열량은 70~80kcal이며 일반 성분 중 수분을 제하면 나머지가 대부분 단백질로 이루어져 있다. 새우의 단백질은 라이신과 메치오닌을 비롯한 필수아미노산과 단맛을 내는 글리신, 독특한 풍미를 내는 베타인 등으로 구성되어있다. 또한 키틴질로 구성된 껍질 부위에 칼슘이 풍부하여 치아 및 골격형성, 혈액응고, 근육, 신경의 기능 등을 원활하게 도와준다.
- 대하는 조개류와 마찬가지로 자체 콜레스테롤(132mg%)을 함유하고 있으나 혈중 콜레스테롤을 떨어뜨리는 타우린 성분을 함유하여 고혈압이나 여러 가지 성인병에 효과를 발휘한다. 타우린은 간에 영향을 주어서 알코올로 인한 장애를 개선하고 간장 해독 작용을 도우며 혈압을 조절한다. 새우나 게 등에 존재하는 카로틴은 우리 몸에 흡수되면 비타민 A로 변하여 각종 저항력을 키워주고 시력을 보호하는 데 도움이 된다.
- 대하는 표고버섯과 궁합이 잘 맞는다. 비타민 D의 모체인 에르고스테린이 표고버섯에 풍부해서 혈중의 콜레스테롤을 떨어뜨리는 효과가 크고 칼슘의 흡수를 도와주기 때문에 새우의 칼슘을 소화 흡수하는 데 도움을 주면서 콜레스테롤 수치를 같이 내려준다.

[응용 예]

① 신허양위(腎虛陽痿)의 치료에

- 살아있는 참새우 100g을 술에 담갔다가 기절시킨 후 꺼내서 볶아 먹는다. ≪본초강목습유(本草綱目拾遺)≫

② 산후 유즙불하(乳汁不下) 및 유소(乳少)에

- 적당량의 새우를 살짝 볶아서 황주를 넣고 삶아서 3일간 먹는다. ≪중국약선학(中國藥膳學)≫

③ 유창(乳瘡, 유선염) 유소(乳少)에

- 새우살, 포공영(蒲公英) 각 30g, 백작약(白灼藥) 9g을 함께 끓여 먹는다. ≪산동약용동물(山東藥用動物)≫

[참고문헌]

1. ≪본초강목습유(本草綱目拾遺)≫ : "對蝦, 補腎興陽, 治痰火後半身不遂, 筋骨疼痛."
2. ≪수식거음식보(隨息居飮食譜)≫ : "開胃化痰."

5) 참게(蟹 해) [神農本草經]

[이명]	방해(螃蟹), 하해(河蟹), 모해(毛蟹), 청수해(淸水蟹), 대갑해(大閘蟹), 청수해(淸水蟹) 등
[기원]	바위게과 동물 中華絨螯蟹 *Eriocheir sinensis* H. Milne-Edwards의 살과 내장
[성미]	함(鹹), 한(寒)[량(凉)], 무독(無毒)
[귀경]	간(肝)·위경(胃經)
[효능]	청열(淸熱), 산어(散瘀), 소종해독(消腫解毒), 보골수(補骨髓), 속근접골(續筋接骨)
[주치]	습열황달, 산후(産後) 어체복통(瘀滯腹痛), 근골절상(筋骨折傷), 칠창(漆瘡), 임산(臨産) 시의 진축무력(陣縮無力)

[용법용량]

술을 담가 먹거나 기름에 튀겨 먹는다. 또는 쪄서 먹거나 탕을 끓여서 먹고 환제나 산제로 하여 먹는다.

[주의사항]

- 감이나 토끼고기, 또는 형개와 함께 먹으면(同食) 안 된다.
- 참게는 평소에 비위가 차서 대변에 설사기가 있거나 묽고 배가 살살 아프거나 감기에 걸려서 낫지 않을 때, 피부 소양(아토피질환)증과 같은 피부과 질환이 있을 때는 먹지 않는다.
- 임신부는 출산할 때는 괜찮지만 임신 중에 먹는 것은 안 좋고 게발(엄지발가락)을 먹는 것은 더욱 안 좋다.

[해 설]

- ≪수식거음식보(隨息居飮食譜)≫ : "골수(骨髓)를 보하고, 간음(肝陰)을 자양(滋養)하고, 위액을 채우고, 양근활혈(養筋滑血)하고, 음저(陰疽)의 뿌리를 제거한다."
- 국내에서 생산되는 게에는 꽃게, 논게, 칠게, 참게, 도둑게 등이 있는데 주로 우리가 먹는 것은 꽃게와 민물참게이며, 효능은 서로 비슷하다. 민물참게는 게발에 털이 있어서 구분할 수 있는데 산란기에 바다에서 산란하고 부화하여 민물로 돌아와서 사는데 바닷가 지방에 많이 있다. 지금은 농약을 많이 써서 참게가 흔하지 않고 주로 양식(養殖)해서 공급한다. 민물 참게는 폐디스토마의 중간 숙주이기 때문에 날것을 먹거나 생게장을 담가 먹으면 폐디스토마가 걸릴 위험이 있으므로 반드시 익혀 먹어야 한다.
- 게는 단백질 함량이 많고(15% 정도) 필수아미노산이 많아서 성장기 발육기에 있는 어린이에게 좋다. 또 지질 함량이 적고 맛을 내는 작용을 하는 글리신, 알라닌, 베타인 등이 들어있으며 소화가 잘 되기 때문에 병후 회복기, 허약체질 노인에게 좋고, 고단백, 저지방을 필요로 하는 비만증, 고혈압, 간장병 환자에게 권장할 수가 있다.
- 게는 산성 식품이기 때문에 알칼리성 식품과 함께 먹는 것이 더 좋다. 또, 산란기의 게는 배에 알이 다닥다닥 붙어 있어 맛이 없으므로 산란기(4~6월 사이)에는 게를 먹지 않는 것이 좋다. 게는 가을철 게가 맛이 있다.
- 참게를 먹고 식중독이 발생한 경우 자소엽 30g, 생강 250g을 달인 액을 따뜻하게 복용하거나 생강즙을 복용하면 효과가 있다.

[응용 예]

① 질타(跌打)와 골절근단(骨折筋斷), 어종동통(瘀腫疼痛)에

- 게를 구워서 가루로 만들어 술과 함께 10g씩 먹는다. ≪천주본초(泉州本草)≫

② 부인의 산후 어혈복통(瘀血腹痛)에

- 게와 산사를 같은 양으로 하여 구워 말려서 같이 가루 내어 술과 함께 15~20g씩 먹는다. ≪전남본초(滇南本草)≫

③ 습열황달(濕熱黃疸)에

- 게를 약성이 남도록 불에 태워(燒存性), 가루 내어 술과 섞어서 환으로 만들어 50알씩 따뜻한 물로 하루 두 번씩 먹는다. ≪빈호집간방(瀕湖集簡方)≫

[참고문헌]

1. ≪명의별록(名醫別錄)≫ : "解結解血, 愈漆瘡, 養筋益氣."

2. ≪본경봉원(本經逢原)≫ : "蟹, 性專破血, 故能續斷節筋骨."
3. ≪본초연의(本草衍義)≫ : "此物極動風, 體有風疾人, 不可食."

6) 오징어(烏賊魚肉 오적어육) [名醫別錄]

[이명] 오징어(烏側魚), 묵어(墨魚), 람어(纜魚)
[기원] 오징어과 동물 무침(無針) 오징어 *Sepiella maindroni* de Rochebrune 또는 금오징어 *Sepia esculenta* Hoyle의 살
[성미] 함(鹹), 평(平), 무독(無毒)
[귀경] 간(肝)·신경(腎經)
[효능] 양혈자음(養血滋陰), 보익간신(補益肝腎)
[주치] 혈허경폐(血虛經閉), 붕루(崩漏), 대하(帶下), 빈혈, 두훈(頭暈) 등

[용법용량]

1~2마리를 삶아서 먹는다.

[주의사항]

오징어를 많이 먹으면 풍기(風氣)가 동한다. 오징어는 산성 식품이므로 알칼리성 식품과 배합해서 먹는 것이 좋다.

[해 설]

- ≪의림찬요(醫林纂要)≫ : "심맥(心脈)을 보하여 순환이 잘되게 하고, 혈액과 신장을 맑게 해주며, 열을 제거하여 정기(精氣)를 간직하게 한다. 음식으로 먹으면 크게 혈을 기르고 음을 자양하며, 눈을 밝게 하고 열을 물리친다." 이시진은 오징어를 혈분약이라고 했는데 여성들의 빈혈과 혈허경폐(血虛經閉)에 매우 좋은 식품이다.
- 오징어 먹물의 주성분인 타우린(2-aminoethane sulfonic acid)은 지방흡수를 돕고 혈중 콜레스테롤과 중성지방 농도를 저하시키며, 두뇌 발달, 망막기능, 간기능 보호, 생식기능, 성장발달 및 산화성 독성물질 제거 등 같은 다양한 기능을 가진 생체활성물질이다.
- ≪본초습유(本草拾遺)≫에 기록이 있으며 혈액응고를 촉진시키는 작용이 있어 기능성자궁출혈이나 소화관 출혈 등에 쓰인다.

[보충설명]

- 오징어 뼈(해표초(海螵硝), 오적골(烏賊骨)) : 성질이 미온(微溫)하고 맛이 함삽(鹹澁)하며, 수렴지혈(收斂止血), 고정지대(固精止帶), 제산염창(制酸斂瘡)하는 효능이 있어서 붕루 하혈, 창상 출혈, 유정, 대하, 위통(胃痛), 토산(吐酸), 위궤양 출혈이 오래도록 유합(愈合)되지 않는 것 등을 다스린다. 탄산칼슘을 함유하고 있어서 제산(制酸) 작용이 비교적 강하다.

[응용 예]

① 빈혈, 혈허(血虛) 경폐(經閉)에

- 오징어 60g과 메추리알 2개를 탕기에 함께 넣고 물을 붓고 끓여서 연속해서 1~3주일 동안 먹는다. ≪곡지부과(曲池婦科)≫
- 오징어 1마리와 도인(桃仁) 10g에 술을 넣고 탕을 끓여서 먹는다. ≪육천본초(陸川本草)≫

② 허리 근육의 노손(勞損)에

- 말린 오징어 1~2마리에 두충 30g을 넣고 푹 끓여서 먹는다.

[참고문헌]

1. ≪명의별록(名醫別錄)≫ : "主益氣强志."
2. ≪일화자본초(日華子本草)≫ : "通月經."
3. ≪수식거음식보(隨息居飮食譜)≫ : "滋肝腎, 補血脈, 理奇經, 利胎産, 調經帶, 最益婦人."

7) 낙지(章魚 장어) [本草綱目]

[이명] 장거(章擧), 석거(石距), 장망조(鱆望潮), 소팔초어(小八梢魚), 낙제(絡蹄), 낙체(絡締), 낙자, 낙짜, 낙쭈, 낙찌, 낙치

[기원] 문어과에 속하는 낙지 *Octopus variabilis* (Sasaki) 또는 왜문어 *O. vulgaris* Lamarck의 살

[성미] 감(甘), 함(鹹), 평(平)

[귀경] 폐(肺)·비(脾)·위경(胃經)

[효능] 양혈통유(養血通乳), 해독(解毒), 생기(生肌)

[주치] 혈허로 인한 경행불창(經行不暢), 경폐(血虛經閉), 산후 유즙부족, 창양(瘡瘍) 등의 상처가 잘 아물지 않는 증상 등

[용법용량]

30~60g을 끓여 먹는다(날것인 경우 150g).

[주의사항]

담마진(蕁痲疹) 병력이 있는 사람은 주의한다.

[해 설]

낙지는 타우린을 함유한 저칼로리 식품으로 단백질, 인, 철, 비타민 성분이 있어 콜레스테롤을 억제하며 빈혈 예방의 효과도 있다.

[응용 예]

① 산후 젖이 잘 안 나올때

- 말린 낙지 30~60g을 돼지족과 함께 푹 고아서 먹거나 혹은 땅콩 60g을 넣고 끓여 먹는다.

② 자궁경부염증이나 질염 등에

- 낙지 3마리에 쌀로 빚은 술 2잔을 넣고 푹 익혀 먹는다.

[참고문헌]

1. ≪본초강목(本草綱目)≫ : "養血益氣."
2. ≪동의보감(東醫寶鑑)≫ : "性平味甘無毒"

8) 홍합(淡菜 담채) [食療本草]

[이명] 각채(殼菜), 홍합(紅蛤), 주채(珠菜), 해홍(海紅)

[기원] 홍합과 동물 후각홍합 *Mytilus crassitesta* Lischke 및 기타 홍합류의 살

[성미] 감(甘), 함(鹹), 온(溫), 무독(無毒)

[귀경] 간(肝)·신경(腎經)

[효능] 보간신(補肝腎), 익정혈(益精血), 소영류(消癭瘤), 조경혈(調經血)

[주치] 허로리수(虛勞羸瘦), 정혈휴소(精血衰少), 현훈, 도한(盜汗), 양위(陽痿), 요통, 토혈, 붕루(崩漏), 대하(帶下), 영류(癭瘤), 갑상선종

[용법용량]

15~30g을 끓여 먹거나 환, 산제로 먹는다.

[주의사항]

간담습열(肝膽濕熱), 방광습열(膀胱濕熱), 장도습열(腸道濕熱) 등 습열이 있는 사람은 식용하는 것을 피한다. 오래 장복하지 않는다.

[해 설]

- 홍합은 바다에서 나는 해산물에서 맛이 제일 담담해서 담채(淡菜)라 하였다. 홍합은 감칠맛이 있어 국을 끓이거나 젓갈을 담그면 좋은데 특히 말린 홍합이 더 좋다. 홍합은 6~9월에 채취한 것은 삭시토신이라는 독소가 있으므로 여름철에는 되도록 먹지 않는 것이 좋다.
- 홍합은 오장(五臟)의 기운을 보하고 허리와 다리를 튼튼하게 해서 정력을 증강시키고 몸이 허해서 자꾸 마르거나 출산 후 어혈이 생겨서 배가 아플 때 이용하면 더 좋다. 특히 평소 식은땀을 많이 흘리거나 체력이 허약한 사람한테 홍합이 보약과 같이 좋다.
- 홍합은 영양학적으로 각종의 비타민과 무기질이 풍부해서 영양의 보고라고 할 수 있다. 특히 단백질 성분이 많이 들어있고 타우린과 글리신, 인이 많이 들어있어서 '바다에서 나는 계란'이라고 불리기도 하며, 타우린 등이 간기능을 도와 술안주나 속풀이 해장국으로도 좋다.
- 홍합은 비타민 B_{12}, 엽산, 철분 등이 풍부하게 함유되어 있기 때문에 빈혈 예방에 효과적이고 항산화제인 비타민 C가 풍부해서 몸속의 유해 산소를 제거해주며 철분과 같은 각종 무기질이나 요오드, 셀레늄 등이 풍부하기 때문에 노화 방지, 피부미용에도 도움을 준다.
- 또, 프로비타민 D의 함량이 높아서 칼슘과 인의 체내 흡수율을 높여 주고 갱년기 여성들에게 골다공증을 예방, 치료하고 뼈와 치아를 튼튼하게 하는 데 도움이 된다.

[응용 예]

① 갑상선 종류(腫瘤)에

- 홍합 50g과 다시마 25g을 같이 끓여 먹게 되면 간신(肝腎)을 보하여 정혈(精血)을 더 해주며 갑상선 종류(腫瘤)에도 좋다.

② 두훈(頭暈), 도한(盜汗)에

- 홍합을 구워 말린 후 세말한 것 100g과 세말한 진피 60g을 꿀과 함께 환을 빚어 하루 3번 매회 5g씩 복용한다.

③ 빈혈에

- 홍합 50g, 숙지황 40g, 황기 50g, 당귀 10g을 함께 달여 하루 2번 먹는다.

[참고문헌]

1. ≪본초회언(本草匯言)≫ : “淡菜補虛養腎之藥也.”
2. ≪수식거음식보(隨息居飮食譜)≫ : “補腎益血塡精, 治遺, 帶, 崩, 淋, 陽痿陰冷, 消渴, 癭瘤.”

9) 굴(牡蠣肉 모려육) [本草拾遺]

[이명] 여황(蠣黃), 자자육(蚝子肉), 석화(石花), 여합(蠣蛤), 여(蠣)

[기원] 굴과 동물인 굴(牡蠣) 종류 *Ostrea rivularis* Gould, *O. gigas* Thunberg, *O. talienwhanensis* Grosse, *O. denselamellosa* Lischke 등의 살

[성미] 감(甘), 함(鹹), 평(平)[량(凉)], 무독(無毒)

[귀경] 심(心)·간(肝)·신경(腎經)

[효능] 양혈안신(養血安神), 연견소종(軟堅消腫), 자음잠양(滋陰潛陽)

[주치] 번열(煩熱) 실면(失眠), 심신불안, 나력(瘰癧), 자한(自汗), 도한(盜汗), 유정(遺精), 대하(帶下)

[용법용량]

30~60g을 삶아서 먹는다.

[주의사항]

비허활정(脾虛滑精)과 급성, 만성 피부병 환자는 복용을 삼간다.

[해 설]

- 굴은 세계 사람들이 즐겨 먹는 식품의 하나로 날씨가 추워지면 맛도 좋아지고 영양도 풍부해져서 “바다의 우유, 바다의 소고기”라고 일컫는다.
- 굴은 성질이 약간 차므로 속이 냉한 사람이나 소음인(少陰人)이 먹게 되면 오히려 기운이 떨어지고 소화가 잘 안 될 수 있다. 속이 냉하지 않은 사람 특히 태음인에게는 아주 좋은 영양 식품이다.
- 굴은 글리코겐 함량이 높고 단백질은 필수아미노산 중 라이신이 많으며, 다른 어패류에 비해 비타민 B_{12}의 함량이 많은 편이다. 10월경부터 이듬해 2~3월까지 글리코겐 함량이 높아 맛이 좋으므로 이때 먹는 것이 좋다. 그외 요오드나 구리, 아연, 망간 등 미량원소를

많이 함유하고 있는데, 특히 아연의 함량이 높다. 아연은 인체 내 여러 효소의 구성성분이 되고 핵산합성과 면역작용에 필수적인 미량원소로서 어린이 성장발달, 면역반응, 신경학적 기능과 생식에서 중요한 역할을 하므로 성장기 아동의 뼈 발육과 성인의 골다공증 예방에도 좋고, 빈혈 치료나 간장기능, 성기능이 떨어진 남성에게도 좋은 식품이다.

- 굴은 혈중 콜레스테롤의 양을 저하시켜 관상동맥경화증, 심근경색, 고혈압에 좋고, 혈전을 예방하며 가슴이 두근거리는 것을 가라앉히는 효과가 있으며 중금속을 해독하는 기능도 우수하다.
- 굴에 레몬즙을 뿌려서 먹으면 레몬의 구연산 성분이 세균의 번식을 억제하는 살균 효과를 발휘함과 동시에 철분 흡수 이용률을 향상시킨다.
- 산후에 젖이 잘 안 나올 때 굴죽을 쑤어 먹으면 좋고 체질이 허약한 아동이나 임파선결핵(나력) 환자, 음허(陰虛) 번열(煩熱)로 인해 잠을 못 자거나 불안한 사람, 암 환자가 방사선 요법이나 화학요법을 시행하면서 몸에 열이 나고 안 좋을 때 쓰면 좋으며, 미용식품으로도 좋다.

[보충설명]

- 굴껍질(모려(牡蠣)) : 성미(性味)는 함(鹹), 미한(微寒)하고 간(肝)·신경(腎經)으로 귀경(歸經)한다. 평간잠양(平肝潛陽), 중진안신(重鎭安神), 연견산결(軟堅散結), 수렴고삽(收斂苦澁) 효능이 있어 주로 현운(眩暈), 이명(耳鳴), 경계(驚悸), 불면, 나력(瘰癧), 영류(癭瘤), 자한(自汗), 도한(盜汗), 유정(遺精), 붕루(崩漏), 대하(帶下) 등에 이용된다. 그 외 위·십이지장의 궤양이나 염증, 위산과다증 등에도 많이 쓰인다. 위산이 많이 나올 때는 굴껍질을 불에 달구어 매번 5g 정도씩 하루에 3차례 정도 계란껍질과 1:1로 분말해서 먹으면 좋으며 식은 땀 날 때도 좋다. 식은 땀 나고 미열이 있을 때 모려를 불에 구워 가루 내어 부소맥(浮小麥, 쭉정이 밀)을 넣고 같이 끓여 먹으면 좋다.

[응용 예]

① 심혈부족(心血不足), 번열실면(煩熱失眠), 심신불안(心神不安)에

- 굴 25g을 깨끗하게 씻어서 달여 아침저녁으로 한 번씩 수일간 먹는다. ≪중국식료대전(中國食療大全)≫

② 갑상선 종대(腫大)에

- 굴과 다시마를 함께 끓여 조미한 후 먹는다. ≪중국음식보건학(中國飮食保健學)≫

[참고문헌]

1. 최우석(崔禹錫)의 ≪식경(食經)≫ : "治夜不眠, 志意不安."
2. ≪의림찬요, 약성(醫林纂要, 藥性)≫ : "清肺補心, 滋陰養血."
3. ≪중국약용해양생물(中國藥用海洋生物)≫ : "鎮驚, 滋陰養血. 用于煩熱失眠, 心神不安, 頸淋巴結核等."

10) 전복(鰒魚 복어) [本草經集註]

[이명] 구공포(九孔鮑), 포어(鮑魚)
[기원] 전복과 동물 말전복 *Haliotis diversicolor* Reeve의 살
[성미] 감(甘), 함(鹹), 평(平), 무독(無毒)
[귀경] 간경(肝經)
[효능] 자음청열(滋陰淸熱), 익정명목(益精明目), 조경윤장(調經潤腸)
[주치] 허로체약(虛勞體弱), 골증노열(骨蒸勞熱), 음허내열(陰虛內熱), 폐허해수(肺虛咳嗽), 월경불순, 혈고경폐(血枯經閉), 대변조결(大便燥結), 녹내장 등

[용법용량]

적당량을 끓여서 혹은 달여 먹는다.

[주의사항]

- ≪수식거음식보(隨息居飮食譜)≫ : "비약(脾弱)한 사람은 즙을 마시는 것이 좋다."

[해 설]

- 우리나라에는 5가지 종류의 전복이 나는데 대부분의 자연산은 참전복이고, 제주지방에 말전복, 까막전복, 오분자기 전복이 서식하고 있다. 참전복은 깨끗한 바닷가가 아니면 살지 않기 때문에 그 양이 많지 않다. 우리나라에서 나는 참전복이나 까막전복은 껍질 모양이 가로와 세로의 높이 비율이 2:3 정도인 타원형으로 되어 있으며, 적도 주위나 필리핀같이 따듯한 지방에서 나는 것은 원형에 가깝다. 전복은 암컷은 진한 녹색을 띠고 수컷은 노란색을 띠는데 산란기에 특히 색이 두드러진다.
- 전복이 자연산인 경우 등껍질에 이물질이 많이 붙어 있고 색깔이 검은 편인데 살은 진한 황색이다. 양식산의 경우 해상 가두리에서 사육한 것은 전복 등껍질에 굴쩍이 많이 부착

되어 있으며, 가두리가 아닌 경우에는 깨끗하다.

- 전복을 살 때는 껍질 바깥으로 전복의 살과 발 부위가 삐져나오고 통통하게 살찐 것이 좋다. 발 부분을 음식으로 많이 조리하는데 전복의 내장은 특히 몸에 좋다고 하여 전복 내장을 먹지 않으면 전복을 안 먹은 것과 마찬가지라는 말이 있다. 다만 내장은 날것으로 먹으면 많이 비리기 때문에 죽을 쑤어 먹는 것이 좋다. 봄철에는 전복회를 먹을 수 있는데 씹히는 맛이 상당히 좋다.
- 전복은 지질이 적고 단백질이 많기 때문에 성인들의 건강식으로 인식되고 있다. 주요 성분으로 루신(leucine), 글루탐산, 아르기니(arginine), 베타인 등이 들어있어서 감칠맛과 단맛이 있다. 전복이 4~5월에는 내장에 독이 생기기 때문에 날것으로 먹으면 안 되고 여름철인 경우 장염, 비브리오균 등의 오염으로 인해 식중독을 일으킬 위험이 있기 때문에 날것으로 먹으면 안 된다.

[보충설명]

- 전복껍질(석결명(石決明)) : 전복껍질은 구멍이 뚫어져 있는데 물이나 생식물질(알, 배설물)이 들어가고 나오고 하는 곳이며, 보랏빛 문양이 좋아서 자개(자개농) 만드는 재료로 많이 쓰인다. 성미(性味)는 함(鹹), 한(寒)하고 간(肝)·신경(腎經)으로 귀경한다. 평간잠양(平肝潛陽), 명목(明目) 효능이 있어 간양상항(肝陽上亢)으로 인한 고혈압에 쓰며, 눈에 화열(火熱)이 올라와서 안 좋을 때 눈을 맑게 해주는 약으로 쓰인다.

[응용 예]

① 혈고(血枯)하여 경폐(經閉)하거나 유즙이 부족할 경우에

- 전복 2마리를 끓여서 먹는다.

[참고문헌]

1. ≪촉본초(蜀本草)≫ : "治咳嗽, 明目."
2. ≪수식거음식보(隨息居飮食譜)≫ : "補肝腎, 益精明目, 開胃養營, 止帶濁崩淋, 癒骨蒸勞極."

11) 맛조개(蟶肉 정육) [食療本草]

[이명] 정(蟶), 정장(蟶腸)

[기원] 맛조개과 동물인 가리맛조개 *Sinonovacula constricta* (Lanarck)의 살

[성미] 감(甘), 함(鹹), 량(凉)[한(寒)], 무독(無毒) 혹 유독(有毒)
[귀경] 심(心)·신(腎)·간경(肝經)
[효능] 보음(補陰), 청열(淸熱), 제번(除煩), 통유(通乳)
[주치] 산후허손(産後虛損), 번열(煩熱), 구갈(口渴), 도한(盜汗), 유소(乳少) 등

[용법용량]

50~100g 정도를 끓여 먹는다. 생것은 250g까지 먹을 수 있다.

[주의사항]

성질이 차서 생식하면 설사하기 쉽다. 비위허한(脾胃虛寒)한 사람은 많이 먹지 않는 것이 좋다. 맹선(孟詵)은 "천행병(天行病) 후에는 먹으면 안 된다"고 했다.

[해 설]

- 맛조개는 흔히 맛살이라고 부른다. 국내에서는 7가지 종류가 있는데, 같은 과 동물 대나무맛조개의 효능과 비슷하고 백대(白帶)를 다스린다. 강장영양(强壯營養) 작용이 있고, 요오드 함유량이 높은 편이다.
- 맛조개는 살이 부드럽고 달기 때문에 낚시 미끼로 많이 쓴다. 다른 조개보다 단백질과 지질이 적은 저칼로리 식품이며, 칼슘, 철분, 아연이 풍부하다.
- 날것으로 먹을 경우 장염, 비브리오에 걸릴 위험이 있으며, 특히 3~4월경에 내장이 붉게 된 것은 독성이 있기 때문에 주의해야 한다.

[응용 예]

① 항암치료 후의 구건(口乾), 번열(煩熱)을 치료하는데
- 맛조개와 만년청 말린 것을 함께 삶아 먹으면 효과가 있다.

② 도한(盜汗)에
- 맛조개죽을 끓여 먹는다.

[참고문헌]

1. ≪본초강목(本草綱目)≫ : "산후허번(産後虛煩)"을 다스린다.
2. ≪수식거음식보(隨息居飮食譜)≫ : "청위(淸胃), 치리(治痢), 제번(除煩)하고, 산후(産後)에 허(虛)를 보(補)한다."
3. ≪천주본초(泉州本草)≫ : "주로 습열수종(濕熱水腫), 중서혈리(中暑血痢)를 다스린다."

12) 꼬막(蚶 감) [本草拾遺]

[이명] 와릉자(瓦楞子), 와옥자(瓦屋子), 감자(蚶子), 혈감(血蚶), 모감(毛蚶), 모합리(毛蛤蜊), 괴감(魁蚶), 니감(泥蚶)

[기원] 꼬막과 동물 꼬막조개 *Tegillarca granosa* (Linnaeus), *Scapharca inflata* (Reeve) 등의 살

[성미] 감(甘), 온(溫), 무독(無毒)

[귀경] 비(脾)·위경(胃經)

[효능] 보기양혈(補氣養血), 온중건위(溫中健胃), 기양(起陽)

[주치] 빈혈, 두훈, 핍력, 위통(胃痛), 소화불량

[용법용량]

10~30g을 끓여 먹는다.

[주의사항]

- ≪수식거음식보(隨息居飮食譜)≫ : "습열(濕熱)이 성(盛)한 경우는 피한다."

[해 설]

- 꼬막 살은 맛이 신선하고 부드러우나 A형, B형 간염에 전염될 수 있으므로 절대로 생식하면 안 된다. 꼬막살은 각종의 아미노산, 조지방, 당원, 비타민 A, B_1, B_2, C, 니코틴산 등을 함유하고 있다.
- 영양학적으로 꼬막은 타우린과 베타인 성분이 많아서 강정효과나 음주로 인한 간 해독에 뛰어난 효과가 있다고 알려져 있다. 또한 비타민 B_{12}, 철분, 코발트 성분이 있어서 저혈압 환자, 빈혈증, 여성 노약자들에게 겨울철 보양식품으로 인기가 좋다.
- 꼬막을 익힐 때는 2~3분만 살짝 끓인다. 너무 오래 끓이면 영양 성분이 빠져나와서 맛도 떨어진다. 꼬막 자체가 짠맛이 있기 때문에 소금이나 간장으로 간을 안 해도 간이 맞는다.

[보충설명]

- 꼬막껍질(와릉자(瓦楞子)) : 성미(性味)는 감(甘), 함(鹹), 평(平)하고 간(肝)·폐(肺)·위경(胃經)으로 귀경한다. 소담화어(消痰化瘀), 연견산결(軟堅散結), 제산지통(制酸止痛)효능이 있어 나력(瘰癧), 영류(癭瘤), 오래된 기침과 가래, 위통 등에 쓰인다. 탄산칼슘, 유기물, 소량의 철, 마그네슘, 규산염을 함유하고 있어 위산을 억제하므로 위산과다,

위염, 소화성궤양 등을 다스린다.

[참고문헌]

1. ≪사성본초(四聲本草)≫ : "溫中消食, 起陽."
2. ≪의림찬요(醫林纂要)≫ : "保心血, 散瘀血, 除煩醒酒, 破結消痰."
3. ≪본초경소(本草經疏)≫ : "益氣補中."

13) 대합육(文蛤肉 문합육) [全國中草藥匯編]

[이명] 해합육(海蛤肉), 합리육(蛤蜊肉), 대합(大蛤), 백합(白蛤), 화합(花蛤)

[기원] 염합과(帘蛤科) 동물인 문합(文蛤) *Meretrix meretrix* Linnaeus, *Meretrix lusoria* (RODING) 등의 살

[성미] 함(鹹), 평(平)[량(凉)], 무독(無毒)

[귀경] 위경(胃經)

[효능] 윤조지갈(潤燥止渴), 연견소종(軟堅消腫)

[주치] 소갈(消渴), 폐결핵(肺結核), 음허도한(陰虛盜汗), 영류(癭瘤), 나력(瘰癧), 담핵(痰核), 수종(水腫), 황달, 해수담다(咳嗽痰多) 등

[용법용량]

30~60g을 삶아서 먹는다.

[주의사항]

양허체질(陽虛體質)과 비위허한(脾胃虛寒)으로 인한 복통설사(腹痛泄瀉)가 있는 사람은 복용을 피한다.

[해 설]

- 조개류(대합) 추출물은 포도상 구균에 강한 억제 작용이 있고 간암에 대해서 보조적인 치료 작용이 있다. 조개껍질은 성질이 차고 조개살은 평한 성질에 가깝다.
- 대합은 지방이 적고 단백질이 풍부한 저칼로리 식품이며, 칼슘, 철분, 아연 등 무기질이 풍부하다.
- 대합에는 유리 아미노산인 타우린이 많이 들어 있는데 타우린은 신장, 간, 골수, 모유 등에 분포하며 또 망막 기능을 정상화하여 시력을 회복시켜주고, 인슐린 분비를 촉진하여

당뇨병을 예방하고, 혈중의 콜레스테롤 및 중성 지질을 감소시켜서 동맥경화, 심근경색, 고혈압을 예방하며 강심 작용을 하고 간의 해독 능력을 증강시켜주는 등의 효능이 있다. 타우린은 이 밖에도 글루탐산, 알라닌, 글리신 등의 아미노산이 풍부하며, 핵산계 맛 성분인 아데닐산이 들어 있어서 감칠맛을 낸다.

- 대합에는 헤모글로빈 합성에 중요한 기능을 하는 비타민 B_{12}가 풍부하여 악성빈혈과 신경질환 예방에 도움을 준다. 또한 조개류에는 아연이 풍부하여 많이 먹으면 미각을 잘 느낄 수 있게 해주고 성장장애, 피부장애, 전립선 비대증에도 도움이 된다.
- 조개류는 대체로 간질환자, 담석증 환자, 위장의 소화력이 떨어지는 환자에게 좋다. 특히 바지락은 단백질이 아주 많기 때문에 달걀과 같이 단백가로서 완전한 식품이라 할 정도로 단백질이 좋다. 소화 흡수도 잘 되고 간장에 부담을 주지 않기 때문에 병후 회복기나 어린이와 어르신들의 영양식에 좋다.

[보충설명]

- 바지락(합자(蛤仔), *RudiTapes philippinarum* ADAMS et REEVE) : 성미(性味)는 감(甘), 함(鹹), 평(平)[량(凉)]하고 보간해독(補肝解毒), 수렴생기(收斂生肌) 효능이 있다.
- 동죽(합리(蛤蜊), *Mactra veneriformis* Reeve) : 성미(性味)는 함(鹹), 한(寒)하고 위(胃)·간(肝)·방광경(膀胱經)으로 귀경한다. 자음(滋陰), 이수(利水), 화담연견(化痰軟堅) 효능이 있어 소갈(消渴), 수종(水腫), 담적(痰積) 등에 쓰인다.
- 재첩(현육(蜆肉), *Corbicula fuuminea* (Muller)) : ≪신수본초(新修本草)≫에서는 약성(藥性)이 냉(冷)하다고 하였다. 청열(淸熱), 이습(利濕), 해독(解毒) 효능이 있어 주로 소갈(消渴), 황달(黃疸), 습독각기(濕毒脚氣), 정창옹종(疔瘡癰腫)을 다스리는 데 쓰였다.

[응용 예]

① 소갈(消渴)에

- 대합을 삶아 하루에 세 차례 먹는다. ≪중국약선학(中國藥膳學)≫

② 황달수종(黃疸水腫), 영류(癭瘤), 나력(瘰癧)에

- 대합 200g을 삶아 수시로 먹는다. ≪중국식료대전(中國食療大全)≫

[참고문헌]

1. ≪본초구원(本草求原)≫ : "消水腫, 利水, 化痰, 治崩帶, 癭瘤, 五痔."
2. ≪천주본초(泉州本草)≫ : "主治黃疸, 小便不利, 腹脹, 諸淋."

14) 다슬기(螺螄 나사) [本草綱目]

[이명] 사라(師螺), 와라(蝸螺), 올갱이, 올뱅이, 민물고동
[기원] 우렁이과 동물 다슬기 *Bellamya quadrata* (Benoson) 또는 기타 동속 동물의 몸체
[성미] 감(甘), 평(平)[량(凉)], 무독(無毒)
[귀경] 방광경(膀胱經)
[효능] 보간(補肝), 이수(利水), 명목(明目), 지림탁(止淋濁)
[주치] 황달, 수종(水腫), 임증(淋症), 백탁(白濁), 소갈(消渴), 이질, 목적(目赤), 목예(目翳), 치창(痔瘡) 등

[용법용량]

20개 정도를 끓이거나, 달여 먹거나 즙을 내어 먹는다.

[주의사항]

비위(脾胃)가 허한(虛寒)한 자는 삼가야 하고, 많이 먹는 것은 좋지 않다.

[해 설]

- 다슬기는 진흙이 많아서 먼저 맑은 물에 넣고 1~2일을 길러서 깨끗하게 진흙을 제거한 뒤 끓여야 한다.
- 근래에 인산(仁山)선생이 ≪신약(神藥)≫이란 책에서 "다슬기가 간에 좋다."라고 강조한 뒤로 다슬기가 요즈음에는 다슬기를 엑기스로도 팔고, 다슬기를 전문적으로 하는 음식점이 많이 생겼는데 수입 다슬기를 쓰거나 탁한 물(하천오염)에 사는 고체 다슬기를 쓰는 경우가 많아서 약으로 활용할 경우에 상당히 조심해야 한다.
- 다슬기는 민물에서 살고 종류가 많은데 고체 다슬기는 특수해서 탁한 곳, 더러운 곳에서도 잘 자라지만 대부분은 맑은 물, 물 흐름이 급한 데에 다슬기가 많이 산다. 하천을 정화하는 역할을 하며, 살이 푸른색이고 익혀서 즙을 내면 푸른색을 띠는데 간장에 속하는 색이라 간장 질환이 있는 사람이 다슬기를 먹으면 좋다. 다만 다슬기는 폐디스토마의 제1중간 숙주라 날것으로는 먹지 않는다.
- 다슬기는 어패류에서 굴 다음으로 카로틴 성분을 많이 함유하고 있고, 칼슘은 멸치에 버금갈 정도로 많이 함유하고 있어서 뼈와 치아를 튼튼하게 해주고 불면증을 완화시켜주고

신경전달 기능과 근육운동을 원활하게 해주며 부정맥을 방지하고 골다공증을 예방한다. 또, 마그네슘이 많이 함유되어 있어서 우울증을 없애고 우리 몸이 스트레스에 잘 견딜 수 있게 해주며, 신장결석과 담낭결석을 예방하는 데에도 도움을 준다.

- 된장과 다슬기는 궁합이 잘 맞고 여기에 부추를 배합해서 탕을 끓이면 맛이 있다. 다슬기 무침을 술안주로 먹으면 술을 먹어도 잘 취하지 않는다. 다슬기를 고량주에 담갔다가 마시면 간 기능이 좋아지고 눈도 밝아진다.

[보충설명]

- 다슬기 기름내는 방법 : 깨끗이 씻은 다슬기를 작은 항아리에 넣고 항아리 입구를 베 보자기로 2~3겹 덮은 뒤 실끈으로 꼭 봉해서 항아리 전체를 새끼줄로 감은 다음 황토를 바르고, 다슬기 항아리보다 주둥이가 큰 항아리를 땅속에 묻은 뒤 그 속에 기름받이 그릇을 놓아두고 위에 다슬기 항아리를 거꾸로 엎어놓고 그 위에 왕겨를 쌓아 불을 때면(낮은 온도로 24시간 이상 가열한다) 다슬기 기름이 밑으로 떨어진다. 다슬기 한 말에 기름이 1되 정도 나온다.

[응용 예]

① 위산과다에

- 다슬기 껍질을 불에 달군 뒤 가루로 빻아서 1일 3회, 매회 1.5~3g을 복용하면 제산지통(除酸止痛)한다. 다슬기는 단백질 및 칼슘을 비교적 많이 함유하고 있다.

② 황달(黃疸), 주달(酒疸)에

- 다슬기를 흙을 잘 제거하고 손질하여 매일 끓여 그 액을 먹는다. ≪영류검방(永類鈐方)≫

③ 황달(黃疸) 토혈(吐血), 온몸이 노랗고 토혈양이 상당하나 모든 약이 듣지 않을 때

- 다슬기를 흐르는 물에 잘 씻은 뒤 짓찧어 하룻밤을 둔 후 새벽에 푸른 액 먹기를 2~3번 한다. ≪소산괴증방(小山怪證方)≫

[참고문헌]

1. ≪본초회언(本草匯言)≫ : "解酒熱, 消黃疸, 淸火眼, 利大小腸."
2. ≪음선정요(飮膳正要)≫ : "治肝氣熱, 止渴."

15) 우렁이(田螺 전라) [藥性論]

[이명] 황라(黃螺), 원명은 전중라(田中螺), 토라(土螺)

[기원] 우렁이과 동물 중국 둥근우렁이 *Cipangopaludina chinensis* (Gray) 또는 동속 기타동물의 몸체

[성미] 감(甘), 함(鹹), 량(凉), 무독(無毒)

[귀경] 간(肝)·비(脾)·방광경(膀胱經)

[효능] 청열(淸熱), 이수(利水), 지갈(止渴), 해독(解毒), 퇴황(退黃)

[주치] 소변적삽(小便赤澁), 목적종통(目赤腫痛), 습열황달, 각기(脚氣), 부종(浮腫), 치창(痔瘡), 소갈(消渴) 등

[용법용량]

달여서 먹거나 침(涎)을 취해 먹는다. 혹은 구워서 분말을 내어 먹는다.

[주의사항]

성질이 서늘하므로 비위(脾胃)가 허약한 경우는 먹지 않는 것이 좋다. 풍열(風熱)이 아닌 목적(目赤)에는 쓰지 않는다.

[해 설]

- 시중에 우렁 쌈밥 된장에 이용하는 우렁은 대부분은 토종이 아니고 양식이며 아프리카에서 나는 우렁이다. 때문에 옛날 토종 우렁이 맛이 나지 않고 담백한 맛이 난다. 우렁이의 특이한 냄새를 없애려면 쌀뜨물에 20~30분 담가두면 좋다.
- 우렁이는 영양학적으로 단백질이 육류와 비슷할 정도로 함유되어 있고, 칼슘이 뱀장어의 10배 정도로 많이 들어있어서 칼슘의 보고라 할 수 있으므로 골다공증의 예방에 도움을 주고, 철분은 뱀장어의 5배나 많이 함유되어 있으므로 골격 형성에도 도움을 준다.
- 우렁이는 칼륨이 많고 나트륨이 적기 때문에 고혈압에 좋고 아미노산 가운데 타우린이 1% 정도 함유되어 오징어나 문어, 굴 등 몇 개를 제외하고는 가장 함량이 높다. 콜레스테롤 저하 작용, 간장 보호 작용, 어린아이 성장 촉진 작용 등으로 활용할 수 있다. 우렁이는 또 술을 해독하고 간 기능을 회복시켜주는 작용을 한다.

[보충설명]

- 해라(海螺, 피뿔고둥, *Rapana venosa* (Valenciennes)) : 소라. 성미(性味)는 감(甘), 량

(凉)하고 간경(肝經)으로 귀경한다. 청열명목(淸熱明目) 효능이 있어 목통(目痛)이나 심복열통(心腹熱痛)을 다스리는 데 쓴다.

[응용 예]

① 치질이나 외이도염에

- 우렁이를 맑은 물속에 약 2~3일간 담가 흙(불순물)을 토하게 한 다음 껍질을 쪼개어 빙편(冰片)을 약간 넣고 기다리면 우렁이에서 물이 나오는데 그 물을 치핵(痔核)에 바르면 효과가 있다. 또, 그 물을 중이염이나 외이도의 조그마한 종기에 발라도 효과가 있다.

② 장풍하혈(腸風下血)에

- 우렁이를 살까지 구워서 가루로 내어 술과 함께 복용하면 장풍하혈(腸風下血)을 다스린다.

③ 황달에

- 우렁이 100g, 인진(茵蔯) 20g, 비해(萆薢) 15g을 함께 푹 끓여 먹는다.

④ 수기부종(水氣浮腫)에

- 우렁이, 마늘, 차전초(車前草)를 함께 짓찧어 고약을 만든 후 배(腹)를 덮어준다.

⑤ 소갈(消渴)로 밤낮으로 물을 마셔도 입안이 마를 때

- 우렁이 5승(升)에 물을 한말 넣고 하룻밤을 묵혔다가 그 물로 죽을 쑤어 먹는다.
  ≪성혜방(聖惠方)≫

[참고문헌]

1. ≪명의별록(名醫別錄)≫ : "汁大寒, 主目熱赤痛, 止渴."
2. ≪본초강목(本草綱目)≫ : "利濕熱, 治黃疸, 搗爛貼臍, 引熱下行, 止噤口痢, 下水氣淋閉. 取水擦痔瘡胡臭; 燒研治瘰癧癬瘡."

16) 식용 달팽이(蝸牛 와우) [名醫別錄]

[이명] 함(鹹), 한(寒), 소독(小毒)
[기원] 복족綱 달팽이과의 식용달팽이 *Helix pomatia*의 살
[성미] 함(鹹), 한(寒), 소독(小毒)

[귀경] 방광(膀胱)·위(胃)·대장경(大腸經)
[효능] 청열해독(淸熱解毒), 진경(鎭驚), 소종(消腫), 이수(利水) 등
[주치] 풍열경간(風熱驚癎), 소갈(消渴), 후비(喉痺), 인후부위 종통, 자시(痄腮), 나력(瘰癧), 옹종(癰腫), 치창(痔瘡), 치루(痔漏), 탈항 등

[용법용량]

30~60g을 달여 먹거나, 혹은 즙을 내어 먹는다. 구워서 분말을 낸 후 1~3g을 먹는다.

[주의사항]

소금을 꺼린다(相畏). 속이 냉하거나 설사가 잦은 사람과 허약아는 먹지 않는 것이 좋다.

[해 설]

- 달팽이는 고단백 저지방 식품으로 콘드로이틴황산이 주성분이다. 콘드로이틴의 작용은 각 조직에 보수성(保水性), 윤활성, 탄력성을 주고 영양분의 소화 흡수, 운반, 신진대사를 촉진한다. 특히 콘드로이틴은 관절 기능을 부분적으로 회복시키며 항염 작용을 하므로 관절염으로 인한 관절 통증과 강직을 완화시킨다. 또, 피부의 젊음을 유지시켜 주고 눈의 각막 수정체의 투명성 및 탄력성을 유지해주며, 세포증식을 촉진하여 주고 정자를 증식한다.
- 달팽이는 기관지를 확장시키는 헬리틴이라는 성분이 있어서 기관지천식에도 효과가 있다.
- 지네(蜈蚣)와 전갈(全蝎)의 독을 제거한다.

[응용 예]

① 소갈(消渴)로 갈증이 가시지 않을 때

- 크고 둥근 것으로 14개 달팽이를 물 3홉을 넣고 밀폐용기에 담아 하룻밤 침지한 후 그 물을 마신다. ≪해상집험방(海上集驗方)≫

② 후비(喉痺) 치료에

- 달팽이 7개와 백매(白梅) 3개를 함께 갈아 대추씨 크기로 빚은 후 면보에 싸 입안에 물고 있는다. ≪성혜방(聖惠方)≫

③ 소아천식에

- 달걀 1개에 구멍을 뚫고 달팽이 두 마리를 안에 넣어 구멍을 막은 후 종이에 싸서 불에 구운 후 이것을 환으로 빚어 먹는다. ≪창생사명(蒼生司命)≫
- 열성 체질의 각종 발열성, 염증성, 종양 질환에 응용할 수 있다.

[참고문헌]

1. ≪품회정요(品匯精要)≫ : "祛風熱, 消瘡腫."
2. ≪본초강목(本草綱目)≫ : "治小兒臍風撮口, 利小便, 消喉痺, 止鼻衄, 通耳聾, 治諸腫毒痔漏, 除蜈蚣全蝎毒."
3. ≪옥추약해(玉楸藥解)≫ : " 利水泄火, 消腫敗毒, 祛濕清熱."

17) 제비집(燕窩 연와) [本經逢源]

[이명] 백연자(白燕子), 관연(官燕), 모연(毛燕), 혈연(血燕)

[기원] 雨燕科 동물인 金絲燕 *Collocaliae sculenta* L.과 다종의 동속 제비류의 타액과 털 등으로 혼합 응결시켜 만든 제비집

[성미] 감(甘), 평(平), 무독(無毒)

[귀경] 폐(肺)·신(腎)·위경(胃經)

[효능] 양음윤폐(養陰潤肺), 익기보중(益氣補中), 화담지해(化痰止咳)

[주치] 구병허손(久病虛損), 폐음허해수(肺陰虛咳嗽), 담천(痰喘), 해혈(咳血)과 비위허약(脾胃虛弱), 열격반위(噎膈反胃), 소변빈삭(小便頻數) 등

[용법용량]

5~10g에 물을 붓고 달여서 복용하거나 삶아서 먹는다. 먼저 제비집은 따뜻한 물에 넣어 불려서 집게로 털을 제거하고 깨끗한 물로 깨끗하게 씻어 가늘게 찢어 사용한다.

[주의사항]

습담정체(濕痰停滯)와 표사(表邪)가 있는 경우는 신중히 복용한다.

[해 설]

제비집은 금사연(金絲燕)이라는 바다제비가 지은 집으로 집제비와는 달리 해초와 생선뼈 등을 타액과 섞어 둥지를 만든 것으로 상품은 순백색으로 투명하다.

[응용 예]

① 폐결핵으로 인한 해혈(咳血)에

- 토연와(土燕窩) 10g에 백합 20g, 빙편 약간 넣고 쪄서 익혀 하루에 2차례씩 먹는다. ≪중국동물약(中國動物藥)≫

② 노인의 담천(痰喘)에

- 추백리(秋白梨) 한 개를 씨를 제거하고 제비집 3g을 넣고 끓는 물에 넣었다가 다시 빙당(冰糖) 1스푼을 넣고 쪄서 매일 아침에 먹는다. ≪문당집험방(文堂集驗方)≫

③ 체허(體虛)로 인한 자한(自汗)에

- 황기 20g과 제비집 5g을 달여서 하루에 두 차례 먹는다.

④ 소변빈삭(小便頻數)에

- 토연와(土燕窩) 10g과 익지인(益智仁) 5g, 상표초(桑螵蛸) 5g을 준비하여 두 약재를 곱게 갈아서 제비집에 넣고 같이 쪄서 먹는다. ≪중국동물약(中國動物藥)≫

[참고문헌]

1. ≪본경봉원(本經逢原)≫ : "以之調補虛勞, 咳吐紅痰."
2. ≪중국동물약(中國動物藥)≫ : "養陰潤燥, 益氣補中, 化痰止嗽. 治久病濕損, 肺結核, 咳嗽, 痰喘, 久痢, 久瘧, 噎膈反胃."
3. ≪이의동물약(彝醫動物藥)≫ : "主治喉痛, 胃痛, 心痛, 又作病後之補益藥."

18) 다시마(昆布 곤포) [吳普本草]

[이명] 해대초(海帶草), 곤포(昆布), 해마린(海馬藺), 해초(海草)

[기원] 다시마과 식물 다시마 *Laminaria japonica* Aresch., 혹은 흑곤포 검둥감태 *Ecklonia kurome* Okam. 혹은 미역 *Undaria pinnatifida* (Harv.) Sur.의 엽상체(葉狀體)

[성미] 함(鹹), 량(凉), 무독(無毒)

[귀경] 간(肝)·비(脾)·신경(腎經)

[효능] 연견화담(軟堅化痰), 이수소종(利水消腫)

[주치] 영류(癭瘤), 나력(瘰癧), 열격(噎膈), 각기수종(脚氣水腫), 변비, 각종의 암, 고혈압, 고지혈증 등

[용법용량]

5~15g을 탕을 끓이거나 환이나 가루로 하여 사용한다.

[주의사항]

비위허한(脾胃虛寒), 복통변당(腹痛便溏)한 사람은 복용을 삼가한다. 많이 먹으면 복창(腹脹)을 일으키므로 주의한다.

[해 설]

- 다시마에 함유된 후코이단과 같은 다당체는 콜레스테롤을 내려주고 항응혈(抗凝血), 항종류(抗腫瘤), 항방사선(抗放射) 작용이 있다. 다시마에는 요오드 성분이 많이 들어 있어서 갑상선 질환에도 좋고, 칼슘 성분을 많이 함유하여 골다공증이나 어린아이들 성장에도 도움을 준다. 이밖에 다시마 추출액은 심근의 수축력을 증강시키는 강심(强心) 작용이 있다.
- 다시마는 식이섬유의 일종인 알긴산이 많아서 변비를 해결해 주고 노폐물을 빨리 배출시키는데 끈적끈적 하기 때문에 여러 가지 발암 물질을 흡착해서 장막을 자극하지 않고 배출시켜 대장암, 직장암을 예방하는 데 좋다. 또한 칼로리가 거의 없고 혈당치를 내려주기 때문에 당뇨환자에게도 좋은 식품이다.
- 다시마는 글루탐산을 함유하고 있어서 구수한 맛을 내며, 건조한 표면의 흰색 가루에 들어있는 만니톨에 의해 단맛을 내므로 육수를 낼 때에 많이 사용된다.
- 곤포(昆布)와 해조(海藻)는 효능이 비슷하여 소담산결(消痰散結), 행수(行水)하는 작용으로 영류(癭瘤), 나력(瘰癧), 각기 부종, 수종(水腫) 등을 치료하는데, 두 가지 약재를 배합하여(相須) 응용하면 더욱 좋다.

[응용 예]

① 갑상선종(甲狀腺腫)에

- 다시마(곤포), 해파리, 모려 각 30g, 하고초(夏枯草) 15g을 달여 먹는다. ≪중국약용해양생물(中國藥用海洋生物)≫

② 고혈압에

- 다시마 30g과 결명자 15g을 함께 달여 먹는다.

③ 기관지염, 기침, 폐결핵에

- 다시마 500g, 백부(百部) 500g, 지모(知母) 1kg을 50% 에탄올에 1주일간 침지한 후 이것을 5L가 되게 증류하여 하루 3번 10ml씩 마신다.

[참고문헌]

1. ≪본초강목(本草綱目)≫ : "治水病, 癭瘤功同海藻."
2. ≪수식거음식보(隨息居飮食譜)≫ : "海帶, 鹹甘凉. 軟堅散結, 行氣化濕."
3. ≪명의별록(名醫別錄)≫ : "治十二種水腫, 癭瘤聚結氣瘻瘡."

19) 김(紫菜 자채) [本草經集註]

[이명] 색채(索菜), 자채(紫英), 자채(子菜), 오채(烏菜)
[기원] 보라털과(紅毛菜科) 식물인 김(甘紫菜) *Porphyra tenera* Kjellman과 條斑紫菜 *Porphyra yezoen* sis Ueda 등의 엽상체(葉狀體)
[성미] 감(甘), 함(鹹), 량(凉)[한(寒)], 무독(無毒)
[귀경] 폐(肺)·비(脾)·방광경(膀胱經)
[효능] 화담연견(化痰軟堅), 이인(利咽), 지해(止咳), 청열제번(淸熱除煩), 이수제습(利水除濕)
[주치] 영류(癭瘤), 만성 기관지염, 해수(咳嗽), 번조실면(煩燥失眠), 습성각기(脚氣), 수종(水腫), 소변임통(小便淋痛), 설사 등

[용법용량]

15~30g을 탕으로 끓여서 먹거나 마른 김을 반찬으로 먹는다.

[주의사항]

많이 먹지 않는다. 많이 먹으면 배에 가스가 찰 수 있다.

[해 설]

- 김은 비타민 C가 채소 못지않게 많이 함유되어 있는데 열과 습기, 빛에 약하므로 이를 피하는 것이 좋다.
- 김은 칼륨과 타우린의 함량이 높고 특히 파래는 철분이 많이 함유되어 있기 때문에 어린이 성장이나 고혈압에 좋다. 김은 또 골다공증을 예방해주고 갑상선 부종을 막고 머리카락을 부드럽게 해주는 작용이 있다.
- 김에는 항궤양 인자인 비타민 U가 함유되어 있어서 궤양 예방에 도움을 주며, 요오드 함량이 풍부하여 요오드 결핍증을 예방한다.

[응용 예]

① 갑상선종에

• 김 15g, 해호자(海蒿子) 15g, 모려(牡蠣) 30g, 하고초(夏枯草) 9g을 함께 달여 먹는다.

② 부종에

• 김 30g, 익모초 15g, 옥미수(玉米鬚) 15g을 달여 먹는다.

③ 고혈압에

• 김과 결명자 각 15g을 달여 먹는다.

[참고문헌]

1. ≪본초강목(本草綱目)≫ : "病癭瘤, 脚氣者, 宜食之."
2. ≪수식거음식보(隨息居飮食譜)≫ : "和血養心, 淸煩滌熱. 治不寐, 利咽喉, 除脚氣癭瘤, 主時行瀉痢, 析酲開胃."
3. ≪현대실용중약(現代實用中藥)≫ : "治水腫, 淋疾, 濕性脚氣, 甲狀腺腫, 慢性氣管支炎, 咳嗽."

20) 모자반(海茜 해천) [廣東中藥志]

[이명] 해초(海草)
[기원] 모자반과에 속하는 *Sargassum fulvellum* (Turner) C. Agardh. [*Sargassum enerve* C. Ag.]의 조체(藻體)
[성미] 함(鹹), 한(寒), 무독(無毒)
[귀경] 간(肝)·위(胃)·신경(腎經)
[효능] 연견산결(軟堅散結), 청열화담(淸熱化痰), 이수(利水)
[주치] 나력(瘰癧), 영류(癭瘤, 갑상선종대, 임파선결핵), 인후종통(咽喉腫痛), 만성 기관지염, 해수담결(咳嗽痰結), 소변불리(小便不利), 심교통 등

[용법용량]

9~15g을 끓여서 술을 담아 먹는다.

[주의사항]

감초(甘草)와 함께 쓰지 않는다.

[해 설]

- 모자반은 모자반과에 속하는 대형갈조류를 통칭하는 것으로 톳과 비슷한 모양이나 뿌리, 줄기, 잎의 구분이 뚜렷하고 황갈색을 띤다. 한다. 알긴산의 합성에도 이용된다.
- 제주의 토속음식인 몸국에 쓰이는 재료로 돼지고기 삶은 국물에 모자반을 넣고 끓이는데 제주의 잔치 음식으로 유명하다.

[응용 예]

① 임파결핵에

- 모자반 15g, 하고초(夏枯草) 15g, 백개자(白芥子) 9g을 달여서 먹는다. ≪중국약용포자식물(中國藥用孢子植物)≫

② 갑상선종대, 경부임파결종

- 모자반 15g, 해호자(海蒿子), 하고초(夏枯草) 각 15g, 모려(牡蠣) 30g을 함께 달여 먹는다.

③ 심근경색에

- 모자반 15g, 도인(桃仁), 홍화(紅花) 각 9g, 산사(山楂) 24g을 달여서 먹는다. ≪중국약용포자식물(中國藥用孢子植物)≫

[참고문헌]

1. ≪본초강목(本草綱目)≫ : "病癭瘤, 脚氣者, 宜食之."
2. ≪수식거음식보(隨息居飮食譜)≫ : "和血養心, 清煩滌熱. 治不寐, 利咽喉, 除脚氣癭瘤, 主時行瀉痢, 析酲開胃."
3. ≪현대실용중약(現代實用中藥)≫ : "治水腫, 淋疾, 濕性脚氣, 甲狀腺腫, 慢性氣管支炎, 咳嗽."

제8장

조미류(調味類)

조미류(調味類)는 조리과정에서 음식의 모양, 빛깔, 윤기, 질감(씹힘성, 경도, 점성 등) 등과 맛, 향미 등을 개선할 수 있는 부재료 식품을 통칭하는 말이다. 조미류는 이상의 조미 기능 외에도 종류에 따라서 소화 촉진, 방부(防腐), 온중(溫中), 이기해울(理氣解鬱) 등의 다양한 효능 작용을 갖는다.

상용하는 조미류에는 후추, 산초, 정향, 회향, 팔각회향, 계피 등의 향신료, 참기름, 땅콩기름, 유채기름 등의 유지류(油脂類), 설탕, 홍당(紅糖), 빙당(氷糖), 엿(飴糖), 벌꿀(蜂蜜) 등의 당류(糖類), 간장, 된장, 고추장 등의 장류(醬類), 기타 소금, 식초, 술 등이 있다. 그 외 이 장에서는 재스민(茉莉花), 해당화(玫瑰花), 계화(桂花), 찻잎 등의 다류 등을 함께 수록하였다.

조미류는 일반적으로 일부 영양소를 보충하는 작용도 있지만 주로 풍미를 향상시켜 식욕을 촉진하고 음식물의 섭취를 돕기 위하여 사용되는 식재료이다. 그러나 식료학적으로 볼 때는 조미 기능 외에도 종류와 사용량에 따라서 다양한 약리 효능을 갖는다. 예컨대 설탕류는 보익비위(補益脾胃), 완급지통(緩急止痛)하고, 생강은 온중건위(溫中健胃), 산한지통(散寒止痛)하며, 회향은 화위이기(和胃理氣), 온신산한(溫腎散寒)하고, 겨자가루는 온위산한(溫胃散寒), 활담이규(豁痰利竅)하는 등의 작용을 한다.

총괄해서 말하면 조미류에 속하는 각종의 식약(食藥) 재료는 조미 기능 외에도 각기 서로 다른 효능과 치료 작용을 가지고 있으므로 사용할 때에는 조미 기능뿐만 아니라 식용하는 사람의 병증과 체질에 따라서 적절한 용량을 사용하여야 하며, 특히 일부 질병 환자에게는 더욱 신중히 사용하여야 한다. 예컨대, 소금은 인체 나트륨의 주요근원이고 필수불가결한 조미료이지만 신장질병, 고혈압, 심혈관질병의 환자에게는 일반적으로 용량을 줄여야 한다. 또한 설탕류는 당뇨병, 비만증, 고지혈증 등의 환자에게는 반드시 복용량을 제한하여야 한다. 또, 겨자, 산초, 후추 등의 조미류는 성미가 온열(溫熱)하여 화(火)를 동하게 하기 쉬우므로 음허화왕(陰虛火旺)한 사람에게는 신중히 사용하여야 한다.

1) 후추(胡椒 호초) [新修本草]

[이명] 부추(浮椒), 옥초(玉椒), 흑호초(黑胡椒)는 흑천(黑川), 백호초(白胡椒)는 백천(白川) 등

[기원] 후추과 식물 후추 *Piper nigrum* L.의 과실이다.

[성미] 신(辛), 열(熱), 무독(無毒)

[귀경] 위(胃)·대장(大腸)·간경(肝經)

[효능] 온중산한(溫中散寒), 하기지통(下氣止痛), 개위소식(開胃消食), 화위지구(和胃止嘔), 해독(解毒)

[주치] 위한복통(胃寒腹痛), 오심구토, 소화불량, 곽란, 심복졸통(心腹卒痛), 통경(痛經), 아통(牙痛), 식욕부진, 일체의 어(魚)·육(肉)·별(鼈)·심(蕈) 중독

[용법용량]

1~3g을 탕을 끓여 먹거나 분말로 하여 산제나 환제 등으로 하여 먹는다.

[주의사항]

후추는 과식하거나 오래 먹으면 안되며, 위열이나 음허 등의 내열이 심한 사람은 먹어서는 안 된다. 자칫 화를 조장하여 몸을 상하기 쉽기 때문이다. 후추의 편성(偏性)은 녹두로 다스릴 수 있다.

[해 설]

- ≪일화자본초(日華子本草)≫ : "오장(五臟)을 조절하고, 곽란(霍亂), 심복냉통(心腹冷痛)을 멈추게 하며, 신기(腎氣)를 튼튼히 하고, 주로 냉리(冷痢)를 치료하며, 모든 물고기, 자라, 버섯 독을 없앤다."
- ≪본초편독(本草便讀)≫ : "후추는 능히 선산(宣散)하며 흉중의 한담(寒痰), 냉기(冷氣)를 풀어준다. 비록 성질이 신열(辛熱)하여 메마르고 흐트러뜨리는 약이지만 또한 하기(下氣) 작용이 강하여 먹으면 가슴이 시원하게 뚫리는 것을 느낄 수 있다. 또 능히 상초(上焦)에 들뜬 열(浮熱)과 구치(口齒)의 모든 병을 다스린다. (후추가) 창(瘡)을 발생시키고 화를 조장한다는 설은 역시 적당하게 사용했느냐의 여부에 달려 있다."
- 후추는 열성(熱性)하여 위랭(胃冷), 숙식불소(宿食不消), 심복냉통(心腹冷痛), 대장허한

(大腸虛寒), 완곡불화(完穀不化), 한담적랭(寒痰積冷), 사지여빙(四肢如氷) 등에 좋다.

• 후추는 피페린(piperine), 차비신(chavicine), 정유 등 물질을 함유하고 있다. 내복하여 구풍(驅風), 건위제(健胃劑)로 쓰인다. 적은 양을 식용하면 식욕을 증진시키나 많은 양은 위점막을 자극하여 충혈성 염증을 일으킨다. 최근 피페린(piperine)에 항경궐(抗驚厥)작용이 있다는 것이 밝혀져 전간(癲癎)의 치료에 쓰인다.

[응용 예]

① 적백 이질, 곽란, 토사, 식중독에

• 후추 3g, 녹두 30g을 주발에 넣고 함께 분말한 후 물에 타서 매일 2차례 3~10일 먹는다.

② 위장냉통, 오심구토(惡心嘔吐), 소화불량에

• 후추 가루 3g, 생강 3g, 자소엽 3g을 넣고 물을 부어 끓여 먹는다.

③ 위한동통(胃寒疼痛)에

• 후추가루 2g과 파뿌리(蔥白) 3뿌리, 생강 6g을 준비하여 먼저 파와 생강을 삶고 여기에 후추가루를 넣어서 따뜻할 때 마신다. ≪경험방(經驗方)≫

[참고문헌]

1. ≪신수본초(新修本草)≫ : "主下氣, 溫中, 祛痰, 除臟腑中風冷."
2. ≪본초연의(本草衍義)≫ : "胡椒, 去胃中寒痰吐水, 食已卽吐, 甚驗."

2) 산초(山椒 산초, 花椒 화초) [日用本草]

[이명] 촉초(蜀椒), 천초(川椒), 화초(花椒), 한초(漢椒), 파초(巴椒), 초피, 조피, 쥐피, 죄피; 진초(秦椒), 산초(山椒), 향초(香椒), 구초(狗椒), 분디, 눈디

[기원] 촉초(蜀椒, 제피) : 운향과 식물 초피나무 *Zanthoxylum bungeanum* Maxim. 또는 *Z. piperitum* De Candolle 등 동속식물의 과피(果皮)
진초(秦椒, 산초, 분디) : 운향과 식물 산초나무 *Zanthoxylum schinifolium* Siebold & Zucc. 또는 동속식물의 열매

[성미] 신(辛), 온(溫), 소독(小毒)

[귀경] 비(脾)·위(胃)·신경(腎經)

[효능] 온중산한지통(溫中散寒止痛), 제습지사(除濕止瀉), 살충지양(殺蟲止痒), 해어성독(解魚腥毒)

[주치] 완복냉통(脘腹冷痛), 구토애역(嘔吐呃逆), 풍한습비(風寒濕痺), 회충복통 등

[용법용량]

3~6g을 달여 먹거나 환제, 산제로 하여 먹는다.

[주의사항]

음허화왕(陰虛火旺) 경우는 복용을 기하고, 임신부는 신중히 먹는다. 많이 먹으면 화를 일으키기 쉽고 기를 소모하며 눈에 좋지 않다.

[해 설]

- ≪본초강목(本草綱目)≫ : "산초는 순양(純陽)의 물질로 그 맛이 맵고 아리며, 그 기는 따뜻하다. 폐로 들어가 산한(散寒)하여 해수(咳嗽)를 다스리며, 비(脾)로 들어가 제습(除濕)하여 풍한습비(風寒濕痹), 수종사리(水腫瀉痢)를 다스리며, 우신(右腎)으로 들어가 화(火)를 보하여 양쇠수삭(陽衰溲數), 족약(足弱), 구리(久痢) 등을 다스린다. 한습을 제거하고, 울결된 것을 풀어주며, 숙식을 소화시키고, 삼초를 통하게 하며, 우신(右腎) 명문(命門)을 보하고, 회충을 죽이며, 설사를 그치게 한다."
- 국산 산초(山椒)와 중국산 화초(花椒=촉초(蜀椒))는 같은 운향과 식물이지만 실제 식물은 약간 다르다. 중국 촉초(蜀椒)는 열매가 많이 맺히는데 신미(辛味)가 강해서 직접 씹으면 혀가 마비되는 느낌이다.
- 산초는 줄기에 잎사귀와 가시가 교대로 해서 하나씩 나며, 나무, 줄기, 잎에는 향기가 별로 안 나고 열매에서만 향기가 많이 난다. 산초 열매로 기름을 짜서 두부 등을 부쳐 먹고 새벽 기침에 산초기름을 먹으면 효과가 좋다.
- 초피나무는 시중에서 제피나무라고 하는데 가시가 쌍으로 마주나며, 나무, 줄기, 잎에서 모두 강한 향기가 난다. 추어탕에 주로 넣어 먹는 향신료인데 제피(초피)는 방향성이 강하고 살균 해독 작용이 뛰어나다.
- 산초의 과피에는 정유성분이 함유되어 있는데 주로 게라니올(geraniol), 리모넨 성분으로 국부 마취 및 진통작용을 갖고 있으며, 또한 살충작용이 있어 구충제로도 사용한다. 산초는 여러 가지 간균(桿菌)과 구균(球菌)에 대하여 뚜렷한 억제작용이 있다. 이러한 정유성분들로 인해 특이하고 강렬한 향기를 가지고 있고 아린 맛이 오래가서 위(胃)가 찬 사람에게 적합하다.

[보충설명]

- 초목(椒目, 산초종자) : 성미(性味)가 고(苦), 신(辛), 온(溫)하고 비(脾)·폐(肺)·방광경(膀胱經)으로 귀경한다. 거담평천(祛痰平喘), 온신이수소종(溫腎利水消腫), 온비화담

(溫脾化痰)의 효능이 있으며, 수종창만, 담음천역(痰飮喘逆) 등을 다스린다. 기름(산초 기름)을 짜서 쓴다.

[응용 예]

① 완복냉통(脘腹冷痛)과 구토(嘔吐)에

- 천초(川椒) 3~5g과 밀가루 150g, 생강 3편. 먼저 천초를 가루로 만들어서 밀가루와 잘 섞은 후 물을 붓고 죽을 끓여서 생강을 넣고 다시 한소끔 끓여내어 먹는다. ≪중국약선대관(中國藥膳大觀)≫

② 담도회충병(膽道蛔蟲病)에

- 화초 3g에 식초 60mL를 넣고 달여서 먹는다. ≪중국약선학(中國藥膳學)≫

[참고문헌]

1. ≪신농본초경(神農本草經)≫ : "主風邪氣, 溫中除寒痹, 堅齒髮, 明目."
2. ≪천금, 식치(千金, 食治)≫ : "去心下冷氣, 除五臟六腑寒, 百骨節中積冷."
3. ≪본초강목(本草綱目)≫ : "散寒除濕, 解鬱結, 消宿食, 通三焦, 濕脾胃, 補右腎命門, 殺蛔蟲, 止泄瀉."

3) 계피(桂皮 계피) [本草經集註]

[이명] 계(桂), 목계(牧桂), 대계(大桂); 산육계(山肉桂), 토계(土桂), 산계피(山桂皮)

[기원] 녹나무과 식물인 육계 *Cinnamomum cassia* Presl. 혹은 천란계(天蘭桂) *Cinnamomum japonicum* Sieb.와 천계(天桂) *C. wilsoniigamble* 등의 수피(樹皮)

[성미] 신(辛), 감(甘), 온(溫)[열(熱)], 무독(無毒)

[귀경] 비(脾)·위(胃)·간(肝)·신경(腎經)

[효능] 온비위(溫脾胃), 난간신(暖肝腎), 거한지통(祛寒止痛), 산어소종(散瘀消腫)

[주치] 완복냉통(脘腹冷痛), 구토설사(嘔吐泄瀉), 요슬산냉(腰膝酸冷), 한산복통(寒疝腹痛), 한습비통(寒濕痹痛), 어체통경(瘀滯痛經), 혈리(血痢), 장풍(腸風), 질타종통(跌打腫痛) 등

[용법용량]

6~12g을 탕을 끓여서 먹는다.

[주의사항]

음허화왕(陰虛火旺)이나 실열(實熱) 또는 혈열망행(血熱妄行) 자와 임산부는 사용을 피한다.

[해 설]

- 속을 따뜻하게 하는 약선 재료로서 후추 외에 계피(桂皮)와 정향(丁香)이 있다. 계피(桂皮)는 매운맛과 단맛이 강하고 속을 따뜻하게 해 주면서 혈액 순환을 돕고 땀을 내게 하는 효능과 온비화위(溫脾和胃)하고 거풍산한(祛風散寒), 활혈통맥(活血通脈)하여 한성(寒性) 위통(胃痛), 복통, 설사, 통경(痛經) 등에 활용한다. 정향(丁香)은 온중지통(溫中止痛)하고 화위난신(和胃暖身), 강역지구(降逆止歐)하는 효능이 있다. 속을 따뜻하게 하면서 상역하는 기운을 가라앉게 하는 하기(下氣) 작용이 강하기 때문에 딸꾹질에 사용한다.
- 계피의 주성분은 cinnnamic aldehyde로서 방향과 단맛이 나는 매운맛이 난다.

[응용 예]

① 부녀의 산후 혈허복통(血虛腹痛)이나 위한소식(胃寒少食)에

- 계피 6~9g에 흑설탕을 넣고 끓여서 먹는다. ≪식료보전(食療寶典)≫

② 소아의 비위허한(脾胃虛寒)으로 인한 복통, 설사에

- 계피 6g과 정향 6g을 같이 갈아서 분말로 만들어 꿀로 개어 환자의 배꼽에 붙인다. ≪중국식료대전(中國食療大全)≫

③ 위한(胃寒)에 의한 오심구토(惡心嘔吐)에

- 관계(官桂)와 초두구(草頭蔻), 곽향(藿香)을 같은 양으로 하여 함께 갈아서 분말로 만들어 4.5g씩 매일 두 차례 끓인 물에 타서 먹는다. ≪안휘중초약(安徽中草藥)≫

④ 월경전의 생리통에

- 계피 5g, 산사육 10g, 홍삼 30g을 탕기에 넣고 월경이 오기 전에 물로 끓여 2차례 따뜻하게 복용한다.

[참고문헌]

1. ≪해약본초(海藥本草)≫ : "補暖腰脚, 破産後惡血, 治血痢腸風, 功力與桂心同."
2. ≪복건중초약(福建中草藥)≫ : "溫中散寒, 理氣止痛. 治胃痛腹痛, 寒痹, 跌打損傷, 寒結腫痛."
3. ≪호남약물지(湖南藥物志)≫ : "祛寒鎭痛, 行氣健胃."

4) 정향(丁香 정향) [藥性論]

[이명] 정자향(丁子香), 지해향(支解香), 웅정향(雄丁香), 공정향(公丁香)

[기원] 도금낭과(桃金娘科) 상록교목식물인 정향(丁香) *Syzygium aromaticum* Merrill et Perry[*Eugenia caryophyllata* Thunb.]의 꽃봉오리(花蕾, 화뢰)

[성미] 신(辛), 온(溫), 무독(無毒)

[귀경] 비(脾), 위(胃), 신경(腎經)

[효능] 온중강역(溫中降逆), 온신조양(溫腎助陽)

[주치] 위한(胃寒)으로 인한 애역(呃逆)이나 완복냉통(脘腹冷痛), 식소토사(食少吐瀉)와 신허(腎虛)로 인한 양위(陽痿), 요슬산연(腰膝酸軟), 옹저(癰疽) 등

[용법용량]

2~5g을 탕으로 끓여 복용하거나 환제나 산제로 하여 사용한다.

[주의사항]

열병과 음허내열(陰虛內熱) 경우는 복용을 금지한다.

[응용 예]

① 오랫동안 심통(心痛)이 그치지 않을 때

- 정향 25g, 계심 50g을 가루로 만들어 식전에 따뜻한 술에 풀어서 5g씩 먹는다.
  ≪태평성혜방(太平聖惠方)≫

② 애역(呃逆), 구토(嘔吐), 위통(胃痛)에

- 설탕 250g에 물을 붓고 끓이다가 생강가루 30g과 정향가루 5g을 넣고 잘 섞어주고 계속해서 달인다. 국자로 뜨면 흘러내릴 정도로 끓으면 불을 끄고 식힌 후 잘라서 먹는다.
  ≪중국약선대관(中國藥膳大觀)≫

③ 유아의 토유(吐乳)와 대변의 색이 푸를 때

- 정향 열 개, 진피 3g, 젖 1컵. 따뜻한 물에 정향, 진피를 넣고 강한 불로 끓이다가 다시 약한 불로 줄여서 액즙을 취한 다음, 이것을 인유(人乳)에 넣고 다시 끓여서 며칠간 천천히 음용한다. ≪중국약선학(中國藥膳學)≫ 丁香陳皮人乳煎

④ 딸꾹질, 구역질이 있을 때

- 정향 5g, 감꼭지 15g을 분말해서 매번 3g씩 물에 타서 마신다.

[참고문헌]

1. ≪약성론(藥性論)≫ : "治冷氣腹痛."
2. ≪개보본초(開寶本草)≫ : "溫脾胃, 止霍亂壅脹, 風寒諸腫."
3. ≪본초휘언(本草彙言)≫ : "治胸痹, 陽痛, 暖陰戶."

5) 회향(茴香 회향) [本草蒙筌]

[이명] 소회향(小茴香), 토회향(土茴香), 곡회향(谷茴香)

[기원] 산형과 식물인 회향 *Foeniculum vulgare* Mill의 과실 및 그 경엽(莖葉)

[성미] 신(辛), 감(甘), 온(溫), 무독(無毒)

[귀경] 간(肝)·신(腎)·방광(膀胱)·위경(胃經)

[효능] 이기개위(理氣開胃), 온신난간(溫腎暖肝), 산한지통(散寒散寒), 해어육독(解魚肉毒)

[주치] 요척냉통(腰脊冷痛), 복창애기(腹脹噯氣), 심복냉통(心腹冷痛), 한산복통(寒疝腹痛), 고환편추(睾丸偏墜), 위완한통(胃脘寒痛), 통경(痛經), 식소토사(食少吐瀉) 등

[용법용량]

3~6g을 달여서 먹는다. 혹은 환제, 산제로 이용한다.

[주의사항]

음허화왕자(陰虛火旺者)는 복용을 금한다.

[해 설]

소회향(小茴香)은 성미(性味), 효능, 주치가 모두 팔각회향하고 아주 비슷하여 서로 대용(代用)할 수 있다. 주의할 것은 시중에 유통되고 있는 소회향이 실제는 시라자(蒔蘿子)인 경우가 많다. 시라자는 소회향과 생김새와 약효가 비슷하여 혼동하기가 쉬운데 소회향(小茴香)은 시라자(蒔蘿子) 보다 길이가 더 길고 크며 껍질에 능선이 있고, 맛을 보면 소회향만의 독특한 향기와 단맛이 나는데 시라자는 그런 향기와 단맛이 없다.

[응용 예]

① 산기(疝氣)와 소복(小腹) 냉통창만(冷痛脹滿)에

- 회향 15g에 후추 10g을 가루로 하여 술을 넣고 환으로 만들어 3~6g씩 따뜻한 술에 넣어 먹는다. ≪삼인방(三因方)≫

② 간위기체(肝胃氣滯)와 완복협하창통(脘腹脇下脹痛)에

- 회향 30g에 지각(枳殼) 15g을 살짝 볶아서 가루로 만들어 6g씩 따뜻하게 끓인 물에 넣어 먹는다. ≪수진방(袖珍方)≫

③ 신허요통(腎虛腰痛)으로 돌아누울 수가 없을 때

- 돼지콩팥을 갈라서 박편(薄片)하여 살짝 볶은 다음 미리 준비해 둔 소회향 가루를 층층이 발라서 젖은 종이에 싸서 구워서 술과 같이 먹는다. ≪증치요결(證治要訣)≫

[참고문헌]

1. 이동원(李東垣) : "補命門不足."
2. ≪명의지장(明醫指掌)≫ : "除疝氣, 腹痛腰痛, 調中暖胃."
3. ≪본초성상(本草省常)≫ : "暖腰膝, 壯筋骨."

6) 팔각회향(八角回香 팔각회향) [品匯精要]

[이명] 대회향(大茴香), 팔각향(八角香), 박회향(舶茴香)
[기원] 목란과 식물 팔각회향 *Illicium verum* Hook. f.의 과실이다.
[성미] 신(辛), 감(甘), 온(溫), 무독(無毒)
[귀경] 간(肝)·신(腎)·비(脾)·위경(胃經)
[효능] 온양산한(溫陽散寒), 이기지통(理氣止痛)
[주치] 요척냉통(腰脊冷痛), 복창애기(腹脹噯氣), 심복냉통(心腹冷痛), 한산복통(寒疝腹痛), 위완한통(胃脘寒痛), 각기병 등

[용법용량]

3~6g을 탕을 끓이거나 환제나 산제로 먹는다.

[주의사항]

음허화왕(陰虛火旺)한 경우는 복용을 금한다.

[해 설]

- 회향은 대회향과 소회향 두 종류로 나뉘는데 둘 다 형태는 달라도 성미와 약효는 기본적으로 거의 비슷하다.
- 망초(莽草)의 과실(유독하므로 오용하면 안 된다)과 대회향은 동속식물로 형태가 팔각회향과 매우 흡사하여 쉽게 헛갈린다. 망초 과실은 비교적 작고 고무 같은 냄새를 띄고, 비교적 쓴 것으로 구별이 된다.
- 팔각회향은 간울기체(肝鬱氣滯), 위기상역(胃氣上逆), 만성 위염이 있는 자가 식용하기에 적합하다.
- 팔각회향의 알코올 추출물은 그램 음성(陰性) 세균과 그램 양성(陽性) 세균을 억제할 수 있다. 진균에 대해서도 비교적 좋은 억제작용이 있다.
- 회향유는 위장혈관을 자극하고 혈액순환을 강화하는 작용을 한다.

[응용 예]

① 소장기통(小腸氣痛)이 참을 수 없을 정도로 심할 때

- 행인(杏仁) 1냥(兩), 총백(蔥白) 반 냥(兩), 팔각회향 1냥(兩)을 분말을 내어 3돈(錢)씩 식전에 따뜻한 호도주(胡桃酒)에 타서 마신다. ≪속본사방(續本事方)≫

② 부녀자의 소복(小腹) 통증, 심복통(心腹痛)에

- 팔각회향 1냥, 귤피 2냥, 백두구 반 냥을 조말(粗末)하여 3돈씩 술 1잔에 넣고 끓인 후 걸러 그 술을 마신다. ≪고금의통(古今醫統)≫ 회향귤피주

[참고문헌]

1. ≪품회정요(品匯精要)≫ : "主一切冷氣及諸疝疙痛"
2. ≪의학입문(醫學入門)≫ : "專主腰疼"
3. ≪의림찬요(醫林纂要)≫ : "潤腎補腎, 舒肝木, 達陰鬱, 舒筋, 下除脚氣"

7) 겨자(芥子 개자) [名醫別錄]

[이명] 개채자(芥菜子), 황개자(黃芥子), 청채자(靑菜子)

[기원] 십자화과에 속하는 일년생 초본식물인 겨자 *Brassica juncea* (L.) CZERN. et COSS.의 종자

[성미] 신(辛), 열(熱)[온(溫)], 소독(少毒)
[귀경] 폐(肺)·위경(胃經)
[효능] 온중산한(溫中散寒), 할담이규(豁痰利竅), 통락소종(通絡消腫)
[주치] 한담옹체(寒痰壅滯)로 인한 해수기천(咳嗽氣喘), 흉만협통(胸滿脇痛), 지체(肢體) 관절동통(關節疼痛) 등

[용량용법]

3~10g을 끓이거나 가루 내어 소스로 만들어 먹는다. 분말하여 식초에 개서 환처에 붙이기도 한다.

[주의사항]

개자는 신온(辛溫) 조열(燥熱)하여 기(氣)를 모산(耗散)시키고 음액을 손상하여 화(火)를 동하게 할 수 있으므로 오랜 기침으로 폐가 허해졌거나 음허화왕자(陰虛火旺者)는 기용(忌用)한다. 또한 밖에서 붙일 경우 수포(水泡)를 발생하기 쉬우므로 피부가 과민하면 신중히 사용한다.

[해 설]

겨자는 일반 음식이나 약선의 소스 원료로 활용되는 경우가 많은데 자연 건강법을 실천하는 사람들은 겨자찜질을 할 때에 많이 활용한다. 겨자찜질은 겨자가루에 너무 질지 않을 정도로 적당히 물을 붓고 개어서 헝겊이나 거즈 위에 얇게 편 다음 그 위에 팩이나 랩 등으로 덮은 뒤 이것을 뒤집어서 헝겊 쪽이 치료 부위에 닿도록 해서 부착한 뒤 화끈화끈할 때 뗀다. 이때 너무 일찍 떼면 약효가 적고 너무 늦게 떼면 화상을 입게 되므로 잘 조절해야 하는데 피부가 붉게 발적(發赤)할 정도로 하면 된다. 겨자찜질은 한사(寒邪)나 담음이 울체되어 있거나 어혈 등으로 혈액순환이 잘 안될 때 하면 특히 좋다.

[보충설명]

- 백개자(白芥子) : 십자화과 식물인 백개(白芥) *Sinapis alba* (L.) BOISS.의 종자로 성미는 신(辛), 온(溫)하고 폐(肺)·위경(胃經)으로 귀경하며 이기조담(理氣燥痰), 산결소종(散結消腫) 효능을 가지고 있어 해천(咳喘), 담다(痰多), 흉만협통(胸滿脇痛), 지체마목(肢體麻木), 관절종통(關節腫痛) 등을 다스리는 데 쓰인다.

[효능감별]

백개자(白芥子), 자소자(紫蘇子), 내복자(萊菔子)는 모두 화담(化痰)하는 효능이 있어

서 담연옹폐(痰涎壅肺)로 인한 기역담천증(氣逆痰喘證)에 대해 통상 서로 배합한다(예 三子養親湯). 그러나, 백개자는 신온기예(辛溫氣銳)하고 그 성질이 주산(走散)하며 온폐거담(溫肺祛痰)에 뛰어나고, 또 능히 이기산결(利氣散結), 통락지통(通絡止痛)하므로 특히 한담(寒痰)을 제거하는 요약이 된다. 또, 경락을 투달(透達)하여 협하(脇下)의 치리막외(皮裏膜外)외 근골 간에 응취되어 있는 담을 잘 찾아낸다. 주진형(朱震亨)이 말하기를 "담(痰)이 협하(脇下)의 피리막외(皮裏膜外)에 있으면 백개자가 아니면 능히 도달하지 못한다. ……"고 하였다. 그러므로 무릇 한담(寒痰)이 폐(肺)를 막고 있거나 흉격의 해천(咳喘), 흉만(胸滿), 협통(脇痛) 및 담이 경락, 기육으로 흘러 들어가 생기는 지체관절 동통(疼痛)과 음저종통(陰疽腫痛) 등에 모두 상용된다. 이 밖에 겨자는 근래 삼출성(滲出性) 흉막염에 사용하여 흉강에 쌓인 액을 제거하는 작용을 한다.

자소자(紫蘇子)는 신온성(辛溫性)이 강하며 폐기를 선강(宣降)하고 담연(痰涎)을 제거하여 천해(喘咳)를 그치게 한다. 또한 하기소담(下氣消痰)의 요약(要藥)이 되는데 담옹기역(痰壅氣逆), 해수기천(咳嗽氣喘)의 증(證)에 특히 적합하다. 또 본품은 질윤(質潤)하여 대장에 들어가 윤장통병(潤腸通便)하는 효과가 있어서 장조(腸燥) 변비에 사용한다. 내복자(萊菔子)는 감신행산(甘辛行散)하며 강기거담(降氣祛痰)에 뛰어나 담연옹성(痰涎壅盛)하여 기천해수(氣喘咳嗽)가 실증(實證)에 속하는 경우에 적합하다. 이 밖에 겨자는 또 소식화적(消食化積), 행기소창(行氣消脹)에 뛰어나 식적불화(食積不化), 완복창만(脘腹脹滿), 애부탄산(噯腐呑酸) 또는 복통설사(腹痛泄瀉), 또는 설사하고서도 개운치 않을 때 등에 상용된다.

[응용 예]

① 숨이 차 어깨를 들썩이며 가끔 기침도 날 때

- 겨자 2냥, 백합 2냥을 분말을 낸 후 꿀로 오자대(梧子大) 크기로 환을 빚어 7알씩 먹는다. ≪성혜방(聖惠方)≫

② 극냉급증(極冷急症)에

- 개자 7돈과 건강(乾薑) 3돈을 분말을 내어 동글납작하게 빚어 배꼽 위에 얹고 천으로 감싼 후 그 위에 소금을 얹고 인두로 몇 차례 눌러 땀이 나게 한다. ≪고금의감(古今醫鑑)≫

[참고문헌]

1. ≪본초강목(本草綱目)≫ : "溫中散寒, 豁痰利竅, 治胃寒吐食, 肺寒咳嗽, 風冷氣痛, 口禁脣緊, 消散癰腫, 瘀血."
2. ≪본초성상(本草省相)≫ : "發汗散寒, 溫中開胃, 利氣豁痰, 止痛消腫"

8) 고수(胡荽 호유) [食療本草]

[이명] 호유(胡荽), 원유(芫荽, 園荽), 향채(香菜), 호채(胡菜)

[기원] 산형과 식물인 고수 *Coriandrum sativum* L.의 뿌리에 달린 전초

[성미] 신(辛), 온(溫), 무독(無毒)

[귀경] 폐(肺)·비(脾)·간경(肝經)

[효능] 발표투진(發表透疹), 소식개위(消食開胃), 지통해독(止痛解毒)

[주치] 풍한감모(風寒感冒), 식욕부진, 소화불량, 어육류(魚肉類) 식중독, 식적(食積), 완복창통(脘腹脹痛), 구오(嘔惡), 탈항(脫肛), 창종초기(瘡腫初期), 사상(蛇傷), 홍역의 투발불창(透發不暢) 등

[용법용량]

9~15g(신선한 것은 15~30g)를 달여서 먹거나 찧어 즙을 내어 먹는다. 외용으로 사용할 때는 적당량을 달여서 환부를 씻거나 찧어 바른다.

[주의사항]

사진(痧疹)이 이미 침투했거나 아직 침투하지는 않았어도 열독옹체(熱毒壅滯)의 경우 풍한외속자(風寒外束者)가 아니면 복용을 피한다. 위궤양을 앓고 있는 사람은 많이 먹지 않는 것이 좋다.

[해 설]

- 고수는 중국에서 상용하는 조미채(調味菜)로서 향기가 상당히 강해서 입맛을 좋게 하고 식욕을 북돋는 작용을 한다. 생선요리를 할 때 첨가하면 비린내 제거에 도움이 된다.
- 고수는 방향개위(芳香開胃) 작용이 있어서 평소 향채 50g을 생으로 또는 익혀서 먹게 되면 소화를 도와 소화불량을 개선하는 데 도움이 된다. 그러나 많이 먹게 되면 눈을 어둡게 한다.
- 방향건위, 구풍해독(驅風解毒)하는 작용이 있으며 전신에 혈액순환을 촉진시키는 효능이 있어서, 상풍(傷風) 감기, 식욕부진, 소화불량, 육류 먹고 소화가 안 될 때, 식중독이 있을 때 사용하면 좋다.
- 홍역에 투진(透疹)을 촉진하기 위해 사용하면 좋지만 홍역의 진(疹)이 이미 밖으로 나온 경우에 사용하면 오히려 더 안 좋다.

• 풍한을 제거하고 일체 풍토의 부정한 기운을 제거하는 역할을 하는데 다식하거나 오래 먹으면 좋지 않다.

[보충설명]

• 고수씨(호유자(胡荽子), Coriander seeds) : 고수의 씨앗으로 향신료로 사용된다. 인도 음식에서 중요한 양념인 가람마살라의 주요 재료이기도 하다. 성미(性味)는 신산(辛酸) 평(平)하고, 폐(肺), 위(胃), 대장경(大腸經)으로 귀경한다. 건위소적(健胃消積), 이기지통(理氣止痛), 투진해독(透疹解毒) 효능을 가지고 있어 식적(食積), 식욕부진, 흉복부창만(脹滿), 구오(嘔惡), 반위(反胃), 사리(瀉痢) 등 소화기계 증상과 두통, 치통 등 통증에 사용된다.

[응용 예]

① 풍한 또는 유행성 감기로 인한 발열 두통 및 감기 예방에

• 신선한 고수 30g, 황대두 50g, 물 1000mL을 넣고 약한 불로 600mL~700mL될 때까지 달여서 소금을 넣고 먹는다.
• 고수와 총백 각 15g씩 끓여 하루에 2~3차례 먹어도 감기 예방에 좋다.

② 풍한감모(風寒感冒)와 두통비색(頭痛鼻塞)에

• 소엽 6g, 생강 6g, 고수 9g를 함께 달여서 먹는다. ≪감숙중초약수책(甘肅中草藥手册≫

③ 홍역의 투진불창(透疹不暢)에

• 탕기에 고수 500g과 물 2000mL를 넣고 끓인 뒤에 그 물로 환부를 씻으면 홍역 꽃이 아직 나오지 않았을 경우 꽃이 피는 데 도움을 줄 수 있다.

④ 어육(魚肉) 중독에

• 향채 100g을 끓인 물 200mL 정도를 먹게 되면 어육 중독을 풀어주는 데 효과가 있다.

[참고문헌]

1. ≪본초강목(本草綱目)≫ : "芫荽, 辛溫香竄, 內通心脾, 外達四肢, 能辟一切不正之氣, 故痘瘡出不爽快者, 能發之."
2. ≪가우본초(嘉祐本草)≫ : "消穀, 治五臟, 補不足, 利大小便, 通小腹氣, 拔四肢熱, 止頭痛, 療痧疹. 豌豆瘡不出, 作酒噴之立出. 通心竅."
3. ≪의림찬요, 약성(醫林纂要, 藥性)≫ : "芫荽, 補肝, 瀉肺, 升散, 無所不達, 發表如葱, 但專行氣分."

9) 바질(羅勒 나륵) [嘉祐本草]

[이명] 훈초(薰草), 연초(燕草), 난향(蘭香), 향채(香菜), 예자초(翳子草)

[기원] 꿀풀과 식물인 바질 *Ocimum basilicum* L.의 전초

[성미] 신(辛), 온(溫)

[귀경] 폐(肺)·비(脾)·위경(胃經)

[효능] 소풍행기(疏風行氣), 화습화중(化濕和中), 활혈(活血), 해독(解毒)

[주치] 감기두통, 해수(咳嗽), 중서(中暑), 식욕부진, 완복창통(脘腹脹痛), 구오(嘔惡), 설사(泄瀉), 풍습비통(風濕痺痛), 유정(遺精), 월경부조(月經不調), 치통, 구취, 습창(濕瘡), 은진소양(癮疹瘙痒), 질타손상(跌打損傷) 등

[용법용량]

5~10g을 달여서 먹는다. 대용량인 경우 30g까지 쓸 수 있다. 즙을 짜서 먹을 수도 있다. 외용으로 사용할 때는 적당량을 달여서 환부를 씻거나 찧어 바른다.

[주의사항]

- 기허혈조(氣虛血燥)한 사람의 경우 신용(愼用)한다.
- 오랫동안 장복하지 않는다. 장복할 경우 영위(營衛)의 제기(諸氣)의 운행이 원활하지 않다. ≪천금방(千金方)≫

[해 설]

- 나륵은 꿀풀과 한해살이 향신료인 바질을 말한다. 이탈리아 음식에 많이 사용하는 향신료로 알려져 있으나 ≪동의보감≫에 수재되어 있는 것은 잘 모르는 경우가 많다.
- ≪동의보감(東醫寶鑑)≫ : 나륵은 성질이 따뜻하고 맛은 매우며 약간의 독이 있다. 중초를 조화롭게 하고 소화가 잘 되게 하고 악기(惡氣)를 제거한다. 생것을 먹는 것이 좋은데 과량을 먹으면 안 된다.
- ≪본초강목(本草綱目)≫ : 나륵은 3월 대추잎이 날 때 씨를 심어야 한다. 그렇지 않으면 나지 않는다. 생선을 씻은 비린 물이나 쌀뜨물, 구정물을 부어주어야 향이 나고 무성해진다. 바질씨는 눈에 예막이 생기거나 먼지가 들어갔을 때 눈 속에 넣으면 씨가 축축하게 불어나면서 이물질과 함께 빠져 나온다. 예막을 치료하기 때문에 예자초(翳子草)라고 부르기도 한다.

[응용 예]

① 반위(反胃)에

- 생강 4냥(兩)을 잘 찧어 여기에 바질 1냥(兩)과 천초가루 1돈(錢)을 소금과 밀가루 4냥(兩)과 잘 섞어서 전병을 구워 공복에 먹는다. 두세 차례만 먹어도 효과가 있다. ≪보제방(普濟方)≫

② 눈이 흐려지고 예막이 생기는 증상(目昏浮翳)에

- 바질씨 7개를 자기 전 물에 달여 복용한다. 오래 복용해야 효과가 있다. ≪본초강목(本草綱目)≫

[참고문헌]

1. ≪본초강목(本草綱目)≫ : "香菜, 須三月棗葉生時種之乃生, 否則不生. 常以魚腥水, 米泔水, 泥溝水澆之, 則香而茂. 不宜糞水."
2. ≪동의보감(東醫寶鑑)≫ : "性溫, 味辛, 微毒. 調中消食, 去惡氣. 宜生食之, 然不可多食."

10) 검은깨(黑芝麻 흑지마) [本草綱目]

[이명] 거승자(巨勝子), 호마인(胡麻仁), 호마(胡麻), 거승(巨勝), 오마(烏麻), 흑지마(黑脂麻), 오지마(烏芝麻), 소호마(小胡麻), 구슬(拘虱), 홍장(鴻藏), 유마(油麻), 교마(交麻), 소호마(小胡麻) 등

[기원] 참깨과 식물 참깨 *Sesamum indicum* DC.의 검정색 종자이다.

[성미] 감(甘), 평(平), 활(滑), 무독(無毒)

[귀경] 간(肝)·비(脾)·신(腎)·대장경(大腸經)

[효능] 양혈익정(養血益精), 윤장통변(潤腸通便)

[주치] 간신부족(肝腎不足)으로 인한 두훈이명(頭暈耳鳴), 요각위연(腰脚痿軟), 수발조백(鬚髮早白), 기부건조(肌膚乾燥), 탈발목화(脫發目花), 장조변비(腸燥便秘), 부인유소(婦人乳少), 탄탄(癱瘓), 옹창습진(癰瘡濕疹), 소아나력(小兒瘰癧), 화상 등

[용법용량]

9~15g을 달여서 복용하거나 환제나 산제로 하여 먹는다.

[주의사항]

비약변당(脾弱便溏)의 경우는 먹으면 안 된다.

[해 설]

- 참깨는 맛이 달고 성질이 평(平)하며 기름지다. 효능은 간신(肝腎)을 보하고 정혈(精血)을 더하며, 윤조활장(潤燥滑腸)하고 맛이 향긋하며, 무독(無毒)하여 식이요법으로 장복할 수 있다. 간신(肝腎)의 정혈휴허증(精血虧虛證)과 장조변비증(腸燥便秘證)에 사용한다.
- 참깨는 질이 부드럽고 지방이 많아 간신(肝腎)을 자양하고, 수발(鬚髮)을 검게 하며, 장위(腸胃)를 부드럽게 하고, 자주 먹으면 보혈(補血)하므로 "향기로운 보약"이라 칭하여 지는데, 참깨가 함유한 지방은 대부분 불포화지방산이고 노인에게 중요한 의의를 가져서 선인들은 참깨가 나이를 늘려준다(延年)고 하였다.
- 참깨는 지방, 비타민 E, B_1, B_2, 칼슘, 인, 철 등을 함유하고 있고, 단백질과 10종에 가까운 주요 아미노산을 함유하고 있다. 또한 천연 항산화제인 sesamol과 결합 형태의 sesamolin이 함유되어 있어서 산화방지 역할과 향미를 낸다.

[보충설명]

- 참깨(백지마(白脂麻), *Sesamum indicum* DC.의 흰색 종자) : 성미(性味)는 감(甘), 평(平)하고 보허(補虛), 윤조(潤燥), 활장(滑腸) 효능이 있다. 검은 참깨와 흰 참깨의 효능은 서로 비슷한데 약용으로 쓸 때는 검은 것을 주로 쓴다.
- 들깨(백소자(白蘇子), *Perilla fruescens* Britton var. japonica Hara) : 성미(性味)는 신(辛), 온(溫)하고 강기거담(降氣祛痰), 윤장통변(潤腸通便) 효능이 있어 해역(咳逆), 담천(痰喘), 기체변비(氣滯便秘) 등에 쓴다.

[응용 예]

① 해수, 천식, 기관지염에

- 참깨 볶은 것 250g, 생강즙 50mL, 빙당 125g, 벌꿀 50mL : 검은깨를 생강즙에 버무려 잘 스며들면 살짝 볶아 식힌 후 빙당과 벌꿀에 잘 버무려 병에 넣고 매일 아침, 저녁으로 한 수저씩 먹는다.

② 폐결핵에

- 흑지마 250g, 호도 150g, 벌꿀 150mL : 참깨와 호도를 잘 찧어 벌꿀을 넣어 청심환 크기로 환을 만들어 환 한 개씩 매일 세 차례 먹는다.

③ 산후에 젖이 잘 안 나올 때

- 검은 참깨 250g을 볶아서 가루 내어 돼지족발 4개를 끓인 물에 타서 매회 16g 정도 매일 세 차례 복용한다.

④ 허열을 내리고 익수연년(益壽延年)하고자 할 때

- 검은깨, 백복령, 생건지황(炙), 천문동(炙) 각 300g을 빻아서 한 숟가락씩 식후에 따뜻한 물에 타서 먹는다. ≪성제총록(聖濟總錄)≫ 胡麻散

⑤ 간신부족(肝腎不足), 유행성 안질환, 피부조삽(皮膚燥澁), 대변폐견(大便閉堅)에

- 뽕잎(서리 맞은 잎의 잎맥을 제거하고 햇볕에 말린 것)과 검은깨(볶은 것)를 같은 양으로 하여 가루로 만들어 꿀로 반죽하여 환을 만들어 매일 20~40g 정도씩 장복해야 효과가 있다. ≪의급(醫級)≫ 桑麻丸

[참고문헌]

1. ≪신농본초경(神農本草經)≫ : "主傷中, 虛羸, 補五內, 益氣力, 長肌肉, 塡腦髓. 久服輕身不老."
2. ≪일화자본초(日華子本草)≫ : "補中益氣, 養五臟, 治勞氣, 産後羸困. 耐寒暑, 止心驚, 催生落胞, 逐風濕氣, 游風, 頭風. 補肺氣, 潤五臟, 塡精髓. 細硏塗髮令長."
3. ≪본초구진(本草求眞)≫ : "下元不固而見便溏, 陽痿, 精滑, 白帶, 皆所忌用."

11) 참기름(麻油 마유) [本草經集註]

[이명] 향유(香油), 호마유(胡麻油), 지마유(芝麻油), 오마유(烏麻油), 생유(生油)
[기원] 참깨과 식물 참깨 *Sesamum indicum* DC.의 종자를 짜낸 지방
[성미] 감(甘), 량(凉), 무독(無毒)
[귀경] 대장경(大腸經)
[효능] 윤장통변(潤腸通便), 해독생기(解毒生肌), 보익간신(補益肝腎)
[주치] 근골무력, 수발조백(鬚髮早白), 장조변비(腸燥便秘), 충적(蟲積) 복통, 창종개선(瘡腫疥癬), 궤양, 피부균열(皮膚皸裂) 등

[용법용량]

적당량을 사용한다.

[주의사항]

비허설사(脾虛泄瀉)인 경우는 복용을 피한다.

[해 설]

- 참기름은 불포화지방산으로 올레산과 리놀레산이 주로 함유되어 있고, 글리세린, 식물스테롤, 세사민(sesamin), 비타민 E 등을 함유하고 있다.
- 참깨기름은 참기름, 마유(麻油), 호마유(胡麻油), 향유(香油) 등으로 부르며, 윤장통편(潤腸通便)하고 해독(解毒)해서 새살이 돋게 하고 간신을 잘 보익해 주는 효능이 있어서 근골이 무력하거나, 머리카락이 빨리 희거나, 장이 메말라 변비가 있거나, 피부가 갈라진 데 좋고 또는 여러 가지 종기나 옴, 버짐, 궤양, 단순성 비염 등에 바르면 좋다.

[보충설명]

- 들기름(백소자유(白蘇子油)) : 들깨의 종자를 짠 유지를 말한다. 성미는 신(辛), 온(溫)하고 파기(破氣), 보중(補中), 통혈맥(通血脈), 전정수(塡精髓) 효능을 가지고 있다.

[응용 예]

① 납중독의 보조치료에

- 참기름과 꿀을 각각 30mL씩 잘 섞어서 먹는다. ≪중국식료대전(中國食療大全)≫

② 장조변비(腸燥便秘)에

- 참기름 10mL에 설탕을 약간 넣고 끓인 물에 잘 섞어서 먹는다. ≪중국식료대전(中國食療大全)≫

③ 백약(百藥), 백충(百蟲), 비상(砒霜), 하돈(河豚) 모든 독에 중독되었을 때

- 생참기름 한 사발을 먹으면 독물질이 토해진다. ≪이간방(易簡方)≫

④ 급성후비(喉痺)에

- 생참기름 100mL를 급히 먹는다. ≪성제총록(聖濟總錄)≫

[참고문헌]

1. ≪명의별록(名醫別錄)≫ : "利大腸, 胞衣不落. 生者摩瘡腫, 生禿髮."
2. ≪본초습유(本草拾遺)≫ : "主天行熱, 腸秘內結熱."
3. ≪일화자본초(日華子本草)≫ : "陳油煎膏, 生肌長肉, 止痛, 消癰腫, 補皮裂."

12) 유채기름(蕓薹子油 운대자유) [本草拾遺]

[이명] 채유(菜油), 유채자유(油菜子油), 향유(香油)
[기원] 십자화과 식물 유채 *Brassica campestris* L. var. oleifera DC. 종자를 짜낸 지방
[성미] 신(辛), 감(甘), 평(平)[온(溫)], 무독(無毒)
[귀경] 폐(肺)·위경(胃經)
[효능] 윤장통변(潤腸通便), 해독소종(解毒解毒)
[주치] 풍창옹종(風瘡癰腫), 탕화작상(湯火灼傷), 변비

[용법용량]

10~15ml를 복용한다.

[주의사항]

구토가 나는 경우는 복용하지 않는 것이 좋다. 목질(目疾), 창양(瘡瘍), 임산부 등도 복용을 피한다.

[해 설]

- 유채기름은 다수의 불포화지방산을 함유하고 있어 심장병, 고혈압, 고지혈증 환자가 복용하기에 적합하다.
- 그 성질이 활니(滑膩)하여 근래에는 장폐색증 치료에도 활용한다.

[응용 예]

① 장조변비(腸燥便秘)에
- 유채기름을 50~250g을 나이에 따라 양을 달리하여 1~2회 먹는다. ≪중국식료학(中國食療學)≫

② 모든 창독중증(瘡毒重症)에
- 잘 숙성된 유채씨유를 큰 컵으로 세 잔을 한꺼번에 마시거나 기름에 파를 넣고 흑색이 될 때까지 달여서 따뜻할 때 환부에 발라준다. ≪보제방(普濟方)≫

[참고문헌]

1. ≪식물고(食物考)≫ : "行滯破血, 除冷潤腸, 殺蟲散結, 澤膚消腫, 塗髮長黑."
2. ≪본초구원(本草求原)≫ : "善治癰腫, 及塗痔漏中蟲."
3. ≪본초성상(本草省常)≫ : "凉血解毒, 明目利水."

13) 땅콩기름(花生油 화생유) [本草綱目拾遺]

[이명] 낙화생유(落花生油), 과유(果油)
[기원] 콩과 식물 땅콩 *Arachis hypogaea* L.의 종자을 짜낸 지방
[성미] 감(甘), 평(平), 무독(無毒)
[귀경] 비(脾)·폐(肺)·대장경(大腸經)
[효능] 윤조활장(潤燥滑腸), 거적(去積)
[주치] 회충성 장경조(腸梗阻), 태의불하(胎衣不下), 탕상(燙傷)

[용법용량]

60~125g을 복용한다.

[주의사항]

복용 후에 심한 구토 현상이 있는 경우는 내복하지 않는 것이 좋다. 균리(菌痢)나 급성 위장염, 복사(腹瀉) 환자는 위기능 장애가 있으므로 많이 먹으면 좋지 않다.

[해 설]

- 땅콩기름은 중기(中氣)를 보하고, 폐조(肺燥)를 부드럽게 하는 효능이 있고, 식소핍력(食少乏力), 유모내소(乳母奶少) 및 폐열조해(癈熱燥咳) 등을 다스린다.
- 많이 먹으면 윤조활장(潤燥滑腸), 거적(去積)하고, 대량을 마시면 회충성 장폐색증을 다스린다.

[응용 예]

① 위·십이지장궤양에

- 땅콩기름 2~4순가락을 매일 아침 공복에 1~2주간 먹는다. ≪중국식료대전(中國食療大全)≫

② 회충성 장폐색증에

- 숙성된 땅콩기름을 15세 이하는 60mL, 16세 이상은 80mL를 각각 먹는다. ≪중국식료대전(中國食療大全)≫

[참고문헌]

1. ≪식물고(食物考)≫ : “滑腸下積, 膩膈痰生.”
2. ≪복건약물지(福建藥物志)≫ : “潤燥滑腸; 治蛔蟲性腸梗阻, 胎衣不下, 燙傷.”

14) 소금(食鹽 식염) [名醫別錄]

[이명] 염(鹽), 백염(白鹽)

[기원] 바닷물이나 염정(鹽井), 염지(鹽池), 염천(鹽泉) 중의 짠물(鹽水)을 달여 햇볕에 말려 나온 결정

[성미] 함(鹹), 한(寒), 무독(無毒)

[귀경] 위(胃)·신(腎)·대장(大腸)·소장경(小腸經)

[효능] 청화(淸火), 양혈(凉血), 해독(解毒), 용토(涌吐)

[주치] 급성위염, 장염, 구토, 설사, 중서다한(中暑多汗), 소화불량, 변비 등

[용법용량]

0.9~3g, 최토(催吐)용으로 쓸 때는 9~18g.

[주의사항]

수종(水腫) 및 해수병(咳嗽病), 신장병, 간경화에는 복용을 피한다.

[해 설]

- 소금은 인체에 필수적인 물질 중 하나이며, 약물로 사용하여 일부 질병을 치료하는 데 사용한다. 현대의학은 소금이 신체의 삼투압을 유지하는 주요성분이기 때문에 인체 생리기능에서 필수불가결한 물질이라고 여긴다. 한의학에서는 소금을 내복하면 강화익신(降火益腎) 등의 효능이 있다고 여겼고, 옛날부터 청열해독(淸熱解毒)의 외용약물로 사용하여 상처를 치료하였다.
- 식당에서 주로 사용하고 있는 화학적 합성으로 만든 정제염은 99.9%가 나트륨으로만 되어있기 때문에 자연건강법 실천가들은 건강에 해로운 것으로 여기며, 염화나트륨뿐만 아니라 각종 무기질이 풍부한 천일염을 먹으라고 권장한다. 그러나 천일염, 볶은 소금, 죽염 등 각각의 소금이 건강에 미치는 영향과 유해성에 대해서는 전문가마다 의견 차이가 많아 아직 더 많은 연구가 필요한 부분이다.

[응용 예]

① 탐식(貪食), 식다불소(食多不消)에

- 소금 500mL, 물 500mL를 함께 넣고 소금이 없어질 때까지 끓여 3회로 나누어 토할 때까지 먹는다.

② 습관성 변비에

- 매일 아침 공복에 소금물 한 잔을 마신다.

[참고문헌]

1. ≪신농본초경(神農本草經)≫ : "大鹽令人吐."
2. ≪본초강목(本草綱目)≫ : "鹽之氣味鹹腥, 人之血亦鹹腥. 鹹走血, 血病無多食鹹. 多食則脈凝立而變色."
3. ≪본초강목습유(本草綱目拾遺)≫ : "除風邪, 吐下惡物, 殺蟲, 明目, 祛皮膚風毒, 調和臟腑, 消宿物, 令人壯健."
4. ≪수식거음식보(隨息居飮食譜)≫ : "補腎, 引火下行, 潤燥祛風, 淸熱滲濕, 明目, 殺蟲, 專治脚氣."

15) 간장(醬油 장유)

[이명] 시유(豉油), 장즙(醬汁), 두장즙(豆醬汁)
[기원] 두류를 발효시켜 소금과 물을 첨가한 후 만들어진 장의 상층 액체물질
[성미] 함(鹹), 한(寒), 무독(無毒)
[귀경] 위(胃)·비(脾)·신경(腎經)
[효능] 청열제번(淸熱除煩), 해독(解毒)
[주치] 서열번만(暑熱煩滿), 임신요혈(姙娠尿血), 식중독, 약물중독, 탕화상(湯火傷)

[용법용량]

적당량을 먹는다.

[주의사항]

많이 먹으면 생담동기(生痰動氣)한다.

[응용 예]

① 1도 화상에

- 간장을 바른다. ≪주후방(酒後方)≫

[참고문헌]

1. ≪명의별록(名醫別錄)≫ : "主除熱, 止煩滿, 殺百藥, 熱湯及火毒."
2. ≪본초강목(本草綱目)≫ : "醬汁灌入下部, 治大便不通, 灌耳中, 治蛾蟲蚊入耳. 涂制犬咬及湯火灼傷未成瘡者有效, 中砒毒, 調水服."
3. ≪본초구진(本草求眞)≫ : "解腎熱邪."

16) 흰설탕(白砂糖 백사당) [本草綱目]

[이명] 석밀(石蜜), 백사당(白砂糖), 당상(糖霜), 백상당(白霜糖)
돌처럼 단단한 덩어리로 된 것을 석밀(石蜜)이라 부르고, 서리처럼 희고 가벼운 것을 당상(糖霜)이라 하고, 얼음처럼 희고 단단한 것을 빙당(冰糖)이라 부른다.

[기원] 화본과 식물 사탕수수 *Saccharum sinensis* Roxb.의 경엽을 추출, 정제하여 나온 유백색 결정체

[성미] 감(甘), 평(平), 무독(無毒)

[귀경] 비(脾)·폐경(肺經)

[효능] 윤폐생진(潤肺生津), 보익중기(補益中氣), 화중완급(和中緩急)

[주치] 중허복통(中虛腹痛), 구건조갈(口乾燥渴), 폐조해수(肺燥咳嗽), 기아성훈궐(暈厥)

[용법용량]

10~15g을 탕에 넣어 녹여 먹는다.

[주의사항]

담습중만(痰濕中滿) 경우는 먹지 않는 것이 좋다. 설탕을 너무 많이 먹으면 식욕감퇴, 소화불량, 비만증을 초래할 수 있다. 노인 및 고혈압, 동맥경화, 관상동맥질환, 비만증 경우는 많이 먹지 않는 것이 좋다.

[해 설]

• 백설탕은 사탕수수 줄기의 즙을 추출하여 만들어진 것이고, 최상품 백설탕은 일반적으로 사탕무 뿌리 등에서 추출하여 만들어진 것으로 둘 다 성미가 감평(甘平)하고 보비윤폐(補脾潤肺)의 기능이 있다. 비교적 중노동 후에 설탕물 한 잔을 마시면 에너지를 보충할

수 있다.

- ≪본초강목(本草綱目)≫ : "오래 먹으면 조열(燥熱)하고 이가 손상된다. 석밀(石蜜), 당상(糖霜), 빙편(冰片)은 흑설탕보다 성이 약간 평(平)하나 효능은 같고 약성은 우월한데 냉리(冷利)하지는 않다. 석밀(石蜜)은 곧 백설탕이다. 응결되어 돌 같은 덩어리가 된 것은 석밀(石蜜)이고, 서리같이 가볍고 하얀 것은 당상(糖霜)이며, 얼음같이 단단한 것은 빙당(冰糖)인데 모두 정제된 정도의 차이에 따른 것이다."
- 설탕은 살균작용과 함께 인체의 면역반응을 자극하여 항균세포를 증식시켜서 상처 난 곳을 정화시킴과 동시에 교원질의 형성을 도와 상처의 유합을 촉진하고 감염이 더이상 진행되는 것을 방지한다.

[응용 예]

① 중허완통(中虛脘痛), 어류를 먹어 속이 불편할 때, 마늘을 먹어 구취가 날 때

- 흰설탕을 뜨거운 물에 녹여 마신다. ≪수식거음식보(隨息居飮食譜)≫

② 염로중독(鹽鹵中毒)에

- 흰설탕을 많이 먹는다. ≪수식거음식보(隨息居飮食譜)≫

③ 꽃게나 마늘과 부추를 먹고 난 뒤의 구취(口臭)에

- 설탕을 걸쭉하게 끓여서 마신다. ≪수식거음식보(隨息居飮食譜)≫

[참고문헌]

1. ≪신수본초(新修本草)≫ : "主心腹熱脹, 口乾渴."
2. ≪일화자본초(日華子本草)≫ : "潤心肺, 殺蟲, 解酒毒."
3. ≪본초강목(本草綱目)≫ : "潤心肺燥熱, 治嗽消痰, 解酒和中, 助脾氣, 緩肝氣."

17) 흑설탕(赤沙糖 적사당) [隨息居飮食譜]

[이명] 적사당(赤砂糖), 자사당(紫砂糖), 흑사당(黑砂糖), 황당(黃糖)

[기원] 화본과 식물 사탕수수 *Saccharum sinensis* Roxb.의 경엽을 추출, 가열, 정제하여 나온 적색 결정체

[성미] 감(甘), 온(溫), 무독(無毒)

[귀경] 비(脾)·위(胃)·간경(肝經)

[효능] 보중완간(補中緩肝), 활혈산어(活血散瘀), 건비온위(健脾溫胃)

[주치] 허리한열(虛羸寒熱), 風寒感冒(風寒感冒), 위한작통(胃寒作痛), 부녀혈허(婦女血虛), 월경부조, 산후복통, 오로불행(惡露不行)

[용법용량]

10~15g을 끓는 물이나 술 또는 약즙에 넣어 먹는다.

[주의사항]

내열(內熱)이 있는 사람은 흑설탕을 많이 먹지 않는 것이 좋다. 평소 담습편성(痰濕偏盛)과 비만증, 소화불량인 경우는 복용을 피한다. 또한 당뇨병 환자나 충치 환자는 복용을 피한다.

[해 설]

- 흑설탕은 백설탕에 비해 온중지통(溫中止痛)하는 효능이 두드러진다. 일반적으로 흑설탕 물을 마시고 3~5분이 지나면 혈당이 증가하고 혈액순환이 빨라져 전신이 따뜻해지는 것을 느낄 수 있다.
- 흑설탕은 산후풍을 예방하고 식욕을 촉진하며 오로(惡露)를 제거하는 데에 퍽 도움이 된다.
- 흑설탕은 포도당, 과당, 마그네슘, 망간, 코발트, 구리 등 필수 미량 원소들이 많이 함유되어 있다. 흑설탕에 함유되어 있는 흑색 물질은 혈중의 콜레스테롤 또는 인슐린 함량의 상승을 억제하는 작용이 있고, 창자 속에서 포도당이 지나치게 흡수하는 것을 방지한다.

[응용 예]

① 산후의 오로부진(惡露不盡), 생리통, 월경부조(月經不調)에

- 흑설탕 100g, 익모초 30g을 끓여 먹는다. 혈액순환을 촉진하면서 월경을 조절하고 자궁을 따뜻하게 해주기 때문에 산후에 오로가 다 나오지 않았거나 생리통, 붕루 등 월경부조 증상이 있을 때 활용한다.

② 혈허증, 월경부조증에

- 흑설탕 100g, 계란 2개를 탕기에 넣고 물을 붓고 끓여 먹으면 보혈하면서 월경을 조절한다.

③ 한사(寒邪)로 인한 복통 설사에

- 흑설탕 150g, 오매 5개를 함께 끓여 먹는다. 한사로 인해서 배가 아프며 설사하는 것을

고칠 수 있다.

④ 하리금구(下痢噤口)에

- 적설탕 250g과 오매 한 개에 물 2그릇을 붓고 양이 반으로 줄 때까지 달여서 수시로 마신다. ≪적현방(摘玄方)≫

⑤ 풍한(風寒)으로 인한 구역질이나 기침, 가래, 위통(胃痛)에

- 흑설탕 50g, 생강 10g을 약한 불로 끓여서 천천히 복용한다. 폐를 따뜻하게 하면서 담을 삭혀주고 위장을 화(和)하게 하여 구역질을 그치게 하는 작용이 있다. 폐에 풍한이 침범해서 오는 기침이나 가래가 그렁그렁하거나 뱃속이 냉해서 오는 구토증에 활용할 수 있다. ≪현대영양지식대전(現代營養知識大全)≫

[참고문헌]

1. ≪음선정요(飮膳正要)≫ : "主心腹熱脹, 止渴, 明目."
2. ≪본초강목(本草綱目)≫ : "和中助脾, 緩肝氣."
3. ≪의림찬요, 약성(醫林纂要, 藥性)≫ : "暖胃, 補脾, 緩肝, 袪瘀, 活血, 潤腸."
4. ≪수식거음식보(隨息居飮食譜)≫ : "散寒活血, 舒筋止痛."
5. ≪본경봉원(本經逢原)≫ : "熬焦, 治産婦敗血沖心及虛羸老弱, 血痢不可攻者."

18) 빙당(冰糖 빙당) [本草綱目]

[기원] 화본과 식물 사탕수수 *Saccharum sinensis* Roxb.의 경엽(莖葉)을 추출, 정제하여 나온 얼음조각 모양의 결정

[성미] 감(甘), 평(平), 무독(無毒)

[귀경] 비(脾)·폐경(肺經)

[효능] 보중익기(補中益氣), 화위윤폐(和胃潤肺), 지해화담(止咳化痰), 양음지한(養陰止汗)

[주치] 폐조해수(肺燥咳嗽), 음허구해(陰虛久咳), 중허복통(中虛腹痛), 산후 오로불행(惡露不行), 허리한열(虛羸寒熱) 등

[용법용량]

10~15g을 탕에 넣어 먹거나 입에서 녹여 먹는다.

[해 설]

- 빙당은 성질이 비교적 평화하고, 흑설탕과 같이 온열(溫熱)한 단점이 없으며, 상대적으로 쉽게 유습(留濕), 생담(生痰), 화열(化熱)하지 않으므로 자보(滋補)하는 약선 원료로 많이 사용한다.
- ≪본경봉원(本經逢原)≫ : “사람들은 빙당은 성질이 습열(濕熱)하여 많이 먹으면 이가 삭고 감병(疳病)이 난다고 말한다. (그러나) 근래에 구감(口疳) 환자를 보았는데 빙당을 곱게 씹어 먹고 즉시 병이 나았다. 그것이 감병(疳病)이 있는 곳에 도달하여 습열(濕熱)이 응체(凝滯)된 것을 제거했기 때문이다. 또 해수(咳嗽)가 나오고 토혈(吐血)이 갑자기 멈추었다.”

[응용 예]

① 기혈부족, 신체허약에

- 빙당 100g, 용안육 100g을 달여서 고(膏)처럼 만들어 매일 20g씩 먹는다. 기혈을 함께 보익하여 몸이 허약하거나 머리가 어지럽고 눈에 헛꽃이 피는 데에 좋다.

② 감기 기침이 낫지 않고 지속될 때

- 배 한 개를 속을 파내고 빙당 15g을 넣거나 벌꿀을 넣어 끓여 즙을 내 먹는다. 윤폐화담(潤肺化痰)하는 작용이 있어서 폐허로 인해서 감기가 잘 안 낫거나 감기 후유증으로 오랜 기침이 있거나 가래가 잘 안 떨어지는 경우에 좋다.

③ 갈증과 병후 조리(調理)에

- 탕기에 빙당 20g과 오매 5개를 넣고 끓여서 마신다. 진액을 생기게 하고 소화를 돕기 때문에 열병을 앓고 난 뒤에 목이 마르고 갈증이 나며 밥맛이 없을 때 먹으면 좋다.

④ 금구리(噤口痢)

- 빙당 15g, 오매(烏梅) 한 개를 짙게 달여서 수시로 먹는다. ≪수식거음식보(隨息居飮食譜)≫

⑤ 소아도한(小兒盜汗)

- 목이(木耳), 대추 각 15g에 빙당을 적당량을 넣어 물로 달여 하루에 2~3회 나누어 먹는다.

⑥ 음허구해(陰虛久咳)

- 오래된 해파리(씻어서 짠맛을 제거)와 빙당을 버무려 쪄서 먹는다.

[참고문헌]

1. ≪본경봉원(本經逢原)≫ : “世言糖性濕熱, 多食令齒䘌生疳. 近見患口疳者, 細嚼冰糖輒

愈, 取其達痞以磨濕熱凝滯也. 又暴得咳嗽, 吐血乍止, 以冰糖與燕窩同煮連服, 取其平補肺胃而無止截止患也."

19) 벌꿀(蜂蜜 봉밀) [本草綱目]

[이명] 석이(石飴), 사밀(沙蜜), 석밀(石蜜), 식밀(食蜜), 백밀(白蜜), 봉당(蜂糖), 백밀(白蜜), 백사밀(白沙蜜)

[기원] 꿀벌과 동양꿀벌 *Apis indica* Radoszkowski. 혹은 중화꿀벌 *Apis mellifer* L. 등이 만든 꿀

[성미] 감(甘), 평(平), 무독(無毒)

[귀경] 폐(肺)·비(脾)·대장경(大腸經)

[효능] 보중익기(補中益氣), 윤폐지해(潤肺止咳), 해독료창(解毒療瘡), 완급지통(緩急止痛), 활장통변(滑腸通便), 조화제약(調和諸藥)

[주치] 허리소기(虛羸少氣), 폐조해수(肺燥咳嗽), 장조변비(腸燥便秘), 완복동통, 구창(口瘡), 궤양피염(潰瘍皮炎), 탕화상(湯火傷), 오두독(烏頭毒)

[용법용량]

15~30g을 물에 타 마시거나 환제, 산제로 쓴다.

[주의사항]

담습내온(痰濕內蘊), 중만비민(中滿痞悶) 및 장활설사(腸滑泄瀉)가 있는 사람은 복용을 피한다. 한살 이하의 영아에게는 벌꿀을 먹이면 안 된다.

[해 설]

- ≪본초강목≫에 벌꿀이 좋은 다섯 가지 이유를 말했는데, ① 생꿀을 먹은 경우 열을 식혀주고, ② 비위 중초를 보호해 주고, ③ 해독시켜주고, ④ 메마른 것을 윤택하게 해주고, ⑤ 통증을 그치게 하는 것이라고 하였다. 벌꿀은 생것을 먹으면 서늘해서 청열(淸熱)시키고 익혀서 먹으면 따뜻해서 보중(補中)하며, 달지만 화평하기 때문에 해독하며, 부드러우면서도 윤택하기 때문에 메마른 것을 윤택하게 하고, 단맛으로 급한 것을 완화시켜주기 때문에 심복(心腹), 근육, 창양 등의 통증을 그치게 해준다. 온화(和)한 성질이 있어서 중화를 이루고 온갖 약과 조화를 이루어 감초와 비슷한 효능을 나타낸다.

- 벌꿀은 포도당과 과당의 혼합물로 흡수하기가 쉬우며, 인체 저항력을 향상시키는 기능이 있어서 정력을 왕성하게 하고, 비위(脾胃) 기능을 조절하며, 위염, 변비, 위·십이지장궤양을 치료하고, 거부생기(去腐生肌)하여 상처치유를 앞당긴다. 이 밖에, 심장병 환자가 자주 먹으면 심근에 영양이 되며, 신경쇠약과 간염에도 치료 효과가 있다.
- 히말라야, 네팔에서 절벽 틈새에 벌이 집을 지어 꿀을 만든 것을 석밀(石蜜)이라고 하는데 독성 성분이 있는 경우가 많다. 꿀에도 독성 성분이 들어 있는 경우가 있기 때문에 연밀(煉蜜)이라 해서 꿀을 한 번 살짝 끓여내어 위에 생기는 거품을 제거하고 곱게 정제해서 먹는 것이 좋다. 꿀을 끓일 때 넘칠 수가 있으니 큰 그릇을 이용하고 옆에서 지켜보는 것이 좋다. 연밀 후에는 약간 따뜻한 성질을 갖게 된다.
- 벌꿀은 성인의 경우 매일 100g 정도 범위 내에서 복용하는 것이 좋고 200g을 넘으면 안 좋다. 새벽에 30~60g 정도, 낮에는 40~80g 정도, 저녁에는 30~60g 정도가 좋고 식사하기 60~90분 정도에 먹거나 식후 2~3시간 이후가 좋고, 어린아이들은 30g 정도 복용할 수 있다. 가장 좋은 것은 꿀을 따뜻한 물에 타서 녹여서 먹는 것이 흡수에 가장 좋다. 꿀을 너무 뜨겁게 끓이게 되면 오히려 유효 성분이 파괴될 우려가 있다.
- 꿀술(蜜酒) 만드는 방법 : 벌꿀 500g, 찰밥 500g, 누룩 150g과 끓인 물 5L를 함께 병 안에 넣고 7일 동안 봉(封)하여 술을 만든다. ≪본초강목(本草綱目)≫ 밀주(蜜酒)

[보충설명]

- 벌집(노봉방(露蜂房)) : 봉소(蜂巢)라고도 한다. 말벌 혹은 다른 동속 벌이 만든 벌집으로 성미(性味)는 미감(微甘), 평(平), 소독(小毒)하고 간(肝), 위(胃), 신경(腎經)을 귀경한다. 거풍지통(祛風止痛), 공독소종(攻毒消腫), 살충지양(殺蟲止痒) 효능이 있어 풍습비통(風濕痺痛)과 치통, 풍진소양(風疹瘙痒) 등에 쓰이고, 화농성 종양, 창양, 종기에 상당한 치료 효과가 있다.
- 로열젤리(봉유(蜂乳)) : 여왕벌이 먹는 꿀이며 봉유(蜂乳), 또는 봉왕장(蜂王漿)이라고 하는데 성미(性味)가 감산(甘酸), 평(平)하며, 자보(滋補), 강장(强壯), 익간(益肝), 건비(健脾)하는 효능이 있고 병후 허약, 소아 영양불량, 노년 쇠약, 전염성간염, 고혈압, 풍습성관절염, 십이지장궤양 등을 다스린다.

[응용 예]

① 폐허(肺虛)로 인한 구해(久咳), 건해(乾咳), 후건(喉乾)이나 폐로해수(肺癆咳嗽)에

- 탕기에 백부(百部) 30g을 넣고 물을 붓고 끓여서 즙만 취하여 농축한 후 꿀 60g을 넣고

약한 불에서 끓여 고(膏)로 만들어 식을 때까지 기다렸다가 한 숟가락씩 뜨거운 물에 풀어서 먹는다. ≪식료보전(食療寶典)≫

② 위·십이지장궤양에

- 꿀 54g과 생감초 9g, 진피 6g을 준비하여 먼저 감초와 진피를 달여서 즙을 거른 뒤 여기에 꿀을 넣어 잘 풀어서 하루에 세 차례 나누어 먹는다. ≪현대실용중약(現代實用中藥)≫

③ 대변비결(大便秘結)에

- 꿀 한 큰술과 계란흰자 한 개, 망초(芒硝) 12g을 잘 섞어서 차갑게 식힌 물에 타서 먹는다. ≪고금의감(古今醫鑑)≫

④ 고혈압, 만성변비에

- 벌꿀 54g, 참깨 45g. 먼저 참깨를 쪄서 빻은 후 벌꿀을 넣고 섞어서 뜨거운 물에 풀어서 마신다. 하루 두 번 나누어 먹는다. ≪가정식료수책(家庭食療手冊)≫

[참고문헌]

1. ≪신농본초경(神農本草經)≫ : "主心腹邪氣, 諸驚癎痓, 安五臟諸不足, 益氣補中, 止痛解毒, 除衆病, 和百藥, 久服强志."
2. ≪본초강목(本草綱目)≫ : "和營衛, 潤臟腑, 通三焦, 調脾胃."
3. ≪의림찬요, 약성(醫林纂要, 藥性)≫ : "補脾和胃, 緩肝潤肺, 滋血養氣."
2. ≪명의별록(名醫別錄)≫ : "養脾氣, 除心煩, 食飮不下, 止腸澼, 飢中疼痛, 口瘡, 明耳目."

20) 엿(飴糖 이당) [名醫別錄]

[이명] 갱엿, 조청, 교이(膠飴, 갱엿), 연이당(軟飴糖, 조청), 연당(軟糖)

[기원] 찹쌀(糯米) 또는 멥쌀(粳米), 수수, 보리, 좁쌀 등을 갈아서 가루로 만들어 끓여 익히고 맥아(麥芽)를 넣고 당화시킨 다음 약한 불로 달여서 만든다. 이당(飴糖)은 부드러운 것과 단단한 것의 두 가지로 나뉘는데 부드러운 것은 황갈색의 진한 액체로 점성이 매우 크며, 딱딱한 것은 부드러운 것을 저으면서 공기를 혼입(混入)시켜 응고시켜서 만든다. 이것이 구멍이 많은 황백색의 당병(糖餠)이며, 약용은 부드러운 이당(飴糖)이 더 좋다.

[성미] 감(甘), 온(溫), 무독(無毒)

[귀경] 비(脾)·폐(肺)·위경(胃經)

[효능] 난중(暖中), 보허(補虛), 생진(生津), 완급지통(緩急止痛), 윤폐지해(潤肺止咳)
[주치] 기단핍력(氣短乏力), 식소납매(食少納呆), 허한성복통(虛寒性腹痛), 폐허해수(肺虛咳嗽), 기단작천(氣短作喘), 건해무담(乾咳無痰), 성음저미(聲音低微) 등

[용법용량]

30~60g을 중탕해서 탕에 타서 먹거나 고(膏)를 만들거나 환을 만드는데 쓴다.

[주의사항]

- 이당은 성미가 감온(甘溫)하고 바탕이 질척해서 습(濕)을 조장하고 열을 발생시켜 속을 더부룩하게 하는 폐단이 있으므로 습열내울(濕熱內鬱), 중만토역(中滿吐逆), 담열해수(痰熱咳嗽), 소아감적(小兒疳積) 등에는 복용하지 말아야 한다.
- 이당은 습담(濕痰)이나 습열로 인해 속이 메슥거리거나 배가 더부룩하거나 입이 쓰고 식욕이 없는 경우에는 활용하지 않는 것이 좋다.

[해 설]

- 엿은 성질이 따뜻하고 맛이 달면서 허냉(虛冷)을 보익하고 기력을 더해주고 생진양혈(生津養血)해 주며 비위를 튼튼히 하고 폐가 메마른 것을 윤택하게 해주고 담을 삭혀주고 기침을 그치게 하는 등의 효능이 있어서 벌꿀과 효능이 상당히 유사하다. 엿(飴糖 이당)은 단단한 것과 묽은 것이 있는데 단단한 것보다 묽은 것이 효과가 더 좋다.
- 감초(甘草)와 이당(飴糖)은 모두 보비윤폐(補脾潤肺), 완급지통(緩急止痛)하는데, 감초는 생용(生用)하면 청열해독(淸熱解毒)하고 약성(藥性)을 완화하며, 이당(飴糖)은 질(質)이 끈적끈적해서 단용(單用)하면 이물질을 둘러싸서 내려보낸다. 예컨대 ≪성제총록(聖濟總錄)≫에 "이당은 양에 상관없이 계란노른자위 만하게 환을 만들어 삼키면 생선 가시가 목에 걸린 것을 다스린다. 또 잘못해서 벼 까끄라기를 먹었을 때 이당을 자주 먹으면 치료된다."고 하였다.

[응용 예]

① 만성피로, 소아식욕부진, 복통(腹痛), 도한(盜汗), 심계항진 등에

- 소건중탕(小健中湯) : 이당(飴糖) 40g, 작약 12g, 자감초, 생강, 대추 각 6g. 이당을 제외한 재료를 탕기에 넣고 물을 붓고 40분 정도 끓인 다음 건더기를 제거한 약즙에 이당을 넣고 한소끔 끓인 뒤에 하루 2~3번으로 나누어 마신다. 속이 냉한 경우에는 작약을 주초(酒炒)해서 쓰고, 자한(自汗) 증에는 황기 10g을 더한다.

[참고문헌]

1. ≪천금방(千金方)≫ : "補虛冷, 益氣力, 止腸鳴, 咽痛, 除唾血, 却咳嗽"
2. ≪식료본초(食療本草)≫ : "補虛止渴, 健脾胃氣, 去留血, 補中." "主吐血, 健脾, 凝强者爲良. 主打損瘀血, 熬食焦, 和酒服之, 能下惡血."

21) 식초(醋 초) [名醫別錄]

[이명] 고주(苦酒), 순초(醇酢), 초주(酢酒), 미초(米醋)

[기원] 쌀, 보리, 수수 또는 술, 술지게미 등으로 만든 아세트산을 함유한 액체

[성미] 산(酸), 감(甘), 온(溫), 무독(無毒)

[귀경] 간(肝)·위경(胃經)

[효능] 활혈산어(活血散瘀), 소식화적(消食化積), 해독살충(解毒殺蟲), 치선료창(治癬療瘡)

[주치] 산후 혈훈(血暈), 징가적취(癥瘕積聚), 토혈, 뉵혈, 변혈, 소화불량, 충적복통(蟲積腹痛), 어육채독(魚肉菜毒), 옹종창독(癰腫瘡毒)

[용법용량]

10~30mL를 탕을 끓여서 복용하거나 술을 담가 먹거나 섞어 먹는다.

[주의사항]

- 위산과다, 소화성궤양에는 복용을 피한다. 또, 비위습심(脾胃濕甚), 위비(痿痹), 근맥구련(筋脈拘攣) 및 외감(外感) 초기에는 복용을 피한다. 건강한 사람은 식초를 과식하지 않는 것이 좋다. 과식하면 위장과 치아, 근골을 상하기 쉽다.
- 식초는 구리로 된 탕기를 용해하여 구리중독을 일으킬 수 있으므로 조리할 때에 구리제품을 쓰면 안 된다.

[해 설]

- 한약재의 포제에 식초를 이용해 침지하거나 초(炒)하는 경우가 많은데 이는 약성이 간(肝)으로 귀경하게 하는 인경(引經)작용과 진통작용을 강화하기 위함이다.
- 식초는 신맛과 함께 특유의 향기를 가지고 있어 음식 조리에 있어서 비린내와 나쁜 잡내를 제거해주는 역할을 하며, 유산, 호박산, 레몬산, 포도산, 사과산 등 여러 가지의 유기

산을 함유하고 있기 때문에 풍미를 증진시키는 데 도움을 준다.

- 식초는 채소에 함유되어 있는 비타민 C가 파괴되는 것을 막아주며, 칼슘이나 인산, 철 등의 무기질의 용해를 촉진시켜서 소화 흡수가 잘 되게 하는 장점이 있다. 물고기나 육류를 요리할 때 식초를 사용하게 되면 비린내와 느끼한 맛을 제거하고 생선뼈와 고기 속에 있는 뼈에 함유되어 있는 칼슘이나 인 성분 등이 쉽게 용출될 수 있도록 도와주기 때문에 영양 가치를 높여주는 효과가 있다.
- 식초는 살균작용이 상당히 강하여 음식물을 보존할 때 식초를 약간 뿌려주면 좀 더 오래 보존할 수 있고, 미역 같은 해조류에 식초를 뿌리게 되면 질감이 부드러워지고 맛이 좋아진다.
- 위산 분비를 증가시켜서 식욕을 촉진하고 소화를 돕는 역할을 하며, 아주 매운 맛이나 짠맛도 식초를 넣으면 그 맛이 완화되므로, 고혈압과 같이 맵고 짠 음식을 주의해야 하는 경우 식욕을 돋우면서도 염분 섭취를 제한할 수 있는 좋은 양념이 된다.
- 식초를 늘 상복하게 되면 혈압을 내려주고 동맥 경화를 예방할 수가 있다. 특히 고혈압이나 동맥경화, 간장이 안 좋은 경우 인진쑥을 넣고 만든 식초가 효과적이다. 또한 식초를 자주 먹게 되면 피로 회복에 도움이 되고 피부를 윤택하게 하는 작용이 있다.
- ≪본초연의(本草衍義)≫ : "산부(産婦)가 방 안에서 늘 식초 냄새를 맡으면 좋은데 식초는 익혈(益血)하기 때문이다."
- ≪수식거음식보(隨息居飮食譜)≫ : "식욕을 촉진하고 간을 길러주며 근육 인대를 튼튼하게 해주고 위장을 따뜻하게 해주며 술을 깨게 하고 음식의 소화를 돕고 하기(下氣)시켜서 사기를 물리치며, 생선이나 물고기, 게, 조개류 등의 여러 가지 모든 독성을 해소해준다. 음식을 먹고 중독이 되었을 때 식초를 먹으면 좋다."

[응용 예]

① 과음했을 때

- 식초 한 숟갈을 따뜻한 물에 타서 한 잔 먹는다. 탕화상 부위에 식초를 바르면 회복에 도움이 된다.

② 임신으로 인해서 입덧이 심할 때

- 식초 60g을 가열해서 설탕 30g을 넣어 용해된 뒤에 계란 한 개를 넣고 완전히 익혀서 식초물과 계란을 함께 먹는데 매일 한 차례씩 연속해서 일주일 먹으면 효과가 있다.

③ 흰머리를 검은머리로

• 머리가 흰 경우에 검은콩 120g에 쌀식초 500g을 넣고 끓여서 죽처럼 만들어 건더기는 건져내고 식초를 솔에 묻혀 머리 부위에 매일 한 차례씩 바르면 흰머리가 검은머리로 되고 모근에도 영향을 주어서 검은머리가 나올 수 있게 해준다.

④ 고혈압, 동맥경화증에

• 매일 저녁 적당량의 식초에다 땅콩 열 개를 담갔다가 그 다음 날 새벽에 식초와 함께 먹기를 10~15일 이상 계속한다.

⑤ 소화불량이나 식체로 인한 설사에

• 묵은 식초 15mL에 진한 차 한 잔을 넣고 잘 섞어서 따뜻할 때 천천히 복용한다.

⑥ 비린 것을 과식하거나 차가운 야채나 과일을 먹고 체하였을 때

• 생강을 빻아서 식초를 섞어서 먹는다. ≪일화자본초(日華子本草)≫

⑦ 풍치 예방과 구강 소독을 위해

• 묵은 식초 100mL에 천초(산초) 6g을 넣고 끓여서 그 물로 입을 헹구게 되면 입속에 있는 여러 가지 균을 제거하고 통증을 멎게 한다.

⑧ 손발 무좀, 주부습진에

• 탕기에 식초 150g과 물 1L를 넣고 잘 섞어서 매일 저녁에 한 차례씩 손발의 환처가 있는 부위를 담근다.

⑨ 뱃멀미, 차멀미 예방

• 배나 차를 타기 전에 식초 한 숟가락을 따뜻한 물에 타서 먹는다.

⑩ 피로회복에

• 목욕물에 식초를 몇 수저 넣어서 그 물로 몸을 닦으면 근육이 이완되고 피로가 빨리 회복되어 몸이 훨씬 가볍고 정신도 상쾌해진다.

⑪ 벌레가 귓속에 들어갔을 때

• 소량의 식초를 귀에다 뿌리게 되면 벌레가 죽든지 나오든지 한다.

[참고문헌]

1. ≪명의별록(名醫別錄)≫ : "消癰腫, 散水氣, 殺邪毒."
2. ≪본초습유(本草拾遺)≫ : "治産後血運, 除癥壞堅積, 消食, 殺惡毒, 破結氣, 心中酸水痰飮."
3. ≪본초종신(本草從新)≫ : "多食損筋骨, 損胃, 損顔色."

22) 술(酒 주) [名醫別錄]

[기원] 수수, 쌀, 고구마, 옥수수, 포도 등을 누룩과 함께 넣고 발효시켜 만든 일종의 음료

[성미] 감(甘), 고(苦), 신(辛), 온(溫), 유독(有毒)

[귀경] 심(心)·간(肝)·폐(肺)·위경(胃經)

[효능] 산한활혈(散寒活血), 서근활락(舒筋活絡), 통맥지통(通脈止痛), 선인약세(善引藥勢)

[주치] 풍한습비, 질타손상, 완복냉통(脘腹冷痛), 근맥연급(筋脈攣急), 흉비심통(胸痺心痛) 등

[용법용량]

적당량을 따뜻하게 하여 마시거나 약과 같이 달여서 사용한다. 또는 약재에 부어서 사용한다.

[주의사항]

음허(陰虛), 실혈(失血) 및 습열(濕熱)이 심한 사람은 술 마시는 것을 피한다. 임산부는 과량의 술을 마시지 않는 것이 좋다. 음주 후에 커피를 마시면 안 된다. 술 마시고 커피를 마시면 대뇌가 극도로 흥분한 끝에 극도로 억제됨과 동시에 혈관 확장을 자극하여 혈액 순환을 촉진함으로써 심혈관의 부담을 극대화시키기 때문이다.

[해 설]

- 술은 세계에서 가장 오래된 약품의 하나이다. 술은 에탄올을 함유하고 있고 이 외에 고급 알코올류, 지방산류, 에스테르류, 알데히드류 및 포도당, 맥아당과 덱스트린 등을 함유하고 있다.
- 약술을 담글 때는 보통 소주를 사용하는데 각종 성질의 원료 한 가지 또는 여러 가지를 술에 담가 술의 신온행산(辛溫行散), 활혈행기(活血行氣)하는 성질을 빌려 약효를 강화시키고 신속히 온몸의 경맥(經脈)에 이르도록 한다.
- 술은 약선 조리 과정에서 많이 사용하는데 첫째, 포제(炮製)할 때 주초(酒炒, 술로 볶기), 주증(酒蒸, 술로 찌기), 주세(酒洗, 술로 씻기)를 하는데 유기 용매로서 일반 물에서 잘 녹아 나오지 않는 성분이 쉽게 용출될 수 있도록 도와주고 혈액 순환을 도와 상부

체표 부위로 약력을 끌어올리는 작용을 한다. 둘째, 약술을 담가서 약재의 성분이 충분히 우러나게 함과 동시에 약력(藥力)이 십이경맥을 통해서 빨리 작용하도록 한다. 셋째, 술의 힘으로 혈액 순환을 촉진하여 약효성분의 용출과 분포 및 작용이 빨리 이루어지도록 한다. 넷째, 일종의 상용하는 조미제로서 조리에 응용하여 비린내와 나쁜 냄새를 제거한다.

[응용 예]

① 숙취 해소법(發汗, 利尿)

- 식초 30g에 설탕 25g을 넣고 끓여서 마신다.
- 무 250g을 즙을 내서 설탕과 물을 적당히 넣고 섞어서 천천히 마신다.
- 찻잎 25g과 설탕 25g을 넣고 물로 끓여서 마신다.
- 녹두 200g에 물을 붓고 10~30분 정도 끓인 물을 식힌 뒤에 마신다.
- 귤껍질 10g과 설탕 25g을 넣고 물을 붓고 끓여서 마신다.
- 평위산(창출, 후박, 복령, 감초)을 먹는다.
- 오가피 30g과 헛개나무 열매(枳椇子) 30g에 물을 붓고 30분 정도 끓여서 마신다.
- 무즙에 꿀을 타서 마신다.
- 얼큰한 콩나물국을 마신다.
- 인삼차를 진하게 달여 마신다.
- 칡차(葛根)나 칡꽃차(葛花)를 진하게 달여 마신다.

② 연년익수주(延年益壽酒)[45]를 만드는 법

- 숙지황, 제(製)하수오(九蒸九曝), 산사육, 지골피 각 60g, 만삼, 단삼, 당귀, 구기자, 황기, 호도육, 음양곽, 흑지마, 대추(또는 산조인), 천마, 두충, 우슬, 황정(쪄서 말린 것), 녹각(녹용을 넣으면 더욱 좋다), 구판 각 30g, 오가피 30g(뿌리껍질이기 때문에 줄기껍질을 쓸 경우에는 100g), 빙당 250g을 좋은 술에 넣어 밀봉해서 땅속에 묻은 뒤 일 년 후 꺼내서 매일 아침과 저녁 식사할 때 꺼내서 300mg씩 반주로서 마시면 연년익수한다.

[참고문헌]

1. ≪명의별록(名醫別錄)≫ : "行藥勢, 殺百邪惡毒氣."
2. 손사막(遜思邈) : "止嘔噦, 摩風瘞, 腰膝疼痛."(≪본초강목(本草綱目)≫에서 인용)
3. ≪식료본초(食療本草)≫ : 主"中惡疰忤." "通脈, 養脾氣, 扶肝."

45) 연년익수주(延年益壽酒) : 장수를 돕는 술

4. ≪양생요집(養生要集)≫ : “酒者, 能益人, 亦能損人, 節其分劑而飮之, 宣和百脈, 消邪却冷也.”
5. ≪본초강목(本草綱目)≫ : “麵麴之酒, 少飮則和血行氣, 壯神御寒. 燒酒純陽, 毒物也.”

23) 찻잎(茶葉 다엽) [寶慶本草折衷]

[기원] 차나무과 식물 차 *Camellia sinensis* O. Kuntze.의 잎

[성미] 고(苦), 감(甘), 량(凉)[삽(澁)], 무독(無毒)

[귀경] 심(心)·폐(肺)·위(胃)·신경(腎經)

[효능] 청두목(淸頭目), 제번갈(除煩渴), 소식지사(消食止瀉), 화담(化痰), 청열해독(淸熱解毒), 청심제신(淸心提神), 소서(消暑), 강심(强心), 감비(減肥), 방우치(防齲齒), 거구취(去口臭), 혈압 강하(降血壓), 강혈지(降血脂), 항당뇨(抗糖尿), 항암(抗癌) 등

[주치] 두통, 목적(目赤), 잠이 자꾸 올 때, 감기, 심번구갈(心煩口渴), 식적(食積), 구취, 담천(痰喘), 소변불리(小便不利), 설사, 화상, 구창(口瘡), 치은염(齒齦炎), 피로, 니코틴 중독, 주독(酒毒), 중금속 오염 등

[주의사항]

비위허한(脾胃虛寒)한 자는 복용을 신중히 한다. 불면과 습관성 변비가 있는 경우 복용을 금한다. 인삼, 위령선(威靈仙), 토복령(土茯苓) 및 철 함유 약재나 식품과는 함께 쓰지 않는다. 취침 전, 식사 전후, 완전 공복 시, 단백질 식사에는 복용을 피하고, 철결핍성빈혈, 임신부, 위궤양 환자 등에도 복용하지 않으며, 찻물로 한약을 복용하지 말고, 차를 마신 다음에는 반드시 찻잔을 씻어내며, 식후에는 차로 입을 헹구어내는 것이 좋고(충치 예방), 차는 되도록 한번 씻어낸 다음에 우려내는 것이 좋다. 철기나 알루미늄 탕기는 피한다. 알루미늄이나 철기 탕기로 차를 끓이면 화학 반응이 일어나서 좋지 않다.

[해 설]

- 차나무는 일반적으로 심어서 3년 이상이 지나야 잎을 채취할 수 있다. 제다법의 차이에 따라 녹차, 청차, 홍차 등 3대 다류로 나뉜다. 녹차는 심신을 맑게 하고, 폐위(肺胃)를 깨끗하게 해준다. 홍차는 비위(脾胃)를 따뜻하게 하고 중초(中焦)를 순조롭게 한다.

- 봄에는 재스민차, 여름에는 녹차, 가을에는 청차(靑茶, 오룡차), 겨울에는 홍차를 마시는 것이 좋다.
- ≪본초강목(本草綱目)≫에 차는 쓰면서 성질이 차기 때문에 음중의 음으로서 가라앉고 내려가므로 화를 내리는데 가장 뛰어나다고 했다.
- ≪수식거음식보(隨息居飮食譜)≫ : "심신(心神)을 맑게 하고 숙취를 해소하며, 번갈(煩渴)을 제거하고 간담(肝膽)을 시원하게 하며, 열을 내리고 담을 제거하며, 폐위(肺胃)를 깨끗하게 하고 눈을 밝게 하며 갈증을 해소한다."
- 음식을 먹은 뒤에 진한 차로 입속을 헹구면 여러 가지 병원균을 억제하며 더러운 이물질을 깨끗이 씻어주고 이를 튼튼하게 해주면서 충치를 예방한다. 불소 함량이 상당히 많이 들어있다.
- 차는 기호식품으로서의 차의 역할 뿐만 아니라 기능성 식품으로서도 널리 활용된다. 특히 카테킨류는 항산화 작용과 항암 작용으로 현대인에게 많은 주목을 받고 있다. 무색의 수용성 물질인 카테킨은 쓴맛과 떫은맛의 주성분이며, 에피카테킨, 카테킨, 갈로카테킨 등 다양한 구조의 카테킨류가 존재한다. 차에 함유되어 있는 카테킨은 자유라디칼에 의한 세포손상을 보호하는 항산화 기능이 있음이 여러 실험을 통해 확인되었다. 차의 불용성분의 하나인 식이섬유는 변비, 대장암, 당뇨병 등을 예방하고, 베타카로틴은 항암, 동맥경화, 백내장 등을 예방하며, 비타민 E는 항산화작용이 있어서 암, 당뇨병, 심장병, 백내장 등에 대해 면역 증강 작용이 있다.
- 일반적으로 차로 마실 때는 물에 우려 마시기 때문에 물에 녹는 수용성 성분만 주로 섭취하고 불용성 성분, 지용성 성분은 섭취할 수가 없으나 분말로 해서 마시는 말차(末茶)의 경우에는 모두를 섭취할 수가 있다.

[보충설명]

- 취침 전에는 되도록 차를 마시지 않는 것이 좋다. 카페인 성분이 중추 신경을 흥분시키며 수면에 방해가 되고 이뇨시키는 성분에 의해서 야간에 소변을 자주 보게 되기 때문이다.
- 식사의 직전 직후에 되도록 차를 마시지 않는 것이 좋다. 찻잎에는 다량의 탄닌 성분이 들어있기 때문에 칼슘이나 철 등의 무기질과 결합해서 물에 녹지 않는 결합물을 만들어 소화 흡수를 방해하기 때문이다. 또 육류나 해물 같은 고단백 식품을 먹은 뒤 진한 녹차를 마시게 되면 녹차 성분의 탄닌 성분과 단백질이 결합되어 불용성의 수렴성 단백질이 되어 장 연동운동을 저하시키고 대변이 창자 내에 오랫동안 머물러 있게 하여 변비를

조장할 뿐만 아니라 유독물질, 발암물질이 인체에 흡수될 가능성이 높아지기 때문에 바람직하지 않다.

- 찻물(茶水)을 가지고 약을 복용해서는 안 된다. 찻잎 속에 들어있는 탄닌과 다른 약물 속의 금속 이온이나 알칼로이드 성분이 결합하게 되면 잘 녹지 않는 침전물을 형성해서 흡수를 방해하거나 약효를 떨어뜨린다. 또 차물을 금용(禁用)하는 약을 같이 복용하거나, 특히 철분을 함유하고 있는 약재와 같이 복용하게 되면, 약효가 떨어지고 흡수에 장해가 된다.
- 빈혈증이 있는 사람도 차를 마시는 것은 바람직하지 않다. 빈혈증이 철결핍성빈혈인 경우에 차는 철분의 함량을 50% 이상 감소시키는 역할을 하고 철분이 흡수되는 것을 억제하기 때문에 철결핍성빈혈증 환자는 차를 마시면 좋지 않다. 임산부, 월경이 과다한 여성들이나 청소년, 영아, 아동 등은 차를 너무 많이 마시면 안 된다.
- 임신부 또한 차를 많이 마시면 안 되는데 찻잎 속에는 카페인 성분이 들어있어 태아에게 좋지 않은 자극을 불러일으킬 수 있다. 임신부는 매일 5잔 이상 차를 마시게 되면 영아의 체중에 영향을 줄 확률이 높다.
- 위궤양 병이 있는 사람도 카페인 성분이 위액 분비를 증강시키기 때문에 차를 마시지 않는 것이 좋고 열이 나는 환자인 경우에는 차를 마시는 것이 좋다.
- 빈속에 차를 마시게 되면 찻물이 위액의 농도를 낮춰서 소화 흡수를 방해할 수가 있다. 차의 성질이 차서 위장의 연동 운동을 저하시켜서 식욕을 떨어뜨리기 때문에 영양 섭취를 하는 데 방해가 된다.
- 차의 농도가 너무 진해도 양이 너무 많아도 안 된다. 찻잎 가운데 유산과 체내의 비타민 B_1이 결합하면 그 효과가 없어지기 때문에 식욕 부진이나 피로, 무력, 신경과민 등의 증상에 나타날 수가 있는데 차를 많이 마시는 사람은 마땅히 별도의 비타민 B_1을 복용하는 것이 좋다.
- 차는 여러 가지 먼지, 이물질이나 세균이 들어갈 수 있으므로 첫 번째 물은 씻어내고 두 번째 것을 우려서 차를 마시는 것이 더 좋다. 차를 마신 뒤에는 반드시 찻잔을 잘 씻어내야 한다.

24) 해당화꽃(玫瑰花 매괴화) [食物本草]

[기원] 장미과 식물 해당화 *Rosa rugosa* Thumb.의 꽃봉오리
[이명] 자매화(刺玫花)
[성미] 감(甘), 미고(微苦), 온(溫), 무독(無毒)
[귀경] 간(肝)·비경(脾經)
[효능] 이기해울(理氣解鬱), 화혈조경(和血調經), 산어(散瘀)
[주치] 간기울결(肝氣鬱結) 또는 간위불화(肝胃不和)로 인한 흉격만민(胸膈滿悶), 완협창통(脘脇脹痛), 유방창통(乳房脹痛), 월경불순, 이질, 설사, 대하, 질타손상, 옹종 등

[용법용량]

3~10g 전탕(煎湯)하거나 술에 침지하거나 우려서 차로 마신다.

[주의사항]

음허유화자(陰虛有火者)는 사용하지 않는다.

[해 설]

대체로 꽃 종류는 방향 성분이 들어있어서 이기해울(理氣解鬱)하여 감정이 억울된 것을 잘 풀어주고 혈액 순환이 잘 되게 하는 효능이 있다. 장미꽃도 해당화꽃과 비슷한 효능을 가지고 있다.

[응용 예]

① 간위기통(肝胃氣痛)에

- 그늘에서 말린 매괴화를 뜨거운 물에 우려서 마신다. ≪본초강목습유(本草綱目拾遺)≫

② 간풍두통(肝風頭痛)에

- 매괴화 4~5송이와 잠두화(蠶豆花) 9~12g에 뜨거운 물을 부어 우려서 차로 마신다. ≪천주본초(泉州本草)≫

③ 폐병 해수(咳嗽) 토혈(吐血)에

- 신선한 매괴화를 즙을 내어 빙당을 넣고 중탕하여 먹는다. ≪천주본초(泉州本草)≫

④ 상부식도경련, 인후부의 이물감이 있을 때

- 매괴화와 백매화(白梅花) 각 3g을 물에 우려서 차처럼 마신다. ≪천진중초약(天津中草藥)≫

[참고문헌]

1. ≪본초강목습유(本草綱目拾遺)≫ : "和血, 行血, 理氣. 治風痺."
2. ≪본초재신(本草在新)≫ : "舒肝膽之鬱氣, 健脾降火. 治腹中冷痛, 胃脘積寒, 兼能破血."
3. ≪현대실용중약(現代實用中藥)≫ : "用于婦人月經過多, 赤白帶下及一般腸炎下痢等."
4. ≪천주본초(泉州本草)≫ : "治肺病咳嗽痰血, 吐血, 咯血."

25) 재스민꽃(茉莉花 말리화) [本草綱目]

[이명] 소남강(小南强), 내화(柰花), 만화(鬘華), 목리화(木梨花)

[기원] 목서과 식물 재스민 *Jasminum sambac* (L.) Ait의 꽃

[성미] 신(辛), 미감(微甘), 온(溫), 무독(無毒)

[귀경] 비(脾)·위(胃)·간경(肝經)

[효능] 이기해울(理氣解鬱), 화중벽예(和中辟穢)

[주치] 아통(牙痛), 위통, 복통, 정신억울(精神抑鬱), 심번이노(心煩易怒), 애기탄산(噯氣呑酸), 납매(納呆), 복창(腹脹), 오심욕토(惡心欲吐), 위완은통(胃脘隐痛) 등

[용법용량]

3~10g 전탕(煎湯)하거나 우려서 차로 마신다.

[해 설]

재스민의 방향성과 효능은 장미와 비슷하여 소간해울(疏肝解鬱)하는 효능을 가지고 있다. 여성들 특히 월경 전후에 차로 마시면 좋다.

[응용 예]

① 정신억울(精神抑鬱), 심번이노(心煩易怒), 식납감소(食納減少), 애기탄산(噯氣呑酸)에

- 재스민 500g을 물에 2시간 동안 담갔다가 증류한 증류액을 1일 2회, 매회 30mL씩 마신다.

② 납매(納呆), 복창(腹脹), 오심욕토(惡心欲吐), 위완은통(胃脘隐痛), 월경통(月經痛)에

- 재스민 30g(생것은 60g), 멥쌀 50g을 함께 죽을 끓여 따뜻할 때 먹는다. ≪중화식물요법대전(中華食物療法大全)≫

③ 신경과민, 히스테리, 만성위염(慢性胃炎), 상복창통(上腹脹痛), 납곡불향(納谷不香), 실면다몽(失眠多夢)에

• 재스민, 석창포(石菖浦) 각 6g과 녹차 10g을 매일 차로 우려내어 마신다. ≪사천중약지(四川中藥志)≫

④ 귓속이 아플 때

• 재스민을 유채기름에 침포(浸泡)해서 귀 안에 떨어뜨리면 이심통(耳心痛)을 다스린다. ≪사천중약지(四川中藥志)≫

[참고문헌]

1. ≪수식거음식보(隨息居飮食譜)≫ : "和中下氣, 辟穢濁. 治下痢腹痛."
2. ≪음편신참(飮片新參)≫ : "平肝解鬱, 理氣止痛."
3. ≪현대실용중약(現代實用中藥)≫ : "洗眼, 治結膜炎."

26) 계화(桂花 계화) [綱目拾遺]

[이명] 목서화(木犀花)
[기원] 목서과 식물 목서(木犀) *Osmanthus fragrans* Lour.의 꽃(花)
[성미] 신(辛), 온(溫), 무독(無毒)
[귀경] 폐(肺)·비(脾)·신경(腎經)
[효능] 온폐화음(溫肺化飮), 산한지통(散寒止痛), 온중산한(溫中散寒), 산어(散瘀) 등
[주치] 담음천해(痰飮喘咳), 소화불량, 위한복통(胃寒腹痛), 경폐(經閉), 통경(痛經), 한산(寒疝) 등

[용법용량]

3~9g을 전탕하거나 우려서 차로 마신다.

[해 설]

계화는 γ-decalactone, α-ionone 등과 같은 방향물질을 함유하고 있어 향이 강렬하므로 과일을 설탕절임하거나 졸일 때 사용하면 좋다. 술을 담그거나 염장하기도 하며, 아로마오일로 가공해 사용하기도 한다. 간위기체(肝胃氣滯)가 있는 사람이 우려내어 마시면 효과적이다.

[응용 예]

① 위한동통(胃寒疼痛), 애기포민(噯氣飽悶)에

- 계화씨 가루 3g, 장미 0.3g을 끓는 물에 우려내어 1일 2~3회 따뜻하게 마신다. ≪식물중약여편방(食物中藥與便方)≫

② 구취(口臭)에

- 계화씨 3g을 달여서 하루 세 번 양치한다. ≪식물중약여편방(食物中藥與便方)≫
- 계화 6g을 증류수 500ml에 1일간 침지하였다가 입안을 헹구는 데 쓴다.

③ 납곡불향(納谷不香), 소화불량(消化不良)에

- 계화 500g을 물에 2시간 담갔다가 증류법으로 정유를 추출하여 1일 2회, 매회 30g씩 먹는다.

[참고문헌]

1. ≪본초회언(本草匯言)≫ : "産冷氣, 消瘀血, 止腸風血痢. 凡患陰寒冷氣, 瘕疝奔豚, 腹內一切冷病, 蒸熱布裹蕩之."
2. ≪국약적약리학(國藥的藥理學)≫ : "治口臭及視覺不明."
3. ≪육천본초(陸川本草)≫ : "治痰飮喘咳."

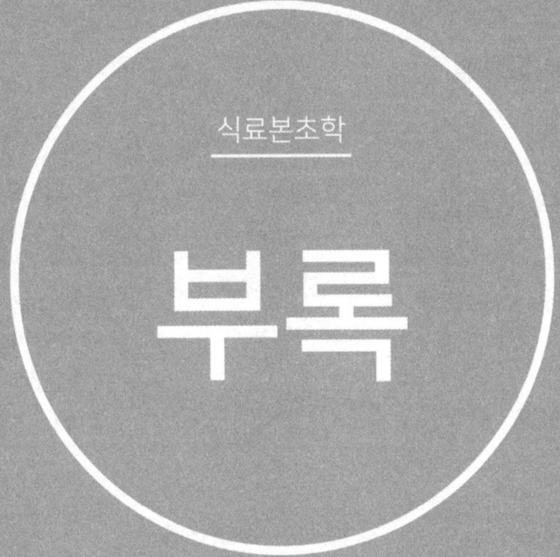

식료본초 성미효능표

찾아보기

식료본초 성미효능표

표 1 양식류(糧食類) - 곡물류(穀物類)

명칭	학명	성미	귀경	효능	주치
멥쌀 (粳米)	*Oryza sativa* L.	甘平	脾胃肺	補氣健脾, 除煩渴, 止瀉	脾胃氣虛, 食少納呆, 倦怠乏力, 泄瀉
찹쌀 (糯米)	*Oryza sativa* L.	甘溫	脾胃肺	補中益氣, 健脾止瀉, 暖胃, 止虛汗	虛寒泄瀉, 體弱食少, 氣虛自汗
좁쌀 (粟米)	*Setaria italica* L. Beauv	甘鹹凉	脾胃腎	健脾和胃, 滋陰益腎, 除熱, 解毒	脾胃虛熱, 反胃嘔吐, 腹滿食少, 口乾, 消渴, 瀉痢, 腰膝酸軟, 小便不利
기장쌀 (黍米)	*Panicum miliaceum* L.	甘微溫	肺脾胃 大腸	益氣補中, 除煩止渴	煩渴, 瀉痢, 吐逆, 咳嗽, 胃痛, 鵝口瘡, 燙傷 등
수수 (高粱)	*Sorghum vulgare* Pers.	甘澁溫	脾胃肺	益氣溫中, 健脾止瀉, 消食	虛寒腹痛, 脾虛泄瀉, 癨亂, 소화불량
옥수수 (玉蜀黍)	*Zea mays* L.	甘平	大腸 胃腎	調中開胃, 利尿消腫, 降脂降壓, 抗癌, 防癌	食慾不振, 小便不利, 水腫
보리 (大麥)	*Hordeum vulgare* L.	甘凉	脾腎	健脾和胃消食, 止渴除煩, 下氣寬腸, 利水	腹脹, 食滯泄瀉, 小便不利
밀 (小麥)	*Triticum aestivum* L.	甘凉	心脾	養心安神, 除煩止渴, 止虛汗	臟躁, 煩熱, 消渴, 失眠, 盜汗
귀리 (雀麥)	*Avena sativa* L.	甘平	肝脾	補脾益肝, 滑腸催産, 斂汗止血	병후 허약, 식욕부진, 변비, 盜汗, 自汗, 難産, 출혈, 노인검버섯
메밀 (蕎麥)	*Fagopyrum esculentum* Moench	甘凉 小毒	脾胃 大腸	健脾消積, 下氣寬腸通便, 止帶濁, 解毒斂瘡, 消瘰癧	腸胃積滯, 변비, 설사, 이질, 白濁, 帶下, 自汗, 盜汗, 疱疹, 丹毒, 瘰癧, 화상
율무쌀 (薏苡仁)	*Coix lachryma-jobi* L.	甘淡 微寒	脾肺腎	健脾補肺, 滲濕止瀉, 舒筋除痺, 淸熱排膿, 抗癌, 美容	脾胃虛弱, 水腫, 脚氣, 小便淋瀝, 濕溫病, 泄瀉, 帶下, 風濕痺痛, 筋脈拘攣, 肺癰, 腸癰, 여러 암, 폐수종, 늑막염 등

표 2 양식류(糧食類) - 서류(薯類)

명칭	학명	성미	귀경	효능	주치
고구마 (蕃薯)	*Dioscorea esculenta* (Lour.) Burkill	甘平 [溫]	脾腎	健脾益氣, 補中和血, 生津, 寬腸通便	脾虛水腫, 便泄, 瘡瘍腫毒, 大便秘結
감자 (馬鈴薯)	*Solanum tuberosum* L.	甘平	胃大腸	益氣健脾, 和胃調中, 解毒消腫	위·십이지장궤양, 이하선염, 瘡癤癰腫, 피부습진, 화상, 암, 근골손상, 습관성변비
마 (山藥)	*Dioscorea opposita* Thunb.	甘平	肺脾腎	健脾補肺益氣, 固腎益精縮尿	脾虛泄瀉, 식욕부진, 乏力, 肺虛久虛喘, 消渴, 腎虛遺精, 小便頻數, 帶下
토란 (芋頭)	*Colocasia esculata* (L.) Schott.	甘辛平	脾胃	健脾補虛, 散結解毒, 化痰和胃	脾胃虛弱, 식욕부진, 消渴, 瘰癧, 無名腫毒, 疥癬, 牛皮癬, 화상, 벌레물린데
구약 (魔芋)	*Amorphophallus rivieri* Durieu.	辛苦寒 小毒	肺	化痰消積, 解毒散結, 行瘀止痛	痰咳, 積滯, 瘧疾, 瘰癧, 癥瘕, 癰腫, 跌打損傷, 挺槍, 丹毒, 화상, 蛇咬傷

표 3 양식류(糧食類) - 두류(豆類)

명칭	학명	성미	귀경	효능	주치
검정콩 (黑大豆)	*Gylcine max* (L.) Merr.	甘平	脾腎	利水解毒, 祛風活血, 健脾益腎	水腫脹滿, 風毒脚氣, 黃疸, 腎虛腰痛, 遺尿, 風痹筋攣, 産後風痙, 口噤, 癰腫瘡毒, 약물·식물중독, 自汗盜汗
메주콩 (黃大豆)	*Gylcine max* (L.) Merr.	甘平	脾胃 大腸	健脾寬中, 利水消腫, 解毒	疳積瀉痢, 腹脹利水, 瘡癰腫毒, 脾虛水腫, 外傷出血, 변비, 골다공증, 고지혈증, 고혈압, 당뇨
팥 (赤小豆)	*Phaseolus angularis* Wight 혹은 *Vigna angularis* W.F.Wight	甘酸 微寒 [平]	心小腸 脾	利水除濕消腫, 退黃, 淸熱解毒消癰	水腫脹滿, 脚氣, 濕熱黃疸, 淋病, 血便, 瘡瘍腫毒, 丹毒, 산후 惡露不盡, 乳汁不通
녹두 (綠豆)	*Phaseolus* *radiatus* L.	甘寒 [凉]	心肝胃	淸熱解毒, 消暑止渴, 利水消腫	일체의 중독(식중독, 약물, 알콜, 중금속, 가스 등), 暑熱煩渴, 感冒發熱, 癨亂吐瀉, 痰熱哮喘, 頭痛目赤, 口舌生瘡, 水腫尿少, 瘡瘍腫毒, 風疹丹毒 등
완두콩 (豌豆)	*Pisum sativum* L.	甘平	脾胃	和中下氣, 通乳, 利水止泄, 解毒消癰	消渴, 吐逆, 泄痢腹脹, 藿亂轉筋, 乳少, 脚氣水腫, 瘡癰, 고혈압, 당뇨 등
까치콩 (白扁豆)	*Dolichos lablab* L.	甘淡平	脾胃	健脾和中, 化濕, 消暑	脾虛生濕, 食少便溏, 赤白帶下, 暑濕吐瀉, 煩渴胸悶, 小兒疳積
동부콩 (豇豆)	*Vigna* *unguiculate* L.	甘鹹平	脾腎	健脾利濕, 補腎澁精	脾胃虛弱, 泄瀉痢疾, 吐逆, 腎虛腰痛, 遺精, 白帶, 白濁, 小便頻數, 消渴, 당뇨
땅콩 (落花生)	*Arachis* *hypogaea* L.	甘平	脾肺	健脾養胃, 潤肺化痰止咳, 下乳, 利尿, 通便, 降壓	脾虛不運, 反胃不舒, 乳汁不足, 脚氣, 肺燥咳嗽, 大便燥結, 咳嗽消痰, 빈혈, 혈소판감소성자전, 각종 출혈증, 고혈압
작두콩 (刀豆)	*Canavalia gladiata* (Jacq.) DC.	甘溫	脾胃腎	溫中下氣, 益腎補元, 止嘔逆, 抗癌解毒	虛寒呃逆, 氣滯呃逆, 胃寒嘔吐, 疝氣, 노년 咳喘, 腎虛腰痛, 腹脹
누에콩 (蠶豆)	*Vicia faba* L.	甘微 辛平	脾胃	健脾利水, 解毒消腫	膈食, 水腫, 瘡毒
콩국 (豆腐漿)	*Gylcine max* (L.) Merr.	甘平	肺胃	補虛潤燥, 淸肺化痰	虛勞咳嗽, 痰火哮喘, 변비, 淋濁, 脚氣腫痛, 빈혈, 간수중독
두부 (豆腐)	*Gylcine max* (L.) Merr.	甘凉	脾胃 大腸	生津潤燥, 淸熱解毒, 和中益氣	目赤腫痛, 肺熱咳嗽, 消渴, 休息痢, 脾虛腹脹, 咽痛, 胃火口臭, 乳少, 年老羸瘦 고지혈, 비만

표 4 채소류(蔬菜類) - 엽경류(葉莖類)

명칭	학명	성미	귀경	효능	주치
결구배추 (黃芽白菜)	*Brassica pekinensis* (Lour.) Rupr	甘平	胃	通利腸胃, 養胃和中, 利小便	肺熱咳嗽, 消渴, 변비, 소화성궤양출혈, 인후염, 聲嘶
반결구배추 (菘菜)	*Brassica chinensis* L.	甘凉	肺胃 大腸	清熱除煩, 生津止渴, 通利腸胃	肺熱咳嗽, 消渴, 변비, 소화성궤양출혈, 인후염, 聲嘶
양배추 (甘藍)	*Brassica oleracea* L. var.	甘平	腎胃	健胃通絡, 散結止痛, 補腎壯骨, 淸利濕熱	久病體虛, 식욕부진, 위·십이지장궤양, 급만성담낭염, 황달, 관절불리, 虛損
갓 (芥菜)	*Brassica juncea* (L.) Czern. et Coss.	辛溫	肺胃	宣肺豁痰, 溫中行氣, 消腫散結	외감풍한, 해수담다, 흉협창통, 胃寒吐食, 跌打損傷, 寒飮咳嗽, 痰滯氣逆, 胸膈滿悶, 관절동통, 凍瘡
유채 (蕓薹)	*Brassica campestris* L. var. olefera DC.	辛甘平 [凉]	肺肝脾	行瘀散血, 消腫解毒	婦女痛經, 惡露不盡, 瘀血腹痛, 血痢, 丹毒, 瘡瘍癰腫, 乳癰, 風疹 등
냉이 (薺菜)	*Capsella bursa-pastrois* (L.) Medic.	甘凉	肝脾腎 膀胱	止血, 平肝明目, 利濕通淋	吐血, 衄血, 咯血, 尿血, 水腫 目赤疼痛, 眼底出血, 水腫, 고혈압, 腎炎, 단백뇨 등
시금치 (낙화생)	*Spinacia oleracea* L.	甘凉 [平]	肝胃 大·小腸	清熱除煩, 養血潤燥, 通利腸胃	괴혈병, 빈혈, 뉵혈, 변혈, 두통, 目眩, 目赤, 야맹증, 消渴引飮, 痔瘡, 고혈압, 당뇨
근대 (莙薘菜)	*Beta vulgaris* L. *var. cicla.*	甘辛 苦寒	肺腎 大腸	清熱解毒, 行瘀止血	유행성열병, 痲疹透發不暢, 吐血, 熱毒下痢, 閉經, 淋濁, 癰腫, 跌打損傷, 蛇蟲傷
미나리 (水芹)	*Oenanthe javanica* (BL.) DC.	甘辛凉	肺肝	清熱解毒, 利水, 止血	感冒, 爆熱煩渴, 浮腫, 小便不利, 尿血, 便血, 吐血, 崩漏, 月經過多, 目赤, 咽痛, 癰疽, 瘰癧
셀러리 (旱芹)	*Apium graveolens* L.	甘辛 苦凉	肝胃	清熱, 平肝, 利水, 解毒, 凉血止血, 강혈압, 강혈지	肝陽眩暈, 風熱頭痛, 目赤, 牙痛, 고혈압, 황달, 尿血, 崩漏, 小便淋痛, 赤白帶下
상추 (萵苣)	*Lactuca sativa* L.	甘苦凉	胃大腸	利水, 通乳, 清熱解毒	小便不利, 水腫, 乳汁不通, 유선염, 尿血, 蛇蟲傷

명칭	학명	성미	귀경	효능	주치
쑥갓 (茼蒿)	*Chrusanthemum coronarium* L. var spatiosum Bailey.	辛甘平 [凉]	肝肺	消痰飮, 和脾胃, 安心神, 강혈압	便秘, 心煩口乾, 口臭, 脾胃不和, 咳嗽痰多, 煩熱不安
쑥 (艾葉)	*Artemisia argyi* Levl. et Vant.	辛苦溫	脾肝腎	溫經止血, 散寒止痛, 祛濕止痒	吐血, 衄血, 咯血, 便血, 崩漏, 月經不調, 痛經, 胎動不安, 心腹冷痛, 濕疹, 疥癬
머위 (蜂斗菜)	*Petasites japonicus* (Sieb. et Zucc.)	苦辛凉 [平]	·	清熱解毒, 散瘀消腫	乳蛾(급성편도선염), 癰腫, 疔毒, 毒蛇咬傷, 跌打損傷
취나물 (東風菜)	*Aster scaber* Thunb.	辛甘寒	·	散風熱, 淸頭目	風熱頭痛, 眩暈, 目赤, 咽痛, 毒蛇咬傷 등
민들레 (蒲公英)	*Taraxacum platycarpum* Dahist.	苦甘寒	肝胃	清熱解毒, 消腫散結, 利尿通淋	疔瘡腫毒, 乳癰, 瘰癧, 目赤, 咽痛, 肺癰, 腸癰, 濕熱黃疸, 熱淋澁痛
엉겅퀴 (大薊)	*Cirsium japonicum* De Candole	苦甘凉	心肝	凉血止血, 祛瘀消腫	衄血, 吐血, 尿血, 便血, 崩漏下血, 외상출혈, 癰腫瘡毒
아욱 (冬葵葉)	*Malva verticillata* L.	甘平 [凉]	肺大腸 小腸	利濕, 滑腸, 通乳	肺熱咳嗽, 咽喉腫痛, 熱毒下痢 濕熱黃疸, 二便不通, 乳汁不下 瘡癤癰腫
죽순 (毛笋)	*Phyllostachys nigra* (*Lodd.*) Munro var. henonis (Mitf.)	甘寒	胃肺心 大腸	淸熱, 消痰, 爽胃, 通利二便, 消脹	肺熱咳嗽, 胃熱嘈雜, 納呆, 食積腹痛, 浮腫, 腹水, 風疹
비름 (莧菜)	*Amaranthus mangostanus* L.	甘凉	大腸 小腸	清熱解毒, 通利二便, 滑胎	咽喉腫痛, 급만성장염, 赤白痢疾, 二便不通, 癰癤瘡毒
쇠비름 (馬齒莧)	*Portulaca oleracea* L.	酸寒	大腸 肝脾	淸熱解毒, 凉血止痢, 散血消腫, 利尿通淋	熱毒瀉痢, 熱淋, 尿閉, 赤白帶下, 崩漏, 痔血, 瘡瘍癰癤, 瘰癧, 濕癬, 요로감염, 방광염, 황달형간염
참죽나무순 (椿葉)	*Toona sinensis* (A.Juss) Roem.	苦辛凉	脾胃	祛暑化濕, 解毒, 殺蟲	暑濕傷中, 惡心嘔吐, 식욕부진, 설사, 이질, 癰疽腫毒, 疥瘡
고사리 (蕨)	*Pteridium aguilunum* (L.) Kuhn var.	甘凉 小毒	肝胃 大腸	淸熱利濕, 降氣化痰, 止血	감모발열, 황달, 이질, 帶下, 噎膈, 咳血, 腸風便血, 風濕痺痛

명칭	학명	성미	귀경	효능	주치
아스파라거스 (石刁柏)	*Asparagus officnalis* L.	甘凉	肝 [肺]	清熱利濕, 活血散結, 항피로, 항암, 진정	피로회복, 혈압강하, 고지혈증, 고혈압, 만성간병, 여러 암
갈대순 (蘆笋)	*Phragmites communis* Trin.	甘[苦] 寒	肺	清熱生津, 利水通淋, 解毒	熱病口渴, 心煩, 肺癰, 肺痿, 小便不利, 魚肉중독
구기엽 (枸杞葉)	*Lycium chinensis* Mill.	苦甘凉	肝脾腎	補虛益精, 清熱明目	虛勞발열, 煩渴, 目赤腫痛, 障翳夜盲, 崩漏, 帶下, 熱毒瘡腫
원추리 (金針菜)	*Hemerocallis fulva* L.	甘凉	肝腎	寬胸解鬱, 養血安神, 清熱利濕, 解毒消癰	胸悶心煩, 少寐不眠, 心悸, 頭暈耳鳴, 小便短赤, 황달, 痔瘡便血, 瘡癰, 乳癰, 咽痛
부추 (韭菜)	*Allium tuberosum* Rottl. ex Spreng	辛溫	肝胃腎	補腎助陽, 溫中行氣, 散瘀活血, 解毒	陽痿, 遺精, 早漏, 遺尿, 小便頻數, 胃寒腹痛, 噎膈反胃, 胸痺疼痛, 腰膝冷痛, 行經冷痛, 痔瘡, 癰瘡腫毒, 跌打損傷, 漆瘡
파 (葱)	*Allium fistulosum* L.	辛溫	肺胃	解表散寒, 通陽活血, 宣肺健胃, 解毒, 殺蟲殺菌	風寒感冒, 陰寒腹痛, 식욕부진, 소화불량, 관절통, 二便不通, 瘡癰腫痛, 蟲積腹痛

표 5 채소류(蔬菜類) - 근경류(根莖類)

명칭	학명	성미	귀경	효능	주치
마늘 (大蒜)	*Allium sativum* L.	辛溫	脾胃肺	溫中行滯, 宣竅通肺, 止咳祛痰, 殺菌抗癌, 강혈지, 혈압	脘腹冷痛, 장염, 이질, 설사, 肺癆, 백일해, 感冒, 癰癤腫毒, 腸癰, 癬瘡, 기생충병, 고혈압, 고지혈증, 비만, 당뇨, 납중독, 장폐색
양파 (洋葱)	*Allium cepa* L.	辛甘溫	肺	健胃消食, 理氣化痰, 發汗利尿, 살균, 해독살충, 강혈지	食少腹脹, 궤양, 감기예방, 고지혈증, 고혈압, 동맥경화
백합 (百合)	*Lilium lancifolium Thunb.* 외	甘微苦微寒 [凉]	心肺	養陰潤肺止咳, 淸心安神	咳嗽, 勞嗽咯血, 驚悸失眠, 陰虛久咳, 痰中帶血, 熱病후기, 餘熱未淸, 虛煩驚悸, 폐암, 鼻咽癌, 암수술 후유증
생강 (生薑)	*Zingiber officinale* Rosc.	辛溫	脾胃肺	散寒解表, 降逆止嘔, 化痰止咳, 解毒	風寒感冒, 嘔吐, 痰飮喘咳, 脹滿, 복통설사, 魚蟹·半夏中毒
무 (蘿葍)	*Raphanus sativus* L.	辛甘凉 [熟:甘平]	肺胃	消食化痰, 下氣寬中, 生津止渴, 醒酒利尿止血	食積脹滿, 呑酸, 吐食, 腹瀉, 酒毒, 痢疾, 便秘, 痰熱咳嗽, 咽喉不利, 消渴, 淋濁, 咳血, 吐血, 便血
순무 (蕪菁)	*Brassica rapa* L.	辛甘平 [凉]	肺脾	下氣, 利濕, 解毒, 止渴	食積, 황달, 煩渴, 熱毒, 疔瘡
당근 (胡蘿葍)	*Daucus carota* L. var. sativa DC.	甘平	肺脾肝	健脾化中, 養血明目, 化痰止咳, 解毒, 항암	脾虛食少, 體虛乏力, 脘腹疼痛, 泄痢, 視物昏花, 雀目, 안구건조증, 빈혈, 영양불량, 식욕부진, 咳喘
연근 (藕)	*Nelumbo nucifera Gaertn.*	甘寒	心肝脾胃	生-淸熱生津, 養血散瘀止血, 熟-健脾開胃, 養血, 止瀉	熱病煩渴, 吐衄, 下血, 痰熱咳嗽
도라지 (桔梗)	*Platycodon grandiflorum A. (Jacq.) DC.*	苦辛凉	肺	開宣肺氣, 祛痰止咳, 排膿, 載藥上行	咳嗽痰多, 胸悶不暢, 咽喉腫痛, 咳吐膿痰, 癃閉, 便秘
더덕 (山海螺)	*Codonopsis lanceolata* (Sieb. et Zucc.)	甘辛平	肺肝腎	益氣養陰, 解毒排膿, 通乳	乾咳, 頭暈頭痛, 肺癰, 乳癰, 腸癰, 乳汁不足, 瘡瘍腫毒
우엉 (牛蒡根)	*Acrtium lappa* L.	苦凉	肺心	散風熱, 消腫毒	風熱감기, 頭痛, 咳嗽, 熱毒面腫, 齒齦腫痛, 風濕痺痛, 癥瘕積塊, 痔瘡

표 6 채소류(蔬菜類) - 과채류(果菜類), 과가류(瓜茄類)

명칭	학명	성미	귀경	효능	주치
오이(黃瓜)	*Cucumis sativus* L.	甘涼	肺脾胃	清熱解暑, 生津止渴, 利水解毒	熱病口渴, 小便短赤, 水腫尿少, 화상, 땀띠, 汗斑, 咽喉腫痛
호박(南瓜)	*Cucurbita moschata* Duch.	甘溫	脾胃	補中益氣, 消炎止痛, 止咳平喘, 殺蟲解毒消腫	빈혈, 肺癰, 咳嗽, 천식, 痛腫, 화상
동아(冬瓜)	*Renincasa hispida* Cogn.	甘淡涼	肺大腸 膀胱	清熱除煩, 利水消腫, 化痰, 解毒, 減肥	水腫脹滿, 임신浮腫, 비만, 각기, 痰喘, 暑熱煩悶, 消渴, 癰腫
월과(越瓜)	*Cucumis melo* L.	甘寒[涼]	胃小腸	除煩熱, 生津液, 利小便	煩熱口渴, 小便不利, 口瘡
여주(苦瓜)	*Momordica charantia* L.	苦寒	心脾胃	清暑解熱止渴, 明目, 解毒, 혈당강하	暑熱煩渴, 消渴, 中暑, 赤眼疼痛, 痢疾, 瘡癰腫痛
조롱박(葫蘆)	*Lagenaria siceraria* Standl.	甘淡平	脾肺腎	利水, 消腫, 通淋, 散結	水腫, 腹水, 黃疸, 消渴, 淋病, 癰腫
수세미(絲瓜)	*Luffa cylindrica* (L.) Roem	甘涼	肺肝 胃大腸	清熱化痰, 止咳平喘, 通絡通乳, 涼血解毒, 生津止渴, 解暑除煩, 安胎	身熱煩渴, 咳嗽痰喘, 腸風下血, 痔瘡出血, 血淋, 崩漏, 癰疽瘡瘍, 乳汁不通, 無名腫痛, 水腫
가지(茄子)	*Solanum melongena* L.	甘涼	脾胃 大腸	清熱解毒, 利尿消腫, 健脾和胃, 活血止痛, 寬腸理氣	腸風下血, 熱毒瘡癰, 피부궤양
토마토(番茄)	*Lycopersicon eseulentum* Mill.	甘酸涼	肝脾胃	生津止渴, 健胃消食, 涼血平肝, 강혈압	口渴, 식욕부진, 고혈압, 신장병, 심장병, 간염
고추(辣椒)	*Capsicum frutescens* L.	辛熱	心脾	溫中散寒, 開胃除濕, 下氣消食	胃寒氣滯, 脘腹脹痛, 嘔吐, 瀉痢, 風濕痛, 凍瘡, 疥癬
수박(西瓜)	*Citrullus vulgaris* Schrad.	甘涼[寒]	心胃 膀胱	清熱解暑, 除煩止渴, 利小便, 강혈압	暑熱煩渴, 熱病傷津, 小便不利, 咽喉腫痛, 口瘡, 目赤腫痛
참외(甛瓜)	*Cucumis melo* var. makuwa	甘涼[寒]	心胃	清暑熱, 解煩渴, 通利二便	暑熱煩渴, 小便不利, 暑熱下痢腹痛, 大便乾結
딸기(草莓)	*Fragaria ananassa* Duch.	甘微酸涼[寒]	脾胃	清涼止渴, 健胃消食	口渴 咽喉不利, 乾咳無痰, 소화불량, 식욕부진

표 7 과실류(果實類) - 인과류(仁果類)

명칭	학명	성미	귀경	효능	주치
사과(苹果)	*Malus pumila* Mill.	甘凉	脾胃心	補心益氣, 除煩醒酒, 開胃生津止渴, 潤肺, 消炎, 解暑	脾胃虛弱, 食後腹脹, 소화불량, 反胃吐瀉, 변비설사, 진액부족, 口乾口渴, 음주과다,
배(梨)	*Pyrus bretschneideri* Rehd.	甘凉[寒]	肺胃	生津, 潤燥, 淸熱, 化痰	熱病傷津, 陰虛煩渴, 消渴, 燥咳, 痰熱驚狂, 噎膈, 失聲, 目赤腫痛, 便秘, 肺熱
감(柿子)	*Diospyros kaki* Thunb.	甘澁凉[寒]	心肺大腸	淸熱生津, 潤肺止咳, 健脾澁腸, 消瘻	肺熱咳嗽, 吐血, 咯血, 熱病口渴, 口瘡, 熱痢, 便血, 痔瘡
포멜로(柚)	*Citrus grandis* (L.) Osbeck.	甘酸凉	肺肝	健脾消食, 寬中下氣, 化痰止咳, 利咽消炎, 醒酒	소화불량, 위통, 飮食積滯, 식욕부진, 임신오조, 咳嗽痰多, 咽喉痒痛, 음주과다, 멀미, 차멀미
귤(橘)	*Citrus reticulata* Blanco	甘酸平[凉]	肺胃	開胃理氣, 止渴潤肺, 燥濕化痰	咳嗽痰多, 胸悶, 消渴, 呃逆, 惡心嘔吐
유자(橙子)	*Citrus junos Siebold ex Tanaka.*	酸凉[平]	肺胃	降逆和胃, 理氣寬中, 消瘻, 醒酒, 解魚毒	熱病傷津, 口舌乾燥, 咳嗽痰喘, 納呆, 脘悶, 酒毒
레몬(檸檬)	*Citrus limonia* Osbeck.	甘酸凉[平]	肺胃	生津止渴, 祛暑, 安胎, 降脂, 消炎	暑熱傷津, 中暑煩渴, 식욕부진, 脘腹痞脹, 肺燥咳嗽, 임신오조, 고지혈증
산사(山楂)	*Crataegus pinnatifida* Bge.	酸甘微溫	脾胃肝	消食積, 散瘀血, 健胃止瀉, 行氣消滯, 活血止痛	肉食積滯, 胃脘腹滿, 瀉痢腹痛, 瘀血經閉, 産後瘀血, 心腹刺痛, 疝氣疼痛
비파(枇杷)	*Eriobotrua japonica* (Thunb.) Lindl.	甘酸凉	脾肺肝	潤肺化痰止咳, 和胃降逆, 止渴	肺熱咳嗽, 咳血, 衄血, 口乾煩渴, 胃熱嘔惡
모과(木瓜)	*Chaenomeles sinensis* Koehne.	酸溫	肝脾胃	舒筋活絡, 祛風濕, 化濕和胃	風濕痺痛, 筋脈拘攣, 吐瀉霍亂, 胸膈痞悶, 복통설사, 轉筋

표 8 과실류(果實類) - 핵과류(核果類)

명칭	학명	성미	귀경	효능	주치
복숭아 (桃子)	*Prunus persica* (L.) Batsch.	甘酸溫	肺大腸	生津, 潤腸, 活血, 潤膚色, 강혈압	津傷, 腸燥便秘, 瘀血腫塊, 氣血不足, 陰虛盜汗, 閉經, 타박상
자두 (李子)	*Prunus salicina* Lindl.	甘酸平	肝腎	清熱生津, 養肝, 瀉肝	肝陰不足, 虛勞骨蒸, 五心煩熱, 口舌生瘡, 齒齦炎, 消渴, 浮腫
매실 (梅子)	*Prunus mume* Sieb. et Zucc.	甘澁平	肺胃 大腸	利咽生津, 澁腸止瀉, 理筋脈, 安蛔	久咳不止, 久瀉下痢, 식욕부진, 담도회충증, 위염
앵두 (櫻桃)	*Prunus pseudocerasus* Lindl.	甘酸溫	脾腎	補脾益腎, 滋潤皮膚, 祛風濕, 透疹	脾虛泄瀉, 腎虛腰痛, 風濕腰腿疼痛, 풍습성관절염, 빈혈, 遺精, 癱瘓, 四肢不仁
살구 (杏子)	*Armeniaca vulgaris* Lam.	酸甘溫	肺心	潤肺定喘, 生津止渴, 止瀉	肺燥咳嗽, 氣喘, 급만성해수, 津傷口渴, 변비
은행 (白果)	*Gingko biloba* L.	甘苦 澁平	肺腎	斂肺定喘, 止帶濁, 縮小便, 驅蟲	哮喘痰嗽, 白帶, 白濁, 遺精, 尿頻, 無名腫毒, 皻鼻, 癬瘡
대추 (大棗)	*Zyziphus jujuba* Mill. var. unermis (Bge) Rehd.	甘溫	心脾胃	補脾胃, 益氣血, 安心神, 調營衛, 緩和藥性	脾虛體弱, 倦怠乏力, 식욕부진, 氣血不足, 心煩不寐, 神志不安, 血虛萎黃, 虛勞煩悶, 히스테리, 과민성 紫斑, 빈혈, 고혈압 등
여지 (荔枝)	*Litchi chinensis* Sonn.	甘酸溫	肝脾	養血健脾, 行氣消腫, 生津止渴, 溫中, 降逆	병후 體弱, 脾虛泄瀉, 呃逆, 부녀허약, 崩漏, 貧血, 小兒遺尿, 疝氣痛, 瘰癧
감람 (橄欖)	*Canarium album* (Lour.) Raeusch.	甘酸 澁平	肺胃	清肺利咽, 生津止渴, 解毒, 健胃消食, 除煩醒酒	咽喉腫痛, 肺熱咳嗽, 복어중독, 宿醉, 소화불량
용안육 (龍眼肉)	*Euphoria longan* (Lour.) Stend.	甘溫	心脾	補心脾, 益氣血, 安神益智	氣血兩虛, 顏色無華, 頭暈眼花, 心脾兩虛, 貧血, 心悸怔忡, 食少, 失眠健忘, 虛煩不眠, 신경쇠약
구기자 (枸杞子)	*Lycium chinensis* Mill	甘平	肝腎	滋補肝腎, 益精明目	肺熱咳嗽, 肝腎陰虛, 腰膝酸軟, 頭暈, 目眩, 目昏, 多淚, 虛勞咳嗽, 消渴, 遺精 등

표 9 과실류(果實類) - 장과류(漿果類)

명칭	학명	성미	귀경	효능	주치
포도(葡萄)	*Vitis vinigera* L.	甘酸平	肺脾腎	益氣補血, 舒筋絡, 利小便, 安胎, 除煩止渴	氣血不足, 心悸盜汗, 신경쇠약, 小便澁痛, 肺虛咳嗽, 煩渴, 風濕痺痛, 浮腫, 貧血
무화과(無花果)	*Ficus carica* L.	甘凉[平]	肺胃大腸	清熱生津利咽, 健脾開胃淸腸, 解毒消腫	咽喉腫痛, 肺燥咳嗽, 聲嘶, 식욕부진, 장열변비, 설사
오디(桑椹子)	*Morus alba* L.	甘酸寒[凉]	肝腎	滋陰養血, 補肝益腎, 生津, 潤腸, 烏鬚髮	精血虧損, 津傷口渴, 心悸失眠, 頭暈目眩, 耳鳴, 腸燥便秘, 鬚髮早白, 脫髮, 盜汗, 瘰癧
키위(獼猴桃)	*Actinidia chinensis* Planch.	甘酸寒	胃肝腎	清熱止渴, 開胃健脾, 通淋, 항암	煩渴, 消渴, 黃疸, 식욕부진, 久瀉久痢, 肺癆咳嗽, 口舌生瘡, 石淋, 小便不禁, 痔瘡出血, 암, 고혈압, 심혈관질환
석류(石榴)	*Punica granatum* L.	甘酸澁溫	脾肺大腸	生津止渴, 止咳, 殺蟲	久瀉久痢, 崩漏, 대변출혈, 帶下, 肺癆咳嗽, 音啞聲嘶, 口舌生瘡, 小便不禁
오미자(五味子)	*Schisandra chinensis* (Trucz) Baill	酸甘溫	肺心腎	收斂固澁 益氣生津 補腎寧心	肺虛喘咳, 口乾口渴, 自汗, 盜汗, 勞傷羸瘦, 夢遺, 遺精, 久瀉久痢 등
산수유(山茱萸)	*Cornus officinalis* Siebold et Zuccarini	酸澁微溫	肝腎	補益肝腎, 澁精固脫	眩暈, 耳鳴, 腰膝沺痛, 陽萎, 遺精, 遺尿, 尿意頻數, 崩漏, 帶下, 大汗虛脫, 內熱消渴
복분자(覆盆子)	*Rubus coreanus* Miquel	甘酸溫	腎膀胱	補益肝腎, 固精縮尿, 明目	腎虛遺尿, 小便頻數, 陽萎早泄, 遺精滑精

표 10 과실류(果實類) - 견과류(堅果類)

명칭	학명	성미	귀경	효능	주치
연밥 (蓮子肉)	*Nelumbo nucifera Gaertn.*	甘澁平	心脾腎	補脾止瀉, 益腎固精, 養心安神	脾虛久瀉久痢, 식욕부진, 腎虛遺精, 滑泄, 小便不禁, 崩漏帶下, 心神不寧, 心悸怔忡, 虛煩不眠, 腰痠耳鳴
가시연밥 (芡實)	*Euryale ferox* Salisb.	甘澁平	脾腎	固腎澁精, 健脾止瀉, 除濕止帶	설사, 遺精滑泄, 早泄, 白帶白濁, 小便頻數不禁
밤 (栗子)	*Castanea crenata* var. dulcis	甘微鹹溫 [平]	脾腎	益氣健脾, 補腎强筋, 活血止血	脾虛泄瀉, 反胃嘔吐, 腰膝酸軟, 근골 折傷腫痛, 老年脚弱, 吐血, 衄血, 便血
잣 (海松子)	*Pinus koraiensis* Sieb. et Zucc.	甘溫	肝肺大腸	潤肺, 滑腸潤燥, 養血, 祛風	肺燥乾咳, 大便虛秘, 諸風頭眩, 骨節風, 風痹, 건성피부, 탈모
호두 (胡桃仁)	*Juglans regia* L.	甘澁溫	腎肝肺	補腎益精, 溫肺定喘, 潤腸通便, 潤肌膚, 烏鬚髮	腰痛脚弱, 尿頻, 遺尿, 陽痿遺精, 久咳喘促, 腸燥便秘, 瘡瘍瘰癧
해바라기씨 (向日葵子)	*Helianthus annuus* L.	甘平	肝大腸	透疹, 止痢, 透癰膿, 通便	血痢久不愈, 癰瘡膿腫, 변비, 요충병
비자 (榧子)	*Torreya grandis* Fort ex Lindl.	甘澁平	大腸肺胃	殺蟲, 消積, 潤燥止咳	腸道기생충병, 小兒疳積, 肺燥咳嗽, 腸燥便秘, 痔瘡
상수리 (橡實)	*Quercus acutissima* Carruth	苦澁微溫	脾大腸腎	收斂固澁, 止血, 解毒	泄瀉, 痢疾, 便血, 痔血, 脫肛, 소아탈장, 유선염, 고환염 등

표 11 과실류(果實類) - 열대과일류

명칭	학명	성미	귀경	효능	주치
바나나 (香蕉)	*Musa paradisiaca* L. var. sapientum Oktze.	甘凉[寒]	肺胃大腸	淸熱, 潤肺滑腸, 解毒	온열병, 煩渴, 변비, 痔瘡出血, 肺熱燥咳
파인애플 (鳳梨)	*Anana scomosus* (L.) Merr.	甘微酸平	胃腎	生津止渴解煩, 益氣, 消肉醒酒	소화불량, 설사, 傷暑, 口渴
망고 (芒果)	*Mangifera indica* L.	甘酸平 [凉]	肺脾胃	益胃生津, 止嘔, 止咳	口渴, 嘔吐, 食少, 咳嗽
야자 (椰子)	*Cocos nucifera* L.	微甘辛平 장액:甘凉	心脾	補脾益腎, 催乳 장액:生津, 利尿, 止血	脾虛倦怠, 식욕부진, 腰膝酸軟, 乳汁不足 장액:口乾, 煩渴, 水腫, 吐血
파파야 (番木瓜)	*Carica papaya* L.	甘平	胃大腸	消食下乳, 濕通絡, 潤腸通便, 구충	소화불량, 위·십이지장궤양, 風濕痺痛, 습진, 고혈압, 변비, 유즙분비부족, 기생충병, 蜈蚣咬傷

표 12 버섯류

명칭	학명	성미	귀경	효능	주치
표고버섯 (香蕈)	*Lentinus edodes* (Berk.) Sing.	甘平	肝胃	扶正, 益氣開胃, 透疹, 化痰, 강혈지, 항암	허약체질, 식욕부진, 빈혈, 고혈압, 고지혈증, 간경화, 구루병, 자궁경부암, 기능성자궁출혈
목이버섯 (木耳)	*Auricularia auricula* (L.) ex Hook. Underw	甘平	肺脾肝 大腸	補氣養血,潤肺止咳, 止血, 降壓, 항암,	氣虛血虧, 肺虛久咳, 咳血, 衄血, 血痢, 腸風, 血淋, 崩漏, 痔瘻, 痔瘡出血, 고혈압, 안저출혈, 자궁경부암, 跌打損傷
흰목이버섯 (白木耳)	*Tremella fuciformis* Berk.	甘淡平	肺胃腎	滋陰潤肺, 益胃生津, 補腎健腦, 延年益壽	肺虛咳嗽, 痰中帶血, 便秘, 口渴, 虛煩不寐, 부녀 白帶, 노인성 만성기관지염, 폐결핵
양송이버섯 (蘑菇)	*Agaricus bisporus* (Lange) Sing.	甘平	胃肺肝	健脾開胃, 平肝提神	飮食不消, 納呆, 유즙부족, 神倦欲眠
노루궁둥이 버섯 (猴頭菌)	*Hericium erinaceus* (Bull. ex Fr.) Pers	甘平	脾胃	健脾養胃, 安神, 항암	體虛乏力, 소화불량, 불면, 위·십이지장궤양, 만성위염
송이버섯 (松蕈)	*Tricholoma matsutake* L.	甘平		利尿別濁	小便淋濁
느타리버섯 (側耳)	*Pleurotus ostreatus* F.	辛甘溫		追風散寒, 舒筋活絡	風寒濕痺, 腰腿疼痛, 手足痲木
팽이버섯 (冬菇)	*Flammulina velutipes.*			利肝, 養腸胃, 항암	
석이버섯 (石耳)	*Manna lichen*	甘凉		養陰潤肺, 凉血止血, 美容, 延年	肺虛勞嗽, 吐血, 衄血, 崩漏, 脫肛

표 13 식육류(食肉類) - 수육류(獸肉類)

명칭	학명	성미	귀경	효능	주치
소고기 (牛肉)	*Bos taurus domesticus* Gmelin. *Bubalus bubalis* Linnaeus.	甘溫 [平]	脾胃	補脾胃, 益氣血, 强筋骨	脾胃虛弱, 氣血不足, 久病體虛, 神疲乏力, 虛勞羸瘦, 腰膝酸軟, 消渴吐瀉, 中氣下陷, 氣短, 唇白, 面色萎黃, 泄瀉, 脫肛, 手足厥冷
천엽 (牛肚)	*Bos taurus domesticus* gmelin.의 위	甘溫	脾胃	補虛弱, 健脾胃	病後體虛, 氣血不足, 영양불량, 脾胃虛弱, 소화불량, 消渴, 風眩, 水腫
소간 (牛肝)	*Bos taurus domesticus* gmelin.	甘鹹平	肝	補肝, 養血, 明目	血虛萎黃, 虛勞羸瘦, 시력감퇴, 야맹증, 근시 등
소선지 (牛血)	*Bos taurus domesticus* gmelin	鹹平	·	健脾補中, 養血活血	脾虛羸瘦, 經閉, 血痢, 便血
소골수 (牛髓)	*Bos taurus domesticus* gmelin	甘溫	腎心脾	補腎塡精, 潤肺, 止血, 止帶	精血虧損, 虛勞羸瘦, 消渴, 吐衄, 便血, 崩漏, 帶下
돼지고기 (猪肉)	*Sus scrofa domestica* Brisson	甘鹹 微寒	脾胃腎	補腎滋陰, 潤燥, 益氣養血	腎虛羸瘦, 血燥津枯, 燥咳無痰, 消渴, 便秘, 虛腫
돼지족 (豬蹄)	*Sus scrofa domestica* Brisson	甘鹹平	胃	補氣血, 潤肌膚, 通乳汁, 托瘡毒	體虛羸瘦, 氣血不足으로 인한 산후 유즙부족, 面皺少華, 癰疽瘡毒
돼지위 (豬肚)	*Sus scrofa domestica* Brisson	甘平	脾胃	補虛損, 健脾胃, 止渴	虛勞羸瘦, 咳嗽, 脾虛食少, 消渴, 小便頻數, 설사, 수종, 脚氣, 遺精, 부인의 赤白帶下, 産後虛弱, 疳積, 위궤양, 위하수
돼지콩팥 (豬腎)	*Sus scrofa domestica* Brisson	鹹平	腎	補腎益陰, 强腰膝	腎虛諸證, 腎虛離農, 腰痛, 遺精, 早泄, 盜汗, 浮腫, 小便不利, 産後虛弱
돼지간 (豬肝)	*Sus scrofa domestica* Brisson	甘苦溫	肝脾	補肝明目, 補氣養血	빈혈, 폐결핵, 肝虛目昏, 夜盲, 안구건조증, 小兒疳積, 脚氣, 浮腫, 久痢脫肛, 帶下
돼지염통 (豬心)	*Sus scrofa domestica* Brisson	甘鹹平	心	補血養心, 安神鎭驚	心血不足, 驚悸怔忡, 自汗, 失眠多夢, 心火亢盛, 神志恍惚, 癲, 癎, 狂, 히스테리 등
돼지허파 (猪肺)	*Sus scrofa domestica* Brisson	甘平	肺	補肺止咳, 止血	肺虛咳嗽, 咯血, 痰喘, 폐결핵, 肺痿 등

명칭	학명	성미	귀경	효능	주치
훈제햄 (火腿)	*Sus scrofa domestica* Brisson의 다리살로 만든 생햄	甘鹹溫	脾心腎 大腸	健脾開胃, 益血生津, 補腎壯陽	식욕부진, 虛勞怔忡, 脾胃虛弱, 소화불량, 虛痢久泄, 瘡瘍, 久不癒合
멧돼지 고기 (野豬肉)	*Sus scrofa* Linnaeus	甘鹹平	肺脾胃 大腸	滋補五臟, 補虛損, 潤養肌膚, 止便血	虛弱羸瘦, 癲癎, 腸風便血, 痔瘡出血, 산후 유즙부족
사슴고기 (鹿肉)	*Cervus Nippon* Temminck	甘溫	脾腎	補腎助陽, 益氣養血, 祛風, 下乳汁	虛勞羸瘦, 氣血虧虛, 腰膝酸軟, 陽虛肢冷, 陽痿, 産後無乳, 中風
양고기 (羊肉)	*Capra hircus* L. 혹은 *Ovis aries* L.	甘溫 [熱]	脾腎	健脾溫中, 補腎壯陽, 益氣養血	脾胃虛寒, 納少, 反胃, 氣血虧虛, 虛勞羸瘦, 腎陽虧虛, 虛冷, 腰膝酸軟, 陽痿早泄, 寒疝, 산후 虛羸少氣, 缺乳
양골 (羊骨)	*Capra hircus* L. 혹은 *Ovis aries* L.	甘溫	腎	補腎, 强筋骨, 止血	虛勞羸瘦, 耳聾, 齒搖, 腰膝酸軟, 筋骨攣痛, 白濁膏淋, 月經過多
토끼고기 (兎肉)	*Lepus tolai Pallas* *L. mandschuricus* Radde. 등	甘凉	脾肝 大腸	健脾補中益氣, 凉血解毒	병후 脾虛體弱, 氣血不足, 영양부족, 體倦乏力, 氣陰不足으로 인한 虛熱, 虛火, 陰虛陽亢, 胃熱消渴, 反胃吐食, 腸熱便秘, 腸風便血, 濕熱痺證

표 14 식육류(食肉類) - 금육류(禽肉類, 鳥肉類)

명칭	학명	성미	귀경	효능	주치
닭고기(鷄肉)	*Gallus gallus domesticus* Brisson.	甘溫	脾胃	溫中益氣, 補虛損, 健脾胃, 强筋骨	虛勞瘦弱, 脾虛泄瀉, 消渴, 崩漏, 帶下淸稀, 産後虛羸, 乳少, 病後虛弱, 神疲乏力, 陽痿
닭간(鷄肝)	*Gallus gallus domesticus* Brisson.	甘苦溫	肝腎脾	補肝益腎, 養血明目, 消疳殺蟲	肝虛目暗, 目翳, 夜盲, 小兒疳積, 姙娠胎漏, 小兒遺尿
오골계 고기(烏骨鷄)	*Gallus gallus domesticus* Brisson.	甘鹹平	肝腎	補肝益腎, 補氣養血, 退虛熱	虛勞羸瘦, 骨蒸, 遺精, 滑精, 消渴, 久瀉, 崩中, 帶下
오리고기(鴨肉)	*Anas domestica* L.	甘鹹平	脾胃 肺腎	滋陰補虛, 利水消腫, 解毒	勞熱骨蒸, 肺癆咯血, 低熱, 허약, 食少, 便乾, 水腫, 盜汗, 遺精, 月經부족, 咽乾口渴
꿩고기(雉肉)	*Phasianus colchicus* (Linnaeus).	甘酸溫	脾胃肝	補中益氣, 生津止渴	脾虛, 泄痢, 胸腹脹滿, 消渴, 小便頻數, 痰喘
거위고기(鵝肉)	*Anser cygnoides domestica* Brisson	甘平	脾肝肺	益氣補虛, 和胃止渴	脾胃虛弱, 中氣不足, 倦怠乏力, 少食, 虛羸, 消渴, 氣短
비둘기 고기(鴿肉)	*Columbia livia domestica* Brisson	鹹平	肺肝腎	滋腎補氣, 解毒祛風, 調經止痛	虛勞羸瘦, 消渴, 血虛經閉, 腸風下血, 惡瘡, 疥癬
메추라기 고기(鶴鶉肉)	*Coturnix coturnix japonica* Temminck	甘平	脾腎	補中益氣, 强壯筋骨, 止瀉痢	脾胃虛弱, 泄瀉下痢, 貧血頭暈, 體虛乏力, 少食, 虛羸, 小兒疳積, 風濕痺痛
참새고기(雀肉)	*Passer montanus saturatus* Stejneger	甘溫	心腎 膀胱	補腎壯陽益精, 暖腰膝, 縮小便	腎虛, 腰膝酸軟, 陽痿, 遺精, 早漏, 頻尿, 崩漏

표 15 유제품과 난류(卵類)

명칭	학명	성미	귀경	효능	주치
우유(牛乳)	*Bos taurus domesticus* gmelin.의 젖	甘平	心肺胃	補虛損, 益肺胃 生津止渴, 潤腸潤膚	虛弱勞損, 反胃噎膈, 消渴, 便秘, 영양불량
양유(羊乳)	*Capra hircus* L. 혹은 *Ovis aries* L.의 젖	甘溫	心腎肺	益氣補虛, 養血潤燥, 潤肺止咳	虛勞羸瘦, 消渴, 反胃嘔逆, 口瘡, 영양불량, 咳嗽, 便秘
달걀(鷄子)	*Gallus gallus domesticus* Brisson.의 알.	黃:甘平 白:甘凉	心脾肺腎	滋陰潤燥, 養心安神, 養血안태, 健腦	熱病煩悶, 燥咳, 聲啞, 目赤, 咽痛, 産後口渴, 小兒瘡痢, 燙傷, 虛羸, 태동불안, 산후 혹은 병후 허약, 영양불량
오리알(鴨蛋)	*Anas domestica* L.	甘凉	心肺大腸	滋陰平肝, 淸肺止咳	胸膈結熱, 肝火上炎, 頭痛, 眩暈, 咽喉疼痛, 齒痛, 咽乾, 肺燥咳嗽, 口渴, 大便乾結
메추리알(鵪鶉蛋)	*Coturnix coturnix japonica* Temminck	甘平	肺脾胃	補益氣血, 强身健腦, 實筋骨, 降脂, 降壓	脾胃虛弱, 영양불량, 발육부진, 기관지천식, 肺癆, 失眠, 健忘
참새알(雀卵)	*Passer montanus saturatus* Stejneger	甘鹹溫	腎命門	補腎陽, 益精血, 調衝任	陽痿, 精少, 帶下, 崩漏, 疝氣
거위알(鵝卵)	*Anser cygnoides domestica* Brisson	甘溫	脾	補五臟, 補中氣	虛羸, 消渴
비둘기알(鴿卵)	*Columbia livia domestica* Brisson	甘鹹平	腎肺	益氣補腎, 解瘡痘毒	腎虛, 氣虛로 인한 腰膝酸軟, 神疲乏力, 心悸, 頭昏, 瘡疥痘疹

표 16 수산류(水産類) - 어류(魚類)

명칭	학명	성미	귀경	효능	주치
잉어 (鯉魚)	*Cyprinus carpio* L.	甘平	脾腎	開胃健脾, 利水消腫 下氣通乳, 止咳平喘, 安胎	水腫, 脚氣, 濕熱黃疸, 胎動不安, 咳嗽氣喘, 乳汁不通
붕어 (鯽魚)	*Carassius auratus* (L.)	甘平 [溫]	脾胃 大腸	健脾益氣, 利水消腫, 通絡下乳	식욕부진, 소화불량, 구토, 産後乳少, 子宮脫垂, 사지무력, 각종 水腫, 腹水, 痢疾
뱀장어 (鰻鱺魚)	*Anguilla japonica* Temmnick.	甘平 小毒	肝腎脾	補虛羸, 祛風濕, 解毒殺蟲	허약증, 빈혈, 虛勞骨蒸, 腸風下血, 風濕痺痛, 각기, 風疹, 痔瘡, 악창, 白癜風, 야맹증, 小兒疳積, 帶下, 陽痿, 腰膝冷痛
미꾸라지 (泥鰍)	*Misgurnus anguillicaudatus* (Cantor)	甘平 [溫]	脾肺	補中益氣, 祛風利濕, 解毒消炎	濕熱黃疸, 陽痿早泄, 體虛乏力, 消渴, 소아 盜汗, 간염, 痔瘡, 疥癬, 만성궤양의 유합이 더딜 때
가물치 (鱧魚)	*Ophicephalus argus* Cantor	甘寒	肺脾胃 大腸	補脾, 利水消腫, 祛瘀生新, 淸熱祛風	水腫, 산후 부종 및 빈혈, 濕痺, 만성신염, 脚氣, 痔瘡, 疥癬
쏘가리 (鱖魚)	*Siniperca chuatsi* (Basilewsky)	甘平	脾胃	補氣血, 健脾胃	虛勞羸瘦, 식욕부진, 病後體弱, 神疲, 腸風下血
드렁허리 (鱔魚)	*Monopterus albus* (Zuiew)	甘溫	肝脾腎	益氣血, 補肝腎, 强筋骨, 祛風濕	虛勞, 疳積, 陽痿, 腰痛, 腰膝酸軟, 風寒濕痺, 久痢膿血, 痔漏, 臁瘡
자라고기 (鱉肉)	*Amida sinensis*	甘平	肝腎	滋陰養血, 補腎健骨, 軟堅散結, 淸虛熱	骨蒸勞熱, 瘰癧, 久痢, 子宮下垂, 崩漏, 帶下, 脫肛
거북고기 (龜肉)	*Chinemys reevesii* (Gray)	甘鹹平	肺腎	益陰補血	勞熱骨蒸, 久嗽咯血, 久瘧, 血痢, 腸風下血, 筋骨疼痛, 尿頻尿急
갈치 (帶魚)	*Trichiurus haumela* (Forskal)	甘溫	胃	和中開胃, 補虛潤膚, 祛風殺蟲	식욕부진, 위통, 피부건조, 頭暈目眩, 氣短, 乏力, 身倦, 産後乳少
조기 (石首魚)	*Pseudosciaena crocea* (Rich.) 또는 *P. polyactis* Bleeker	甘溫	脾胃	健脾開胃, 益氣, 塡精, 明目	久病體虛, 少氣乏力, 面黃羸瘦, 目昏, 身倦, 虛煩不眠, 納食減少, 腹瀉下痢, 소화불량
병어 (鯧魚)	*Stromateoides argenteus* (Euphrasen)	甘淡平	胃肝	健胃, 益氣養血 塡精, 舒筋利骨	비위허약, 소화불량, 빈혈, 血虛心悸, 頭暈眼花, 失眠健忘, 神疲乏力, 筋骨疝痛, 四肢麻木, 體虛精弱, 陽痿早泄, 足軟無力
상어 (鯊魚)	*Mustelus manazo* Bleeker.	甘鹹平		補益五臟, 水腫祛瘀 消痰開胃	五臟虛損, 乏力, 氣血不足으로 인한 虛勞, 諸證, 喉痺腫痛, 瘡癰, 外痔, 瘀血腫痛

표 17 수산류(水産類) - 기타 수산류

명칭	학명	성미	귀경	효능	주치
해삼 (海蔘)	*Stichopus japonicus* Selenka.	鹹溫	肺腎	補腎益精, 養血潤燥 止血消炎, 調經養胎利産	精血虧損, 虛弱虛怯, 陽痿, 夢遊, 小便頻數, 腸燥便秘, 腸風便血, 外傷出血, 肺虛로 인한 咳嗽咯血, 폐결핵, 재생불량성 빈혈
해파리 (海蜇)	*Rhopilema esculenta* Kishinouye	鹹平 [凉]	肺肝腎	化痰止咳, 消積通便, 養陰平肝, 解毒消腫	肺熱咳嗽, 痰熱哮喘, 痰飮咳嗽, 급만성기관지염, 폐농양, 食積痞脹, 大便燥結, 崩中帶濁, 脚氣, 肝陽上亢, 고혈압
민물새우 (靑蝦)	*Macrobrachium nipponse* (De Hann).	甘溫	肝腎	補腎壯陽, 通乳, 托毒, 祛風痰	腎虛陽痿, 腰膝酸軟, 乳汁不下, 丹毒, 癰疽, 瘡瘍, 臁瘡, 風痰壅塞
참새우 (對蝦)	*Penaeus orientalis* Kishinouye	甘鹹溫	肝腎	補腎壯陽, 益氣開胃 祛風通絡	腎虛陽痿, 陰虛動風, 手足搐搦, 중풍, 半身不隨, 筋骨疼痛, 乳瘡, 脾虛食少
참게 (蟹)	*Eriocheir sinensis* H. Milne-Edwards	鹹寒	肝胃	益陰補髓, 淸熱, 散瘀, 續筋接骨, 通經絡, 解漆毒, 催産下胎	筋骨折傷, 疥癬, 漆瘡, 瘀血腫痛, 乳癰, 濕疹, 하지궤양, 臨産, 産後, 兒枕痛(태반잔류)
오징어 (烏賊魚)	*Sepiella maindroni de* Rochebrune	鹹平	肝腎	養血滋陰, 補益肝腎	血虛經閉, 崩漏, 帶下, 貧血, 頭暈
홍합 (淡菜)	*Mytilus crassitesta* Lischke	鹹溫	肝腎	補肝腎, 益精血, 消癭瘤, 調經血, 降壓	虛勞羸瘦, 精血衰少, 眩暈, 盜汗, 陽痿, 腰痛, 吐血, 崩漏, 帶下, 癭瘤, 갑상선종
굴 (牡蠣肉)	*Ostrea rivularis* Gould 또는 *O. gigas* Thunberg.	甘鹹凉	心肝腎	滋陰潛陽, 養血安神 軟堅消腫	煩熱, 失眠, 心神不安, 瘰癧, 自汗, 盜汗, 遺精, 帶下
전복 (鮑魚)	*Haliotis diversicolor* Reeve	鹹溫	肝	滋陰淸熱, 益精明目, 補虛下乳, 養血調經	血枯經閉, 유즙부족, 虛勞體弱, 大便燥結, 淋病, 陰虛內熱, 骨蒸勞熱, 肺虛咳嗽, 月經不調
맛조개 (蟶)	*Sinonovacula constricta* (Lanarck)	甘鹹凉	心腎肝	補陰淸熱, 除煩, 止痢, 通乳	산후 虛損, 乳少, 煩熱口渴, 血痢, 濕熱水腫

명칭	학명	성미	귀경	효능	주치
꼬막 (蚶)	*Arca inflata* Reeve 또는 *A. granosa* L.	甘溫	胃	補血益氣, 溫中健胃, 起陽	빈혈, 頭暈, 乏力, 瓦楞子-위산과다, 위염, 소화성궤양, 구루병 등
대합육 (文蛤肉)	*Meretrix meretrix* Linnaeus	鹹寒	胃	清熱利濕, 化痰散結, 軟堅消腫, 解酒止渴	水腫, 황달, 咳嗽痰多, 外陰濕疹, 消渴, 폐결핵, 陰虛盜汗, 癭瘤, 瘰癧, 痰核
다슬기 (螺絲)	*Bellamya quadrata* (Benoson).	甘平	膀胱	清熱利水, 明目 止淋濁	황달, 水腫, 淋證, 白濁, 消渴, 痢疾, 目赤, 目翳, 痔瘡, 腫毒
우렁이 (田螺)	*Cipangopaludina chinensis* (Gray)	甘鹹凉	膀胱 胃肝脾	清熱, 利水, 退黃, 止渴	濕熱黃疸, 小便不利, 痔瘡, 세균성이질, 영아습진, 目赤熱痛, 중이염, 신염, 소갈
식용 달팽이 (蝸牛)	*Helix pomatia*	鹹寒 小毒	肺膀胱 大腸	清熱解毒, 消腫利水	痔漏痔瘡, 喉風腫痛, 脫肛, 哮喘, 風熱驚癇, 消渴, 瘰癧, 癰腫, 痄腮
제비집 (燕窩)	*Collocaliae sculenta* L.	甘平	肝腎肺	養陰潤肺, 益氣補中	肺陰虛, 咳嗽, 咳血, 脾胃虛弱, 신체허약
다시마 (昆布)	*Laminaria japonica* Aresch.	鹹寒	肝脾腎	清熱, 利水退腫 消痰軟堅	각종 암, 癭瘤, 瘰癧, 噎膈, 脚氣水腫, 疝瘕, 고혈압, 고지혈증, 당뇨, 변비
김 (紫菜)	*Porphyra tenera* Kjellman	甘鹹凉	肺	化痰軟堅, 清熱利水除濕, 養心除煩	癭瘤, 咽喉腫痛, 만성기관지염, 咳嗽, 煩燥失眠, 脚氣, 水腫, 小便淋痛

표 18 **조미류(調味類)**

명칭	학명	성미	귀경	효능	주치
후추 (胡椒)	*Piper nigrum* L.	辛熱	胃肝 大腸	溫中散寒止痛, 開胃消食, 下氣寬胸, 和胃止嘔, 消痰, 解毒	胃寒腹痛, 惡心嘔吐, 소화불량, 곽란, 心腹卒痛, 痛經, 牙痛, 일체 魚·肉·鱉·蕈毒, 凍瘡(외용)
산초 (花椒)	*Zanthoxylum bungeanum* Maxim.	辛溫 小毒	脾胃 肺腎	溫中散寒止痛, 除濕止瀉, 殺蟲止痒, 解魚腥毒	脘腹冷痛, 嘔吐呃逆, 風寒濕痺, 회충복통
계피 (桂皮)	*Cinnamomum cassia Presl.* 또는 *C. japonicum* Sieb.	辛甘溫	脾胃 肝腎	溫脾胃, 暖肝腎, 祛寒止痛, 散瘀消腫	脘腹冷痛, 嘔吐泄瀉, 腰膝酸冷, 寒濕痺痛, 瘀滯痛經, 血痢, 腸風, 跌打腫痛
정향 (丁香)	*Eugenia caryophylla* Thunb.	辛溫	脾胃腎	溫中降逆, 溫腎助陽	胃寒, 呃逆, 脘腹冷痛, 食少吐瀉, 腎虛, 陽痿, 腰膝酸軟, 癰疽
회향 (茴香)	*Foeniculum vulgare* Mill	辛甘溫	肝腎胃 膀胱	理氣開胃, 溫腎暖肝, 散寒止痛, 解魚肉毒	腰脊冷痛, 腹脹噯氣, 心腹冷痛, 寒疝腹痛, 睾丸偏墜, 胃脘寒痛, 痛經, 食少吐瀉
팔각회향 (八角茴香)	*Illicium verum* Hook. f.	辛甘溫	脾腎	溫養散寒, 理氣止痛	腰脊冷痛, 腹脹噯氣, 心腹冷痛, 寒疝腹痛, 胃脘寒痛, 각기병
겨자 (芥子)	*Sinapis alba* (L.) Boiss.	辛溫	肺胃	溫肺祛痰, 理氣散結, 通絡止痛	寒痰壅滯로 인한 咳嗽氣喘, 胸滿脇痛, 肢體關節疼痛
고수 (胡荽)	*Coriandrum sativum* L.	辛溫	肺脾	發汗透疹, 芳香開胃, 消食下氣, 止痛解毒	風寒感冒, 식욕부진, 소화불량, 어육류식중독, 食積, 脘腹脹痛, 嘔惡, 脫肛, 丹毒, 瘡腫초기, 痲疹, 痘疹의 透發不暢
참깨 (黑芝麻)	*Sesamum indicum* DC.	甘平	肝腎 大腸	滋養肝腎, 潤燥滑腸, 養血益精, 補血明目	頭暈目眩, 耳鳴, 腰脚痿軟, 鬚髮早白脫髮, 肌膚乾燥, 腸燥便秘, 婦人乳少, 癱瘓, 화상, 癰瘡濕疹, 風癩癧瘍, 소아瘰癧
참기름 (麻油)	*Sesamum indicum* DC.	甘凉	大腸	潤腸通便, 解毒生肌, 補益肝腎	筋骨無力, 鬚髮早白, 腸燥便秘, 蟲積腹痛, 瘡腫疥癬, 皮膚皸裂
유채기름 (蕓薹子油)	*Brassica campestris* L. var. oleifera DC.	辛溫	肝肺 脾胃	潤腸通便, 解毒消腫	風瘡癰腫, 화상

명칭	학명	성미	귀경	효능	주치
땅콩기름 (花生油)	*Arachis hypogaea* L.	甘平	脾肺	潤燥滑腸, 祛積	회충성 장경색, 胎衣不下, 화상
소금 (食鹽)	*Natrii chloridum*	鹹寒	胃腎 大小腸	清火, 凉血, 解毒, 軟堅, 涌吐	食積心腹脹痛, 二便不通, 氣淋, 尿血, 齒齦출혈, 喉痛, 牙痛, 目翳, 瘡瘍, 급성위염, 장염, 中暑多汗
간장 (醬油)		鹹寒	胃脾腎	清熱除煩, 解毒	暑熱煩滿, 姙娠尿血, 식중독, 약물중독, 화상
흰설탕 (白糖)	*Saccharum sinensis* Roxb.	甘平	脾	潤肺生津, 補益中氣, 和中緩急	中虛腹痛, 口乾燥渴, 肺燥咳嗽, 기아성 暈厥
흑설탕 (紅糖)	*Saccharum sinensis* Roxb.	甘溫	脾胃肝	補中緩肝, 益氣養血, 健脾溫胃, 活血化瘀	虛羸寒熱, 風寒感冒, 胃寒作痛, 血虛, 月經不調, 산후복통, 惡露不行
빙당 (冰糖)	*Saccharum sinensis* Roxb.	甘平	脾肺	補中益氣, 和胃潤肺, 止咳化痰, 養陰止汗	肺燥咳嗽, 陰虛久咳, 中虛腹痛, 産後惡露不行, 虛羸寒熱
벌꿀 (蜂蜜)	*Apis mellifer* L.	甘平	肺脾 大腸	補中益氣, 緩急止痛, 潤肺止咳, 滑腸通便, 解毒療瘡, 調和諸藥	虛羸少氣, 肺燥咳嗽, 腸燥便秘, 脘腹疼痛, 口瘡, 潰瘍피부염, 화상, 烏頭毒
엿 (飴糖)		甘溫	脾肺胃	補脾益氣, 緩急止痛, 潤肺止咳	乏力, 食少納呆, 虛寒性腹痛, 肺虛咳嗽, 氣短作喘, 乾咳無痰
식초 (醋)		酸苦溫	肝胃	活血散瘀, 消食化積, 解毒殺蟲, 治癬療瘡	산후 血暈, 癥瘕積聚, 吐血, 衄血, 便血, 소화불량, 蟲積腹痛, 魚肉菜毒, 癰腫瘡毒
술 (酒)		甘苦 辛溫	心肝 肺胃	散寒活血, 舒筋活絡, 通脈止痛, 善引藥勢	風寒濕痺, 跌打損傷, 脘腹冷痛, 筋脈攣急, 胸痺心痛

찾아보기

ㄷ

ㅈ

참고문헌

1. ≪대관본초(大觀本草)≫, 唐愼微 원저, 안휘과기출판사, 2004.
2. ≪비급천금요방(備急千金要方)≫, 손사막 저, 인미위생출판사, 1992.
3. ≪동의보감(東醫寶鑑)≫, 허준 저, 조헌영 역, 여강출판사, 2005
4. ≪동의수세보원(東醫壽世保元)≫, 이제마 저, 동의학연구소 옮김, 여강출판사, 2002.
5. ≪중약대사전(中藥大辭典)≫, 도서출판 의성당 편저, 1994.
6. ≪중약학(中藥學)≫, 安正華 주편, 人民衛生出版社, 1991.
7. ≪중약학(中藥學)≫, 高學敏 주편, 도서출판 의성당, 1994.
8. ≪중국음식요법(中國飮食療法)≫, 翁維健 저, 飮食天地出版社, 1991.
9. ≪중화임상약선식료학(中華臨床藥膳食療學)≫, 冷方南 외 2인 주편, 人民衛生出版社, 1993.
10. ≪중화본초(中華本草)정선본(精選本)≫, 國家中醫藥管理局 ≪中華本草≫ 編委會編, 上海科學技術出版社, 1997.
11. ≪중의식용본초(中醫食用本草)≫, 鄭漢臣 주편, 上海辭書出版社, 1997.
12. ≪중화임상중약학(中華臨床中藥學)≫, 雷載權, 張廷模 주편, 인민위생출판사, 1998.
13. ≪실용약선학(實用藥膳學)≫, 劉昭純 외 2인, 山東文化音像出版社, 1998.
14. ≪과소요법대전(果蔬療法大全)≫, 陳泗傳 주편, 상해과기문헌출판사, 1992.
15. ≪중화의약전전(中華醫藥全典)≫, 董世份 주편, 重慶大學出版社, 1997.
16. ≪본초강목(本草綱目)≫, 이시진 저, 인민위생출판사, 1993.
17. ≪중화고금식료회췌(中華古今食療薈萃)≫, 劉炎 주편, 북경의과대학, 중국협화의과대학 연합출판사, 1998.
18. ≪중국전통음식의기(中國傳統飮食宜忌≫, 王煥華, 倪惠珠 편저, 강소과학기술출판사, 1998.
19. ≪중국식료대전(中國食療大全)≫, 施杞, 夏翔 주편, 상해과기출판사, 1998.
20. ≪중의식료학(中醫食療學)≫, 沈慶法 주편, 상해과기문헌출판사, 1999.
21. ≪중국약선대전(中國藥膳大典)≫, 팽명천(彭銘泉) 주편, 青島出版社, 2000.
22. ≪동물본초(動物本草)≫, 楊倉良, 齊英杰 주편, 중의고적출판사, 2001.
23. ≪동의약용광물학(東醫藥用鑛物學)≫ 이장천 외 13인 공저, 도서출판 의성당, 2005.
24. ≪동의약용동물학(東醫藥用動物學)≫ 오창영 외 34인 공저, 도서출판 의성당, 2002.
25. ≪현대인을 위한 식품과 건강≫, 최세영 외 4인 공저, 동명사, 2002.
26. ≪중의약선학(中醫藥膳學)≫, 譚興貴 주편, 중국중의약출판사, 2003.
27. ≪한방식이요법학≫, 김호철 편저, 경희대학교출판국, 2003.
28. ≪중의음식영양학(中醫飮食營養學)≫, 翁維健 저, 상해과기출판사, 2004.
29. ≪건강식품원료학≫, 이갑상(李甲湘) 편저, 도서출판 대학서림, 2006.

30. ≪한방약리학≫ 한종현, 김기영 편저, 도서출판 의성당, 2004.
31. ≪기능성식품학≫, 윤선 외 9인, 라이프사이언스, 2006.
32. ≪식품성분표≫, 농촌진흥청, 2006.
33. ≪기초영양학≫, 한국식품영양 관련학과 교수협의회, 도서출판 효일, 2006.
34. ≪식물양생대전(食物養生大全)≫, 王煥華 편저, 廣東旅游出版社, 2006.
35. ≪식품재료학≫(9판), 조재선, 황성연 공저, 문운당, 2007.
36. ≪한국전통식품연구≫, 조은자 저, 성신여자대학교 출판부, 2008.
37. ≪과학으로 풀어 쓴 식품과 조리원리≫, 이주희 외 7인, (주)교문사, 2008.
38. ≪Food Therapy 음식치료≫, 박춘서 지음, 건강다이제스트사, 2009.
39. ≪한의학과 음양오행≫, 김규열, 배병철 공편저, 성보사, 2009.
40. ≪동의생리병리학≫, 김규열, 배병철 공편저, 성보사, 2009.
41. ≪약선본초학(상·하)≫, 김규열 편저, 성보사, 2009.
42. ≪약선식료학개론≫, 김규열, 최윤희 공편저, 도서출판 의성당, 2009.
43. ≪본초학≫, 전국한의과대학 공동교재편찬위원회 편저, 영림사, 2005.
44. ≪신대역동의보감≫, 허준 저, 동의문헌연구실 옮김, 진주표 주석, 법인문화사, 2009.
45. ≪약리학으로 보는 약선재료학≫, 류종훈, 최윤희 공저, 신일서적, 2021.
46. ≪한국식물이름의 유래. 조선식물향명집 주해서≫, 조민제, 최동기, 최성호, 심미영, 지용주, 이웅 편저, 심플라이프, 2021.

저자약력

김 규 열

- 경희대학교 한의과대학 졸업
- 경희대학교 대학원 한의학석사
- 경희대학교 대학원 한의학박사
- 세명대학교 한의과대학 교수 역임
- 천안부부한의원 대표 원장 역임
- 원광디지털대학교 한방건강학과 교수
- 現 원광디지털대학교 총장

박 성 혜

- 성신여자대학교 식품영양학과 이학석사, 박사
- 명지대학교 식품양생학과 한방약선학 석사
- 원광디지털대학교 한방건강학과 겸임교수 역임
- 前 군장대학교 약선조리가공전공 교수

양 미 옥

- 성신여자대학교 식품영양학과 이학석사, 박사
- 한국식품연구원 위촉연구원
- 경원대학교 식품영양학과 겸임교수 역임
- 現 원광디지털대학교 한방건강학과 교수

최 윤 희

- 상해중의약대학교 의학사
- 포천중문의대 대체의학대학원 대체의학석사
- 원광대학교 한의학전문대학원 한의학박사
- 現 원광디지털대학교 한방건강학과 교수

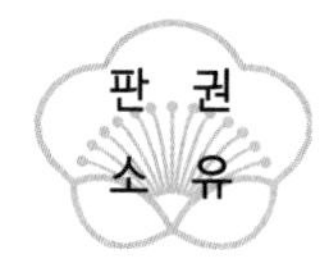

개정2판

식료본초학

2010. 06. 29. 초 판 발 행
2012. 04. 10. 증보개정판
2022. 09. 30. 증보개정2판

공편저 : 김규열, 박성혜, 양미옥, 최윤희
발행인 : 김대경
발행처 : 도서출판 의 성 당

주 소 : 서울시 강서구 공항대로 222 발산W타워 704호
1969.12.19. 제11-45호
전 화 : (02) 2666-7771~2
팩 스 : (02) 2607-6071
이메일 : esdang@hanmail.net
홈페이지 : www.esdang.com (의성당)

ISBN : 978-89-97223-47-3-93510
정 가 : 46,000원